utb 6257

Eine Arbeitsgemeinschaft der Verlage

Brill | Schöningh – Fink · Paderborn
Brill | Vandenhoeck & Ruprecht · Göttingen – Böhlau · Wien · Köln
Verlag Barbara Budrich · Opladen · Toronto
facultas · Wien
Haupt Verlag · Bern
Verlag Julius Klinkhardt · Bad Heilbrunn
Mohr Siebeck · Tübingen
Narr Francke Attempto Verlag – expert verlag · Tübingen
Psychiatrie Verlag · Köln
Ernst Reinhardt Verlag · München
transcript Verlag · Bielefeld
Verlag Eugen Ulmer · Stuttgart
UVK Verlag · München
Waxmann · Münster · New York
wbv Publikation · Bielefeld
Wochenschau Verlag · Frankfurt am Main

PD Dr. Andreas Klein lehrt Ethik, Dogmatik und Philosophie an der Evangelisch-Theologischen Fakultät der Universität Wien und Ethik im Gesundheitswesen an mehreren Hochschulen und Ausbildungsstätten.

Prof. Dr. Sebastian Dennerlein lehrt und forscht zur Regulation und Förderung von Lernen am Arbeitsplatz an der University Twente.

Prof. Dr. Helmut Ritschl leitet das Institut für Radiologietechnologie an der FH JOANNEUM in Graz und beschäftigt sich mit der digitalen Transformation im Gesundheitswesen und deren Implikationen.

Andreas Klein / Sebastian Dennerlein /
Helmut Ritschl (Hg.)

Health Care und Künstliche Intelligenz

Ethische Aspekte verstehen – Entwicklungen gestalten

Narr Francke Attempto Verlag · Tübingen

Umschlagabbildung: DALL-E 3 über ChatGPT4; Prompting: Christof Wolf-Brenner, Robert Gutounig & Sebastian Dennerlein

Bibliografische Information der Deutschen Nationalbibliothek
Die Deutsche Nationalbibliothek verzeichnet diese Publikation in der Deutschen Nationalbibliografie; detaillierte bibliografische Daten sind im Internet über http://dnb.dnb.de abrufbar.

DOI: https://doi.org/10.36198/9783838562575

Internet: www.narr.de
eMail: info@narr.de

Einbandgestaltung: siegel konzeption | gestaltung
CPI books GmbH, Leck

utb-Nr. 6257
ISBN 978-3-8252-6257-0 (Print)
ISBN 978-3-8385-6257-5 (ePDF)
ISBN 978-3-8463-6257-0 (ePub)

MIX
Papier aus verantwortungsvollen Quellen
FSC www.fsc.org FSC® C083411

Inhalt

Vorwort

Das vorliegende Buch geht zu guten Teilen auf eine Webinarreihe mit dem Titel „AI in Healthcare & Ethics“ vom Herbst 2021 zurück. Diese Vortragsreihe verfolgte die Absicht, Expert:innen, Studierende und die interessierte Öffentlichkeit zusammen zu bringen, um durch den Austausch von Wissen, Sorgen und Ideen einen konstruktiven Dialog und gemeinsamen Weg zu fördern. Sie bestand aus insgesamt sieben Sessions zu jeweils zwei Vorträgen durch ausgewiesene Expert:innen in ihrem Tätigkeitsfeld mit anschließender Diskussion. Die Expert:innen präsentierten grundlegende Konzepte zu Künstlicher Intelligenz (KI) sowie aktuelle Anwendungsbeispiele im Kontext des Gesundheitswesens und diskutierten diese mit den Teilnehmer:innen. Dabei wurden die zahlreichen Chancen und Weiterführungen durch KI-basierte Systeme beispielsweise im Rahmen von Diagnostik und Therapie aufgezeigt, aber auch die aktuellen Begrenzungen und grundsätzlichen Problematiken. Vor dem Hintergrund der gut besuchten Webinarreihe, die für alle Beteiligten eine erhebliche Bereicherung darstellten, legte sich den Herausgebern die Überlegung nahe, die Inhalte und Einsichten einer breiteren Öffentlichkeit in Form eines Sammelbandes zur Verfügung zu stellen.

Der vorliegende Band greift die reichhaltigen Aspekte aus Präsentation und Diskussion auf und führt sie durch Integration neuer Erkenntnisse und Themen vertieft weiter. Die Entwicklung und Anwendung der KI schreitet derart rasant voran, dass beinahe jeder einzelne Beitrag fortwährend mit neuen Studien ergänzt werden müsste. Insofern bedarf es auch eines gewissen Mutes zur Lücke und zur Fragmentarizität – wie überhaupt jedes Leben stets nur fragmentarisch bleiben kann („vita brevis“).

Das **Konzept des Buches** zielt zum einen darauf ab, einen **gut verständlichen Überblick** über die zentralen Themenstellungen zu bieten und damit auch als **Lehrbuch** zu dienen. Zum anderen möchten die einzelnen Beiträge auch **in die Tiefe** gehen und aus den verschiedenen Forschungsgebieten auch ‚Insidern‘ neue Erkenntnisse erlauben. Diese ambitionierte Doppelstrategie, nämlich spezifische Fachkompetenzen im KI-Bereich mit nachvollziehbaren Darstellungen zu verbinden, ermöglicht den Bezug zu vielfältigen Handlungsfeldern, so dass unterschiedliche Ausbildungs- und Berufsgruppen davon profitieren können. Hier sind etwa zu nennen die Berufe rund um die Herstellung und Konstruktion von KI-Systemen für konkrete Anwendungsszenarien, sodann die zahlreichen Gesundheitsberufe im ärztlichen und nicht-ärztlichen Bereich und in der medizinischen Forschung samt ihren Standesvertretungen, weiterhin auch Ethiker:innen, die hierzu ein valides Reflexionsverhältnis erarbeiten wollen oder sollen, vielfältige Ausbildungsstätten und Hochschulen und schließlich End-User (z. B. Patient:innen, pflegende Angehörige usw.) oder auch Entscheidungsträger in Gesellschaft und Politik. Insofern adressiert das Buch eine breite Leserschaft.

In allen jenen Handlungsfeldern geht es letztlich um einen **verantwortungsvollen Umgang** mit diesen neuen und teilweise auch disruptiven Entwicklungen, die schon jetzt deutlich in den gesellschaftlichen Subsystemen als Herausforderungen wahrgenommen werden. Quer durch sämtliche Beiträge wird deutlich, dass Verantwortung hier nicht einfach verschoben und delegiert werden kann bzw. darf, sondern auf jeder Ebene rational und proaktiv zu übernehmen ist. Eine einseitige (aber durchaus klassische) Verantwortungszuschreibung entweder an Teams von Entwickler:innen und Betreiber:innen oder umgekehrt an Anwender:in und User ist je für sich unplausibel und unreflektiert. Verantwortung besteht stets für die eigenen Handlungen.

Die Herausgeber und Autor:innen dieses Buches beabsichtigen, die Themenstellungen rund um KI im Gesundheitswesen für eine große Leser:innengruppe zugänglich zu machen. Es sollte für jede Gruppe möglich sein, sich ein eigenes, begründetes Urteil zu bilden. Denn auch hier geht es um einen fortwährenden, (vorläufig) unabschließbaren kritischen Diskurs. Erst die aktive Teilnahme am Diskurs schafft Bewusstsein, und erlaubt uns die Zukunft rund um das Thema konstruktiv mitzugestalten und Verantwortung zu übernehmen.

Dank gilt daher zunächst allen Teilhabenden der seinerzeitigen Webinarreihe sowie den beitragenden Autor:innen. Wir danken aber insbesondere auch dem Verlag Narr Francke Attempto, der von Beginn an seine Bereitschaft zu dieser Publikation erklärt hat. Seitens des Verlages ist es vor allem Herr Stefan Selbmann, der sämtliche Vorarbeiten und Prozesse umsichtig und geduldig begleitet und betreut hat. Darüber hinaus gilt auch der Verlagearbeitsgemeinschaft UTB großer Dank für die Übernahme des Buches in diese Reihe. So möge das vorliegende Sammelwerk nun seine Leser:innen und Anwendung in Ausbildung und Praxis finden.

Andreas Klein, Sebastian Dennerlein und Helmut Ritschl
Wien, Twente und Graz im Winter 2023

Einleitung

Andreas Klein, Sebastian Dennerlein und Helmut Ritschl

1. Hinführung

Künstliche Intelligenz (KI) hat spätestens seit der öffentlichen Verfügbarkeit von ChatGPT im November 2022 die breite Bevölkerung erreicht und dort erhebliche Wirkungen erzielt. Seitdem überschlägt sich die mediale Berichterstattung im Tagesrhythmus mit Neuerungen, Veränderungen, euphorischen oder kritischen Stellungnahmen hierzu. Ergänzt wurde das Spektrum an ‚Conversational Agents' nach ChatGPT durch die neue Bing-Suche im Edge-Browser, Copilot-Funktionen in Windows 11 oder Bard von Google.[1] Weitere (Gratis-) Anbieter:innen stehen bereits in den Startlöchern. Was generative KI-Systeme dieser Art können, wird jedem rasch begreiflich, der sie ausprobiert: Sie liefern erstaunliche Ergebnisse zu unterschiedlichsten, in normaler Sprache formulierten Suchanfragen – und die Antworten sind zudem in überzeugend guter Sprachqualität formuliert. Schrittweise werden weitere Modi (Funktionen) wie etwa Bild- bzw. Grafikgenerierung (z. B. Dall-E in der Bing-Suche) integriert und der Öffentlichkeit zur Verfügung gestellt.

Was KI überhaupt ist und dementsprechend KI-Systeme charakterisiert, wo ihre Probleme liegen, welche Potenziale und existenziell-gesellschaftlichen Herausforderungen sie in sich bergen, ist weit weniger bekannt. Vielfach (bzw. Vielen) reicht es schon, dass sie (irgendwie) funktionieren und einen Output generieren, der sowohl individuell als auch öffentlich oder unternehmerisch äußerst nützlich zu sein scheint.

Längst ist **KI** auch **im Gesundheitswesen** angekommen, selbst wenn sie dort aufgrund der heiklen Problemkonstellation äußerst zögerlich integriert wird. Die Vorteile und Chancen, die auch im vorliegenden Sammelband in den unterschiedlichsten Domänen dargestellt werden, liegen auf der

1 Erwähnt sei an dieser Stelle, dass es freilich auch Open-Source-Projekte gibt, die hier nicht übergangen werden sollten, allerdings in der Öffentlichkeit kaum eine relevante Rolle spielen. Beispielsweise wäre auf die Open Source Bildgenerations-Platform hinzuweisen: https://stablediffusion.fr/.

Hand: KI-Systeme eröffnen Verbesserungen in so gut wie allen Bereichen des Gesundheitswesens. In Zukunft wird kein Weg daran vorbeiführen und unzählige Forschungsprogramme sind bereits angelaufen, wie schon ein flüchtiger Blick in entsprechende Literaturdatenbanken oder nationale wie internationale Förderprogramme zeigt.

Die Zögerlichkeit einer standardisierten Integration von KI-Systemen hat aber auch berechtigte Gründe. Der Gesundheitsbereich ist ein äußerst prekäres gesellschaftliches System, so dass hier mit außerordentlicher Vorsicht vorgegangen werden muss. Gemäß AI Act, also dem im Dezember 2023 beschlossenen EU-weiten regulatorischen Instrument[2], handelt es sich hier um einen technologischen **Hochrisikobereich**, der adäquater Rahmenbedingungen bedarf. Fehler an irgendeiner Stelle können gravierende, inakzeptable Konsequenzen nach sich ziehen. Darüber hinaus sind zahlreiche ethische Fragestellungen zu bearbeiten und klären, nicht zuletzt die, wie sich die gesamte Interaktion im Gesundheitswesen durch die Integration KI-gestützter Systeme transformieren könnte und in welcher Weise dies als wünschenswert oder kritikbedürftig betrachtet wird. Sämtliche Schnittstellen im Gesundheitswesen wären hiervon betroffen, bis hinein in die Weiterentwicklung von Gesundheitsberufen und ihre Kompetenzen. Eine umsichtige und umfassende Abwägung von Chancen und Risiken im Sinne der Patient:innensicherheit ist also unentbehrlich.

Diesen vielschichtigen Bezügen und Perspektiven ist der vorliegende Band verpflichtet. Die **Anlage des Buches** ist dabei so gestaltet, dass in vier Abschnitten thematisch zusammengehörende Themenkomplexe dargestellt werden. Im **ersten Teil** werden schwerpunktmäßig Grundlagen der bzw. zu KI erläutert. Hierzu zählt neben den wichtigen theoretischen und technischen Konzepten und deren Beziehungen zum Gesundheitswesen auch eine ethische Grundorientierung mit fundamentalen Beurteilungsoptionen. Im **zweiten Abschnitt** werden Anwendungsbeispiele ethisch verantwortungsvoller KI-Systeme im Gesundheitswesen erörtert. Im **dritten Teil** werden ethische und rechtliche Aspekte von KI beschrieben und diskutiert. Der **vierte Bereich** des Buches widmet sich den Konsequenzen von KI im Blick auf die Gesundheitsversorgung bzw. auf die Handlungsfelder einzelner Gesundheitsberufe.

---

2 Siehe hierzu auch aktuell: https://www.europarl.europa.eu/news/en/press-room/20231206IPR15699/artificial-intelligence-act-deal-on-comprehensive-rules-for-trustworthy-ai.

Sämtliche Beiträge stellen sich als Querschnittthematik unterschiedlichen **ethischen Fragen**, die sich unmittelbar aus konkreten KI-Anwendungen im jeweiligen Kontext ergeben. Hierin spiegelt sich eine Grundüberzeugung des gesamten Buches und aller Autor:innen wider: (Neue) Technologien sind nicht wertneutral, sondern beruhen auf Zielsetzungen, moralischen Zwecksetzungen und Wertungen, da Hersteller:innen ihrerseits in sozialen Kontexten mit inhärenten moralischen Ansprüchen und Zielsetzungen verwurzelt sind und Technologien zudem unmittelbar ethische Fragen auslösen. Die sog. **Neutralitätsthese**, wonach Technik ganz allgemein zweckfrei und insofern wertneutral ist und konkrete Zwecke allererst bei der Verwendung ins Spiel kommen, erscheint mittlerweile selbst als naiv (vgl. Fenner 2022: 270 ff). Schon für die Herstellung oder Planung technologischer Systeme sind bestimmte Zwecke und Realisierungsvorstellungen leitend[3], damit aber auch die Inkaufnahme eventueller Risiken oder Nachteile. Insofern sind solche Konstrukte nicht wertneutral, sondern umgekehrt enorm **werthaltig** – und deshalb bedürfen sie auch von Anfang an der ethisch-kritischen Reflexion. Moralische **Verantwortung** auf allen Ebenen kann demzufolge als gemeinsame Querschnittsmaterie aller Beiträge dieses Buches betrachtet werden (vgl. auch Nida-Rümelin 2011; Bayertz 1991, 1995; Wittwer 2002).

Im Rahmen dieser **Einleitung** sollen bereits ein paar **Grundlagen und Begriffe** vorgestellt und reflektiert werden, um die folgenden Sektionen vorzubereiten und Leser:innen schrittweise an die Thematik heranzuführen. Dies betrifft zunächst einmal den Begriff der „Künstlichen Intelligenz" selbst. Hieran schließen sich weitere Bereiche an wie beispielsweise Machine Learning, (Künstliche) Neuronale Netze, Deep Learning, aber auch verschiedene etablierte Lernmethoden für KI-Systeme. In einschlägigen Diskursen werden an dieser Stelle regelmäßig unterschiedliche Verständnisse vorausgesetzt, so dass bereits hier mögliche Missverständnisse vorprogrammiert sind (auf spezifisch philosophische Erörterungen darüber, was überhaupt unter einem „Begriff" zu verstehen ist, wird hier verzichtet; vgl. Seiffert 1975: 15 ff). Eine historische Darstellung der Theorie- und Entwicklungsgeschichte von KI wird

---

3 Dies hat auf seine Weise v. a. Martin Heidegger (1967) im Kontext von „Zeug" und „Werkzeug" (§ 15) schon deutlich hervorgehoben (68): „*Ein* Zeug ‚ist' strenggenommen nie. Zum Sein von Zeug gehört je immer ein Zeugganzes, darin es dieses Zeug sein kann, das es ist. Zeug ist wesenhaft 'etwas, um zu ...'. Die verschiedenen Weisen des 'Um-zu' wie Dienlichkeit, Beiträglichkeit, Verwendbarkeit, Handlichkeit konstituieren eine Zeugganzheit. In der Struktur 'Um-zu' liegt eine *Verweisung* von etwas auf etwas." Das „herzustellende Werk" ist „das *Wozu*" des Werkzeugs (70).

hier aus Platzgründen ausgespart (vgl. Heinrichs / Heinrichs / Rüther 2022: 1 ff; Russell / Norvig 2012: 39 ff; Eberl 2018).

Die Einleitung beschließen wird ein **Kurzüberblick über die einzelnen Beiträge**.

2. Begriffliche Annäherungen

2.1 Künstliche Intelligenz (KI)

Betritt man den Themenbereich „Künstliche Intelligenz" (engl. Artificial Intelligence), fällt zunächst eine unüberschaubare Anzahl von Definitionen, Beschreibungen und Charakterisierungen auf. Hinzu kommen unterschiedliche (technische oder mathematische) Konzepte, die ebenfalls unter KI subsumiert werden. Dieser Umstand führt in Debatten fortwährend zu Unklarheiten und wechselseitigen Missverständnissen. Dementsprechend fallen auch die jeweiligen Einschätzungen recht different aus: Handelt es sich hier überhaupt um eine Form von Intelligenz oder doch nur um verständnislose Algorithmen? Sind künftige KI-Systeme eine massive Bedrohung für die Menschheit und den Planeten Erde (z. B. ChaosGPT[4]) – wogegen dann entsprechende Maßnahmen zu ergreifen wären (so etwa Elon Musk oder die Rede von einem Fukushima der KI[5]) – oder doch nur ein Mailüftchen im großen Pool technologischer Entwicklungen?

Zumindest hat die breite Bevölkerung durch die omnipräsente Zugänglichkeit zu ChatGPT, GPT-3.5 bzw. 4, Bard, usw. mittlerweile einen Eindruck davon gewonnen, was sich mit diesen großen (und teilweise schon **multimodalen**) **Sprachmodellen** (**LLM**: Large Language Model) erreichen lässt. Durch die sprachliche Zugänglichkeit (Conversational Agent/AI) werden diese generativen Systeme auch schon ausgiebig genutzt. Kürzlich hat Google mit Gemini bereits die nächste, offenbar deutlich stärkere (multimodale) Generation in Umlauf gebracht. Das bedeutet allerdings nicht, dass man

4 Vgl. dazu etwa: https://www.youtube.com/watch?v=g7YJIpkk7KM, oder: https://the-decoder.de/chaosgpt-ist-der-erste-konkrete-versuch-mit-ki-die-menschheit-zu-vernichten/.

5 Siehe etwa das Interview mit Thomas Metzinger: https://www.spektrum.de/news/interview-die-unterschaetzten-risiken-der-kuenstlichen-intelligenz/1377620 (zuletzt abgerufen: 17.12.2023).

auch verstanden hat, was diese Systeme sind, was sie ausmacht, wie sie funktionieren und worin ihre Problemfelder liegen.

Eine zentrale Schwierigkeit mit dem Begriff „Künstliche Intelligenz“ steckt in einem angemessenen Verständnis von „**Intelligenz**“. Diese Problematik betrifft jedoch nicht nur künstliche Systeme (vgl. Müller 2024), sondern auch biologische. Je nachdem, was in den Intelligenzbegriff integriert wird, differiert die Zuschreibung, welche Entitäten Intelligenz haben (können), zu welchen Zeiten oder Gelegenheiten (z. B. nur im Wachzustand) oder in welchen Graden. Je höher die Anforderungen an den Intelligenzbegriff angesetzt werden, umso weniger Entitäten fallen letztlich hierunter – und manche Entitäten, wie etwa der Mensch, auch nur zu bestimmten Gelegenheiten. Anstatt sich mit dem Intelligenzbegriff bei künstlichen Systemen herumzuschlagen, wäre es auch möglich, direkt z. B. von **Maschinellem Lernen** (**Machine Learning**: **ML**[6]) zu sprechen. Einem begrifflichen Wechsel steht jedoch entgegen, dass sich einerseits der Begriff KI längst gesellschaftlich und wissenschaftlich etabliert hat und sich andererseits auch bei einem Sprachwechsel analoge Probleme ergeben dürften.

Hinzu kommt der (erschwerende) Umstand, dass mit KI unterschiedliche Bereiche adressiert werden können: ein wissenschaftliches Forschungsgebiet, eine technologische Methode, konkrete Applikationen (wie etwa im Gesundheitswesen) oder philosophische Erörterungen zu grundlegenden Begriffen und Verständnissen.

Häufig werden mit „Intelligenz“ ganz bestimmte grundlegende **Fähigkeiten** oder **Kompetenzen** verbunden (vgl. Legg / Hutter 2007[7]; König u. a. 2022), wie etwa (logisches) Denken, Planen, Problemlösung, Wahrnehmung, Lernen, Informationsverarbeitung, Verarbeitung von (natürlicher) Sprache und evtl. Metakognition (Denken über das Denken oder über Lernprozesse[8]). Diese Fähigkeiten müssen (biologische oder künstliche) Systeme nicht zu allen Zeiten in gleicher Weise ausüben. Darüber hinaus kann mit dieser Zuschreibung Bezug zu bestimmten **Interaktionen mit der Umwelt** oder **Akteursfähigkeiten** genommen werden: z. B. räumliche, soziale, körperlich-kinästhetische, musikalische, sprachliche, logisch-mathematische oder inter- und intrapersonelle Intelligenz. Umstritten ist jedoch (vgl. Heinrichs / Heinrichs / Rüther 2022: 16 ff), inwieweit sämtliche dieser Fähigkei-

6 Siehe dazu vor allem die ersten drei Buchbeiträge.
7 Siehe dazu auch den ersten Buchbeitrag von Klein.
8 Siehe dazu auch den Buchbeitrag von Dennerlein u.a.

ten – und in welcher Reihenfolge und Gruppierung – realisiert sein müssen oder etwa nur grundlegende (z. B. Lernen oder Anpassungsfähigkeit).

Mit dem Gesagten wird nun ein weiterer wichtiger Aspekt in der Debatte um KI sichtbar, nämlich eine explizite oder implizite Ausrichtung an menschlicher Intelligenz, also eine sog. **anthropozentrische Verkürzung** (vgl. König u. a. 2022: 23; Müller 2024). Dies kann dann jedoch zu einer einseitigen, vereinfachten Sicht auf den Diskussions- und Untersuchungsgegenstand führen. In der Ethik würde an dieser Stelle der bekannte Vorwurf des **Speziesismus** ansetzen, wonach Intelligenz primär oder ausschließlich dem Menschen vorbehalten wäre (Artegoismus). Es ist jedoch inzwischen weitgehend Konsens, auch Tieren eine bestimmte Form von Intelligenz – wenn auch in unterschiedlichen Graden – zumindest nicht abzusprechen; von Phänomenen wie Schwarmintelligenz oder kollektiver Intelligenz ganz zu schweigen. Orientiert man sich beim Intelligenzbegriff an bestimmten Fähigkeiten, erweitert sich per se auch die Gruppe der zu inkludierenden Akteure; samt künstlichen Systemen.

Eine weitere wichtige **Unterscheidung** für eine KI-Charakterisierung betrifft jene **zwischen Verhalten und Denken**. Bereits die klassische Arbeit zu KI von Stuart Russell und Peter Norvig (2012: 22 ff) konstruierte ein Koordinatensystem nach den Unterscheidungen Verhalten/Denken und (faktisch) menschlich/ideal. Hieraus ergeben sich folgende Orientierungsmöglichkeiten für eine KI-Charakterisierung: (faktisches) menschliches Denken oder menschliches Handeln, rational-ideales Denken oder rational-ideales Handeln. Russell und Norvig entscheiden sich für die Orientierung an **rationalem Handeln**, weil „eine perfekte Rationalität ein guter Ausgangspunkt für die Analyse“ sei (Russell / Norvig 2012: 26) und zudem die Schwächen des faktischen menschlichen – und häufig unintelligenten – Denkens und Verhaltens vermieden wird. Darüber hinaus würde diese Orientierung den Fortschritt eher befördern. Weiters bestehe der Vorteil gegenüber einer Orientierung am rein rationalen Denken darin, nicht auf logische oder mathematische Operationen festgelegt zu sein, sondern auf die Tauglichkeit in der Praxis fokussieren zu können. Nachteilig erweist sich an diesem Konzept allerdings die einseitige Privilegierung des Menschen und der Idealität, wodurch sowohl der Abstand zum Tier als auch zum alltäglichen Handeln offensichtlich wird.[9]

---

9 Nebenbei sei erwähnt, dass auch der Begriff der Rationalität ebenso strittig ist wie jener der Intelligenz. Vgl. hierzu etwa Hahn 2017.

Deutlich konträr zum Gesagten fassen Russell und Norvig ihr Verständnis von KI wie folgt zusammen (2012: 14):

> „Wir definieren die KI als die Lehre von Agenten, die Wahrnehmungen aus der Umgebung erhalten und Aktionen ausführen. Jeder dieser Agenten implementiert eine Funktion, die Wahrnehmungsfolgen auf Aktionen abbildet, und wir beschreiben unterschiedliche Möglichkeiten, diese Funktionen darzustellen, wie zum Beispiel reaktive Agenten, Echtzeitplaner, neuronale Netze und entscheidungstheoretische Systeme."

Von idealer Rationalität im Handeln ist hier keine Rede (mehr).

Um herauszufinden, ob bestimmte (biologische oder künstliche) Systeme Intelligenz aufweisen, wurden bislang häufig gewisse (hypothetische) Tests herangezogen, wie etwa der **Turing-Test**, das **Chinese-Room-Argument** oder auch **Intelligenztests**. Allen Turing (1950) schlug – in behavioristischer Manier – vor, dass man ab dem Zeitpunkt Intelligenz unterstellen müsse, ab dem ein menschlicher Kommunikator nicht mehr adäquat entscheiden kann, ob er mit einem Menschen oder einer Maschine kommuniziert (vgl. Oppy / Dowe 2021). Der Fokus liegt hier ganz offensichtlich wieder auf der menschlichen Interpretation bzw. Bewertung eines bestimmten Outputs. Unter diesen Gesichtspunkten wären Menschen wohl unter gewissen Umständen bereit, Sprachassistenten oder ChatGPT Intelligenz zuzusprechen[10], während dies bei Tieren nur eingeschränkt möglich wäre. Ähnlich dürfte es sich bei Intelligenztests verhalten, da diese bereits von neueren KI-Systemen bewältigt wurden.

Das **Chinese-Room-Argument** von John Searle (1980) widerspricht vehement dieser Schlussfolgerung und generell einer solchen Herangehensweise. Sein Gegenbeispiel lautet: In einem geschlossenen Raum befindet sich ein Mensch, der kein Chinesisch versteht. Dieser erhält Fragen in chinesischer Schrift (die er natürlich nicht versteht) und gibt sogar sinnvolle Antworten ebenfalls in chinesischer Schrift. Dies ist möglich durch eine entsprechende Anleitung in seiner Muttersprache. Die Personen außerhalb des Raumes schließen aus den Antworten, dass der Mensch Chinesisch beherrscht, obwohl er das faktisch nicht tut. Searle schließt hieraus, dass es sich hier nicht um Intelligenz handelt, da die Befolgung einer **Syntax** (wie in Computern) noch nicht zur **Semantik** befähigt, denn hierfür brauche es

---

10 Mittlerweile wurden zahlreiche Abwandlungen des Turing-Tests entwickelt, um ihn differenzierter zu gestalten. Vgl. dazu etwa Legg / Hutter 2007: 426f.

Intentionalität bzw. **Verstehen**. Folglich können Computer per se auch nicht intelligent sein.

Searles Gedankenexperiment und vor allem seine Schlussfolgerungen stoßen allerdings auf zahlreiche Kritik (Bringsjord / Govindarajulu 2022; Beckermann 2008: 313 ff; Pauen 2001: 149 ff). Recht unklar ist bei Searle, was er hier mit „Verstehen" meint und welchen Mehrwert dieses Verstehen (praktisch) erbringt (Legg / Hutter 2007: 438 f). Offenbar geht es um (das Erfassen von) Bedeutung und Referenz. Aber selbst in der **Hermeneutik**, also der Lehre vom Verstehen und seinen Bedingungen, stellt in einer Konversation ein adäquater Outcome, also eine plausible Antwort, den Gesprächspartner weitgehend zufrieden; wir können nicht in die Köpfe der anderen schauen (vgl. etwa den Klassiker: Gadamer 1990). Jedenfalls erscheint es voreilig, z. B. aktuellen generativen KI-Systemen semantische Fähigkeiten abzusprechen. Für **Funktionalisten** (vgl. Beckermann 2008: 141 ff; Pauen 2001: 128 ff; Esfeld 2005: 85 ff), gegen die sich Searles Kritik richtet, besteht hier kaum ein Problem, da diese sich mit den jeweils funktionalen Rollen zufriedengeben, also primär am Verhalten von Systemen interessiert sind.

Unklar ist bei Searle darüber hinaus, warum Computer keine Intentionalität (vgl. Müller 2024) oder künftig sogar Bewusstsein (so etwa Chalmers) haben können. Thomas Metzinger (2003: 171) verschärft die Kritik an Searle um einen weiteren Aspekt:

> „Wir sollten ein System spätestens dann als bewusstes Objekt behandeln, wenn es uns gegenüber auf überzeugende Weise demonstriert, dass die philosophische Frage nach dem Bewusstsein für es selbst ein Problem geworden ist, zum Beispiel wenn es eine eigene Theorie des Bewusstseins vertritt, d. h. wenn es mit eigenen Argumenten in die Diskussion um künstliches Bewusstsein einzugreifen beginnt."[11]

---

11 Ergänzend sei hier erwähnt, dass gemeinhin zwischen Bewusstsein und phänomenalem Bewusstsein unterschieden wird. Bewusstsein meint hier zunächst, dass ein System auf einer Basisebene kognitive Zustände hat (z. B. die Wahrnehmung von etwas) und sich auf einer Metaebene dieser Basiszustände bewusst ist. Bewusstsein steht hier im Gegensatz zu „unbewusst", „unterbewusst" oder „nicht bewusst". Demgegenüber ist phänomenales (qualitatives) Bewusstsein ein solches, wie es sich auf der Basisebene anfühlt, diese Zustände zu haben. Hier besteht das sog. „harte Problem" des Bewusstseins (Chalmers 1996), also ob es möglich ist, dieses phänomenale Bewusstsein auch zu erklären. Um ein klassisches Beispiel (Nagel 1974) zu verwenden: Können wir jemals erklären oder verstehen, wie es ist, eine Fledermaus zu sein (what is it like to be a bat).

Hinzuweisen ist noch auf die Unterscheidung zwischen „starker" und „schwacher" KI, die ebenfalls auf John Searle zurückgeht. **Starke KI** würde (für Searle) demnach selbst „Geist" sein und insofern Verstehen und kognitive bzw. mentale Zustände aufweisen.[12] Dies ist freilich ein ambitioniertes Ziel, von dem unklar ist, wie weit sich aktuelle Systeme dieser Vision bereits annähern. Man spricht hier gegenwärtig auch von einer allgemeinen oder generellen künstlichen Intelligenz (**AGI**: **Artificial General Intelligence**), bei der – wie der Name andeutet – von allgemeineren rationalen Standards unter verschiedenen Herausforderungen ausgegangen wird, also ein „umfassender Problemlöser" (Heinrichs / Heinrichs / Rüther 2022: 18). Dem entspricht auch eine bekannte Definition von Intelligenz von Legg und Hutter (2007: 402): „Intelligence measures an agent's ability to achieve goals in a wide range of environments." Dies wäre unter Bedingungen **multimodaler Funktionen**, also der Verbindung mehrerer Fähigkeiten in einer KI, durchaus erwägenswert. Bei den neuesten Generationen generativer KI-Systeme wird über die Zuschreibung von AGI jedenfalls laut nachgedacht (Bubeck u. a. 2023; Lake / Baroni 2023).

Derzeitige KI-Systeme bewegen sich vornehmlich auf dem Niveau einer **schwachen** (weak) **KI**, so dass diese Systeme nur eine besondere Leistungsfähigkeit für die Erreichung ganz konkreter Ziele darstellen. Gegenüber einer starken KI, so Searle, würden sie „Geist" lediglich *simulieren* oder uns so *erscheinen, als ob* sie Geist wären, jedoch nicht selbst Geist sein. Wie der „Geist" jedoch evolutionär in das biologische System „Mensch" gelangt, wird nicht beantwortet. Im **menschlichen Gehirn** jedenfalls laufen zunächst auch nur binäre physische Prozesse ab, indem Neuronen entweder ein Signal zum Feuern aussenden – oder eben nicht.

Als letzte, alles überragende Option steht die Vision einer sog. **Superintelligenz** im Raum, die sich durch die völlige Überlegenheit gegenüber menschlichen Fähigkeiten in allen Bereichen auszeichnen würde (Bostrom 2014; Russell 2020: 143 ff; Heinrichs / Heinrichs / Rüther 2022: 169 ff). Ob es wünschenswert ist, eine echte starke KI oder gar eine Superintelligenz überhaupt zu entwickeln, ist nicht zuletzt eine Frage der Ethik.

---

12 In jüngeren Arbeiten fordert Searle für „Geist" und somit für eine starke KI auch qualitative Zustände, also ein phänomenales Bewusstsein. Es ist jedoch fraglich, ob diese Forderung gerechtfertigt ist, wie weit qualitative Zustände von KI-Systemen realisiert werden könnten und ob dies überhaupt – aus ethischen Gründen – wünschenswert wäre.

Eine andere (spannende) Frage ist, ob es möglich sein könnte, dass KI-Systeme ihrerseits höher entwickelte „Nachkommen" entwickeln könnten – was in der Evolutionsgeschichte auf biologischem Weg offenbar gelungen ist. In diesem Zusammenhang dürfte es zumindest zu denken geben, dass manche KI-Systeme bereits sog. **emergente Systemeigenschaften** hervorgebracht haben sollen, also solche Fähigkeiten, die im gesamten Trainings- und Lernprozess nirgends intendiert oder erwartet waren.[13]

Zusammenfassend kann hier auf die sehr brauchbare und recht umfassende Definition von KI durch die „unabhängige hochrangige Expertengruppe für Künstliche Intelligenz" (HEG-KI) der Europäischen Kommission (2019) in ihren Ethik-Leitlinien verwiesen werden (Nr. 143):

> „Künstliche-Intelligenz-(KI)-Systeme sind vom Menschen entwickelte Software- (und möglicherweise auch Hardware-) Systeme, die in Bezug auf ein komplexes Ziel auf physischer oder digitaler Ebene agieren, indem sie ihre Umgebung durch Datenerfassung wahrnehmen, die gesammelten strukturierten oder unstrukturierten Daten interpretieren, Schlussfolgerungen daraus ziehen oder die aus diesen Daten abgeleiteten Informationen verarbeiten und über die geeignete(n) Maßnahme(n) zur Erreichung des vorgegebenen Ziels entscheiden. KI-Systeme können entweder symbolische Regeln verwenden oder ein numerisches Modell erlernen, und sie können auch ihr Verhalten anpassen, indem sie analysieren, wie die Umgebung von ihren vorherigen Aktionen beeinflusst wird."

Diese Definition beinhaltet eine ganze Reihe von Aspekten und Fähigkeiten, wobei hier offen bleiben kann, inwieweit dies bereits auf aktuelle KI-Systeme zutrifft.

In den folgenden Abschnitten sollen weitere Begriffe und Konzepte überblicksartig erläutert werden, die für die gesamte Diskussion von zentraler Bedeutung sind.

2.2 Maschinelles Lernen - Machine Learning (ML)

ML kann als **Oberbegriff** für unterschiedliche Arten von **künstlich generiertem Wissen aus Erfahrung** betrachtet werden. Dabei geht es um die Entwicklung lernfähiger Systeme und Algorithmen, die nicht – wie etwa ein Taschenrechner – auf festgelegte Reaktionsweisen beschränkt sind

---

13 Siehe hierzu einige Hinweise im ersten der beiden Beiträge von Andreas Klein in diesem Band.

(vgl. insgesamt zu diesen Abschnitten Heinrichs / Heinrichs / Rüther 2022). Das **Lernen** wird durch **Beispiele** unter Zuhilfenahme von Methoden der Statistik und der Informationstheorie initiiert.[14] Am Ende soll ein **verallgemeinerbares** Ergebnis erzielt werden. Der jeweilige Algorithmus entwirft aufgrund der zur Verfügung gestellten **Trainingsdaten** ein **statistisches Modell**, wobei eine Testung gegen die Trainingsdaten vorgenommen wird – und der Algorithmus schrittweise verbessert wird. Das System versucht **Muster** und **Gesetzmäßigkeiten** in den Trainingsdaten zu erkennen und diese für weitere Verwendungen – z. B. Prognosen – auszuwerten. Von besonderer Bedeutung ist hier das **Bewerten unbekannter Daten**, so dass ML auch (in begrenzter Weise) für unbekannte Szenarien einsatzfähig ist.

Eine technische Voraussetzung für die Leistungsfähigkeit von ML besteht in der erheblichen Weiterentwicklung von Computersystemen bzw. der Hardware-Basis. Die Einsatzgebiete von ML sind umfangreich und reichen von Übersetzungen, Textproduktionen, Spracherkennung, Spielen, visuellen Erkennungen, Diagnoseverfahren bis hin zu Sicherheitskonzepten und autonomem Fahren.

Hinsichtlich der Lernmethoden werden primär drei unterschiedliche Ansätze verfolgt, die jeweils ihre Vor- und Nachteile haben: 1) **Überwachtes Lernen** (Supervised Learning), 2) **Unüberwachtes Lernen** (Unsupervised Learning) und 3) **Bestärkendes Lernen** (Reinforcement Learning).

Beim **überwachten Lernen** wird dem System eine **umfangreiche**, bereits **klassifizierte Datenmenge** zur Verfügung gestellt, woraus das System ein entsprechendes **Modell** entwickelt. Insofern wird hier mit Vorgaben gearbeitet, z. B. mit Typen (Klassifizierungen), wobei die Eingabe- und Ausgabewerte bekannt sind. Metaphorisch ausgedrückt: Es wird dem System gesagt, was es überhaupt sehen soll, z. B. Katzen. Anhand dieses Modells kann das System daraufhin auch unbekannte Daten (Informationen) entsprechend analysieren und bewerten. Überwachtes Lernen wird häufig eingesetzt, z. B. bei Handschriftenerkennung, Vorhersagen eines Verkaufspreises oder künftigen Nachfragen nach einem Produkt. Ein **Nachteil** dieses Lerntyps sind einerseits die benötigten großen Datenmengen und andererseits die vorgegebenen Klassifizierungen. Als Unterkategorien können hier noch das **teilüberwachte Lernen**, das **aktive Lernen** und das **selbstständige Lernen** genannt werden.

---

14 Siehe hierzu vor allem die drei ersten Beiträge in diesem Sammelband.

Beim **unüberwachten Lernen** wird zwar ebenfalls eine **große Datenmenge** benötigt, allerdings wird **keine Klassifizierung** vorgegeben. Muster und Gesetzmäßigkeiten (Klassifizierungen) werden vom System selbst (also eigenständig) aus den Trainingsdaten gebildet (z. B. Gruppen) – Eingabe- und Ausgabewerte sind nicht bekannt. Wiederum metaphorisch ausgedrückt: Dem System wird nicht beigebracht, dass es Katzen erkennen soll. Neue „Eindrücke" werden dann den jeweils gebildeten Kategorien zugeordnet.

Ein großer **Vorteil** dieser Methode besteht darin, dass vom System Muster entdeckt werden können, die menschliche Akteure nicht gesehen oder erwartet hätten. Hier besteht somit großes Potenzial für Innovationen und Neuerungen. Dies kann jedoch auch zum **Nachteil** ausschlagen, weil eventuell Gruppen gebildet werden, die gar nicht relevant sind oder – ethisch betrachtet – in Richtung eines unerwünschten Ergebnisses (z. B. Diskriminierung) tendieren.

Wie der Begriff **bestärkendes Lernen** bereits nahelegt, wird hier mit Bestärkungen (Belohnungen: rewards) für „richtiges Verhalten" gearbeitet (evtl. im umgekehrten Fall mit Sanktionen). Erstellt das System eigenständig einen gewünschten Output, wird dies belohnt und das System versucht, weitere Belohnungen durch wiederum richtiges Verhalten zu erhalten (trial and error). Mit der Zeit wird das System allmählich optimiert. Dieses Verfahren erinnert an menschliche Erziehungsprozesse oder an (problematische) gesellschaftliche Optimierungsstrategien wie etwa das Nudging (Thaler / Sunstein 2009; zur Kritik: Tafani 2017). Verstärkendes Lernen wird in zahlreichen Umgebungen eingesetzt, beispielsweise bei Spielen.

Schlaglichtartig seien hier noch weitere Lernmethoden zumindest genannt: das **Online-Lernen** (permanentes Training durch neu hinzukommende Daten), **adaptives Lernen** (Anpassung an neue Daten während des Betriebs), **Transfer-Lernen** (bereits generiertes Wissen wird zur Bewältigung anderer Aufgaben eingesetzt), **Meta-Lernen** (schnelles Anpassen an neue Aufgaben), **stochastisches Lernen** (z. B. bei Künstlichen Neuronalen Netzen, wobei nicht sämtliche Daten, sondern zufällig ausgewählte verwendet werden), **evolutionäre Lernstrategien** (Mutation, Selektion, Kreuzung und Rekombination), **Bayessches Lernen** (Wahrscheinlichkeitsberechnungen aufgrund vorangehender Informationen), **Fuzzy-Logik** (Umgang mit Unschärfen zwischen Kategorien), **Lernen durch Beobachtung** (Agenten lernen von anderen Agenten), **schwaches Lernen** (aufgrund weniger oder keiner Daten). Sämtliche Lernstrategien haben ihre spezifischen Vorzüge und Nachteile und werden demzufolge für bestimmte Aufgaben, Ausgangslagen oder Zielsetzungen eingesetzt.

2.3 (Künstliche) Neuronale Netze (KNN)

Die Entwicklung künstlicher neuronaler Netze (KNN) hat die gesamte Bandbreite des Maschinellen Lernens und die Möglichkeiten in der KI erheblich bereichert. In der Folge kam es zu einer engen Kooperation zwischen Neurowissenschaften und KI-Entwicklung und zur Etablierung des Forschungsbereichs **Computational Neuroscience** sowie der Vertiefung der Arbeit am Forschungsansatz des **Konnektionismus**. KNN lehnen sich – wie der Name bereits vermuten lässt – an die Architektur des Gehirns und den mentalen Aktivitäten an, die über neuronale Verknüpfungen und Gewichtungen von Neuronen erfolgen (vgl. Beckermann 2008: 321 ff.). Neuronale Netze sind Sammlungen von Einheiten, die miteinander verbunden sind, wobei die Eigenschaften eines solchen Netzes durch die jeweilige Topologie – also die Struktur bzw. Zuordnung von Neuronen (Knoten) zu Schichten und ihren Verbindungen – und die Eigenschaften der Neuronen bestimmt wird (vgl. Russell / Norvig 2012: 846). Gegenwärtig sind KNN die wohl bekanntesten und effektivsten Lernsysteme im Bereich der KI.

Einfache KNN bestehen (1) aus Eingabeschichten bzw. -ebenen, zumeist (2) internen Verknüpfungen und Gewichtungen (**Hidden Layer** oder **Units**: interne Schichten) und (3) Ausgabeschichten. Informationen an der Eingabeseite werden in den Schichten und ihren Verknüpfungen verarbeitet und führen schließlich zu einem (hoffentlich) adäquaten Output, wobei die Systeme permanent lernen und dementsprechend ihre inneren Gewichtungen neu justieren. Dabei empfängt jeder Knoten bzw. jede Einheit (Neuronen) Eingaben der vorgelagerten Knoten, gewichtet diese und gibt entsprechende Signale (ähnlich dem „Feuern" der Synapsen im Gehirn) an nachgelagerte Knoten weiter. **Rekurrente** bzw. **rückgekoppelte neuronale Netze** besitzen darüber hinaus – wie das Gehirn – die Eigenschaft, die jeweiligen **Ausgaben als neuerliche Eingaben über alle Schichten hinweg** zu verwenden, wodurch Schleifen entstehen und das System insgesamt **dynamisch** wird. Durch diese Rückkoppelungen erhält das Gesamtsystem so etwas wie ein **Gedächtnis**.

Diese Vorgänge machen es jedoch schwierig, die Prozesse solcher Netze zu verstehen bzw. nachzuvollziehen. Hier entsteht das berühmt-berüchtigte **Black-Box-Problem** (auch **Opazitätsproblem** genannt): Es ist nicht mehr offensichtlich, wie das Gesamtsystem (aufgrund seiner Interoperabilität und Komplexität) zum jeweiligen Output gelangt, auch wenn dieser letztlich völlig adäquat ist. Damit wird jedoch die Überprüfbarkeit schwierig bis beinahe unmöglich und stellt somit auch für die Patient:innensicherheit ein gravierendes Problem dar. Herkömmlich muss bei Arzneimitteln und Medizinprodukten die Ursache-Wirkung-Beziehung durch eine klinische Prüfung nachgewiesen werden. Grundsätzlich legt sich damit aber neuerlich der Vergleich zu **biologischen Gehirnen** nahe, bei denen die Verbindung zwischen Input und Output ebenfalls wenig nachvollziehbar erscheint. In der menschlichen Kommunikationsgemeinschaft wird dieses Problem dadurch zu entschärfen versucht, dass man nach **Gründen** für ein Verhalten fragt. Dadurch ist aber keinesfalls sichergestellt, dass die jeweils (retrospektiv) angegebenen Gründe tatsächlich auch diejenigen Ursachen sind[15], die das Gehirn (oder den Organismus) zur Ausführung einer Handlung veranlasst haben.

Rekurrente neuronale Netze lassen sich demzufolge auch als **nicht-triviale Maschinen** im Sinne Heinz von Foersters (1998: 66; 1999; 1990) beschreiben. Triviale Maschinen sind durch einfache Input-Output-Relationen charakterisiert (etwa ein Fotoapparat), die meist eine gute Vorhersagbarkeit ermöglichen. Nicht-triviale Maschinen dagegen nutzen ihren Output **rekursiv** als neuerlichen Input, sind vom internen Zustand abhängig und somit auch von ihrer eigenen Vergangenheit bzw. ihren Erfahrungen. Dadurch wächst die Komplexität und unübersichtliche Schleifen entstehen, die den Output nicht mehr in gleicher Weise prognostizierbar machen. Gleichwohl kann es sich um deterministische Systeme handeln, die jedoch ein **chaotisches** (anfangssensibles) Verhalten zeigen. Darum ist es auch nicht ungewöhnlich, dass bestimmte deterministische Systeme (aktuell zumindest) nicht vorhersagbar sind. Darüber hinaus sind nicht-triviale Maschinen durch **Selbstorganisation** (Eigenwerte und Eigenverhalten) (vgl. Krohn / Küppers 1990; 1992) und **Adaptivität** an ihre Umgebung gekennzeichnet.

Der **Lernprozess** von KNNs erfolgt über die zuvor genannten **Trainingsmethoden**, die allererst ihre enorme Effektivität ermöglichen.[16] Ausgehend von einer gewissen Grundkonfiguration des Systems werden

15 Auf die in der Philosophie wichtige Differenz zwischen (kausalen) Ursachen und (abstrakten) Gründen wird hier nicht weiter eingegangen.

16 16 Vgl. hierzu v. a. die ersten drei Beiträge in diesem Band.

dem System bestimmte Datensätze zur Verfügung gestellt, die das Netz in komplexen Berechnungsprozessen verwertet, um einen Output zu generieren. Entspricht das Ergebnis nicht dem erwarteten Wert, werden die Variablen angepasst, wobei dieser Prozess so lange wiederholt wird, bis die gewünschten Ausgaben erreicht sind, das System also gut definiert ist. Dabei werden die Gewichte der Verbindungen von Neuronen durch Fehlerfunktionen aktualisiert. Hierzu können z. B. **evolutionäre Algorithmen** oder **Fehlerrückführungen** (Bestimmung der Gradienten als steilster Anstieg einer Funktion und Anpassung der Gewichte zur Optimierung / Fehlerminimierung) eingesetzt werden, wodurch **das Netz lernt**.

Iterative und **rekursive Algorithmen** (Rekurrente Netze) ermöglichen die Erledigung hoch komplexer, nicht-linearer Funktionen. KNN eignen sich insbesondere für Aufgaben, bei denen vorab kein oder nur ein geringes Vorabwissen zur Verfügung steht. Dies betrifft etwa Text-, Sprach-, Bild- oder Gesichtserkennung, wobei die Anwendungsszenarien äußert umfangreich sein können. Insofern sind diese Systeme auch für Anwendungen im Gesundheitswesen attraktiv, wie beispielsweise in der Interpretation von medizinischen Bildinformationen.

Obwohl KNN strukturelle Ähnlichkeiten zum biologischen System „Gehirn" aufweisen und von diesem inspiriert sind, unterscheiden sich dennoch beide Bereiche. Insbesondere arbeitet das Gehirn äußerst **energieeffizient** und **parallelverarbeitend**. **Neuronale Chips** bzw. **virtuelle Neuronen** (sog. **Memristoren**) könnten diese strukturelle Differenz künftig besser bewältigen, wobei bereits der Einsatz von GPUs (Grafikprozessoren) enorme Leistungssteigerungen erzielen konnte. Mittlerweile gibt es auch erfolgversprechende Ansätze zur Kombination von Chips und biologischen Neuronen, sog. **DishBrain** (vgl. etwa: Akcay / Luttge 2023; Wang u. a. 2018; Kofman u. a. 2022), auch zur Verbesserung der KI-Effizienz[17].

Neben dem Black-Box-Problem ergeben sich für KNN noch weitere kritische Problemlagen, die insbesondere in ethischer Hinsicht von zentraler Relevanz sind. Aufgrund der Notwendigkeit, passende **Trainingsdaten** auszuwählen und zur Verfügung zu stellen, können unerwünschte Eigenschaften, die **bereits in den Trainingsdaten enthalten** sind, auf die Ergeb-

17 Vgl. etwa auch: https://mein-mmo.de/firma-zuechtet-kuenstliche-intelligenzgehirnzellen-computerchips/ (zuletzt abgerufen: 19.12.2023); https://www.derstandard.at/story/3000000180275/forscher-arbeiten-an-computerchip-mit-menschlichen-gehirnzellen (zuletzt abgerufen: 19.12.2023).

nisse durchschlagen. Dieses Problem tritt bereits beim ML auf, verstärkt sich hier allerdings aufgrund der mangelnden Nachvollziehbarkeit. Es entsteht das berüchtigte **Verzerrungsproblem** (**Bias**), wodurch sexistische, rassistische oder insgesamt diskriminierende Ergebnisse die Folge sein können.[18] Dementsprechend muss das System kontrolliert und bei Bedarf nachjustiert werden. Es kann aber auch der Fall eintreten, dass ein KNN Muster eruiert und priorisiert, die zwar mit den Trainingsdaten tatsächlich korreliert sind, die jedoch für den gewünschten Outcome irrelevant sind (sog. Adversarial Examples). Auch hier müssen dann im Nachgang Anpassungen (weitere Lernprozesse) vorgenommen werden, wie dies etwa bei ChatGPT der Fall ist. Darüber hinaus kann es zu **Übergeneralisierung** bzw. **Überanpassung** (overfitting) kommen, weil KNN offenbar dazu tendieren, Trainingsdaten gewissermaßen auswendig zu lernen. Neue Daten tragen dann zur Generalisierung kaum noch etwas bei, was jedoch im Einzelfall abträglich wäre. Mittlerweile gibt es hierfür jedoch unterschiedliche Lösungsoptionen. Erwähnt sei noch, dass auch die **Kodierung der Trainingsdaten**, also in welcher Form die Daten präsentiert werden, einen (erheblichen) Einfluss auf die Leistungsfähigkeit hat. Darüber hinaus ist auch die Voreinstellung der Gewichtung für die Weiterverarbeitung von Informationen relevant.

2.4 Deep Learning (DL)

Deep Learning (vgl. Goodfellow / Bengio / Courville 2016; Haykin 2008) kann als Weiterführung und Vertiefung gelten, indem KNNs mit **zahlreichen Zwischenschichten** (Hidden Layer) ausgestattet werden, wodurch eine **enorm komplexe innere Struktur** erreicht bzw. erzeugt wird. Zumeist fungieren gerade diese Systeme als Synonyme für KI und ML, was – wie schon früher angedeutet – zu begrifflichen Unklarheiten in Diskursen führen kann, sofern hier nicht genauer differenziert wird. In dieser Hinsicht ähneln sie Gehirnen und ihrer Funktionsweise, mit Ausnahme der bereits oben genannten Unterschiede. Allerdings verstärken sich durch diese Architektur auch die angesprochenen Problemkonstellationen: Während sie einerseits enorme Leistungsfähigkeit aufweisen und insofern für zahlreiche komplexe Aufgaben herangezogen werden können, steigert sich andererseits auch das Nachvollziehbarkeitsproblem. Ihre Leistungsfähigkeit wird insbesondere bei Mustererkennungen wie z. B. Gesichts-, Sprach-, Text-

18 Fast schon als Klassiker hierfür steht der Chatbot Tay von Microsoft.

oder Emotionserkennung eingesetzt und mittlerweile in beinahe sämtlichen gesellschaftlichen Bereichen genutzt, natürlich auch in komplexen Szenarien im Gesundheitswesen. Einer der mittlerweile bekanntesten Erfolge war die bislang unmögliche Vorhersage von Proteinfaltungen im Jahr 2020.[19] Diese Systeme profitieren von ihrer Architektur: Es muss nicht sämtliches „Wissen“ eingespeist werden, sondern der Rückgriff auf „Erfahrung“ und die jeweils eingesetzten Lernmechanismen ermöglichen ein **(selbst-) adaptives Verhalten**, wodurch schließlich ein gewünschter Output erzeugt wird. Man spricht auch von **Repräsentationalem Lernen**, so dass sich im komplexen Verarbeitungsprozess **Abstraktionen** einstellen, wodurch neue Reize besser integriert und verarbeitet werden können.

3. Veranschaulichung einiger ethischer Herausforderungen und Lösungsansätze

Die **ethischen Herausforderungen**, die sich durch DL-Systeme ergeben, wurden bereits im Kontext von KNN erwähnt, treten hier jedoch in verstärkter Form auf. In den einzelnen Beiträgen dieses Buches werden diese Probleme deshalb auch beharrlich aus unterschiedlichen Perspektiven und in den jeweiligen Domänen beleuchtet und kritisch erörtert. KI-Systeme wie ChatGPT und vergleichbare Pendants neigen darüber hinaus dazu, auf bestimmte Anfragen mit sog. „**Halluzinationen**“ oder „Fabulierungen“ zu reagieren, da sie gelegentlich Informationen zusammenführen oder ergänzen, die in bestimmten Fällen jedoch schlichtweg unrichtig und falsch sind. Das bedeutet, dass Unsicherheiten des Systems durch derartige Informationskonstruktionen überspielt werden, dies jedoch in durchaus bestechender sprachlicher Ausdrucksform.[20] Auf menschlicher Seite spielen dann wiederum psychologische Faktoren eine entscheidende Rolle[21], indem beispielsweise auf eine (nachträgliche) Überprüfung der Ergebnisse verzichtet wird, weil man etwa davon ausgeht, dass diese Systeme ohnehin

---

19 Eine aktuelle Studie (Durairaj u. a. 2023) erweitert dieses Ergebnis noch enorm: So wurden mittels KI (Deep Learning) hunderte neue Proteinfamilien entdeckt und darüber hinaus eine neue Proteinfaltung.

20 Ein Beispiel hierzu wäre die Abfrage zu einem ganz bestimmten Thema, wozu etwa Bard (von Google) sogar Studien und Journalartikel ausweist, diese sich bei einer Überprüfung aber als völlig falsch erweisen. Hier werden dann sogar Namen, Titel, Journals usw. wild vermischt. Dies ist schlicht untragbar und inakzeptabel.

21 Siehe hierzu auch den ersten Beitrag von Andreas Klein in diesem Band.

vertrauenswürdig seien und sie auch den Anschein der wissenschaftlichen Validität erheischen. Genau an dieser Stelle wird künftig ein Beobachtungsschwerpunkt liegen müssen, also in der **Kontrolle** und **Überprüfung** der angebotenen Ergebnisse – selbst bei sehr einfachen Fragen und Antworten. Im alltäglichen Gebrauch von ChatGPT und Co empfiehlt es sich beispielsweise, nicht nur ein einziges System heranzuziehen, sondern zumindest zwei oder drei für heikle Anfragen zu konsultieren. Für wissenschaftliche Zwecke werden ohnehin deutlich höhere Standards und Kontrollkompetenzen erwartet und gefordert.

Um beispielsweise diesem Halluzinationsproblem zu begegnen, wäre es äußerst nützlich, wenn die Systeme unter Unsicherheitsbedingungen nicht damit beginnen, wahllos falsche Informationen zusammenzustellen und anzubieten, sondern diese Unsicherheit klar deklarieren. Ein diesbezüglicher Ansatz wird derzeit etwa unter dem Titel **Out-of-Distribution-Erkennung (OOD)** z. B. von Sharon Li entwickelt (Tran u. a. 2022).[22] Dabei handelt es sich um technische Arrangements, die Fehlfunktionen weitgehend eindämmen oder zumindest reduzieren sollen, um **Sicherheit** und **Robustheit** zu gewährleisten. KI-Anwendungen sollen hierdurch rechtzeitig erkennen, wenn sie mit Szenarien konfrontiert werden, für die sie nicht trainiert wurden. Sie sollen also ihre Grenzen respektieren und offenlegen.

In eine ähnliche Richtung argumentiert Stewart Russell (2020: 183ff) in seinen KI-Prinzipien. Er plädiert anstatt des klassischen Verstärkungslernens für ein „**kooperatives inverses Verstärkungslernen**". KI-Systeme sollten, insbesondere unter Bedingungen der Unsicherheit, stets Rücksprache mit dem Menschen halten, vor allem in Gesundheitsanwendungen. Dementsprechend sollten die Systeme nicht einfach mit einer bestimmten Strategie „rücksichtslos" fortfahren – was übrigens wenig intelligent ist –, sondern einerseits grundsätzliche ethische Prinzipien integrieren (u. a. auch durch Ethics-by-Design) und andererseits – auch ihre eigenen – Unsicherheiten respektieren und gemeinsam nach plausiblen Lösungen suchen. An dieser Stelle dürfte die KI-Entwicklung noch deutlich Nachholbedarf haben. Allerdings müssen sich auch die Interaktionspartner, also Menschen, in diesem Kontext allererst darüber im Klaren werden, was eigentlich – in ethischer Hinsicht – das Gute ist.

---

22 Siehe hierzu auch: https://blog.research.google/2022/07/towards-reliability-in-deep-learning.html (zuletzt abgerufen: 17.12.2023).

Das bereits mehrfach angesprochene Problem mangelnder **Nachvollziehbarkeit** bzw. **Erklärbarkeit** bestimmter KI-Systeme wird seit einiger Zeit durch bestimmte (technische) Lösungen versucht zu bewältigen. Hierfür hat sich inzwischen ein eigener Forschungszweig unter dem Titel **Explainable AI** (**XAI**: erklärbare Künstliche Intelligenz) (vgl. Gunning u. a. 2021; Kaminski 2019; Kaminski / Malgieri 2021; Holzinger 2018) etabliert. Zu klären ist hierbei allerdings, welche Stärke bzw. Art von Nachvollziehbarkeit gefordert werden soll. So ist es für Nutzer:innen kaum von Interesse, die genauen mathematischen oder algorithmischen Details eines KNN zu kennen – für Konstrukteure wiederum ein wichtiges Kriterium zur Reflexion. Sehr wohl von Interesse ist allerdings, warum ein gewisser Outcome generiert wird; also die Frage nach so etwas wie **Gründen**. Letztlich sollen XAI-Technologien einen konstruktiven Beitrag zur **Vertrauenswürdigkeit** (trustworthiness) in KI-Systeme leisten.

Details zu den einzelnen technischen Ansätzen (z. B. BETA, LRP, LIME und GAM) können hier übergangen werden (vgl. etwa Holzinger 2018), jedoch sind ein paar wenige Hinweise nützlich. So kann beispielsweise eruiert werden, welche Eingangssignale bzw. -daten in welcher Weise den Output bestimmen. Entsprechend können auch nach einem Ergebnis (Output) die Input-Daten gezielt verändert werden, um ihre Relevanz für die Verarbeitung zu bestimmen – und im Bedarfsfall anzupassen. Hier kommen etwa die bekannten Trainingsmethoden zum Einsatz, um z. B. unerwünschte Ergebnisse durch weitere Trainingsanpassungen zu reduzieren – wobei hierdurch freilich der Prozess selbst noch nicht hinreichend verstanden wird. Bei KI-gestützten **Robotern** kann auch eine verbale Erklärung gefordert werden, wobei dies allerdings schon für KI-Sprachmodelle (LLM) wie ChatGPT und Co gilt. Insbesondere bei sog. **Ante-Hoc-Ansätzen** (im Unterschied zu **Post-Hoc-Ansätzen**) besteht eine recht gute Basis zur Nachvollziehbarkeit, weil dies durch die Vorabkonstruktion und durch Gewichtungen bereits ermöglicht wird.

Vor allem im Gesundheitsbereich – aber auch in anderen gesellschaftlich relevanten Domänen – ist die Nachvollziehbarkeit von besonderer Bedeutung. Fehler etwa im diagnostischen Sektor können sich für einzelne Betroffene gravierend auswirken. Nur wenn hinreichend deutlich ist, wie KI-Systeme zu ihren Diagnosen oder Therapieempfehlungen gelangen, kann ihnen auch eine entsprechende Vertrauenswürdigkeit entgegengebracht werden. Aufgrund der immer noch bestehenden Unklarheiten und Fehleranfälligkeit ist aktuell die **menschliche Aufsicht und Kontrolle** (human-in-the-loop) unumgänglich. Gleichwohl besteht die Gefahr, dass bei zunehmend besser werdenden Systemen der Kontrollbedarf aufgrund psychologischer Gewöhnungseffekte abnimmt, was im Einzelfall zu schwerwiegenden Problemen führen kann. Allerdings besteht dieses Problem naturgemäß auch bei anderen technischen Lösungen im Gesundheitswesen: Man verlässt sich auf sie, weil sie in der Vergangenheit hinreichend adäquate Ergebnisse erzielt haben. Niemand rechnet etwa die unzähligen Prozesse eines Computers im Gesundheitswesen eigens nach oder bezweifelt ad hoc die Ergebnisse von EKGs, CTs, fMRTs oder dergleichen. Jedenfalls braucht es – auch international – **solide ethische Standards** hinsichtlich der Vertrauenswürdigkeit von KI-Systemen, wozu die EU indessen wichtige Vorarbeiten und Beiträge geleistet hat[23] – wie auch schon durch die DSGVO, in der eine entsprechende Erklärbarkeit festgelegt ist. Auch unter dem Aspekt des *informed consent* und der Patient:innenautonomie, also zentrale ethischen Normen im Arzt-Patienten-Verhältnis, ist Transparenz bei der Entscheidungsfindung unabdinglich. Vor einem „blinden" Einsatz von KI-Systemen mit zudem großen Datenmengen (Big Data) kann also – insbesondere im Gesundheitswesen – nur gewarnt werden.

Da sich die Fehleranfälligkeit von KI-System insbesondere in der kritischen Infrastruktur, wozu auch das Gesundheitswesen zählt, katastrophal auswirken kann, werden diese Domänen im AI Act auch als **Hochrisikobereiche** mit entsprechenden regulatorischen Erfordernissen eingestuft. Ein Kernproblem besteht dabei in den verwendeten **Trainingsdaten**, aber u. a. auch in den jeweils genutzten Wahrscheinlichkeitsberechnungen.[24] Sind etwa die Trainingsdaten nicht ausreichend, solide und ausgewogen, entstehen die erwähnten Fehler und **Biases** (Verzerrungen). Umfassende adäquate Schutzmechanismen sind hier also unverzichtbar. Analog gilt dies auch für die Probleme der **Nachvollziehbarkeit**, **Erklärbarkeit** oder **Opazität** (u. a. das **Black-Box-Problem**). Möglicherweise wird es an dieser Stelle jedoch gerechtfertigte, also rational konsensfähige Kompromisse (**Güterabwägung**) zwischen Nachvollziehbarkeit und Nutzen bedürfen.

Beim verstärkenden Lernen kommt hinzu, dass die Systeme zu **Eskalationen** neigen können, da sie schrittweise immer noch weitere, stärkere Szenarien aus der ursprünglich gewünschten Gruppe auswählen könnten. Dieses Problem trat einige Zeit bei YouTube auf: Zu gewünschten Inhalten

---

23 Siehe dazu einige der Buchbeiträge in diesem Band.

24 Siehe dazu auch die ersten drei Beiträge im vorliegenden Sammelband.

suchte das System nach ähnlichen, aber drastischeren (brutaleren) Optionen, wodurch eine **Spirale** (Eskalation) in Gang gesetzt wurde. Genau an dieser Stelle optiert etwa Stewart Russell (2020: 183 ff) für ein „**kooperatives inverses Verstärkungslernen**" (s. oben). ML-Systeme müssen sich Russell zufolge also an faktischen Werten und Zielen von Menschen orientieren und dürfen nicht „rücksichtslos" ihre vorprogrammierten Ziele verfolgen (**alignment problem**).

Auch an dieser Stelle müssen ethische Rahmenbedingungen und kritische Reflexionen sinnvoll in den Lernprozess und die Überwachung bzw. Kontrolle von Systemen (z. B. durch geeignete Lernmethoden) integriert werden. Bereits die Robotergesetze von Isaac Asimov haben hinreichend verdeutlicht, dass einfach-hierarchische Gesetze letztlich untauglich sind (vgl. Decker 2019) und einen kritisch-reflexiven, prinzipienorientierten Diskurs nicht ersetzen können. Wären ethische Reflexion und Ergebnisgenerierung so einfach zu haben, hätte es keine derart lange Tradition ethischer Theoriebildung bedurft. Dies bedeutet aber freilich auch, dass sich Menschen ihrerseits über ihre Ziele und Werte, insbesondere in Konfliktsituationen, hinreichend Rechenschaft geben müssen. Ein durchaus tauglicher Ansatz hierzu sind die EU-Ethikleitlinien (2019).

4. Zu den Beiträgen dieses Buches

Die **ersten** vier Beiträge des Buches sind den Grundlagen von KI gewidmet, wobei stets Bezüge zum Gesundheitswesen hergestellt und vor allem zentrale ethische Aspekte eingeführt werden. Im ersten Artikel von **Wolfgang Granigg** und **Klaus Lichtenegger** werden Grundlagen zur KI vermittelt, zentrale Begriffe wie beispielsweise Big Data, künstliche Intelligenz, schwache oder starke KI, geklärt und Zusammenhänge zwischen Data Science und KI dargestellt. Es wird erörtert, wie Computerprogramme lernen (supervised Learning, unsupervised Learning, reinforcement Learning) sowie die damit verbundenen Herausforderungen diskutiert (over fitting, under fitting).

Der anschließende Beitrag von **Klaus Lichtenegger**, **Raphaele Raab** und **Wolfgang Granigg** beschäftigt sich mit der Darstellung und Interpretationen von Daten, mit Verzerrungen und menschlichen Denkfallen. Die Autoren erklären dabei die drei Zugänge der Statistik (deskriptive, explorative und schließende Statistik). Am Beispiel des Mittelwerts wird erläutert, dass Werte nicht für sich alleine stehen, sondern stets im jeweiligen Kontext betrachtet werden müssen. Der Bogen spannt sich bis hin zu dem Bereich der bedingten Wahrscheinlichkeiten und dem Satz von Bayes.

Im dritten Beitrag betrachten **Marco Tilli**, **Michael Melcher**, **Debora Stickler** und **Raphaele Raab** die Hintergründe von KI mit besonderer Sicht auf das Gesundheitswesen, die verwendeten Modelle, Verfahren und Anwendungen. Dies wird anhand von Beispielen veranschaulicht: (1) BIP und Kindersterblichkeit, (2) das Gruppieren von Brustkrebs-Merkmalen, (3) die Klassifikation COVID-19 im Vergleich zu Grippe aufgrund der Symptome, (4) Bildverarbeitung und -klassifikation sowie (5) Befunde verstehen und schreiben.

Im ersten der beiden Beiträge von **Andreas Klein** stehen vor allem die EU-Ethikleitlinien im Fokus. Diese empfehlen sich als detailliertes ethisches Rahmenwerk zur Beurteilung von KI-Systemen und basieren ihrerseits auf Menschenrechten und moralischen Prinzipien, die auf weitgehende Zustimmung Anspruch erheben können. Eingerahmt wird dieser Fokusteil durch Erörterungen zu KI und Intelligenz, zu Ethik und zu ethischen Reflexionen über mögliche künftige Entwicklungen im KI-Bereich.

Der **zweite** Themenkreis des Buches ist „Anwendungsbeispielen von KI-Anwendungen in unterschiedlichen Domänen des Gesundheitswesens“ gewidmet. **Wolfgang Birkfellner** gibt einen kurzen Überblick zum Thema Artificial Intelligence und Machine Learning in der medizinischen Bilddatenverarbeitung. Thematisiert werden u. a. Klassifikation, Objekterkennung, die semantische Segmentierung und die Segmentierung von Bildinstanzen. Die Klassifikation erfolgt durch geometrische, intensitätsbasierte, texturbasierende oder transformationsbasierte Feature-Extraktion in Regions of Interest (ROI). Besonders wertvoll ist die Anleitung zu Experimenten mittels anonymisierter Bilddatensätze und der frei verfügbaren Bildverarbeitungsplattform 3D-Slicer.

Lars Mehnen, **Stefanie Gruarin**, **Mina Vasileva** und **Bernhard Knapp** beschäftigen sich mit Generative-Pretrained-Transformer-(GPT-)Modellen im Kontext ärztlicher Diagnostik. Sie führen eine experimentelle Studie zur diagnostischen Genauigkeit bei häufigen und seltenen Krankheiten durch und betrachten die Treffergenauigkeit sowie die Konsequenzen in Bezug auf die Rolle der Gesundheitsberufe und die Auswirkung auf das Gesundheitsverhalten von Patient:innen.

Bianca Buchgraber-Schnalzer und **Bernhard Neumayer** beschreiben aktuelle Anwendungsszenarien und -beispiele von KI-Systemen in Diagnostik und Therapie und spannen den Bogen von Clinical-Decision-Support-Systemen (CDSS), über die Anwendungen in der medizinischen Bildgebung, über Frühwarnsysteme bei kardiologischen Erkrankungen, KI in der Physiotherapie, KI im Bereich Mental Health, bis hin zur Dermatologie und dem KI-gestützten Wundmanagement.

Der Beitrag von **Hannes Hilberger**, **Helmut Ahammer** und **Markus Bödenler** beschäftigt sich mit den Möglichkeiten von „Federated Learning" als „Versprechen und Herausforderung bei der Entwicklung von KI-Systemen", die auf dezentralen Gesundheitsdaten basieren. Neben der Erklärung, Definition und Anwendung von Federated Learning – einem Konzept unter dem Dach des Distributed Machine Learning – geht es um regulatorische Herausforderungen und Datenschutz. Es werden technische Grundlagen erläutert, wie beispielsweise die parallele Durchführung des Trainingsprozesses (Daten-, Modell- und Pipelineparallelisierung), Aggregationsmethoden und Topologien.

Martin Baumgartner, **Aaron Lauschensky**, **Hannes Perko**, **Tobias Allgeier**, **Stefan Beyer** und **Klaus Donsa** widmen sich Medizinprodukten mit KI in der klinischen Praxis und erläutern dies exemplarisch an zwei Beispielen: (A) Ein regelbasierter Algorithmus beim telemedizinischen Monitoring von Patient:innen mit Herzinsuffizienz und (B) eine Deep-Learning-basierte KI-Anwendung zur EEG-Analyse. Beide Medizinprodukte werden vorgestellt, die Funktionsweise der KI-Anwendung beschrieben und die medizinischen, regulatorischen, technischen und ethischen Aspekte dargelegt.

Das Thema „Moderner Datenschutz und vertrauenswürdige KI" wird im Betrag von **Lea Demelius**, **Michael Jantscher** und **Andreas Trügler** bearbeitet. Sie beschreiben den konkreten Umgang mit äußerst sensiblen Daten und Anwendungen und Ihren Kontroll- und Regulierungsmechanismen. Eine zentrale Rolle spielt dabei der Begriff der vertrauenswürdigen KI (engl. trustworthy AI) und damit verbunden u. a. die Transparenz, die Nachvollziehbarkeit und der Diskriminierungsschutz. Darüber hinaus werden Datenschutz-Richtlinien vorgestellt, die sich das gesellschaftliche und ökologische Wohlergehen zum Ziel setzen.

Claire Jean-Quartier und **Fleur Jeanquartier** beleuchten in ihrem Beitrag ethische Aspekte von medizinischer KI in der Grundlagen- und präklinischen Krebsforschung. Die Autor:innen diskutieren vier Beispiele vor dem Hintergrund der klassischen vier biomedizinethischen Prinzipien: Respekt der Autonomie, Schadensvermeidung, Fürsorge und Gerechtigkeit. Sie gehen dabei u. a. auf den Ersatz von Tierversuchen durch in Computersimulationen und rechnergestützten Verfahren (sog. in silicio-Ansätze) ein, und besprechen, wie offene Forschung im Sinne der transparenten Darstellung aller Aspekte einer wissenschaftlichen Tätigkeit zum Nutzen der Gesellschaft beitragen kann.

Ein wesentliches Anwendungsfeld von KI-gestützten Verfahren liegt in der Pharmaindustrie. **Sarah Stryeck** und **Johannes Khinast** beschreiben Entwicklungen bei der Wirkstoffentdeckung und -entwicklung sowie in der Produktion. Diskutiert werden Herausforderungen wie u. a. Aufbau von Know-how, Akzeptanz und Ressourcen, Umgang mit großen Datenmengen und neue Analysemethoden sowie Datenqualität und Sicherheit. Ebenso werden Chancen durch KI-gestützte Verfahren in der Pharmaindustrie dargestellt, wie etwa effizientere Versorgung mit Arzneimitteln (aus Europa) oder Technologiesouveränität und Nachhaltigkeit.

Der **dritte** Abschnitt fokussiert auf „ethische und rechtliche Aspekte von KI-Anwendungen im Gesundheitswesen". **Andreas Klein** setzt sich in seinem zweiten Beitrag mit Kompetenzen zur Verwirklichung einer vertrauenswürdigen KI auseinander. Anknüpfend an den ersten Beitrag und die EU-Ethikleitlinien werden die sog. Anforderungen an eine vertrauenswürdige KI während des gesamten Lebenszyklus (kontinuierliche Bewertung) dargestellt. Weitere Schwerpunkte sind Ethikkodizes, der AI Act, die (potenzielle) Rolle von Ethikkommissionen und exemplarisch das MEESTAR-Modell, welches komplexe Wechselwirkungen soziotechnischer Systeme thematisiert.

Der Beitrag von **Sebastian Dennerlein**, **Christof Wolf-Brenner**, **Robert Gutounig**, **Stefan Schweiger** und **Viktoria Pammer-Schindler** setzt sich mit der Frage auseinander, wie Entwickler:innen in der ethischen Reflexion von Systemen auf Basis von KI unterstützt werden können. Dafür wird einleitend ein Verständnis von Reflexion und agiler Entwicklung aufgebaut, bevor die Kluft zwischen den Anforderungen an Entwickler:innen und den limitierten Unterstützungsmechanismen thematisiert wird. Vor diesem Hintergrund werden im Anschluss sieben aktuelle Methoden und Tools ausgewählt und vorgestellt, um abschließend einen Ausblick über offene Herausforderungen in der ethisch reflektierten Gestaltung von KI und entsprechenden Unterstützungsmechanismen zu geben.

Matthias Wendland befasst sich mit Rechtsrahmen, Haftungsfragen und ethischen Grundlagen der KI in der Medizin. Er behandelt europäische und nationale Regulierungsinstrumente, u. a. die KI-Verordnung (AI Act) der EU, die Medizingeräteverordnung (Medical Device Directive – MDR) sowie die Verordnung über In-vitro-Diagnostika (In-Vitro Diagnostic Medical Device Regulation – IVDR). Diese werden zu konkreten Anwendungsgebieten, spezifischen Risiken und Cybersicherheit kontextualisiert.

Sabrina Linzer, **Christoph Matoschitz** und **Klaus Donsa** erklären Grundlagen und Wissenswertes über die regulatorischen Rahmenbedingungen für KI-basierte Medizinprodukte für Akteure aus dem Gesundheitsbereich. Zentrale Themen sind die Klassifizierung von Medizinprodukten, die Konformitätsbewertungsverfahren und CE-Kennzeichnung, insb. grundlegende Sicherheits- und Leistungsanforderungen (GRUSULA). Es werden Methoden zur Beweisführung im Rahmen der technischen Dokumentation besprochen, wie etwa die Risikomanagementakte, Gebrauchstauglichkeitsakte, Prüfberichte und Zertifikate von akkreditierten Prüfstellen, Evaluierungsberichte, Gutachten, interne Testungen oder Prüfungen. Ergänzend werden Hinweise für die praktische Umsetzung gegeben, wie etwa Erklärungen zur Verantwortung von Herstellern und Anwendern von Medizinprodukten bis hin zu Haftungsfragen.

Der abschließende **vierte** Themenkomplex erörtert „Konsequenzen von KI für die Gesundheitsversorgung". Einerseits wird hier auf Transformationen von Handlungsfeldern in Gesundheitsberufen eingegangen, andererseits auf Chancen von KI-basierten Anwendungen für das Gesundheitswesen insgesamt. Die Einbettung von KI und Ethik in Curricula der Gesundheitsberufe am Beispiel eines cMOOCs ist Thema der Autor:innen **Helmut Ritschl**, **Waltraud Jelinek-Krikl**, **Rupert Beinhauer**, **Julia Tomanek**, **Bianca Buchgraber-Schnalzer** und **Marco Tilli**. Im Fokus stehen dabei AI-Literacy und das Lernsetting im Rahmen eines cMOOCs am Beispiel des Handlungsfeldes Radiologietechnologie. Beschrieben wird ein curricularer Diffusions-Prozess, vom Wahlfach, über eine größere Pflicht-Lehrveranstaltung bis hin zur Modulkonstruktion. Dabei werden die Themenfelder Didaktik, Kompetenz, Kompetenzlevels und Lernziele in Bezug auf KI und Ethik thematisiert sowie die Technologie-Bewertung (I: eine klinische, II: eine legistische, III: eine ethisch-soziale, IV: eine ökonomische oder V: eine sozio-kulturelle Perspektive).

Mit der Auswirkung von KI auf das Berufsbild für Fachärzt:innen der Radiologie beschäftigt sich der Beitrag von **Erich Sorantin**, **Ariane Hemmelmayr** und **Michael Georg Grasser**. Diesbezüglich werden das diagnostische Armamentarium sowie die Prozesse/der Workflow reflektiert. Konkret werden Clinical-Decision-Support-Systeme in der Radiologie beleuchtet, KI in der Unterstützung der Bildakquisition und der Rekonstruktion, der radiologische Befund-Arbeitsplatz der Zukunft und Cybersicherheit und Datenschutz.

Ebenfalls die Veränderungen des Berufsbildes durch KI – aber in diesem Fall von nicht-ärztlichen Gesundheitsberufen – analysieren **Helmut Ritschl**, **Andreas Jocham**, **Wolfgang Staubmann**, **Dalibor Jeremic**, **Eva Mircic**, **Felix Mühlensiepen** und **Lucia Ransmayr**. In Form einer Zusammenschau von Beispielen aus wissenschaftlichen Veröffentlichungen und Diskussionen werden die Handlungsfelder der biomedizinischen Analytik, der Diätologie, der Radiologietechnologie, der Physiotherapie, der Gesundheits- und Krankenpflege sowie der Logopädie reflektiert.

Im Beitrag von **Christof** und **Nina Wolf-Brenner** und **Martin Semmelrock** werden ausgehend von der aktuellen Situation und Herausforderungen in österreichischen Krankenhäusern drei visionäre Szenarien zum KI-Einsatz im Aufnahmeprozess skizziert: (1) Self-Service Triage, (2) Schätzung des täglichen Zustroms und Abstroms von Patient:innen und (3) Empfehlungen zur Auswahl von Laboruntersuchungen. Davon ausgehend wird diskutiert, wie bestimmte Aspekte dieser Anwendungsfälle mit moralischen Vorstellungen vereinbar sind.

Ein interessanter, aber auch heikler Bereich ist KI zur Optimierung von Patient:innen-Flüssen im Gesundheitswesen, womit sich **Daniel Pölzl**, **Robert Darkow**, **Susann May**, **Gernot Reishofer** und **Helmut Ritschl** in ihrem Beitrag beschäftigen. Der erste Teil behandelt die Gesundheitskommunikation mittels KI-basierten Chatbots und NLP-Übersetzer zur Unterstützung der Patient:innen-Flüsse. Als Beispiel wird u. a. eine Machbarkeitsstudie zur Verwendung von Chatbots für Patient:innen mit chronischen Darmerkrankungen herangezogen. Der zweite Schwerpunkt ist die Gesundheitsvorsorge bzw. die Gesundheitsbeobachtung mittels KI-gestütztem SMART-Health-Monitoring in Kombination mit der digitalen Phänotypisierung und des digitalen Zwillings für Gesundheitsanalyse.

Literatur

Akcay, Gulden / Luttge, Regina (2023): Microenvironments Matter: Advances in Brain-on-Chip, Biosensors (Basel), 2023 May 16;13(5), 551. doi: 10.3390/bios13050551.

Bayertz, Kurt (1991): Wissenschaft, Technik und Verantwortung. Grundlagen der Wissenschafts- und Technikethik, in: Bayertz, Kurt (Hg.): Praktische Philosophie. Grundorientierungen angewandter Ethik, Reinbek bei Hamburg, 173-219.
- (Hg.) (1995): Verantwortung: Prinzip oder Problem?, Darmstadt.
Beckermann, Ansgar ([3]2008): Analytische Einführung in die Philosophie des Geistes, Berlin / Boston.
Bostrom, Nick (2014): Superintelligenz. Szenarien einer kommenden Revolution, Berlin.
Bringsjord, Selmer / Govindarajulu, Naveen S. (2022): Artificial Intelligence, in: Zalta, Edward N. / Nodelman, Uri (Hg.): The Stanford Encyclopedia of Philosophy (abrufbar unter: https://plato.stanford.edu/archives/fall2022/entries/artificial-intelligence/; zuletzt abgerufen: 6.7.2023).
Bubeck, Sébastien u. a. (2023): Sparks of Artificial General Intelligence: Early experiments with GPT-4, arXiv, 2303.12712 (abrufbar unter: https://doi.org/10.48550/arXiv.12303.12712).
Chalmers, David (1996): The Conscious Mind. In Search of a Fundamental Theory, New York / Oxford.
Decker, Michael (2019): Von den *three laws of robotics* zur Roboterethik, in: Liggieri, Kevin / Müller, Oliver (Hg.): Mensch-Maschine-Interaktion. Handbuch zu Geschichte – Kultur – Ethik, Stuttgart, 345-351.
Durairaj, Janani u. a. (2023): Uncovering new families and folds in the natural protein universe, Nature 622, 646-653. doi: 10.1038/s41586-023-06622-3.
Eberl, Ulrich (2018): Was ist Künstliche Intelligenz – Was kann sie leisten?, APuZ 6-8, 8-14.
Esfeld, Michael (2005): Philosophie des Geistes: Eine Einführung, Bern.
Fenner, Dagmar ([2]2022): Einführung in die Angewandte Ethik, UTB 3364, Tübingen.
Foerster, Heinz von ([4]1990): Kausalität, Unordnung, Selbstorganisation, in: Kratky, Karl W. / Wallner, Friedrich (Hg.): Grundprinzipien der Selbstorganisation, Darmstadt, 77-95.
- ([4]1998): Entdecken oder Erfinden. Wie lässt sich Verstehen verstehen?, in: Gumin, Heinz / Meier, Heinrich (Hg.): Einführung in den Konstruktivismus, Veröffentlichungen der Carl Friedrich von Siemens Stiftung 5, München / Zürich, 41-88.
- ([4]1999): Sicht und Einsicht. Versuche zu einer operativen Erkenntnistheorie, Heidelberg.
Gadamer, Hans-Georg ([6]1990 [[1]1960]): Wahrheit und Methode. Grundzüge einer philosophischen Hermeneutik, GW 1, Hermeneutik I, Tübingen.
Goodfellow, Ian / Bengio, Yoshua / Courville, Aaron (2016): Deep Learning, Adaptive computation and machine learning, Cambridge u.a.

Gunning, David u. a. (2021): DARPA's explainable AI (XAI) program: A retrospective, Applied AI Letters 2(4), e61. doi: https://doi.org/10.1002/ail1002.1061.
Hahn, Susanne ([2]2017): Rationalität: Eine Kartierung, Münster.
Haykin, Simon ([3]2008): Neural Networks and Learning Machines, New York u.a.
Heidegger, Martin ([11]1967 [[1]1927]): Sein und Zeit, Tübingen.
Heinrichs, Bert / Heinrichs, Jan-Hendrik / Rüther, Markus (2022): Künstliche Intelligenz, Grundthemen Philosophie, Berlin / Boston.
Holzinger, Andreas (2018): Explainable AI (ex-AI), Informatik-Spektrum 41 (2), 138-143. doi:10.1007/s00287-018-1102-5.
Kaminski, Margot E. (2019): The Right to Explanation, Explained, Berkeley Technology Law Journal 34, 189-218. doi:10.15779/Z38TD9N83H.
Kaminski, Margot E. / Malgieri Gianclaudio (2021): Algorithmic impact assessments under the GDPR: producing multi-layered explanations, International Data Privacy Law 11 (2), 125-144. doi:10.1093/idpl/ipaa020.
Kofman, Simeon u. a. (2022): Human mini brains and spinal cords in a dish: Modeling strategies, current challenges, and prospective advances, J Tissue Eng 2022 Jul 21;13, 20417314221113391. doi: 10.1177/20417314221113391.
König, Pascal D. u. a. (2022): Essence of AI: What Is AI?, in: DiMatteo, Larry A. u. a. (Hg.): The Cambridge Handbook of Artificial Intelligence: Global Perspectives on Law and Ethics, Cambridge / New York, 18-34.
Krohn, Wolfgang / Küppers, Günter (Hg.) (1990): Selbstorganisation. Aspekte einer wissenschaftlichen Revolution, Wissenschaftstheorie, Wissenschaft und Philosophie 29, Braunschweig u.a.
- (Hg.) (1992): Emergenz. Die Entstehung von Ordnung, Organisation und Bedeutung, stw 984, Frankfurt a.M.
Lake, Brenden M. / Baroni, Marco (2023): Human-like systematic generalization through a meta-learning neural network, Nature 623, 115–121. doi: https://doi.org/10.1038/s41586-023-06668-3.
Legg, Shane / Hutter, Marcus (2007): Universal Intelligence: A Definition of Machine Intelligence, Minds and Machines 17(4), 391-444. doi: https://doi.org/10.1007/s11023-007-9079-x.
Metzinger, Thomas (2003): Postbiotisches Bewußtsein. Wie man ein künstliches Subjekt baut – und warum wir es nicht tun sollten, in: Beiersdörfer, Kurt (Hg.): Was ist Denken? Gehirn – Computer – Roboter, UTB 2422, Paderborn u. a., 171-199 (auch abrufbar unter: https://www.researchgate.net/publication/27518104_Postbiotisches_Bewusstsein_Wie_man_ein_kunstliches_Subjekt_baut_und_warum_wir_es_nicht_tun_sollten).

Müller, Vincent C. (2024): Philosophy of AI: A structured overview, in: Smuha, Nathalie A. (Hg.): Cambridge handbook on the law, ethics and policy of Artificial Intelligence, 1-25.

Nagel, Thomas (1974): What is it like to be a bat?, PhRev 83, 435-450.

Nida-Rümelin, Julian (2011): Verantwortung, UB 18829, Stuttgart.

Oppy, Graham / Dowe, David (2021): The Turing Test, in: Zalta, Edward N. (Hg.): The Stanford Encyclopedia of Philosophy (abrufbar unter: https://plato.stanford.edu/cgi-bin/encyclopedia/archinfo.cgi?entry=turing-test; zuletzt abgerufen: 6.7.2023).

Pauen, Michael (2001): Grundprobleme der Philosophie des Geistes. Eine Einführung, Frankfurt a.M.

Russell, Stuart (2020): Human Compatible: Künstliche Intelligenz und wie der Mensch die Kontrolle über superintelligente Maschinen behält, Frechen.

Russell, Stuart / Norvig, Peter ([3]2012): Künstliche Intelligenz: Ein moderner Ansatz, Pearson Series in Artificial Intelligence, München u.a.

Searle, John R. (1980): Minds, Brains, and Programs, Behavioral and Brain Sciences 3, 417-424.

Seiffert, Helmut ([8]1975): Einführung in die Wissenschaftstheorie 1: Sprachanalyse – Deduktion – Induktion in Natur- und Geisteswissenschaften, München.

Tafani, Daniela (2017): Das Recht auf unsinnige Entscheidungen: Kant gegen die neuen Paternalismen, ZRph NF 1 (1), 40-73.

Thaler, Richard H. / Sunstein, Cass R. (2009): Nudge: wie man kluge Entscheidungen anstößt, Berlin.

Tran, Dustin u. a. (2022): Plex: Towards Reliability using Pretrained Large Model Extensions, arXiv:2207.07411. doi: https://doi.org/10.48550/arXiv.2207.07411.

Turing, Allen (1950): Computing machinery and intelligence, Mind 59, 433-460.

Unabhängige Hochrangige Expertengruppe für Künstliche Intelligenz (2019): Ethik-Leitlinien für eine vertrauenswürdige KI, Brüssel (abrufbar unter: https ://ec.europa.eu/newsroom/dae/document.cfm?doc_id=60425; zuletzt abgerufen: 6.7.2023).

Wang, Yaqing u. a. (2018): Engineering stem cell-derived 3D brain organoids in a perfusable organ-on-a-chip system, RSC Adv. 2018 Jan 5;8(3), 1677-1685. doi: 10.1039/c7ra11714k.

Wittwer, Héctor (2002): Art. Verantwortung, I. Philosophisch-etisch, TRE 34, Berlin / New York, 574-577.

Abschnitt 1: Grundlagen zu KI und erste ethische Überlegungen

Data Science und Künstliche Intelligenz

Grundlagen, zentrale Begriffe und Zusammenhänge

Wolfgang Granigg und Klaus Lichtenegger[1]

Daten sind allgegenwärtig, und ihre Menge wird fortwährend größer. Mit jeder Nutzung eines Smartphones, jedem Besuch einer Website, jedem Like auf Facebook, jedem Retweet auf Twitter, jedem Einkauf im Internet und jeder Bewertung eines Produkts erzeugt man neue Daten. Trägt man etwa eine Smartwatch, dann sind es noch viel mehr davon, die aufgezeichnet werden. **Speicherplatz** ist so billig geworden, dass solche Datenmengen auch problemlos gespeichert werden können.

Doch was Personen an Daten liefern, das ist nur ein Teil dessen, was insgesamt anfällt. Von Wetterdaten über Börsenkurse und bis hin zu Messungen in Produktionsprozessen entstehen riesige Datenmengen. Manche Unternehmen geben viel Geld für Vorhaben aus, um mit Hilfe solcher Daten noch viel mehr Geld wieder zurückzuverdienen. Dennoch gibt es Schätzungen, dass bislang nur ein Bruchteil aller aufgezeichneten Daten wirklich genutzt wird.

Auch in der Medizin entstehen große Mengen an Daten, und auch dort werden diese noch keineswegs vollständig genutzt. Dabei wären solche Daten manchmal sehr wertvoll – und könnten mitunter Leben retten.

Sehr eindrucksvoll wurde das im Artemis-Projekt von Prof. Carolyn McGregor (McGregor 2018) demonstriert, welches sich mit frühgeborenen Kindern (sog. „Frühchen") beschäftigt.[2] Diese sind besonders anfällig für schwere Infektionen und ein rechtzeitiges Verabreichen von Antibiotika kann entscheidend sein. Vor Beginn des Artemis-Projekts war der Stand, dass für die Frühchen zwar viele Daten zu ihren Körperfunktionen über Messgeräte elektronisch erfasst wurden. Diese Daten wurden aber praktisch

---

1 Die Autoren danken Debora Stickler und Marco Tilli für die kritische Durchsicht des Manuskripts sowie für wertvollen Input und verschiedene Anpassungen.

2 Die Autoren sind Viktor Mayer-Schönberg dankbar, sie (im Rahmen der Scientific Computing Konferenz 2023 an der FH JOANNEUM, http://www.scientific-computing.at) auf dieses Beispiel aufmerksam gemacht zu haben. Siehe dazu auch: McGregor 2016; Beyman 2013.

nicht genutzt. Konkrete medizinische Entscheidungen wurden auf Basis von (meist nur etwa stündlich) manuell abgelesenen Werten getroffen.

Nun ist die Analyse großer Datenmengen keine einfache Angelegenheit. Methoden der klassischen **Statistik** greifen, wenn man in ihnen Muster erkennen will, meistens zu kurz. Die neuen Ansätze des **maschinellen Lernens** erlauben es aber, auch in solchen Daten noch Muster zu entdecken. Im Fall des Artemis-Projekts waren es zum Teil durchaus unerwartete Erkenntnisse – etwa, dass die Stabilisierung der Körperfunktionen ein Alarmsignal darstellt.

Mit den Erkenntnissen aus dem Artemis-Projekt, mit der sorgefältigen und unvoreingenommenen Analyse der vorhandenen Daten, war es möglich, einsetzende Infektionen 24 Stunden früher zu erkennen als auf konventionellem Weg – und entsprechende Gegenmaßnahmen einzuleiten.

Dieses Beispiel ist ein besonders prägnantes, aber keineswegs ein Einzelfall. Ganz im Gegenteil: Methoden aus **Data Science** und Verfahren der **Künstlichen Intelligenz** erlauben es in vielen Bereichen, neue Erkenntnisse zu gewinnen und auf Probleme schneller und präziser zu reagieren. Auch in der Medizin sind solche Methoden bereits häufig im Einsatz – auch wenn sie meistens unauffällig im Hintergrund laufen.

1. Von Big Data zur Künstlichen Intelligenz

Auf den ersten Blick scheint **Big Data** mit Künstlicher Intelligenz (KI) nur lose zusammenzuhängen. Bei ersterem denkt man vielleicht an die **Terabyte** an Daten, die von Firmen gehortet werden, um damit eventuell Geschäfte zu machen, an Datensätze aller Art, die uns im Internet zur Verfügung stehen, an die **Petabyte** an Bildern, die man dort findet.[3]

Bei zweiterem dachte man bislang vielleicht an Schachcomputer, Gegner in Computerspielen oder überhaupt an Science-Fiction – vielleicht an HAL 9000 aus „2001: Odyssee im Weltraum“, an „Terminator“ oder an Marvin, den depressiven Roboter aus „Per Anhalter an die Galaxis“. Inzwischen kommen einem vielleicht **ChatGPT** und verwandte Systeme in den Sinn.

3 Ein Petabyte (PB) entspricht 1.000 Terabyte, ein Terabyte (TB) 1.000 Gigabyte, und ein Gigabyte (GB) 1.000 Megabyte. Ein Megabyte (MB) sind eine Million Bytes. Mit einem Byte (B) kann man z. B. einen Buchstaben oder eine Ziffer darstellen, mit drei Bytes einen Bildpunkt.

So unterschiedlich diese beiden Aspekte auch aussehen mögen, so eng sind sie tatsächlich miteinander verwandt. Moderne Methoden der KI sind auf große Datenmengen angewiesen. Wenn man sich KI als Rakete vorstellt, dann sind die Daten der Treibstoff dafür. Dabei kommt es aber nicht nur auf die Menge an – auch Art und Qualität der Daten sind entscheidend.

Schon wenn man von Big Data allein spricht, kommt es nicht nur auf die Menge (engl. **Volume**) an, sondern auch auf Vielfältigkeit (engl. **Variety**) und Geschwindigkeit (eng. **Velocity**). Diese drei „V" entstammen einer bekannten Charakterisierung von Big Data von Gartner (Laney 2001; Sicular 2013). Später wurden diese drei „V" noch durch Vertrauenswürdigkeit (engl. **Veracity**) und Wert (engl. **Value**) der Daten ergänzt.

2. Was ist Künstliche Intelligenz?

Kaum ein Begriff hat eine so wechselvolle Geschichte hinter sich wie derjenige der **Künstlichen Intelligenz** (**KI**; oft nach dem englischen **Artificial Intelligence** auch **AI**). Phasen, in denen enorme Hoffnungen in die KI gesetzt wurden, wechselten sich mit solchen ab, in denen man als Forscher:in schon viel Mut haben musste, um zuzugeben, an so etwas zu arbeiten. Momentan befinden wir uns wieder in einer Hoch-Phase, und das Etikett „KI" wird gerne auf diverse Vorhaben, Produkte und Lösungsansätze geklebt.

Das geht deswegen leicht, weil man sich keineswegs einig ist, was KI überhaupt genau ist und wo die Grenze zwischen dieser und älteren Ansätzen (wie Expertenregeln oder „klassischer" Statistik) gezogen wird.

Zumindest aber kann man zwischen zwei Spielarten von KI unterscheiden:

- Als **schwache KI** bezeichnet man die Fähigkeit eines Computerprogramms, eine spezielle (einigermaßen schwierige) Aufgabe, für die es entwickelt bzw. trainiert wurde, auf einem Niveau zu lösen, das einigermaßen mit dem menschlichen vergleichbar ist. Dabei kann es darum gehen, Schach zu spielen, in Computerspielen Gegner:innen zu steuern, die Auslastungen von Straßen vorherzusagen oder bösartige Melanome von harmlosen Muttermalen zu unterscheiden. Bei vielen solchen Aufgaben ist der Computer dem Menschen inzwischen zumindest ebenbürtig – aber jede Aufgabe erfordert eben ein spezialisiertes **KI-System**.

- Eine **starke KI** hingegen wäre ein einzelnes KI-System, das in der Lage ist, ganz verschiedenartige Aufgaben zu lösen, also z. B. je nach Bedarf Schach zu spielen, Bilder zu erkennen, Texte zu interpretieren, Börsenkurse vorherzusagen oder ein Fahrzeug zu steuern. Man spricht in diesem Zusammenhang auch von **Human-Like Intelligence** (**HLI**) oder **Artificial General Intelligence** (**AGI**). In der Science-Fiction ist so eine Art von KI natürlich schon lange ein Thema. Real existiert sie bislang wohl noch nicht – auch wenn es in den letzten Jahren massive Fortschritte gegeben hat und eine umfassende Analyse von GPT-4 den poetischen Titel „Funken einer allgemeinen künstlichen Intelligenz" trägt (Bubeck et al. 2023).

Eng verbunden mit dem Begriff der KI ist jener des **Maschinellen Lernens** sowie jener von **Data Science**, den Datenwissenschaften – und diese Zusammenhänge sollen nun näher betrachtet werden.

3. Eine kurze Geschichte der KI

Die Idee „denkender Maschinen" hat die Menschen schon lange fasziniert und war die Triebfeder für Erfindungen, die die Welt grundlegend verändert haben. Computer, die im Wesentlichen aus dem Wunsch entstanden sind, geistige Arbeiten von Maschinen erledigen zu lassen, sind heute kaum irgendwo wegzudenken – natürlich auch nicht aus Krankenhäusern oder Arztpraxen.

Zugleich zeigt das Beispiel der Computer aber auch sehr schön ein Paradoxon der KI: Als „**intelligent**" gilt immer das, was die Maschine noch nicht kann, und so verschiebt sich die Grenze, ab der man bereit ist, von „echter" KI zu sprechen, immer weiter.

3.1 Die Anfänge: Rechnen und Codes knacken

Während das Rechnen im mittelalterlichen Bildungskanon nur eine eher untergeordnete Rolle spielte, wurde es mit Beginn der Neuzeit zu einer geschätzten Fähigkeit, die in eigenen Rechenschulen von Rechenmeistern unterrichtet wurde. Schnell und zuverlässig rechnen zu können, wurde damals als Zeichen erheblicher Intelligenz betrachtet. Überhaupt wurden Mathematik und die anhebenden Naturwissenschaften zu Leitdisziplinen

z. B. auch in der Philosophie (z. B. Pascal, Descartes, Leibniz, Hobbes, Locke usw.).

Doch beginnend mit Charles Babbage (1791-1871), der mit der **Analytischen Maschine** den ersten mechanischen Computer entwickelte, und mit Ada Lovelace (1815-1852), die dafür den ersten Algorithmus entwarf, wurde das Rechnen mehr und mehr automatisiert.

Wesentlich für die Entwicklung des modernen Computers war dabei die Aufgabe, militärische Codes zu knacken – konkret jene der „Enigma", die im Zweiten Weltkrieg von der deutschen Wehrmacht verwendet wurde. Insbesondere Alan Turing (1912-1954) und John von Neumann (1903-1957) führten zentrale Konzepte der „klassischen" Informatik ein, waren aber auch an KI sehr interessiert. Der **Turing-Test**, von Turing selbst **Imitationsspiel** genannt, gilt noch heute als wesentlicher Prüfstein für eine starke KI: Erst dann, wenn man bei zwei schriftlichen Dialogen nicht mehr sicher sagen kann, wo der Partner ein Mensch und wo eine KI ist, kann man eine solche KI berechtigterweise als „stark" bezeichnen.

Eine solche KI war zu Turings Zeiten völlig außer Reichweite. Die Digitalrechner hingegen machten so rasche Fortschritte, dass sie das bloße Hantieren mit Zahlen schnell weitestgehend übernehmen konnten. Rechnen zu können allein ist offenbar kein Zeichen von Intelligenz (und ein simpler Taschenrechner damit auch keine KI).

3.2 Logik und Symbole

Als Geburtsstunde der modernen KI-Forschung gilt der Dartmouth-Sommer-Workshop von 1956, bei der sich führende Forscher zu diesem Thema austauschten. Zu jener Zeit wurden verschiedenste Ansätze verfolgt. Als besonders aussichtsreich galten in der Frühzeit der KI-Forschung aber Methoden, die aus der klassischen Logik stammten.

Die Grundidee war, zu einem Thema alle bekannten Tatsachen in Form einer **Wissensbasis** zu sammeln, aus der sich dann mittels logischer Schlüsse neue Aussagen herleiten und Fragen beantworten lassen. Derartige Systeme haben in manchen Bereichen durchaus einen Wert. So können sie beim Führen mathematischer Beweise unterstützen und Computercodes auf Fehler untersuchen.

Auch für Brettspiele wie Schach sind verwandte Zugänge gut geeignet. Man bewegt sich in einer „logischen Welt", in der klare Regeln herrschen und wo die Spielsituation stets vollständig bekannt ist. Hier zeigt sich wieder das KI-Paradoxon: Früher einmal war man der Meinung, um gut Schach spielen zu können, brauche man strategisches, vorausschauendes Denken, also Intelligenz. Um ein solches Spiel zu beherrschen, brauche eine Maschine also auf jeden Fall Intelligenz. Inzwischen gibt es Schachcomputer, die Weltmeister schlagen – doch von echter Intelligenz würde hierbei kaum mehr jemand sprechen.

Tatsächlich sind die Fähigkeiten der klassisch-logischen Systeme sehr begrenzt, und für die meisten Anwendungen erwiesen sie sich als wenig geeignet. Ihre wohl größte Schwäche ist, dass bereits **eine einzige falsche Aussage** in einer riesigen Wissensbasis ausreicht, um zu völlig falschen Ergebnissen zu gelangen. Der Zugang ist **nicht robust**.

In Bereichen wie der Medizin, wo man es mit Unsicherheiten, fehlenden Daten, manchmal widersprüchlichen Einschätzungen, und vielem mehr zu tun hat, sind solche Zugänge kaum einsetzbar. Zwar gab es Versuche, mit „unscharfer" Logik (**Fuzzy Logic**) zu arbeiten – doch die Durchbrüche kamen aus einer anderen Richtung.

3.3 Maschinelles Lernen

Erst im Zuge der KI-Forschung wurde klar, wie falsch der Schwierigkeitsgrad vieler Aufgaben eingeschätzt wurde. Schachspielen erfordert strategische Planung und ist daher schwierig. Objekte auf einem Bild zu erkennen, schaffen schon kleine Kinder und viele Tiere, also muss es leicht sein.

Will man solche Aufgaben am Computer lösen, ist es hingegen genau andersherum. Während man mit klassischen KI-Methoden bereits früh durchaus brauchbare Schachcomputer bauen konnte, scheiterten Versuche etwa einer symbolisch-logischen Bilderkennung völlig.

Im Wesentlichen waren es zwei Zugänge, die es erlaubt haben, die Einschränkungen der symbolisch-logischen Zugänge zu überwinden und auch schwierige Aufgaben wie Bilderkennung oder Textverständnis in Angriff zu nehmen:

3.4 Statistisches Lernen

Unsicherheiten und Widersprüche sind für klassisch-logische KI-Systeme fatal. Eine Disziplin der Mathematik hingegen beschäftigt sich sehr intensiv mit Unsicherheiten, nämlich die Statistik. So war es naheliegend, statistische Ansätze auch bei der Entwicklung von KI-Systemen einzusetzen. Hierbei erwies sich allerdings die „klassische" („orthodoxe" oder „frequentistische") Statistik als nur mäßig gut geeignet.

Ein anderer Zweig der Statistik hingegen, der wesentlich auf der umfassenden Anwendung des „**Satzes von Bayes**" (siehe folgendes Kapitel) beruht, hat sich im Zuge der Erforschung des **Statistischen Lernens** stark weiterentwickelt und dominiert heute den statistischen Zugang zum Maschinellen Lernen. Zum Aufstieg dieser **Bayes'schen Methoden**, die im 20. Jahrhundert eher ein Schattendasein führten, haben leistungsfähige Computer wesentlich beigetragen, die die hier notwendigen und oft sehr umfangreichen Berechnungen überhaupt erst möglich gemacht haben.

3.5 Von der Natur das Lernen lernen

Auch in der Natur gibt es viele Beispiele von intelligentem (oder zumindest intelligent wirkendem) Verhalten. So können etwa Schwärme von Fischen, Vögeln oder Insekten ein sehr komplexes Verhalten zeigen und damit schwierige Aufgaben lösen, obwohl jedes Individuum nur nach sehr einfachen Regeln agiert. Diese **Schwarmintelligenz** kann man auch am Computer imitieren.

In der modernen KI und in Data Science spielen solche Zugänge aktuell zwar eine noch eher untergeordnete Rolle; für manche Aufgaben, wie etwa die Optimierung von Funktionen (inspiriert durch das erwähnte Schwarmverhalten von Vögeln) oder das Suchen von kürzesten Wegen (hier bedient man sich der Funktionsweise der Futtersuche von Ameisenkolonien auf Basis von Pheromonen), sind sie aber durchaus schon sehr nützlich. Neuen Aufwind erhält die Schwarmintelligenz im Bereich des **Reinforcement Learning**, welches später noch genauer diskutiert wird.

Ebenso sind **evolutionäre Algorithmen**, die das Prinzip von Mutation, Rekombination und Selektion aufgreifen, ein sinnvoller Ansatz, um sehr komplexe (d. h. hochdimensionale) Optimierungsaufgaben zu lösen. In der Praxis verschwimmen jedoch schwarmintelligente und evolutionäre Algorithmen zunehmend sehr stark, weswegen beide gemeinsam oft unter dem Überbegriff der **populationsbasierten Ansätze** zusammengefasst und diskutiert werden.

Die höchste Stufe von natürlicher Intelligenz ist allerdings jene, die von den Gehirnen höherer Lebensformen (bis hin zum Menschen) hervorgebracht wird. Daher war der Versuch naheliegend, diese zu imitieren.

Aus diesem Versuch entstand die Familie der **neuronalen Netze**, eine inzwischen ganze Sammlung verschiedener Modelle, die für ganz unterschiedliche Aufgaben eingesetzt werden können. Dabei sollte man den Namen nicht zu wörtlich nehmen: Auch wenn das Gehirn Pate für den ursprünglichen Ansatz stand und gelegentlich Erkenntnisse zum Bau von Gehirnen (etwa des Sehzentrums von Katzen für die Bilderkennung) genutzt wurden, funktioniert und lernt ein neuronales Netz doch ganz anders als ein menschliches Gehirn. Tendenziell hat sich die Methode eher weg von den biologischen Vorbildern entwickelt, hin zu Architekturen, die sich besonders effizient auf dem Computer umsetzen lassen.

3.6 Die Deep-Learning-Revolution

Die Methode der Neuronalen Netze existiert in ihren Grundzügen seit der Mitte des 20. Jahrhunderts. In ihrer wechselvollen Geschichte gab es Höhen und Tiefen, extreme Erwartungen und schmerzhafte Enttäuschungen. Mit 2012 jedoch begann ein beispielloser Höhenflug, in dem sich die Neuronalen Netze als weitgehend dominante Methode des maschinellen Lernens durchsetzen konnten – auch wenn Konzepte aus dem Statistical Learning noch immer extrem bedeutsam sind, sowohl als eigenständige Ansätze, als auch, um die Funktionsweise fortgeschrittener Neuronaler Netze zu verstehen.

Die „tiefen" neuronalen Netze, die seit der **Deep-Learning-Revolution** bevorzugt verwendet werden, unterscheiden sich von den früheren Architekturen vor allem in zweierlei Hinsicht:

- Die einzelnen Elemente („**Neuronen**", eigentlich mathematische Funktionen) sind wesentlich einfacher als in alten Ansätzen.
- Dafür sind diese Neuronen in vielen **Schichten** angeordnet (oft 30 oder mehr, auch wenn es keine exakte Grenze gibt, ab der man von einem „tiefen" Netz spricht).

Im Wesentlichen waren es zwei „Zutaten", die den Einsatz dieser „tiefen" Netze und damit die Deep-Learning-Revolution ermöglicht haben:

Einerseits wurde durch den Erfolg des Internets und durch immer billigeren Speicher das Training auch mit großen Datenmengen möglich. Tiefe neuronale Netze haben sehr viele **Parameter**, also Zahlen, die angepasst werden können, um das Modell besser zu machen. Ein solches tiefes Netz kann schnell einige hunderttausend Parameter haben, und in heutigen großen Sprachmodellen sind es teilweise über hundert Milliarden. Entsprechend große Datenmengen sind daher notwendig, um solche Netze zu trainieren.

Andererseits wird das Training solcher Netze normalerweise nicht mehr, wie früher üblich, auf CPUs, sondern auf GPUs durchgeführt. Was das bedeutet und welche Vorteile das bringt, soll nun genauer betrachtet werden.

3.7 Technische Infrastruktur

Moderne Computer verfügen als zentrale Recheneinheit über eine sogenannte **CPU** (Hauptprozessor; engl. **Central Processing Unit**). Während eine solche CPU sehr schnell arbeitet, d. h. in der Lage ist, Millionen von Operationen pro Sekunde **seriell** auszuführen, ist die Fähigkeit einer CPU, parallel verschiedene Aufgaben zu erledigen, nur gering ausgeprägt (Zahl der „Kerne" bzw. Hardware-Threads pro Kern einer CPU). Sehr häufig sind CPUs daher für verschiedene Aufgaben im Machine Learning, insbesondere des Deep Learning, nur beschränkt gut geeignet, da hier ein hoher Grad an paralleler Verarbeitung sinnvoll wäre.

Wesentlich besser geeignet für gleichartige und hochgradig parallel zu berechnende Operationen sind sogenannte **GPUs** (Grafikprozessoren; engl. **Graphics Processing Units**), die im Gegensatz zu CPUs über eine Vielzahl von Kernen verfügen und damit hochgradig **paralleles Rechnen** ermöglichen. Ursprünglich (und nach wie vor primär) für die Verarbeitung von Grafiken bzw. Bilddaten entwickelt, weisen diese im Unterschied zu einer CPU eine sehr große Anzahl von Kernen auf, da Grafiken im Allgemeinen sehr schnell parallel verarbeitet werden müssen – man denke beispielsweise an moderne Computerspiele.

Die Kerne einer GPU sind einfacher aufgebaut als jene einer CPU, jedoch spezialisiert auf die Verarbeitung von **Matrizen**. Bei diesen handelt es sich, grob gesagt, um die Anordnung von Zahlen in einem rechteckigen Schema, ähnlich einer Tabelle (siehe übernächsten Beitrag). Solche Matrizen sind in der Mathematik und in der Computergrafik extrem nützlich. Durch die einfache Struktur der Neuronen, können diese gut mittels Matrizenrechnung behandelt werden, wofür man GPUs verwenden kann, die viele solcher Berechnungen parallel durchführen können.

Speziell für Anwendungen im Bereich des Maschinellen Lernens entworfen sind die sogenannten **Neural Processing Units** (NPUs) bzw. **Tensor Processing Units** (TPUs). Diese sind noch stärker auf Matrizenoperationen bzw. das Rechnen mit Tensoren (verallgemeinerte Matrizen) optimiert und kommen vor allem in der effizienten dezentralen Verarbeitung von Daten (**Edge Computing**) mithilfe von bereits vorab trainierten Neuronalen Netzen zum Einsatz.

Während früher sehr stark auf eigene bzw. betriebliche Serverräume und Rechennetzwerke gesetzt wurde, gibt es gegenwärtig einen starken Trend zur Auslagerung von Rechenaufgaben und von Anforderungen im Bereich der Datenspeicherung in die sogenannte **Cloud**. Als Überbegriff hat sich dafür **Cloud Computing** durchgesetzt. Cloud Computing ermöglicht es, Rechnerressourcen nur nach Bedarf zu beziehen und für diese meist nur nutzungsabhängig zu bezahlen. Allgemein formuliert, besitzt es unter anderem Vorteile im Bereich der **Ausfallssicherheit**, der **geringeren Wartung** und der **Skalierbarkeit** der Rechen- und Speicherressourcen. Bezogen auf die Verarbeitung von Daten ist Cloud Computing damit in gewisser Weise ein Gegenmodell zum erwähnten Edge Computing.

3.8 What else?

Neben der Hardware ist natürlich auch der Einsatz von Software entscheidend. Im Bereich von Data Science und KI bzw. Machine Learning kommen dabei eine Vielzahl von Plattformen und Softwarepaketen zum Einsatz. Im Bereich der Datenhaltung bzw. Datenbanksysteme gibt es eine Fülle von kostenlosen und proprietären Lösungen – ebenso wie im Bereich der Aufbereitung, der Analyse und der Visualisierung von Daten.

Besonders hat sich in den vergangenen Jahren die Programmiersprache **Python**, die dank spezialisierter **Packages** stark erweiterbar ist, im Bereich von Data Science und Machine Learning sehr weit verbreitet und weitgehend durchgesetzt. Insbesondere im Bereich des Statistical Learning bzw. der statistischen Analysen ist ebenso die Sprache **R** erwähnenswert, die über sogenannte **Libraries** ebenfalls umfassend erweiterbar ist. Da Data Science bzw. Machine Learning von der Verarbeitung von Daten lebt und Daten in meist großen Datenbanken abgelegt sind, empfiehlt sich ferner die Beschäftigung mit **SQL** (vom engl. **Structured Query Language**) zur Abfrage und Filterung von Datensätzen aus Datenbanksystemen.

4. Wie lernen Computerprogramme?

Computerprogrammen das Lernen beizubringen, ist eine durchaus herausfordernde Aufgabe. Letztlich lässt sich die diesbezügliche Aufgabenstellung nahezu immer auf eine **Optimierungsaufgabe** zurückführen. Bei dieser handelt es sich im Grunde um Extremwertaufgaben – wenn auch um viel kompliziertere als jene, mit denen man es in der Schule zu tun hat.

Immer noch gibt es aber im Kern eine Funktion, für die man das **Minimum** oder das **Maximum** sucht. Das Minimum ist interessant, wenn die Funktion die Abweichung zwischen der Modellvorhersage und den richtigen Werten beschreibt. Ein Maximum hingegen sucht man beispielsweise, wenn die Funktion eine Art Belohnung beschreibt, die das Programm durch sinnvolle Aktionen erhält.

Eine solche Optimierungsaufgabe muss vom Computerprogramm gelöst werden, indem die **Parameter** eines Modells auf geeignete Weise variiert werden. Meistens ist es nicht wichtig, dass man die beste aller möglichen Lösungen findet – aber ausreichend gut sollte die gefundene Lösung sehr wohl sein.

Der Oberbegriff des **Maschinellen Lernens** (**ML**) fasst alle diesbezüglichen Ansätze zusammen. Grob lassen sie sich in drei Klassen einteilen:

4.1 Supervised Learning

Typische Aufgabenstellungen im Bereich des Supervised Learning (bzw. seltener auch in deutscher Formulierung „Überwachtes Lernen") sind die Regression und die Klassifikation.

Im Bereich der **Regression** geht es darum, Funktionen, wie beispielsweise eine lineare Funktion, so in eine Punktwolke mit Realdaten ‚hineinzulegen', dass ein bestimmtes Gütemaß optimiert wird. So wird etwa versucht, die Summe der quadrierten Abweichungen der Datenpunkte von der linearen Funktion hinsichtlich der abhängigen Werte (d. h. den Werten auf der y-Achse) zu minimieren. Ziel ist es somit, **Gesetzmäßigkeiten** in den Realdaten **zu finden**, die sich vereinfacht mit Hilfe funktionaler Zusammenhänge beschreiben lassen. Dabei darf man natürlich nicht erwarten, dass alle Datenpunkte genau auf dem resultierenden Funktionsgraphen liegen, da nicht erfasste Einflussgrößen und zufällige Schwankungen einen Einfluss haben können.

Im Bereich der **Klassifikation** wird versucht, einen funktionalen Zusammenhang zu finden, der es ermöglicht, einzelne Datenpunkte bestimmten vorgegebenen Klassen zuzuordnen, d. h. auch hier wird nach den entsprechenden funktionalen Gesetzmäßigkeiten in den Realdaten gesucht.

Jeweils ein Beispiel für jede der beiden Aufgaben ist in Abb. 1 gezeigt.

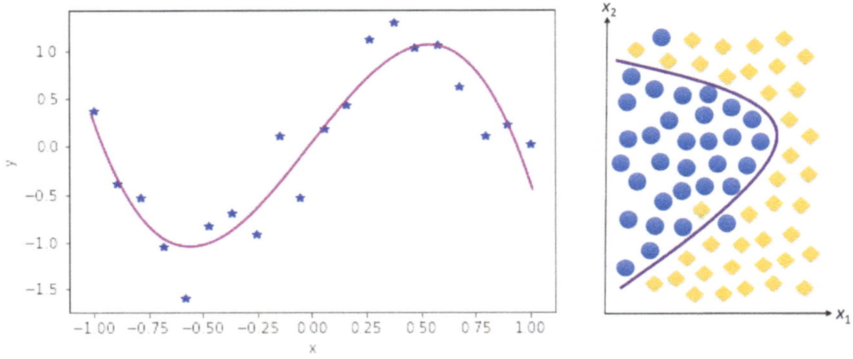

Abb. 1: Links ist ein Beispiel für eine Regression (Beschreibung des Verlaufs von *y* abhängig von *x*) ersichtlich und rechts eines für eine Klassifikation (Vorliegen der Klasse (●) oder (◆) abhängig von zwei beschreibenden Variablen x_1 und x_2).

Das Supervised Learning zeichnet sich dadurch aus, dass schon vorab die Erwartungen an die Gesetzmäßigkeit hinsichtlich einzelner Datensätze genau bekannt sind (Daten mit „**Label**"). Bei der Regression ist etwa schon vorab bekannt, dass auf der Basis von unabhängigen Werten (bzw. den Werten auf der/den *x*-Achse/n) auf konkrete abhängige Werte (d. h. Werten auf der *y*-Achse) geschlossen werden soll; bei der Klassifikation sind einerseits bereits die Klassen und andererseits die (gewünschte) Klassenzugehörigkeit der einzelnen Datenpunkte bekannt.

In beiden Fällen geht es demnach „nur" darum, für die jeweilige Aufgabenstellung den jeweiligen funktionalen Zusammenhang möglichst gut abzuschätzen, sodass die gefundene funktionale Gesetzmäßigkeit in weiterer Folge auch auf neue bzw. unbekannte Datensätze angewandt werden kann.

4.2 Unsupervised Learning

Im Bereich des Unsupervised Learning (bzw. seltener auch in deutscher Formulierung „Unüberwachtes Lernen“) geht es um eine Erkennung von Mustern in vorgegebenen Datensätzen. Anders als beim Supervised Learning **sind die genauen Erwartungen** an die zu findenden Muster hinsichtlich einzelner Datensätze **nicht bekannt** (Daten ohne „Label“). Sehr wohl gibt es aber naturgemäß generelle Erwartungen an das Ergebnis. Typische Aufgabenstellungen im Bereich des Unsupervised Learning sind die Clusteranalyse sowie die Dimensionsreduktion.

Im Bereich der **Clusteranalyse** geht es darum, einen Datensatz in verschiedene Teile (sogenannte „Cluster“) zu segmentieren. Die Datenpunkte eines Clusters sollen dabei einander möglichst ähnlich sein, jedoch sich deutlich von den Datenpunkten anderer Cluster unterscheiden (Optimierungsproblem). Bekannte Clusterverfahren sind beispielsweise **k-Means** und **DBScan**.

Dimensionsreduzierende Verfahren haben das Ziel, höherdimensionale Datensätze (d. h. Datensätze, deren Datenpunkte über viele Komponenten bzw. Achsen verfügen) auf niederdimensionale Datensätze (d. h. Datensätze, deren Datenpunkte über deutlich weniger Komponenten bzw. Achsen verfügen) zu reduzieren, ohne dass dabei zu viel Information „verloren“ geht. Bekannte Verfahren zur Dimensionsreduktion sind beispielsweise die **Hauptkomponentenanalyse** (oft nach dem englischen **Principal Component Analysis** kurz **PCA**) und die **Multidimensionale Skalierung** (**MDS**).

4.3 Reinforcement Learning

Das Reinforcement Learning (bzw. seltener auch in deutscher Formulierung „Bestärkendes Lernen“) ist sehr stark an beobachtbare Lernprozesse in der Natur angelehnt. Im Zentrum stehen autonome Einheiten, sogenannte **Agenten**, die in ihrer Umgebung versuchen, bestimmte Aufgaben bestmöglich zu erledigen. Jeder Versuch führt dabei zu einer Rückmeldung, die meist als **Belohnung** (englisch **Reward**) gestaltet ist. Negative Belohnungen entsprechen dabei **Bestrafungen** (englisch **Penalty**). Die Maximierung dieses Rewards führt zu besseren Verhaltensstrategien. Das Reinforcement Learning meint folglich das Lernen durch „Versuch und Irrtum“, das in der Natur auch bei Tieren mannigfaltig beobachtet werden kann.

Genauer betrachtet kann ein Agent den Zustand seiner **Umwelt** wahrnehmen und als Reaktion darauf eine oder mehrere **Aktionen** setzen. Basierend auf den Aktionen des Agenten wird der Zustand der Umwelt verändert, den der Agent erneut wahrnehmen kann. Zusätzlich erhält der Agent über den Reward auch eine Information darüber, ob sich der Zustand der Umwelt verglichen mit dem früheren Zustand für den Agenten positiv oder negativ verändert hat. Dieser Prozess wird so lange wiederholt, bis eine hinreichend gute Anpassung des Verhaltens des Agenten an seine Umwelt gefunden wurde, d. h. eine möglichst gute Strategie erarbeitet werden konnte.

Mittels Reinforcement Learning ist es beispielsweise möglich, einem Computerprogramm Strategien für das Spielen von Schach oder Go beizubringen oder aber auch Fortschritte im Bereich des autonomen Fahrens zu machen (Mnih et al. 2015). Im Rahmen des Trainings wird sehr häufig auf eine virtuelle Umgebung zurückgegriffen bzw. trainieren teilweise auch mehrere Agenten in diesen virtuellen Umgebungen gegeneinander.

Versuchen mehrere Agenten gemeinsam das gleiche Problem zu lösen oder treten diese gegeneinander an, so befindet man sich im Bereich des **„Multi-Agent Reinforcement Learning“** (**MARL**), einem sehr anspruchsvollen und sich erst entfaltenden Gebiet des Reinforcement Learnings. Dieser Bereich ist sehr eng mit den bereits erwähnten populationsbasierten Ansätzen bzw. mit den Bereichen der Schwarmintelligenz und den evolutionären Algorithmen verwandt.

5. Einige Herausforderungen im ML

Schon in der klassischen Statistik und erst recht im Machine Learning gibt es eine ganze Reihe von Herausforderungen.

5.1 Underfitting und Overfitting

Manche Modelle sind „zu gut, um wahr zu sein“. Hat man etwa ein Regressionsmodell, das für die Trainingsdaten alle Werte fehlerfrei vorhersagt oder ein Klassifikationsmodell, das alle Datenpunkte richtig zuordnet, dann sollte man misstrauisch werden. Vermutlich hat man es dann nicht mit einem exzellenten Modell, sondern mit einem ausgeprägten Fall von **Überanpassung** (engl. **Overfitting**) zu tun.

Das Modell lernt dabei, auch zufällige Schwankungen in den Trainingsdaten zu beschreiben und zu reproduzieren – dies aber um den Preis der Allgemeingültigkeit. Der konträre (meist leichter zu erkennende und daher weniger gefährliche) Effekt ist die **Unteranpassung** (engl. **Underfitting**), bei dem die Komplexität des Modells nicht ausreicht, um die Daten angemessen zu beschreiben. Beide Effekte sind in Abb. 2 sowohl für Regression als auch für Klassifikation illustriert.

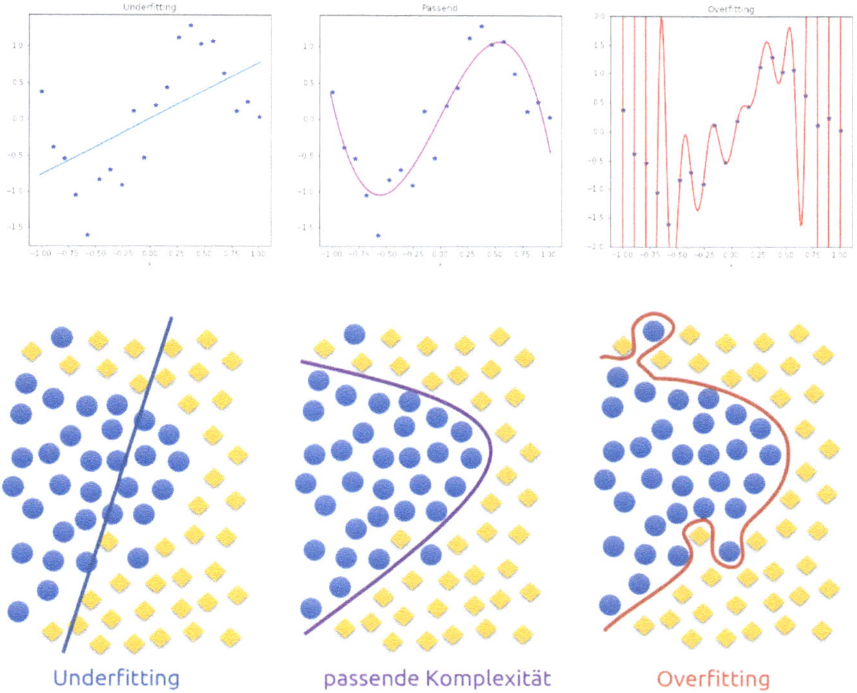

Abb. 2: Oben sind Beispiele für eine Regression und unten für eine Klassifikation angegeben. Linksseitig ist dabei jeweils die Gefahr der Unteranpassung und rechtsseitig jeweils die Gefahr der Überanpassung visualisiert. In der Mitte ist hingegen jeweils eine passende Modellkomplexität dargestellt.

Um die Güte der gefundenen Gesetzmäßigkeit beurteilen zu können, werden die Realdaten meist vorab in mindestens zwei, besser drei Gruppen unterteilt (**Train-Test-Split**). Mit den dezidierten **Trainingsdaten** wird der funktionale Zusammenhang ermittelt, während zugleich überprüft wird, ob für die **Validierungsdaten** der Vorhersagefehler nicht schon wieder ansteigt (was auf Overfitting hindeuten würde). Ein etwaiger dritter **Testdatensatz** kann benutzt werden, um final die Qualität des Modells zu bewerten.[4]

5.2 Ausdruckskraft vs. Erklärbarkeit

Ein weiteres bedeutsames Spannungsfeld im Machine Learning ist jenes zwischen Ausdruckkraft und Erklärbarkeit. Manche Modelle, etwa (lineare) Scores, sind einfach zu verwenden und zu verstehen. Allerdings ist ihre Aussagekraft, ihre Zuverlässigkeit begrenzt. Andere, wie etwa tiefe neuronale Netze, sind enorm leistungsfähig – es ist aber kaum mehr möglich, zu verstehen bzw. zu erklären, wie eine bestimmte Entscheidung zustande gekommen ist.

Insbesondere in kritischen und sensiblen Bereichen, zu denen die Medizin zweifellos gehört, ist die **Erklärbarkeit** oft ein zentrales Kriterium. Andererseits stellt sich durchaus die Frage, ob man auf eine Methode mit sehr guter Erfolgsquote, die aber intransparent funktioniert, verzichten soll, um stattdessen eine erklärbare Methode mit schlechterer Erfolgsquote zu verwenden. Ziel sollte es natürlich sein, auch die gut funktionierenden Methoden erklärbar zu machen, und so ist, wie in den folgenden Kapiteln noch diskutiert wird, das Thema der **Explainable AI (xAI)** zu einem wichtigen Forschungsfeld geworden.

Literatur

Beyman, Michael (2013): Big data's powerful effect on tiny babies, abrufbar unter: https://www.cnbc.com/2013/09/13/big-datas-powerful-effect-on-tiny-babies.html (abgerufen: 08.08.2023).

Bubeck, Sébastien u. a. (2023): Sparks of Artificial General Intelligence: Early experiments with GPT-4. Microsoft Research Lab, Redmond (abrufbar unter: https://www.microsoft.com/en-us/research/publication/sparks-of-artificial-general-intelligence-early-experiments-with-gpt-4/; abgerufen: 27.072023).

4 Anzumerken ist, dass die Bezeichnungen „Validierungsdaten" und „Testdaten" gelegentlich auch genau umgekehrt verwendet werden.

Laney, D. (2001): Big Data, in: Gartner Glossary, abrufbar unter: https://www.gartner.com/en/information-technology/glossary/big-data (abgerufen: 08.08.2023).
McGregor, Carolyn (2018): Big Data in Critical Care Using Artemis, in: Sejdic, Ervin / Falk, Tiago H. (Hg.): Signal Processing and Machine Learning for Biomedical Big Data, Boca Raton, 519-531. doi: https://doi.org/10.1201/9781351061223-26.
- (2016): The Artemis Project: Pushing new frontiers in healthcare analytics, abrufbar unter: https://www.canhealth.com/2016/11/02/the-artemis-project-pushing-new-frontiers-in-healthcare-analytics/ (abgerufen: 08.08.2023).
Mnih, Volodymyr u. a. (2015): Human-level control through deep reinforcement learning, Nature 518, 529-533. doi: https://doi.org/10.1038/nature14236.
Sicular, Svetlana (2013): Gartner's Big Data Definition Consists of Three Parts, Not to Be Confused with Three „V"s, abrufbar unter: https://blogs.gartner.com/svetlana-sicular/gartners-big-data-definition-consists-of-three-parts-not-to-be-confused-with-three-vs/ (abgerufen: 08.08.2023).

Wahrscheinlichkeit und Statistik – manchmal gegen unsere Intuition

Interpretationen, Verzerrungen und Denkfallen

Klaus Lichtenegger, Raphaele Raab und Wolfgang Granigg[1]

Kaum ein Gebiet ist in der öffentlichen Wahrnehmung so verrufen wie die **Statistik** („Traue keiner Statistik, die du nicht selbst gefälscht hast"), und kaum eines ist zugleich so wichtig, um Erkenntnisse zu gewinnen und Zusammenhänge zu durchschauen. In einem prägnanten Ausspruch (der dem Wissenschaftsautor Charles Wheelan bzw. dem Mathematiker Andrejs Dunkels zugeschrieben wird) wird dies nochmals deutlich:

„Es ist leicht, mit Statistik zu lügen.
Es ist schwer, ohne sie die Wahrheit zu sagen."

Gerade im Gesundheitsbereich bzw. in der medizinischen Forschung wird viel mit Statistik gearbeitet. Manches davon darf aber durchaus kritisch hinterfragt werden. Ein inzwischen über zwölftausendmal zitierter Essay des (durch oft kontroversielle Beiträge bekannten) Mediziners J.P.A. Ioannidis trägt den Titel „Why Most Published Research Findings Are False" (Warum die meisten veröffentlichten Forschungsergebnisse falsch sind) (Ioannidis 2005; 2022).

Ganz für bare Münze darf man den provokanten Titel natürlich nicht nehmen, denn es geht darin um klinische Studien, die ja nur einen Teil der insgesamt veröffentlichten wissenschaftlichen Erkenntnisse ausmachen – allerdings einen wichtigen Teil. Wenn davon die Mehrzahl den Grundregeln des statistischen Arbeitens nicht entspricht, nicht reproduzierbar ist oder durch Verzerrungen verfälscht ist, muss man das aber durchaus sehr ernst nehmen.

Hierbei geht es typischerweise um relativ kleine **Datenmengen**, die mit klassischer Statistik gut behandelbar sind. Ein zentraler Kritikpunkt ist

1 Die Autoren danken Debora Stickler und Marco Tilli für die kritische Durchsicht des Manuskripts und für wertvollen Input und verschiedene Anpassungen.

jedoch, dass die meisten Studien keine ausreichend großen Gruppen untersuchen. In den Bereichen Machine Learning und **Künstlicher Intelligenz** (KI) hingegen sind die Datenmengen meist riesig („**Big Data**"). Bedeutet das, dass man sich daher um etwaige Unzulänglichkeiten der Daten keine Sorgen mehr machen muss und allen Ergebnissen unbesorgt trauen darf?

Leider ist das Gegenteil der Fall. Auch die Benutzung von KI kann die Gesetze der Statistik nicht außer Kraft setzen, und diese besagen u. a., dass man aus verzerrten Daten im Allgemeinen falsche Schlüsse ziehen wird. Tatsächlich sind die riesigen Datenmengen, die zum Training der KI herangezogen werden, sogar noch viel anfälliger gegenüber Verzerrungen als solche Daten, die sorgfältig in wissenschaftlichen Studien erhoben werden. Zugleich sind die Methoden der KI meist viel intransparenter als jene der klassischen Statistik – weswegen ja die viel diskutierte **Erklärbarkeit (Explainability)** ein so bedeutendes Forschungsthema ist. Über die grundlegenden Konzepte der Statistik und mögliche Verzerrungen sollte man auf jeden Fall Bescheid wissen – und einige davon sollen im Folgenden betrachtet werden.

1. Zugänge zur Statistik

Traditionell wird die Statistik in zwei oder drei Teilgebiete untergliedert:

- In der **deskriptiven Statistik** widmet man sich der Beschreibung der Daten, also der Aggregation, der Berechnung aussagekräftiger Kenngrößen und der Visualisierung.
- In der **explorativen Statistik** (die manchmal auch als Teilgebiet der deskriptiven betrachtet wird) versucht man, in den Daten neue, unbekannte Zusammenhänge und Strukturen zu finden. Zwei klassische Aufgaben und Zugänge dieser Disziplin sind:
  - **Clustering**: Man will Datenpunkte aufgrund der beschreibenden Merkmale in Gruppen (Cluster) einteilen. Dabei soll jede Gruppe möglichst homogen sein, während die verschiedenen Gruppen sich jeweils untereinander deutlich unterscheiden sollen. Dabei handelt es sich um eine klassische Aufgabe des *Unsupervised Learnings* (siehe ersten Beitrag).
  - **Dimensionsreduktion**: Man will die vielen Merkmale, die man oft zur Verfügung hat und die die Datenanalyse sehr unübersichtlich machen können, zu wenigen, aussagekräftigen kombinieren.

Besonders gerne wird versucht, genau zwei zu finden, die sich dann gut graphisch darstellen lassen. Dabei handelt es sich ebenfalls um eine klassische Aufgabe des *Unsupervised Learnings* (siehe ersten Beitrag).

- In der **induktiven Statistik** bzw. **Inferenzstatistik** versucht man auf Basis einer **Stichprobe** grundlegende Gesetzmäßigkeiten, die den gesamten Daten zugrunde liegen (d. h. der **Grundgesamtheit**), zu untersuchen. Dabei kann es etwa darum gehen, die Parameter einer **Verteilung** zu ermitteln, mit denen man die Daten beschreibt, oder darum, konkrete **Hypothesen** (etwa ob zwei Stichproben aus der gleichen Grundgesamtheit stammen) zu untersuchen. In diesem Feld spielen Konzepte und Techniken aus der Wahrscheinlichkeitstheorie eine große Rolle.

Vertiefung: Skalenniveaus und einige wichtige statistische Kenngrößen

Eine erste Besonderheit von Daten ist es, dass sie auf verschiedenen **Skalenniveaus** vorhanden sein können. Dabei reicht die Bandbreite von **nominal skalierten** Daten (wie z. B. Vornamen oder Nationalitäten), mit denen sich nur in sehr begrenztem Ausmaß sinnvoll rechnen lässt (denn was soll der Durchschnitt von dreimal „Anna", einmal „Gustav" und zweimal „Xaver" sein?), bis hin zu **proportional skalierten metrischen** Daten, für die sich vielfältige Kenngrößen berechnen lassen. Wir fassen einige besonders wichtige Größen kurz zusammen:

- Der **Modus** oder **Modalwert** ist der am häufigsten auftretende Wert. Im Datensatz {„Anna", „Anna", „Anna", „Gustav", „Xaver", „Xaver"} wäre der Modus „Anna". Der Modus ist nur sinnvoll, wenn es nur eine begrenzte Zahl an Optionen gibt, dafür kann er auch für Größen auf niedrigen Skalenniveaus ermittelt werden.
- Den **Median** erhält man, indem man die Daten der Größe nach sortiert und den Wert in der Mitte nimmt.
- Der **arithmetische Mittelwert** ist eine sehr bekannte Kenngröße zur Beschreibung von Daten, bei der im einfachsten Fall alle Daten summiert werden und diese Summe sodann durch die Anzahl der Datenpunkte dividiert wird.
- Die **Varianz** gibt an, wie stark die Datenpunkte um den Mittelwert streuen. Gerne wird auch die **Standardabweichung** angegeben, die die

Wurzel aus der Varianz darstellt. Mit dieser kann man die durchschnittliche Schwankungsbreite um den Mittelwert angeben.

2. Verzerrungen in den Daten

Im Jahr 1948 fanden in den USA Präsidentschaftswahlen statt. Aus Sicht der damaligen Meinungsforscher gab es einen klaren Favoriten, nämlich den Republikaner Thomas E. Dewey. Der Amtsinhaber, Harry S. Truman, der das Amt nach dem Tod des gewählten Präsidenten Franklin D. Roosevelt angetreten hatte, schien chancenlos zu sein. Tatsächlich waren sich die Meinungsforscher Deweys' Sieges so sicher, dass die „Chicago Daily Tribune" bereits vorab 150 000 Exemplare der Zeitung mit der Schlagzeile „Dewey defeats Truman" drucken ließ, um (trotz eines angekündigten Streiks in den Druckereien) bereits am Morgen die Siegesnachricht bringen zu können (Jones 2020).

Doch es kam anders. Truman gewann; die Meinungsforscher hatten sich geirrt. Der Grund dafür? Sie hatten sich wesentlich auf Telefonumfragen gestützt, doch viele von Trumans Wähler:innen besaßen noch kein Telefon. Die Daten, mit denen die Meinungsforscher arbeiteten, waren **verzerrt**, und so war auch ihre **Prognose** falsch. Tatsächlich kommt es sehr häufig vor, dass bereits die Daten, die man analysiert, immanente Verzerrungen aufweisen, derer man sich nicht bewusst ist und die zu falschen Schlussfolgerungen führen können. Es gibt hierbei gleich einige – eng miteinander verwandte – Verzerrungen, die beim Sammeln von Daten auftreten können, z.B.:

- **Survivorship Bias**: Es werden nur oder zumindest bevorzugt die „Überlebenden" (bzw. allgemeiner die positiven Ausgänge eines Versuchs) betrachtet. Berücksichtigt man etwa in einer medizinischen Langzeitstudie zur Wirksamkeit einer Behandlung nur Teilnehmer:innen, die bis zum Ende in der Studie geblieben sind, dann ergibt sich wahrscheinlich ein zu positives Bild. Diejenigen, bei denen die Behandlung nicht wirksam ist, werden eher geneigt sein, aus der Studie auszuscheiden, als jene, bei denen ein positiver Effekt erkennbar ist.
- **Availability Bias**: Man greift auf Daten zurück, die leicht zugänglich sind. Viele psychologische Versuche werden mit Studierenden durchgeführt, weil diese eher bereit sind, die nötige Zeit zu investieren. Studierende der Psychologie sind an manchen Universitäten sogar dazu

verpflichtet, an einer gewissen Menge an Versuchen teilzunehmen. Die Ergebnisse sind dann aber nicht unbedingt für die Gesamtbevölkerung *repräsentativ*.

3. Die Crux mit dem Mittelwert

Die erste statistische Kenngröße, die man sich bei Daten ansieht, ist der **arithmetische Mittelwert** – und oft ist es zugleich auch schon die letzte. Das kann allerdings gravierend in die Irre führen, denn so nützlich dieser Mittelwert auch ist, so sehr kann er gelegentlich auch fehlgehen, vor allem, wenn er nicht durch weitere Kenngrößen ergänzt wird. Dies hat mehrere Gründe:

- Mittelwerte werden manchmal auch berechnet, obwohl die Daten gar kein passendes Skalenniveau aufweisen. Selbst die sehr übliche Berechnung eines Notendurchschnitts verletzt strenggenommen grundlegende Prinzipien der deskriptiven Statistik, da „Noten" auf einem unzureichenden Skalenniveau angesiedelt sind.
- Der Mittelwert sagt noch nichts über mögliche Schwankungen aus. Wenn es an einem Ort im Mittel 20° Celsius hat, dann kann es die ganze Zeit hindurch milde Temperaturen geben; es können sich aber auch Hitzewelle und frostige Perioden abwechseln.
- Aus den Schwankungen lässt sich auch eine weitere wichtige Größe abschätzen, deren Angabe oft unterschlagen wird, der **Standardfehler**. Dieser gibt an, in welchem Ausmaß zu erwarten ist, dass der wahre Mittelwert von jenem abweicht, der aus den Daten geschätzt wird.
- Der Mittelwert ist **nicht robust** und kann durch einzelne **Ausreißer** in den Daten stark verzerrt werden. Neunundneunzig Habenichtse und ein/e Milliardär:in haben gemeinsam ein durchschnittliches Vermögen von mehr als zehn Millionen – was den 99 aber herzlich wenig nützt. (Aus diesem Grund wird bei solchen Betrachtungen statt des arithmetischen Mittelwerts gerne der wesentlich robustere **Median** verwendet.)
- Für manche Größen ist der arithmetische Mittelwert nicht die „richtige" Art von Mittelwert. In vielen Fällen, etwa bei Wachstumsraten oder bei Größen, deren Werte über viele Größenordnungen variieren, ist der **geometrische Mittelwert** wesentlich besser geeignet. Wenn beispielsweise eine Person zunächst in einem Jahr um 10 % an Körpermasse zunimmt und dann im zweiten Jahr wieder 10 % abnimmt, so war die

durchschnittliche Gewichtszunahme nach dem arithmetischen Mittelwert 0 %. Dies ist aber irreführend, da in einem solchen Fall (über beide Jahre gerechnet) die Person real 1 % abgenommen hat. Der geometrische Mittelwert sagt in diesem Falle aus, dass die Person im Schnitt ca. 0,5 % des Körpergewichts pro Jahr abgenommen hat, was ein wesentlich plausibleres Ergebnis ist als bei der Anwendung des arithmetischen Mittelwerts. Nimmt eine Person mit 80 kg Körpergewicht im ersten Jahr 10 % zu, so hat diese sodann 88 kg. Eine Abnahme im zweiten Jahr um 10 % führt dann zu einem resultierenden Körpergewicht von 79,2kg. Man erkennt, dass die Person somit 1 % an Körpergewicht verloren hat.

- Bei wieder anderen Problemstellungen ist hingegen der **harmonische Mittelwert** heranzuziehen. Nehmen wir an, in ein Becken fließen die ersten 10 Liter mit 10 Litern pro Minute und danach die nächsten 10 Liter mit einer Geschwindigkeit von 5 Litern pro Minute. Wie hoch ist sodann der durchschnittliche Zufluss? Wenn man die Aufgabenstellung nur schnell betrachtet, würde man ev. auf 7,5 Liter pro Minute tippen. Dies ist allerdings nicht korrekt, da ja insgesamt 20 Liter in drei Minuten zugeflossen sind, d. h. der durchschnittliche Zulauf bei 6,67 Litern pro Minute lag – dem harmonischen Mittelwert.
- Mittelwerte können auch abhängig von der Betrachtung sein. Nehmen wir beispielsweise an, wir betrachten in einem Krankenhaus drei Behandlungszimmer. Im ersten Behandlungszimmer liegt eine Person, im zweiten ebenso und im dritten Behandlungszimmer liegen schließlich vier Personen. Aus Sicht des Krankenhauses liegen in jedem der drei Behandlungszimmer somit durchschnittlich zwei Personen. Die Sicht der Personen ist aber eine andere. Zwei Personen werden kundtun, dass jeweils eine Person im Zimmer liegt, während vier Personen kundtun werden, dass in ihren Zimmern jeweils vier Personen liegen. Über die Personen gerechnet liegen demnach im Schnitt drei Personen in einem Zimmer und nicht bloß zwei – dies entspricht dem **gewichteten arithmetischen Mittelwert**.
- Durchschnittsbildung kann manchmal zu einem ganz anderen Bild führen als die detaillierte Betrachtung. Das kommt etwa im **Simpson-Paradoxon** zum Ausdruck, das wir in einem folgenden Abschnitt genauer betrachten werden.
- Das bloße Konzept des Mittelwerts verführt psychologisch dazu, eine „One size fits all"-Strategie zu verfolgen. Ein Beispiel von Rose zeigt dies besonders deutlich auf: Die US Air Force versuchte im Jahr 1950, ein Cockpit für

den „Durchschnittspiloten“ entsprechend der jeweiligen Durchschnittswerte von 140 verschiedenen Körpermaßen bei über 4.000 Piloten zu entwickeln. Trotz dieser umfassenden Messungen passte schließlich kein einziger Pilot in dieses „durchschnittliche“ Cockpit. Selbst wenn nur die Durchschnittswerte von drei Dimensionen berücksichtigt worden wären, hätten nur 3,5 % der Piloten in dem Cockpit Platz gehabt (Rose 2016).

4. Regression zur Mitte

Immer wieder beobachtet man beispielsweise in der Sportwelt ein faszinierendes Phänomen: Sportler:innen erzielen herausragende Erfolge, werden in den Medien gebührend gefeiert, doch ihre Leistungen bei den nächsten Spielen oder Bewerben sind meistens deutlich schlechter. Nach einem der bekanntesten Magazine spricht man z. B. vom „Fluch der Sports Illustrated“: Wer es mit seinen Leistungen auf das Titelblatt der Zeitschrift geschafft hat, wird beim nächsten Wettkampf meistens eher wenig Erfolg haben.

Doch woran liegt das? Sind die Sportler:innen dem Druck nicht gewachsen? Belasten die hohen Erwartungen, die nun in sie gesetzten werden, sie so sehr, dass sie nicht mehr die früheren Höchstleistungen erbringen können? Natürlich mag dies wahrscheinlich manchmal der Fall sein, doch es gibt eine viel naheliegendere statistische Erklärung, nämlich die **Regression zur Mitte**. Betrachtet man eine von Zufallseffekten beeinflusste Größe im Verlauf der Zeit, etwa die in passenden Maßzahlen gemessenen sportlichen Erfolge, dann treten naturgemäß manchmal bessere, manchmal schlechtere Werte, d. h. Ergebnisse bei Sportler:innen auf. Das erfolgt nach einem weitgehend irregulären Muster, so dass die Werte um den langfristigen Mittelwert herum schwanken. Kommen Sportler:innen nun aber auf Basis außerordentlicher Ergebnisse auf das Titelblatt der „Sports Illustrated“, so ist dies sehr wahrscheinlich „nur“ ein „Ausreißer“ nach oben, sodass ebenso wahrscheinlich der nächste sportliche Erfolg wieder näher am langfristigen Mittelwert liegen wird. Dieser einfache Effekt kann erheblich viele Beobachtungen erklären (auch abseits der Sportwelt) und führt immer wieder zu erstaunlichen Denkfehlern und Fehlinterpretationen.

5. Das Simpson-Paradoxon

Zum Verständnis von Daten ist es oft wichtig, sie aggregiert zu betrachten, also statt der Vielzahl von Datenpunkten einzelne charakteristische Kenngrößen anzusehen. Dabei können aber paradox erscheinende Situationen auftreten, in denen sich unterschiedliche Schlussfolgerungen ergeben, je nachdem, ob man mehrere Gruppen jeweils getrennt betrachtet oder ob man eine gesamte Auswertung über alle Gruppen hinweg vornimmt.

Ein bekanntes Beispiel ist der Fall der University of Berkeley, der in den frühen 1970ern Diskriminierung der weiblichen Bewerberinnen vorgeworfen wurde, da die Aufnahmequote für Frauen deutlich geringer war. In jedem einzelnen Fachbereich aber war der Effekt nicht mehr zu erkennen; oft war die Aufnahmequote bei Frauen sogar höher. Es hatten sich aber überproportional viele Frauen für „überlaufene" Studiengänge beworben, wodurch sich der entsprechende Gesamteindruck ergab. Dieses Paradoxon ist bekannt als das **Simpson-Paradoxon**, welches in Abb. 1 anhand eines konstruierten Beispiels veranschaulicht wird.

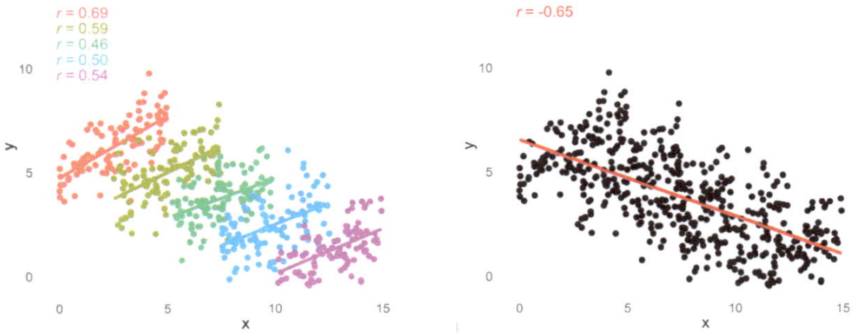

Abb. 1: Anschauliche Visualisierung des Simpson-Paradoxons: Je nachdem, ob man in diesem konstruierten Beispiel für den Zusammenhang zwischen der abhängigen Variable y und der unabhängigen Variable x die verschiedenen Gruppen berücksichtigt oder nicht, ergeben sich Zusammenhänge unterschiedlicher Art (positive bzw. negative Korrelation erkennbar an $r > 0$ bzw. $r < 0$) und damit unterschiedliche Schlussfolgerungen.

Analog zum vorherigen Beispiel, worin sich durch die Berücksichtigung der Fachbereiche eine andere Schlussfolgerung ergibt, zeigt sich in Abb. 1 bei der Berücksichtigung der unterschiedlichen Gruppen ein anderer Zusammenhang. Dass Grafiken in der Statistik aber auch irreführend sein können, diskutieren wir im nächsten Abschnitt.

6. Fallstricke bei der Datenvisualisierung

Diverse Kenngrößen können bei der Beschreibung von Daten von erheblichem Wert sein. Dennoch ist eine der besten Arten, ein Gefühl für Daten zu erhalten und somit eine wesentliche Aufgabe der explorativen Statistik, sie graphisch darzustellen und zu betrachten. Ein klassisches Beispiel für die Wichtigkeit dieser Datenvisualisierung ist das in Abb. 2 dargestellte **Anscombe-Quartett**. Dabei handelt es sich um vier Datensätze von jeweils zehn Datenpunkten (mit x- und y-Werten). Die wichtigsten statistischen **Kenngrößen** (wie Mittelwert und Varianz von x und von y, Kovarianz[2] zwischen x und y) stimmen überein. Legt man durch die Datenpunkte eine Ausgleichsgerade, dann hat diese ebenfalls in allen vier Fällen die gleiche Gestalt. Dennoch weisen die vier Datensätze sehr unterschiedliche Charakteristika auf.

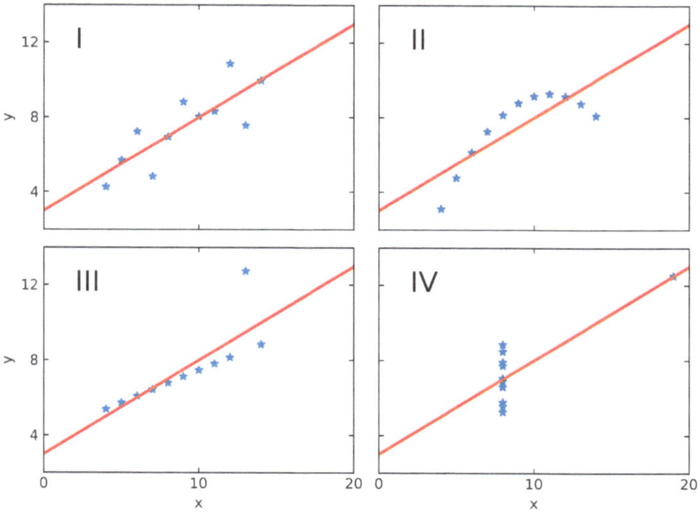

Abb. 2: Das Anscombe-Quartett[3]: Die vier Datensätze I bis IV werden durch die (nahezu) gleichen statistischen Kennzahlen beschrieben und haben jeweils die gleiche Regressionsgerade. Dennoch sind die Datensätze deutlich unterschiedlich.

---

2 Die Kovarianz ist ein (nicht normiertes) Zusammenhangsmaß für den linearen Zusammenhang zwischen zwei Zufallsvariablen.

3 Leicht modifizierte Fassung von https://matplotlib.org/stable/gallery/specialty_plots/anscombe.html.

Doch so hilfreich Visualisierungen auch sein können, so sehr können sie auch in die Irre führen, wenn sie – versehentlich oder absichtlich – schlecht gewählt sind. Beispielsweise können dreidimensionale Grafiken stark verzerrt erscheinen, bestimmte Farbkombinationen können zu suggestiven Interpretationen führen, abgeschnittene Achsen können den menschlichen Verstand täuschen und so weiter. So vielfältig und einfach die Möglichkeiten der Visualisierung mit modernen Computerprogrammen auch sein mögen, so sehr ist es auch notwendig, Visualisierungen kritisch zu betrachten und sich verzerrender Effekte stets bewusst zu sein bzw. diese zu eliminieren.[4]

Darüber hinaus hat Visualisierung enge Grenzen. Wenn es nicht mehr nur zwei oder höchstens drei Variablen gibt, dann ist es meist kaum mehr möglich, die Daten sinnvoll graphisch zu veranschaulichen. Allerdings können in diesem Zusammenhang die erwähnten dimensionsreduzierenden Verfahren oftmals wertvolle Dienste leisten.

7. Wahrscheinlichkeit wider die Intuition

Ursprünglich wurde das Konzept der **Wahrscheinlichkeit** eingeführt, um Glücksspiele zu untersuchen, und noch immer ist das Werfen eines Würfels ein schönes und nützliches Beispiel für ein **Zufallsereignis**, über dessen Ausgang man nur Wahrscheinlichkeitsaussagen machen kann: Bei einem fairen Würfel beträgt die Wahrscheinlichkeit für jede der sechs Zahlen genau ein Sechstel.

Mit Wahrscheinlichkeiten kann man aber weit mehr als nur Würfel- und Kartenspiele analysieren. In der Medizin stößt man schnell auf Fragen zur Wahrscheinlichkeit, wie zum Beispiel, ob eine bestimmte Behandlung eine Verbesserung bringt oder wie wahrscheinlich ein Medikament wirksamer ist als ein anderes oder wie wahrscheinlich eine Patientin eine Erkrankung überleben wird.

Maschinelles Lernen und KI benutzen die Konzepte der Wahrscheinlichkeit und seriöse Vorhersagen dieser Methoden sind üblicherweise nur Wahrscheinlichkeitsaussagen. Selbst leistungsfähige Modelle wie Chat-GPT suchen – auf sehr komplexe Weise – immer wieder neu jenes Wort aus ihrem Vokabular, das mit der höchsten Wahrscheinlichkeit einen begonnenen Text sinnvoll fortsetzt.

4 Einige Beispiele dazu finden sich in Huff (1993) und in Kapitel 36 von Arens (2022).

Wahrscheinlichkeiten sind also von großer Bedeutung – aber leider etwas, bei dem uns Menschen die Intuition manchmal im Stich lässt. Ein berühmtes Beispiel, das von Tversky vorgestellt (Tversky / Kahneman 1983) und vielfach diskutiert wurde (Kahneman 2011), lautet wie folgt:

Linda ist 31 Jahre alt, Single, freimütig und sehr intelligent. Sie hat Philosophie im Hauptfach studiert. Als Studentin interessierte sie sich sehr für Themen wie Diskriminierung und soziale Gerechtigkeit, und sie nahm auch an Anti-Atomkraft-Protesten teil.

Welche Alternative ist wahrscheinlicher:

- Linda ist Bankkassierin.
- Linda ist Bankkassierin und in der feministischen Bewegung aktiv.

Spontan würde man wohl der zweiten Alternative eine höhere Wahrscheinlichkeit zuschreiben. In diversen Untersuchungen haben viele Versuchspersonen auch genau das getan. Doch eine solche Zuschreibung verstößt gegen grundlegende Gesetze der Wahrscheinlichkeitsrechnung:

Da jede Bankkassierin, die in der feministischen Bewegung aktiv ist, zugleich auch eine Bankkassierin ist, kann die Wahrscheinlichkeit für die zweite Alternative nicht größer sein als für die erste. Doch Menschen neigen dazu, guten Geschichten und plausiblen Erzählungen mehr Gewicht zu geben als fundamentalen mathematischen Gesetzmäßigkeiten.

Dass Menschen zudem oft wichtige Aspekte ausblenden, zeigt ein weiteres Beispiel, das sogenannte **Zwei-Kinder-Problem**: Dabei handelt es sich um ein Wahrscheinlichkeitsrätsel mit folgender Frage:

Eine Familie hat zwei Kinder, wovon eines ein Mädchen ist. Mit welcher Wahrscheinlichkeit ist das andere auch ein Mädchen?

Intuitiv könnte man vermuten, dass diese Wahrscheinlichkeit bei 1/2 liegt. Berücksichtigt man jedoch das Alter der Kinder, zeigt sich bei Betrachtung aller vier Möglichkeiten, dass die Wahrscheinlichkeit bei 1/3 liegt:

1. jüngeres Kind: Bub, älteres Kind: Bub (BB)
2. jüngeres Kind: Bub, älteres Kind: Mädchen (BM)
3. jüngeres Kind: Mädchen, älteres Kind: Bub (MB)
4. jüngeres Kind: Mädchen, älteres Kind: Mädchen (MM)

Da bei der Formulierung der Frage nicht klar ist, ob es sich bei dem Mädchen um das jüngere oder ältere Kind handelt, sind die Optionen (2)-(4) relevant. Da nur eine dieser Möglichkeiten (4) auch zwei Mädchen ergibt, lautet die Antwort auf die Frage 1/3. Ähnlich wie dem Beispiel zuvor, zeigt auch das Zwei-Kinder-Problem, dass uns unsere Intuition in puncto Wahrscheinlichkeit häufig im Stich zu lassen droht.

Wahrscheinlichkeiten und unsere Intuition passen also oft nicht zusammen, und das kann durchaus schwerwiegende Konsequenzen haben: So neigen viele Menschen dazu, sehr geringe Wahrscheinlichkeiten, etwa für das Abstürzen eines Flugzeugs oder für schwere Nebenwirkungen einer Impfung, emotional viel zu stark zu gewichten. Das kann harmlos sein – auf nicht unbedingt nötige Flugreisen zu verzichten, ist angesichts der Klimakrise sogar eher vorteilhaft –, kann aber auch schwere Konsequenzen haben, eben beispielsweise bei der Verweigerung einer Impfung aufgrund möglicher Nebenwirkungen. Ebenso können kleine Wahrscheinlichkeiten für große Katastrophen aber auch ganz ignoriert werden. Umgekehrt neigen Menschen teilweise auch dazu, relativ hohe Wahrscheinlichkeiten zu unterschätzen (Zweifel / Eisen 2003).

8. Bedingte Wahrscheinlichkeiten

Die Wahrscheinlichkeit, dass eine zufällig gewählte erwachsene Person an Bluthochdruck leidet, beträgt etwa ein Drittel (Neuhauser u. a. 2014). Die Wahrscheinlichkeit, dass eine Person an einer Kreislauferkrankung sterben wird, beträgt ebenfalls etwa ein Drittel (Statistisches Bundesamt 2023). Wie hoch ist also die Wahrscheinlichkeit, dass beides der Fall ist? Naiv betrachtet, würde man einfach die beiden Wahrscheinlichkeiten multiplizieren, analog dazu, dass die Wahrscheinlichkeit, bei zwei aufeinanderfolgenden Würfelwürfen zuerst einen Einser und dann einen Sechser zu erhalten, das Produkt der beiden Einzelwahrscheinlichkeiten ist:

$$p_{erst\ 1,\ \mathrm{dann}\ 6} = p_1 \cdot p_6 = \frac{1}{6} \cdot \frac{1}{6} = \frac{1}{36}$$

Hier würden wir in unserem Beispiel

$$\frac{1}{3} \cdot \frac{1}{3} = \frac{1}{9},$$

also ein Neuntel, erhalten. Doch das ist wohl nicht der richtige Zugang. Diese beiden Ereignisse „Bluthochdruck“ und „tödliche Kreislauferkrankung“ sind nicht unabhängig voneinander, und entsprechend sind es auch die Wahrscheinlichkeiten dafür nicht.

In der Mathematik spricht man in solchen Fällen von **bedingter Wahrscheinlichkeit** und notiert das mit $p\,(A|B)$. Dabei ist A das Ereignis, für das man die Wahrscheinlichkeit angeben will, und B der **Bedingungskomplex**, also die Menge aller Ereignisse, von denen man schon weiß, dass sie vorliegen. Wenn A und B nicht unabhängig voneinander sind, dann kann man aus dem Eintreffen von B etwas über A lernen (und natürlich auch umgekehrt). In solchen Fällen ist i. A. $p(A|B) \neq p(A)$. In unserem Beispiel gilt:

$$p\,(\text{tödliche Kreislauferkr.}\,|\,\text{Bluthochdruck}) > p\,(\text{tödliche Kreislauferkr.})$$

Aus dem Vorliegen von Bluthochdruck kann man auf ein erhöhtes Risiko für den Tod durch eine Kreislauferkrankung schließen. Die bedingte Wahrscheinlichkeit ist größer als die sogenannte **a-priori-Wahrscheinlichkeit**, die vorliegt, wenn man kein spezifisches Wissen zur aktuellen Situation hat.

Analoge Prinzipien kommen oft im Machine Learning zum Einsatz und tragen dazu bei, es zu einer so mächtigen Methode zu machen. Aus vielen Beobachtungen, von denen jede für sich nur eine geringe Aussagekraft hat, kann man insgesamt viel über interessante und wichtige Wahrscheinlichkeiten lernen. Die medizinische Vorgeschichte einer Person etwa enthält meist viele Beobachtungen, anhand derer sich schon etwas über die Wahrscheinlichkeiten für neue Ereignisse und damit für immanente Risiken (beispielsweise die „Sturzneigung") lernen lässt.

9. Der Satz von Bayes

Die wahrscheinlich wichtigste Formel zum Rechnen mit bedingten Wahrscheinlichkeiten ist der **Satz von Bayes**. Er erlaubt es, bedingte Wahrscheinlichkeiten ineinander umzurechnen. Dies soll anhand einer praktisch wichtigen Aufgabe erklärt werden, nämlich jener, anhand eines Symptoms die Wahrscheinlichkeit für eine Krankheit zu ermitteln, z. B. wie hoch die Wahrscheinlichkeit ist, dass bei Kopfschmerzen die Ursache CoViD-19 ist. Dabei interessiert die bedingte Wahrscheinlichkeit p (Krankheit | Symptom), z. B. p (CoViD19 | Kopfweh). In der medizinischen Literatur wird man solche Werte normalerweise allerdings nicht finden. Was sich stattdessen finden lässt, sind bedingte Wahrscheinlichkeiten der Art p (Symptom | Krankheit).

Man weiß also, wie hoch die Wahrscheinlichkeit ist, dass beim Vorliegen der Krankheit auch das für uns relevante Symptom auftritt. Dass man diese Werte findet, ergibt Sinn, denn sie sind wesentlich leichter zu ermitteln und robuster als jene für die umgekehrte Betrachtung. Der Satz von Bayes besagt hier

$$p(\text{Krankheit} \mid \text{Symptom}) = \frac{p(\text{Symptom} \mid \text{Krankheit})\, p(\text{Krankheit})}{p(\text{Symptom})}.$$

Wir können die für uns interessante Größe p (Krankheit | Symptom) also berechnen, wenn wir neben dem Literaturwert p (Symptom | Krankheit) auch noch die **Prävalenz** der Krankheit, p (Krankheit), und die Häufigkeit des Symptoms, p (Symptom), kennen. Das ist auch nachvollziehbar: Tritt das Symptom gerade häufig auf (etwa, weil wir mitten in einer Grippewelle stecken) und ist die Krankheit relativ selten, dann wird p (Krankheit | Symptom) auch dann klein sein, wenn p (Symptom | Krankheit) groß ist. Es gibt eben auch noch andere, häufigere Ursachen für das gleiche Symptom.

So kann der Satz von Bayes zu Ergebnissen führen, die durchaus überraschend sein können. Betrachten wir etwa einen Test, der eine seltene Viruserkrankung erkennen soll. Ein medizinischer Test wird durch zwei Kenngrößen charakterisiert, die sich beide als bedingte Wahrscheinlichkeiten verstehen lassen:

- Die **Sensitivität** gibt an, wie hoch die Wahrscheinlichkeit ist, dass der Test anschlägt, wenn die Erkrankung vorliegt,

$$\text{Se} = p(T \mid K).$$

- Die **Spezifität** gibt analog an, wie hoch die Wahrscheinlichkeit ist, dass der Test nicht anschlägt, wenn die Erkrankung nicht vorliegt,

$$\text{Sp} = p(\neg T \mid \neg K).$$

Das sind verschiedene Größen, und tatsächlich muss man sie bei der Entwicklung von Tests oft gegeneinander abwägen. Natürlich will man eine hohe Sensitivität, aber ein sehr sensitiver Test büßt oft Spezifität ein, gibt also öfter „falschen Alarm".

Für unseren Fall nehmen wir an, dass die Prävalenz (die a-priori-Wahrscheinlichkeit) der Krankheit $p(K) = 0.0001$ beträgt, d. h. dass im Mittel eine von zehntausend Personen infiziert ist. Die Sensitivität des Tests betrage Se = 0.999 und die Spezifität Sp = 0.998. Der Test ist offensichtlich sehr gut: Wenn eine Person infiziert ist, dann erkennt der Test das mit 99,9%iger Wahrscheinlichkeit, und wenn eine Person gesund ist, dann wird er mit 99,8%iger Wahrscheinlichkeit nicht anschlagen.

Praktisch am relevantesten ist jedoch die Antwort auf eine andere Frage: „Wenn der Test positiv ausfällt, wie groß ist die Wahrscheinlichkeit, dass die Person tatsächlich infiziert ist?" Die Kenngröße, die diese Frage beantwortet, ist der positiv-prädiktive Wert, der auch gerne kurz als **Präzision** bezeichnet wird. Diese Größe kann man mit dem Satz von Bayes berechnen:

$$p(K|T) = \frac{p(T|K)p(K)}{p(T)} = \frac{p(T|K)p(K)}{p(T|K)p(K) + p(T|\neg K)p(\neg K)}$$
$$= \frac{0.999 \cdot 0.0001}{0.999 \cdot 0.0001 + 0.002 \cdot 0.9999} \approx 4,76\%$$

Obwohl der Test sehr zuverlässig ist, ist die Wahrscheinlichkeit, bei einem positiven Ergebnis tatsächlich infiziert zu sein, erstaunlich gering. Sie liegt bei weniger als 5 %. Sieht man so etwas das erste Mal, wirkt es verblüffend. Doch das Ergebnis ist schlüssig und man kann es sich auch ohne komplizierte Formeln plausibel machen.

Der Schlüssel dazu ist, dass die Krankheit *K* so selten ist. Wir erinnern uns, dass im Mittel nur eine von zehntausend Personen infiziert ist. Diese wird vom Test ziemlich sicher (mit 99,9 % Wahrscheinlichkeit) auch gefunden. Die Spezifität von 99,8 % bedeutet zwar, dass im Durchschnitt von tausend nicht infizierten Personen 998 das korrekte negative Testergebnis erhalten – womit aber immer noch zwei mit einem falsch-positiven Testergebnis verbleiben. Unter fast zehntausend sind das etwa 20. Insgesamt erhalten also 21 Personen ein positives Testergebnis. Nur eine davon ist wirklich infiziert; bei allen anderen ist es falscher Alarm. Eine Person von 21 ergibt eine Wahrscheinlichkeit von 1/21, also knapp 5 %, wie es auch die obige Rechnung ergeben hat.

Literatur

Arens, T. u. a. ([5]2022): Mathematik, Springer-Spektrum, Berlin / Heidelberg.

Huff, Darrell (1993): How to lie with statistics, New York / London.

Ioannidis, John P. A. (2005): Why Most Published Research Findings Are False, PLoS Med 2(8), e124. doi: https://doi.org/10.1371/journal.pmed.0020124. Correction (2022): PLoS Med 19(8), e1004085. doi: https://doi.org/10.1371/journal.pmed.1004085.

Jones, Tim (31.10.2020): Dewey defeats Truman: The most famous wrong call in electoral history, Chicago Tribune, abrufbar unter: https://www.chicagotribune.com/featured/sns-dewey-defeats-truman-1942-20201031-5kkw5lpdavejpf4mx5k2pr7trm-story.html (abgerufen: 24.05.2023).

Kahneman, Daniel (2011): Thinking, Fast and Slow, New York.

Neuhauser u. a. (2014): Hypertension prevalence, awareness, treatment and control in Germany 1998 and 2008, J Hum Hypertens 29(4), 247-253. doi: 10.1038/jhh.2014.82.

Rose, Todd (2016): The end of average: How to succeed in a world that values sameness, New York.

Statistisches Bundesamt (2023): Verteilung der häufigsten Todesursachen in Deutschland im Jahr 2021, Statista, abrufbar unter: https://de.statista.com/statistik/daten/studie/240/umfrage/verteilung-der-sterbefaelle-nach-todesursachen/ (abgerufen: 17.05.2023).

Tversky, Amos / Kahneman, Daniel (1983): Extensional Versus Intuitive Reasoning: The Conjunction Fallacy in Probability Judgment, Psychological Review 90(4), 293-315. doi: https://doi.org/10.1037/0033-295X.90.4.293.

Zweifel, Peter / Eisen, Roland ([2]2003): Versicherungsökonomie, Berlin u.a.

Die Hintergründe von KI im Gesundheitswesen verstehen lernen

Modelle, Verfahren und Anwendungen Künstlicher Intelligenz

Marco Tilli, Michael Melcher, Debora Stickler und Raphaele Raab[1]

„There is no free lunch!"

Ist man mit einem Problem konfrontiert, welches mittels **Machine Learning** gelöst werden soll, muss man sich stets einer Sache bewusst sein: Nicht jedes Verfahren oder jede Methode löst jedes Problem. Erzielt man mit einem **Algorithmus** bei einem konkreten Problem gute Ergebnisse, bedeutet dies nicht, dass derselbe Algorithmus ebenso gut in anderen Situationen anwendbar ist.

> Als Faustregel gilt: Je komplexer das vorliegende Problem ist, desto komplexer muss auch das anzuwendende Verfahren sein.
> **Achtung**: Komplexere Probleme und Modelle benötigen in der Regel auch mehr Beobachtungen (*Daten*) als einfache Probleme, denn komplexe Zusammenhänge können nur über viele verschiedene Beispiele „verstanden" (d. h. aus den Daten erlernt) werden.

Der Anwender hat also immer wieder neu zu überdenken, welches **Verfahren** und welche **Methode** am geeignetsten ist – diese Abwägung ist der zu zahlende Preis, wofür sich im Englischen das Sprichwort „There is no free lunch" eingebürgert hat.

---

1 Die Autor:innen danken Wolfgang Granigg und Klaus Lichtenegger für die kritische Durchsicht des Manuskripts und für wertvollen Input und verschiedene Anpassungen.

Vom Problem zum Machine Learning

Machine Learning (**ML**) ist ein Teilbereich der **Artificial Intelligence** (**AI**) und **Deep Learning** (**DL**) bezeichnet einen bestimmten Ansatz innerhalb des Machine Learnings. Oftmals werden diese drei Begriffe – vor allem AI und ML – fälschlicherweise synonym verwendet. Dieses Kapitel beschäftigt sich mit Machine Learning und Deep Learning, also dem Teilbereich der AI, welcher darauf aufbaut, dass der Computer konkrete Problemstellungen erkennen, erlernen und selbst in einem generalisierten Setting lösen kann. Die Schwelle des Übergangs von Statistik zu Machine Learning ist dabei nicht klar festzumachen – die Übergänge sind zumeist verlaufend, je nach Autor, Methode und Anwendung sowie dem Komplexitätsgrad der Aufgabe. So ist beispielsweise die **Lineare Regression** sowohl der klassischen Statistik als auch dem Machine Learning zuzuordnen, und darum bildet sie in diesem Artikel den Grundstein für den Übergang zu komplexen ML-Methoden.

Beispiel 1: Modellieren von BIP und Kindersterblichkeit

Angenommen, man befindet sich im Jahre 1940. Abb. 1 zeigt den Zusammenhang zwischen dem Bruttoinlandsprodukt (BIP, engl. „Gross Domestic Product", GDP) eines Landes und der Kindersterblichkeit zur damaligen Zeit.

Anhand der vorhandenen Daten wirkt es, als würden die meisten Punkte (zumindest in erster Näherung) entlang einer gedachten Geraden liegen, welche aufgrund der negativen Steigung eine höhere Kindersterblichkeit bei niedrigem BIP verdeutlicht. Nun könnte man sich die Frage nach einer geschätzten Kindersterblichkeit für Länder stellen, von denen lediglich das BIP bekannt ist. Um diese Frage zu beantworten, muss die Gerade bestimmt werden, die die Daten gut beschreibt, d. h. deren Abstand zu den einzelnen Datenpunkten minimal ist. Dazu bietet es sich an, eine Lineare Regression zu verwenden.

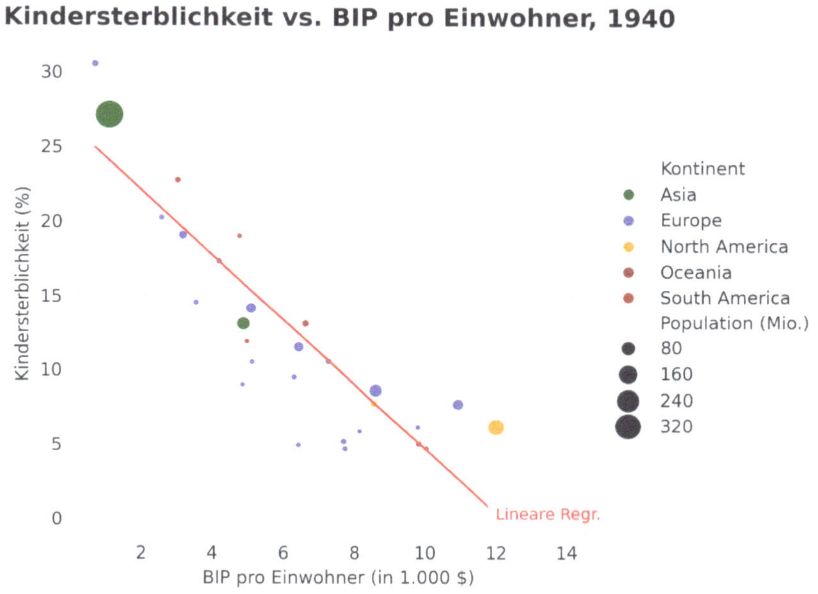

Abb. 1: Kindersterblichkeit vs. BIP basierend auf Daten des Jahres 1940 (United Nations IGME 2023)

Was ist eine Lineare Regression?

Eine **Regression** ist laut Duden ein (langsamer) Rückgang oder eine (rückläufige) Tendenz bzw. Entwicklung. In der **Statistik** und im ML-Bereich fällt die Bedeutung von Regression ausschließlich der Tendenz/Entwicklung zu. Linear bedeutet dabei Ähnliches wie „gerade", man denke beispielsweise an lineare Funktionen aus der Mathematik-Schulzeit. Die **Lineare Regression** (**LR**) bringt diese beiden Ansätze zusammen: Mittels einer Geraden, die man aus BIP (der sogenannten **unabhängigen Variable**) und Kindersterblichkeit (**abhängige Variable**) bestimmt, soll die Kindersterblichkeit von Ländern geschätzt werden, für die lediglich das BIP bekannt ist. Bei komplexen Problemstellungen kann es notwendig sein, mehr als eine unabhängige Variable zu berücksichtigen, um den Zusammenhang mit ausreichender Genauigkeit zu beschreiben (**Multiple Lineare Regression**), oftmals um den Preis einer schwierigeren Interpretierbarkeit.

Kommt man nun zurück zu unserer Problemstellung, könnte man in das Jahr 2010 reisen, um zu verstehen, wie sich Daten im Laufe der Zeit ändern können. Der/die interessierte Leser:in ist dazu eingeladen, die Website von „Our World in Data"[2] zu besuchen und dies selbst interaktiv auszuprobieren. Durch die allgemein verminderte Kindersterblichkeit und einer Vielzahl neuer Daten von Ländern mit niedrigem BIP besteht offensichtlich kein linearer Zusammenhang mehr. Muss das lineare Modell nun verworfen werden?

Bei vielen Modellen (und so auch hier) sollte in regelmäßigen Abständen die Validität verifiziert und das Modell unter Berücksichtigung neuer Beobachtungen adjustiert werden, um auch für die aktuelle Situation korrekt zu sein.

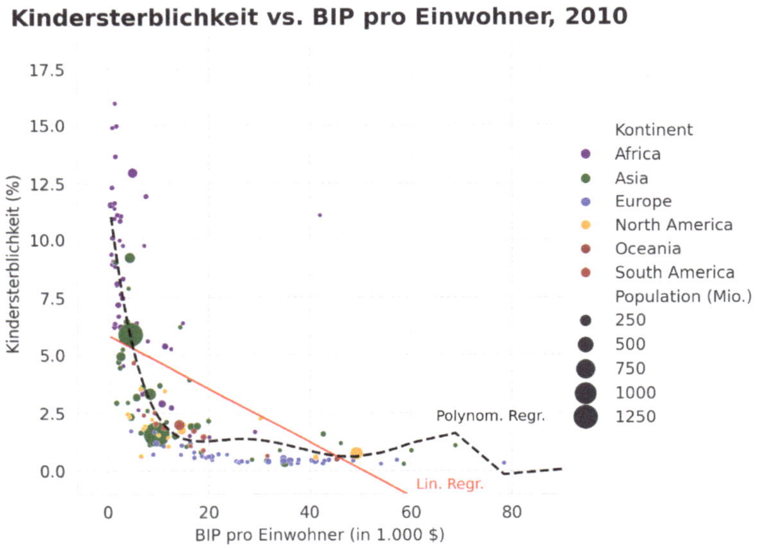

Abb. 2: Kindersterblichkeit vs. BIP im Jahr 2010. Das anhand historischer Daten entwickelte Modell eines linearen Zusammenhangs (rot) verliert offenbar seine Gültigkeit.

In Abb. 2 erkennt man, dass im Jahr 2010 das lineare Modell nicht mehr tauglich ist – die aus den Daten des Jahres 1940 berechnete Gerade (in rot) kann die Datenpunkte nicht mehr gut beschreiben. Durch die veränderte Verteilung durch neue Beobachtungen sowie dem medizinischen Fortschritt in vielen Ländern muss ein komplexeres Modell herangezogen werden,

2 Siehe: https://ourworldindata.org/grapher/child-mortality-gdp-per-capita.

um auch hier die Daten modellieren zu können. Es wird dabei auf eine **Polynomiale Regression** zurückgegriffen. Eine Polynomiale Regression ist „kurviger" als ihre lineare Schwester, da sie ein höhergradiges[3] **Polynom** als Modellfunktion verwendet:

$$f(x) = a_0 + a_1 * x + a_2 * x^2 + \dots + a_n * x^n,\ n \in \mathbb{N}$$

Dadurch kann der „Knick" in diesem Beispiel besser abgebildet werden. Um diesen Knick und gleichzeitig den Verlauf der Datenpunkte (zuerst sehr steil, dann abflachend) zu modellieren, musste für das Modell des Jahres 2010 eine Polynomiale Regression mit Grad 6 herangezogen werden.

Man erkennt also erstens, dass ein früherer guter Ansatz (hier: Lineares Modell für 1940) nicht immer auch später sinnvoll sein muss und zweitens, dass durch neue Daten neue Komplexitäten auftreten können, und so einfachere Modelle nicht mehr ausreichend sein könnten.

Gerade im Gesundheitswesen sind die Zusammenhänge zwischen Größen oft sehr komplex und alles andere als linear. Dadurch ist eine Anwendung der Linearen Regression vielfach nicht sinnvoll, da sich nicht für alle Menschen, sondern nur für bestimmte (Unter-)Gruppen ein (lineares) Muster erkennen lässt. Dies führt in den Bereich der Clusteranalyse.

Beispiel 2: Gruppieren von Brustkrebs-Merkmalen

Im Bereich der Brustkrebsforschung verwendeten Amoroso u. a. (2021) einen **Clustering-Algorithmus** (zu Deutsch: „Gruppieren", siehe die ersten beiden Beiträge), um Patientinnen aufgrund wichtiger klinischer Merkmale in Gruppen einzuteilen. Der entwickelte Machine-Learning-Algorithmus gruppierte die Patientinnen anhand der Ausprägungen des Alters, der Tumorgröße, der Östrogenrezeptor-Expression und/oder der Progesteronrezeptor-Expression.

Im Allgemeinen geschieht beim Clustering die Gruppierung der Patient:innen basierend auf deren Merkmalen ohne Zuhilfenahme einer Zielgröße, z. B. der finalen Diagnose. Interessanterweise können dabei oft völlig neue Muster und Zusammenhänge zwischen Patient:innen und deren

3 Das größte „n", das verwendet wird, bestimmt den **Grad** der Funktion. Bei **quadratischen Funktionen** ist der Grad daher 2; eine Polynomfunktion mit Grad 1 ist eine **Lineare Funktion**.

Krankheitsverläufen entdeckt werden, die bisher verborgen waren. Das Zusammenfassen von Patient:innen zu Clustern kann schlussendlich bei der Erstellung einer Diagnose helfen, da Therapie und Ergebnisse vergangener ähnlicher Fälle verglichen werden können.

Ein Nachteil bei Clustering-Methoden – und generell Unsupervised Learning-Ansätzen – entsteht dadurch, dass die Interpretation der Cluster nicht immer eindeutig ist (siehe ersten Beitrag). Ein/e Mediziner:in muss in einem weiteren Schritt Personen innerhalb eines Clusters auf typische Merkmale (Charakteristika) prüfen, um zu einer interpretierbaren Aussage zu gelangen.

Beim Clustering ist man somit bestrebt, die Patient:innen in eine zuvor festgelegte Anzahl von Gruppen aufzuteilen und der Algorithmus bestimmt Muster in den Daten der Patient:innen, um dies zu erreichen. Die Bedeutung der einzelnen Gruppen ist zumeist im Vorhinein nicht klar und muss im Nachhinein erklärt werden.

Ist hingegen zusätzlich zu klinischen Parametern auch eine Zielgröße, z. B. die Diagnose oder der Krankheitstyp, bekannt, kann eine KI trainiert werden, um die Zuteilung der Patient:innen in genau diese Klassen zu lernen. Man befindet sich sodann im Bereich der **Klassifikation**, einem Teilbereich des **Supervised Learning** (siehe auch die ersten beiden Beiträge). Erstellte Klassifikationsmodelle können im Anschluss dazu verwendet werden, Patient:innen mit bekannten klinischen Parametern eine Diagnose/einen Krankheitstyp zuzuordnen.

Beispiel 3: Klassifikation COVID-19 vs. Grippe aufgrund der Symptome

Verfügt man über Patient:innenakten und detaillierte Informationen über die Krankheitssymptome der einzelnen Patient:innen, kann also im Rahmen einer Klassifikation prognostiziert werden, welche Krankheit mit welcher Wahrscheinlichkeit vorliegt. In diesem Anwendungsfall stellt sich eine Frage, die Methoden des Clustering nicht beantworten können: „Anhand welcher Parameter lässt sich erkennen, welche konkrete Krankheit vorliegt?“ Gerade im medizinischen Bereich ist es von Interesse, Verfahren oder Modelle zu verwenden, die uns Aufschluss darüber geben können, wie sie zu dieser oder jener Entscheidung gekommen sind. Daher bieten sich Verfahren wie **Decision Trees** (deutsch: **Entscheidungsbäume**) sowie in der Folge **Random**

Forests gut an, die nachfolgend etwas näher erläutert werden. Decision Trees sind verständliche Modelle für einfachere Probleme, während Random Forest und Neuronale Netzwerke komplexerer Natur sind. Komplex bedeutet hier zweierlei: es können schwierigere Probleme gelöst werden, aber dafür ist das Modell auch schwieriger zu verstehen/zu interpretieren. Ein ganzer Teilbereich der KI beschäftigt sich nur damit, diese komplexen Modelle verständlich zu machen – genannt „**Erklärbare AI**“, aber dazu später mehr.

Etliche Menschen kennen das Gesellschaftsspiel „Wer bin ich?“, bei dem sich jede Person ein Post-It auf die Stirn klebt, auf dem der Name einer berühmten Person steht. Mittels Ja-oder-Nein-Fragen müssen iterativ Informationen gesammelt werden, um die korrekte Person zu identifizieren. Die Vorgehensweise ist vergleichbar mit der Vorgehensweise von Decision Trees. Als medizinisches Beispiel möge das Corona-Virus dienen. Die Trainingsdaten umfassen eine große Anzahl von Patient:innen, die mit unterschiedlichen Symptomen auf das Virus getestet wurden: Manche davon waren COVID-19 positiv, andere hatten die Grippe, eine Erkältung oder waren „nicht krank“ im pathologischen Sinne. An diesen Daten soll ein Entscheidungsbaum trainiert werden. Dieser lernt, welche Ja-Nein-Fragen gestellt werden müssen, um entscheiden zu können, ob die Person an COVID-19, der Grippe oder einer Erkältung erkrankt ist oder gesund ist. Ein Beispiel für einen solchen Entscheidungsbaum findet sich in Abb. 3.

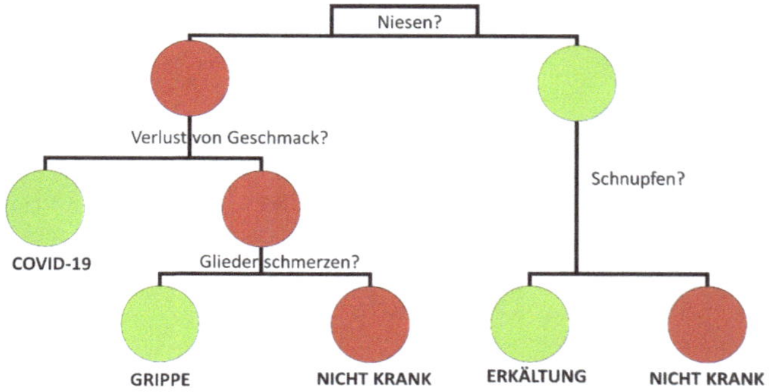

Abb. 3: Beispiel für einen Entscheidungsbaum mit den Klassen Grippe, COVID-19, Erkältung und Nicht krank[4].

4 Eine Auswahl der Symptome wurde anhand von www.helios-gesundheit.de/magazin/corona/news/corona-versus-grippe-was-ist-gefaehrlicher/ und www.infektionsschutz.de/coronavirus/fragen-und-antworten/ ausgewählt.

Ein einzelner solcher Baum ist nun sehr gut, wenn Patient:innen die genannten Symptome aufweisen. Jedoch führt der Einsatz nur dieses einen Baumes unter Umständen zu einer Vielzahl von falschen Klassifikationen: zum Beispiel hat nicht jede Person mit Gliederschmerzen gleich die Grippe und nicht jede Person mit COVID-19 leidet unter Geschmacksverlust. Für Personengruppen ohne die verwendeten Symptome ist dieser Baum als alleiniger Entscheider nutzlos, denn der Algorithmus kann keine Antwort auf die Frage der Erkrankung geben, da er andere Symptome (z. B. Kopfschmerzen) nicht einordnen kann. Oftmals leidet ein Entscheidungsbaum auch unter dem Problem des **Overfitting** (siehe ersten Beitrag), denn der Algorithmus hat seine Entscheidungen zu strikt an den vorliegenden Daten gelernt. Als Lösung trainiert man nun mehrere Bäume und diese entscheiden gemeinsam, wie ein/e Patient:in klassifiziert wird. Dieses Verfahren nennt man nun **Random Forests (RF)**. Jeder Baum erstellt dabei seine eigene Klassifikation (Diagnose) und die endgültige Klassifikation des gesamten RFs ist dann diejenige, die am öftesten von den einzelnen Decision Trees ausgegeben wird. Das Word „Random" rührt daher, dass die einzelnen Bäume des RF eine zufällige Teil-Auswahl der Features (in unserem Fall die Symptome) und der Beobachtungen (Patient:innen) heranziehen. Daher unterscheiden sich die Fragen der einzelnen Bäume, wodurch ein RF tendenziell weniger an Overfitting leidet als ein einzelner Decision Tree. Zudem ist dieses Verfahren robuster, das heißt Sonderfälle im Training beeinflussen die Entscheidung weniger stark als im Fall von Decision Trees.

Wie viele Bäume sollen verwendet werden? Wie viele Fragen soll ein einzelner Baum aufweisen? Diese sogenannten **Hyperparameter** sind a-priori unbekannt und müssen durch systematisches Testen aus den Daten ermittelt werden. Unterschiedliche Probleme verlangen zumeist unterschiedliche Hyperparameter (siehe „No free lunch!").

Problematisch bei Random Forests ist, dass mit einer steigenden Anzahl an Bäumen die Nachvollziehbarkeit der Entscheidung abnimmt. Bei wenigen Bäumen versteht ein Anwender durchaus die Beweggründe des Verfahrens für oder gegen eine bestimmte Diagnose. Werden allerdings 10, 50 oder gar 500 Bäume verwendet, ist eine Interpretation des Modells schwieriger oder gänzlich unmöglich, andererseits auch akkurater – man bewegt sich in Richtung der **Black-Box-Modelle**. Was im Inneren des Modells passiert, verbleibt im „Dunklen", ist also für uns schwer nachvollziehbar.

Beispiel 4: Bildverarbeitung und -klassifikation

In diesem Abschnitt widmen wir uns einem bekannten Problem, welches mit KI gelöst werden kann: der **Bilderkennung**. Die bisher vorgestellten Algorithmen eignen sich nur eingeschränkt dafür, mit Daten wie einem Röntgenbild oder einem Bild eines möglichen Karzinoms zu arbeiten. Das liegt daran, dass ein Bild aus vielen Pixeln besteht, welche durch ihr Nachbarschaftsverhältnis miteinander in Beziehung stehen. Hierfür benötigt man grundlegend mehrere Bäume oder Schichten (engl. **Layers**) der Anwendung bestimmter Algorithmen. Zudem ist ein Bild gerade dadurch aussagekräftig, dass Regionen gemeinsam untersucht werden. Eine schwarze Fläche allein sagt noch nichts über einen Bruch aus, aber ist der Knochen am Röntgenbild durch eine schwarze Fläche getrennt, könnte ein Bruch vorliegen. Das heißt, man benötigt ein komplexes Verfahren, das sowohl Zusammenhänge einzelner Regionen sowie das Gesamtbild in seiner Entscheidung berücksichtigt.

Nun ist man im Bereich der Neuronalen Netze angekommen – gerade im Bereich der Bildverarbeitung sind hier die **Convolutional Neural Networks** (**CNN**) quasi das Nonplusultra der KI. Je mehr Schichten verwendet werden, desto mehr rückt man in den Bereich des sogenannten **Deep Learnings** vor.

Filter in der Bildverarbeitung

Wird im Zusammenhang mit CNNs von einem **Filter** gesprochen, ist damit eine Rechenoperation gemeint, die auf ein Bild angewandt wird. Ein Graustufenbild ist nichts anderes als eine Ansammlung von Zahlenwerten in einem rechteckigen Schema, das in der Mathematik „Matrix" genannt wird. Niedrige Werte repräsentieren einen schwarzen Pixel (0 repräsentiert schwarz – völliges Fehlen von Licht) und hohe Werte hellere Pixel. Filter ermöglichen es, ein Bild zu modifizieren (z. B. Kanten zu schärfen), indem jeder Ausschnitt des Bildes mit einer kleinen vordefinierten Matrix multipliziert wird – diese Rechenoperation wird als **Faltung** (engl. **Convolution**) bezeichnet. In Abb. 4 findet sich ein Beispiel dazu.

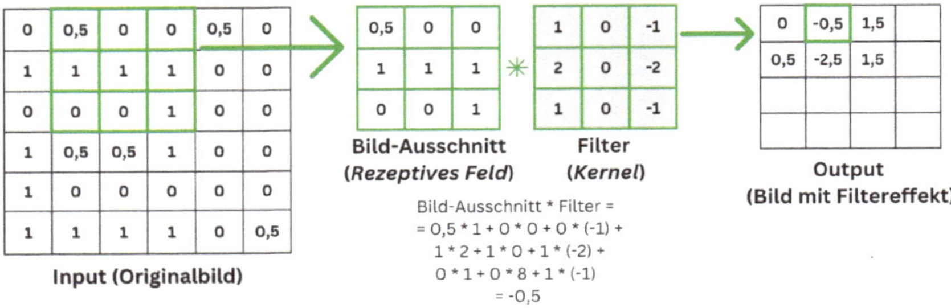

Abb. 4: Faltung: Der **Filter** (**Kernel**)[5] wird mit jedem Ausschnitt der Größe 3´3 (**Rezeptives Feld**) des großen Bildes (**Input**) multipliziert. Das ergibt den **Output**.

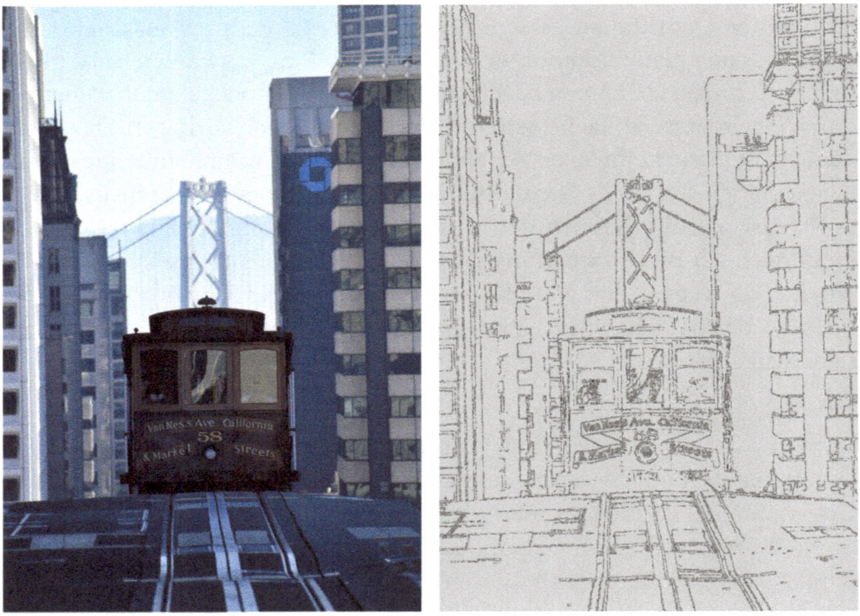

Abb. 5: Ein Cable Car auf der California Street in San Francisco, das vor der Bay Bridge einen der sieben Hügel der Stadt erklimmt. Um die Kanten im Bild zu finden, wurde der **Canny Edge Detection-Filter** verwendet.

---

5 Der verwendete Filter nennt sich **Sobel-Filter** und ist ein klassischer Kantendetektionsfilter.

Vergleicht man nun Zahlenwerte von Pixeln mit jenen der Nachbarn, deutet ein großer Unterschied auf das Zusammentreffen von hellen und dunklen Bereichen hin, und genau das fassen wir Menschen als Kanten auf. Dieses Vergleichen- und-Differenz-Berechnen nennt sich auch **Gradienten-Kalkulation**. Im Allgemeinen können verschiedene Filter verwendet werden, um die Kanten eines Bildes hervorzuheben.

Aufbau eines CNNs

Im **Deep Learning** werden nun Netzwerke über eine Vielzahl von **Schichten**, sogenannter **Layer**, aufgebaut. Wie viele und welche Art von Layer wann eingesetzt werden, ist der Kern der Deep Learning Forschung.

Um ein Grundverständnis für CNNs zu erhalten, betrachte man nun einen einzelnen CNN-Block, eine Schicht eines ganzen Netzwerks.

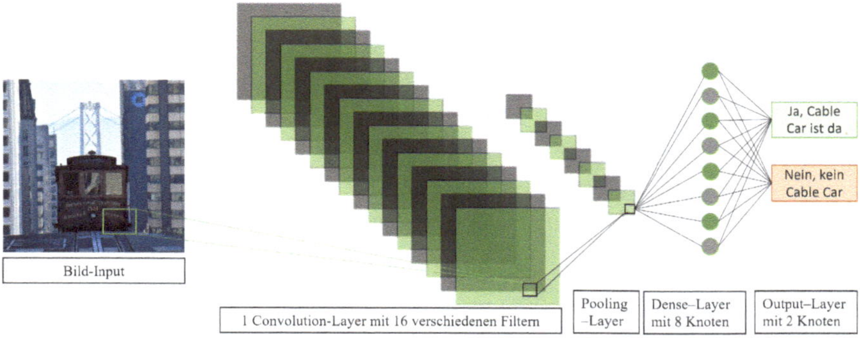

Abb. 6: Aufbau eines Convolutional Neural Networks. Auf den Convolution-Layer folgt ein **Pooling-Layer**, der das Bild auf relevante Features verkleinert und anschließend ein **Dense-Layer**, der alle Filter miteinander verknüpft, um die Zusammenhänge der einzelnen Attribute und Filter zu kombinieren.

Auf das Bild (Input) wird in einem Convolution-Layer eine vorbestimmte Anzahl an Filtern angewandt. In Abb. 6 entstehen durch 16 Filter 16 verschiedene Bilder im **Convolution-Layer**. Am Anfang des Trainings sind diese Filter zufällig und haben keine Aussagekraft. Wenn ein Bild klassifiziert werden soll und der Algorithmus falsch liegt, werden die Filter angepasst, um bei den nächsten Bildern eine akkuratere Aussage zu treffen

– der Algorithmus **lernt**. Im Laufe des **Trainings** beginnt er, jeden dieser Filter anders zu verwenden, zum Beispiel könnte sich ein Filter auf Kanten konzentrieren, ein anderer auf bestimmte Details und ein dritter auf die Regionen mit den größten Gradienten. Dieses Anpassen der Filter passiert automatisch, der Algorithmus lernt, welche Filter er benötigt, um eine korrekte Aussage über die Klassenzugehörigkeit des Bildes machen zu können.

Hyperparameter bei CNNs umfassen unter anderem die Anzahl der CNN-Layer, die Anzahl und Größe der Filter in jedem Layer und die Pooling-Layer. Als **Faustregel** gilt: Je komplexer das Originalbild und die Klassifikationsaufgabe sind, desto mehr Filter pro Convolutional-Block und desto mehr Blöcke benötigt ein CNN-Verfahren.

Arten von CNNs

Mittels CNNs können verschiedene Aufgabenstellungen gelöst werden:

1. **Klassifikation**: Einordnung bzw. Kennzeichnung des gesamten Bildes (z. B. Karzinom oder kein Karzinom).
2. **Objekterkennung**: Finden und Klassifizieren eines Elementes (z. B. Markieren eines Karzinoms oder eines Knochenbruchs).
3. **Semantische Segmentierung**: Kategorisieren jedes Pixels im Bild; für das visuelle Betrachten werden die Klassen oft unterschiedlich eingefärbt (z. B. im Röntgenbild bekommen Gewebe, gesunde Knochen und Brüche eine jeweils andere Farbe).
4. **Segmentierung der Instanzen**: Spezialisierung der Semantischen Segmentation, bei der auch innerhalb der Klasse (z. B. Knochen) verschiedene Instanzen (z. B. Wadenbein und Schienbein) unterschieden und eingefärbt werden.

Bei den CNN-Arten (2) bis (4) ist der Output wiederum ein Bild in der gleichen Größe wie das originale Bild. Bei der Klassifikation entscheidet sich das CNN für eine der möglichen Klassen – im medizinischen Kontext könnten es beispielweise die Ausprägungen „Tumor“ oder „Zyste“ sein.

In einem aktuellen Anwendungsbeispiel wurden Knochenbrüche im Unterschenkel mittels verschiedener CNN-Arten trainiert und die heilen bzw. die gebrochenen Teile farblich hervorgehoben (Prijs 2023).

Beispiel 5: Befunde verstehen und schreiben

„Was bedeuten diese vielen medizinischen Fachbegriffe?", ist eine Frage, die sich Patient:innen des Öfteren stellen. Gerade bei medizinischen Befunden kommen auch viele Halbsätze vor: Wo hört ein Satz auf und fängt ein anderer an? Seit einigen Jahren arbeiten Forscher:innen an der Entwicklung von Methoden, welche bei der Übersetzung medizinischer Fachtexte in Umgangssprache helfen sollen. Die Methoden stellen einen Teilbereich der KI dar, genannt **Natural Language Processing** (**NLP**), dem maschinellen Verarbeiten von menschlicher Sprache.

Zusätzlich zu den einleitenden Fragen treten Probleme des Erkennens von Wörtern in Zusammenhang zum Kontext, (doppelte) Verneinungen oder die korrekte Spezifizierung und Verallgemeinerung von Sachverhalten auf. Während die ersten beiden Hindernisse vom bekannten Chat-GPT einigermaßen gut gelöst werden können, benötigt der Algorithmus gerade im medizinischen Bereich noch viel Hilfe von Expert:innen.

Chat-GPT zählt zu den sogenannten **Large-Language-Modellen** (**LLM**) und basiert auf einem **Transformer**-Ansatz. LLM heißt einfach ausgedrückt, dass das Modell an großen Mengen von Daten trainiert wurde. Transformer sind eine Weiterentwicklung von Deep Learning Modellen, die sich auf Reihen von Daten spezialisiert haben: **Recurrent Neural Networks** (**RNN**). Denkt man an die Filter in CNNs zurück, kann man sich RNNs ein wenig besser vorstellen. Der Unterschied ist allerdings, dass die Daten nun keine Bilder sind, sondern zum Beispiel ein Satz, bei dem die Datenpunkte einzelne Wörter sind. Die Gewichte im RNN (Filter in CNNs) werden schrittweise auf jeden Datenpunkt angewandt mit dem Ziel, den nächsten Datenpunkt (z. B. das nächste Wort) vorherzusagen. Transformer haben zusätzlich eine **Self-Attention** implementiert. Es wird also ein Fokus daraufgelegt, dass sie immer den Kontext des aktuellen Datenpunktes (also des Worts) berücksichtigen und sich so ein besseres Verständnis des Inhalts ergibt.

Durch die große Menge an benötigten Daten und die datenschutzrechtlichen Restriktionen von Patient:innenakten gibt es nur wenige Modelle, die in diesem Gebiet gut entwickelt sind. Med-BERT von Google (Rasmy u. a. 2021), BioMegatron (NVIDIA) und GlassAI (GlassHealth) zählen zu den bekanntesten Modellen. Auch Chat-GPT (OpenAI) kann mit medizinischen Daten umgehen. Gerade im deutschsprachigen Raum sind die Ausgaben dieser Tools aber mit Vorsicht zu genießen, da manchmal die Befunde zwar gut, aber nicht hundertprozentig korrekt beschrieben werden und so die eigentliche Aussage medizinischer Expert:innen abändern.

Genau an dieser Stelle setzt ein laufendes Forschungsprojekt unter Leitung der MedUni Graz an. „SimplifAI" zielt darauf ab, radiologische Berichte mit Hilfe künstlicher Intelligenz in eine für Patient:innen leicht verständliche Sprache zu übersetzen.[6]

Explainable AI im Medizinwesen

Bereits zuvor wurde der Bereich der **Erklärbaren KI** (engl.: **Explainable AI** oder **xAI**) berührt, als einfache und (weitestgehend) verständliche Modelle (**White-Box-Modelle**) mit undurchsichtigen komplexen Modellen (**Black-Box-Modelle**) verglichen wurden.

Was ist xAI eigentlich?

Im Grunde geht es darum, dass sich Anwender:innen wie von menschlichen Expert:innen erklären lassen können, wie es zu einer Entscheidung gekommen ist: In welchem Bereich des MRT-Bildes liegt der Tumor? Warum wird bei einer Person COVID-19 diagnostiziert, während eine andere Person die Diagnose Grippe erhält? Während die Entscheidung für eine Klasse bei einzelnen **Decision Trees** auf transparente Art und Weise erfolgt, ist diese bei tiefen, vielschichtigen **Neuronalen Netzwerken** zumeist nicht mehr nachvollziehbar – doch auch dort gibt es Ansätze, wie im Folgenden beschrieben wird.

Auf der anderen Seite birgt xAI auch eine Gefahr, wenn nämlich ein „Experte" (in diesem Fall der Computer) erklärt, warum dieser oder jener Fall eingetreten ist, neigt man dazu, diese Entscheidung unwidersprochen zu akzeptieren. Was in einer Mensch-zu-Mensch-Kommunikation stringent erscheint, könnte bei der Computer-zu-Mediziner:in-Interaktion ein Problem darstellen, wenn also der Algorithmus eine falsche Aussage trifft und diese dann (falsch) begründet (Lucieri u. a. 2022).

Grundsätzlich ist eine nachvollziehbare Erklärung der KI gerade im Gesundheitswesen von großer Bedeutung. Verfahren der xAI sind noch weniger erforscht als andere Verfahren, weshalb man die xAI lediglich

---

6 Siehe: https://www.simplifai.at/.

als Unterstützung und nicht als Ersatz für eine Entscheidungsfindung betrachten sollte.

Wo xAI angewandt wird

Im Juni 2023 wurde das **XrayGPT-Modell** (Thawkar u. a. 2023) veröffentlicht. Die Autoren versprechen ein Modell, welches Röntgenbilder des Brustkorbs analysiert und anschließend Fragestellungen zu den Aufnahmen beantworten kann. Die technische Idee ist ähnlich zum bekannten **Chat-GPT** und fällt unter die sog. Large-Language-Modelle. Einige Radiolog:innen haben jedoch bemerkt, dass der generierte Text nicht zu den Röntgenbildern passt. Patient:innen ohne Expertenwissen können durch die falschen Texte leicht getäuscht werden: vielleicht erkennen diese eine potenzielle Fraktur, doch der Text überzeugt sie vom Gegenteil.

Andererseits konnten Shi u. a. (2021) mit Hilfe von xAI bei Thorax-Röntgen-Bildern zeigen, auf welche Bereiche des Röntgenbilds ein Neuronales Netzwerk die Aufmerksamkeit richtet, und stellten dies in sogenannten **Heatmaps** dar. Bereiche der Röntgen-Bilder wurden auf einer Rot-Blau-Skala eingefärbt: je höher die „Temperatur" (rot), desto mehr Aufmerksamkeit richtete die AI dorthin. Dementsprechend konnten Attribute bzw. Bereiche des Röntgenbilds identifiziert werden, die für die AI bei der Unterscheidung zwischen einer durch COVID-19 erworbenen, ambulant erworbenen oder keiner Lungenentzündung bedeutsam waren.

Magesh, Myloth und Tom (2020) berichten über ein Neuronales Netzwerk, das anhand von DaTSCANs des Gehirns der PPMI-Datenbank (Marek u. a. 2011) erkennt, ob eine Person an Parkinson leidet. In einem zweiten Schritt haben sie die xAI-Methode **LIME**[7] angewandt, um sich die Ergebnisse erklären zu lassen. Es zeigte sich, dass die KI besonders auf die Region des Putamen und Nucleus Caudatus achtete. Auch Meldo u. a. (2020) verwendeten LIME in einem Lungenkrebs-Diagnose-System, aber entwickelten darüber hinaus ein zweites xAI-System, welches anhand der für die KI entscheidenden Attribute in den CT-Scans eine kurze Erklärung als Text liefern soll.

---

7 LIME = Local Interpretable Model Agnostic Explanation. Lokal heißt in diesem Zusammenhang, dass für die einzelnen Fälle, die jeweils für die AI wichtigen Attribute und Features herausgearbeitet werden.

Erklärbare AI kann nicht nur ausschließlich auf Bilddaten angewandt werden. Zuvor wurde bereits das Clustering von Amoroso u. a. (2021) besprochen, wo klinische Merkmale von Brustkrebs für die Erstellung von Profilen genutzt werden. Das Zusammenfassen von Patient:innen zu Clustern kann bei Entscheidungen der Wahl der Diagnose helfen, da Therapie und Ergebnisse vergangener ähnlicher Fälle verglichen werden können. Dabei ist insbesondere wichtig zu verstehen, warum der Algorithmus diese Profile gebildet hat und zu diesem Zwecke nutzen die Autoren Methoden der xAI.

Literatur

Amoroso, Nicola u. a. (2021): A Roadmap towards Breast Cancer Therapies Supported by Explainable Artificial Intelligence. Appl. Sci., 4881. doi: https://doi.org/10.3390/app11114881.

Lucieri, Adriano u. a. (2022): Erklärbare KI in der medizinischen Diagnose – Erfolge und Herausforderungen, in: Pfannstiel, Mario A. (Hg.): Künstliche Intelligenz im Gesundheitswesen, Wiesbaden, 727-754.

Magesh, Pavan Rajkumar / Myloth, Richard Delwin / Tom, Rijo Jackson (2020): An Explainable Machine Learning Model for Early Detection of Parkinson's Disease using LIME on DaTSCAN Imagery, Computers in Biology and Medicine 126. doi: https://doi.org/10.1016/j.compbiomed.2020.104041.

Marek, Kenneth u. a. (2011): The Parkinson progression marker initiative (PPMI), Prog. Neurobiol. 95 (4), 629-635. doi: https://doi.org/10.1016/j.pneurobio.2011.09.005.

Meldo, Anna u. a. (2020): The natural language explanation algorithms for the lung cancer, Artificial Intelligence in Medicine 108 (6). doi: https://doi.org/10.1016/j.artmed.2020.101952.

Prijs, Jasper u. a. (2023): Development and external validation of automated detection, classification, and localization of ankle fractures: inside the black box of a convolutional neural network (CNN), Eur J Trauma Emerg Surg 49, 1057-1069. doi: https://doi.org/10.1007/s00068-022-02136-1.

Rasmy, Laily u. a. (2021): Med-BERT: pretrained contextualized embeddings on large-scale structured electronic health records for disease prediction. npj Digit. Med, 4, 86. doi: https://doi.org/10.1038/s41746-021-00455-y.

Shi, Wenqi u. a. (2021): COVID-19 Automatic Diagnosis With Radiographic Imaging: Explainable Attention Transfer Deep Neural Networks, IEEE J Biomed Health Inform 25(7), 2376-2387. doi: 10.1109/JBHI.2021.3074893.

Thawkar, Omkar u. a. (2023): XrayGPT: Chest Radiographs Summarization using Large Medical Vision-Language Models, arXiv:2306.07971. doi: https://doi.org/10.48550/arXiv.2306.07971.

United Nations Inter-agency Group for Child Mortality Estimation (2023); Gapminder (2015) – with major processing by Our World in Data: "Under-five mortality rate – UN IGME; Gapminder – Long-run data" [dataset]. Gapminder, "Child mortality rate under age five v7" [original data].

Ethische Perspektiven eines verantwortungsbewussten Umgangs mit Künstlicher Intelligenz

Andreas Klein

1. Hinführung

Spätestens seit ChatGPT und GPT-4 (integriert in MS Edge) ist „Künstliche Intelligenz" kein Thema mehr von Spezialisten, sondern in der breiten Öffentlichkeit angekommen. Hier wird es auch intensiv genutzt, so dass z. B. Bildungseinrichtungen hektisch nach plausiblen Umgangsformen für KI-generierte Arbeitsaufträge oder Prüfungen suchen. Mittlerweile überschlagen sich die medialen Berichterstattungen beinahe im Tagesrhythmus mit neuen „Errungenschaften" und Durchbrüchen in sämtlichen Lebensbereichen. Da generative KI-Systeme gekommen sind, um zu bleiben, ist das Ende der Fahnenstange noch kaum abzusehen – und damit auch nicht die damit verbundenen gesellschaftlichen Herausforderungen. Ob die bekannten Probleme wie Rassismus, Sexismus, Verzerrungen (der berüchtigte Bias[1]), schlichtweg falsche, aber glaubwürdig kommunizierte Inhalte (Fakes) usw. mit der Zeit schrittweise zurückgehen oder umgekehrt sogar zunehmen, ist bislang noch nicht abzusehen. GPT-4 in MS Edge bietet zumindest überprüfbare Quellen in den Ergebnissen an.

Nutzen und Chancen von KI-Systemen sind derart offensichtlich, dass sie mittlerweile in beinahe allen gesellschaftlichen Subsystemen zum Einsatz kommen – auch wenn nicht überall KI drin ist, wo KI draufsteht. Parallel dazu und aufgrund der rasanten Entwicklungen steigen jedoch auch die Sorgen und Befürchtungen, so dass fieberhaft nach passenden Regulierungen gesucht wird und etwa in den USA zahlreiche Expert:innen aus Forschung und Tech-Branche (u. a. Steve Wozniak, Elon Musk, Stuart Russell, Yuval Noah Harari, Max Tegmark) in einem offenen Brief eine halb-

1 Siehe dazu auch: Ho u. a. 2022.

jährige Entwicklungspause gefordert haben – mit voraussichtlich geringem Erfolg (Future for Life Institute 2023).[2]

Der vorliegende Beitrag beschäftigt sich primär mit den ethischen Aspekten und Herausforderungen, die sich für die Gesellschaft insgesamt, aber auch für das Gesundheitswesen aus diesen neuen Entwicklungen ergeben. In einem zweiten Artikel wird auf spezifische Themenfelder im Rahmen von Bildungs- und Forschungsprozessen eingegangen.

2. Wie intelligent ist Künstliche Intelligenz - oder kann sie werden?

Eine tief in die philosophische Reflexion reichende Frage beschäftigt sich damit, ob es gerechtfertigt ist, bei den neuen generativen Algorithmen überhaupt von Intelligenz zu sprechen (vgl. den guten Überblick von Heinrichs / Heinrichs / Rüther 2022). Denn offensichtlich unterscheiden sich diese Systeme erheblich von dem, was Menschen üblicherweise unter Intelligenz verstehen. Erschwerend kommt hinzu, dass offenbar kein allgemein akzeptierter Begriff von Intelligenz (und damit auch nicht von KI) zur Verfügung steht, der als Testkriterium herangezogen werden könnte.[3] Folgerichtig wird die Diskussion bislang auch recht kontrovers geführt. Allerdings macht es wenig Sinn, alleine aufgrund dieses Umstandes künstlichen Systemen Intelligenz rundweg abzusprechen. Denn sollte der Begriff so offensichtlich unklar sein, warum sollte man ihn dann überhaupt auf Menschen (oder sich selbst) anwenden? Jedenfalls wird man sich nicht zu weit hinauslehnen, wenn man unter **Intelligenz** ein **Bündel von Fähigkeiten und/oder Kompetenzen** zur präferenzorientierten Zielerreichung subsumiert, wie etwa Wahrnehmung, Sprach- und/oder Informationsverarbeitung, Problemlösung, Entscheidungsfindung, Anpassung an neue Situationen, Kreativität[4], (logisches) Denken. Wie weit sämtliche dieser Eigenschaften vorliegen müssen, um von Intelligenz zu sprechen, ist strittig, zumal die einzelnen Begriffe ihrerseits erläuterungsbedürftig sind. Daneben können noch Bereiche

---

2 Italien verordnete im Frühjahr 2023 eine einmonatige Sperre von ChatGPT.

3 Auffällig ist, dass weder die Stanford Encyclopedia of Philosophy noch Wikipedia einen passenden Artikel hierzu bereithalten.

4 Eine aktuelle Studie (Gilde / Guzik / Byrge 2023) zeigt, dass generative Algorithmen in Kreativitätstests sogar besser abschneiden als 99 % (!) der (menschlichen) Teilnehmenden. Freilich ist auch diese Untersuchung mit Vorsicht zu interpretieren, worauf die Autoren selbst hinweisen.

unterschieden werden, in denen jeweils Intelligenz in Erscheinung tritt, z. B. räumliche, soziale, körperlich-kinästhetische, musikalische, sprachliche, logisch-mathematische, interpersonelle, intrapersonelle usw. Intelligenz.

Das Ausgangsproblem, also die Frage nach der Intelligenz von KI, ließe sich freilich elegant umgehen, indem man den Begriff „Intelligenz" für generative Algorithmen überhaupt vermeidet oder – noch grundsätzlicher – gänzlich aufgibt. Stattdessen könnte man direkt auf die in KI integrierten Einzelmodelle und -methoden abstellen, wie etwa Machine Learning, Deep Learning, Natural Language Processing, Neuronale Netze, Computer Vision usw. Analog wäre dies auch hinsichtlich menschlicher Problemlösungskompetenzen zu bedenken. Allerdings haben sich die Bezeichnungen „Künstliche Intelligenz" und „Intelligenz" nun einmal allgemein durchgesetzt und zudem ist fraglich, ob damit die Probleme nicht nur auf eine andere Ebene verschoben werden. Irgendeine Vergleichbarkeit zu menschlichen Prozessen soll ja offensichtlich hergestellt werden.

Auch wenn man der Frage, ob KI überhaupt intelligent ist und wie intelligent sie (noch) werden kann, grundsätzlich skeptisch gegenübersteht, sollte eine einfache Überlegung weiterhelfen können. Aus einer **naturalistisch orientierten Perspektive** (Beckermann 2021; Dretske 1998; Keil / Schnädelbach 2000; Sukopp / Vollmer 2007; Dennett 1994; 1995) stellt sich ja die Frage, wie Intelligenz (oder auch Bewusstsein) überhaupt evolutionär aus natürlichen Komponenten (physikalisch, chemisch, biologisch) entstehen konnte. Offensichtlich war dies nicht nur möglich, sondern wurde Wirklichkeit. Wie also konnten aus physischen Bestandteilen Bewusstsein und Intelligenz **emergieren**? Gesteht man dies einmal zu, wird man nicht grundsätzlich bestreiten müssen, dass dies auch für künstliche (postbiotische) Systeme möglich sein kann (vgl. neuerdings Butlin u. a. 2023); und zwar auch dann, wenn für künstliche Systeme bereits menschliche Intervention involviert ist. Diese Schlussfolgerung ließe sich nur dadurch vermeiden, indem man – wie etwa klassisch John Searle (1980) – für Intelligenz (wohl ebenso wie für Bewusstsein) ganz bestimmte physische (und keine anderen) Systemkonfigurationen als notwendig (conditio sine qua non) voraussetzt (z. B. in der Embodiment-Theorie). Für diese Annahme scheint jedoch wenig zu sprechen! Vor tausenden (oder Millionen) von Jahren hätte wohl ebenfalls kaum jemand für möglich gehalten, dass sich aus physischen Bestandteilen Bewusstsein und/oder Intelligenz entwickeln können; und es ist doch passiert. Evolutionär betrachtet scheint es ohnehin mehrere Wege gegeben zu haben, um beispielsweise neuronale – und wohl auch bewusste und intelligente – Prozesse hervorzubringen (das sog. Problem der **multiplen Realisierung**; vgl. dazu Bickle 2020). Damit scheint sich die Vermutung nahezulegen, dass es hierbei nicht primär um die physischen Bestandteile als solche geht, sondern um **bestimmte hinreichend komplexe Systemkonfigurationen**. Genau diese Überlegungen stehen auch hinter dem Konzept der **Emergenz**, wonach Bewusstsein und/oder Intelligenz als emergente Systemeigenschaften entsprechend hoch komplexer Systeme verstanden werden können (vgl. Stephan 2005; Greve / Schnabel 2011; Metzinger 2003; 2009). Insofern können Systeme „neue" (wesentliche) Eigenschaften hervorbringen, die nicht schon in den einzelnen Komponenten oder – im Fall von KI – im Trainingsprozess enthalten sind – ein durchaus altbekanntes Phänomen.

Eine andere Frage ist jedoch, wie weit aktuelle KI-Systeme einem adäquaten Intelligenzverständnis entsprechen. Auch wenn man diesbezüglich die Meinung vertritt, dass derzeitige Systeme diesem Kriterium noch nicht genügen, so wird man doch einräumen müssen, dass sie offenbar auf dem Weg dorthin sind oder sogar Ansätze von Bewusstsein zeigen (s. später zu Anm. 55). Ob damit auch die Entwicklung hin zu einer **Superintelligenz** (Bostrom 2014; Russell 2020; Heinrichs / Heinrichs / Rüther 2022: 169ff) geebnet ist, kann an dieser Stelle offen bleiben. Ebenso offen bleiben kann hier die – durchaus imposante – Frage, inwieweit Intelligenz eine Form von Bewusstsein voraussetzt.

Eine mittlerweile klassische, aber auch umstrittene Strategie besteht im sog. **Turing-Test** (Oppy / Dowe 2021) oder einer entsprechenden Weiterentwicklung (z. B. dem schwierig zu widerlegenden Metzinger-Test: Metzinger 2003). Dabei geht es darum herauszufinden, ab wann ein menschlicher Kommunikator nicht mehr adäquat entscheiden kann, ob er mit einem Menschen oder einer Maschine kommuniziert. Es ist fraglich, wie weit heutige Systeme diesem Test gerecht werden.[5] Allerdings kommunizieren Menschen (gewollt oder ungewollt) immer wieder mit KI-Systemen (z. B. in Sozialen Medien, Call Centern usw.), ohne diesbezüglich einen Unterschied wahrzunehmen. Bei GPT-4 gehen derzeit die Meinungen auseinander.

Abschließend soll auch die umgekehrte Fragerichtung zumindest angedeutet werden: **Wie intelligent ist (eigentlich) der Mensch** bzw. mensch-

---

5 Auf die intensive Debatte um das berühmte Chinese-Room-Argument von John Searle (1980) gehe ich hier nicht ein – und gehe davon aus, dass es mittlerweile einiges an Tragfähigkeit eingebüßt hat. Siehe dazu die entsprechenden Passagen in der Einleitung.

liches Verhalten? Die (Selbst-) Zuschreibung von Intelligenz hat zwar eine lange Tradition (schon Aristoteles definiert den Menschen als animal rationale), widerspricht aber häufig genug dem alltäglichen menschlichen Verhalten. Die täglichen Nachrichtenmeldungen und auch die nüchterne Selbstevaluation geben ein eher ernüchterndes Bild. Schon Sigmund Freud behauptete bekanntlich, dass der Mensch „nicht Herr in seinem eigenen Haus" sei (Freud 1917: 7). Wann und unter welchen Bedingungen handeln Menschen rational und intelligent? Insbesondere Evolutionsbiologie, (kognitive) Verhaltensforschung, Neuropsychologie oder Soziobiologie erschließen schrittweise die evolutionär-biologischen Wurzeln menschlichen Verhaltens, die in alltäglichen Verhältnissen zum Ausdruck kommen.

Vor diesem Hintergrund ließe sich entweder behaupten, dass evolutionäre (Verhaltens-) Strategien nicht per se unintelligent sind, oder dass Menschen nur unter bestimmten Bedingungen rational-intelligentes Verhalten zeigen. Beides hat eine gewisse Berechtigung. Dies hat jedoch Konsequenzen für die Modellierung von KI-Systemen und auch für eine KI-Definition: Wenn solche Systeme lediglich menschliches Denken oder Handeln simulieren (sollen) (vgl. hierzu Russell / Norvig 2012: 22ff; Bringsjord / Govindarajulu 2022), dann müsste aus dem menschlichen Verhalten eine passende Auswahl getroffen und nur dies als Trainingsgrundlage zur Verfügung gestellt werden. Andernfalls würden KI-Systeme auch ungeeignete und insofern unintelligente oder jedenfalls ethisch problematische (menschliche) Problemlösungsstrategien zeigen (was sie immer noch tun: hier entsteht z. B. auch das Bias-Problem). Insofern erscheint es plausibel, sich nicht vorrangig an der Simulation von **faktischem** menschlichem Verhalten zu orientieren, sondern eher an **idealtypischem** oder **anspruchsvollerem** (vgl. Russell / Norvig 2012: 26). Damit aber rücken auch ethisch-rationale Deliberationsprozesse ins Zentrum des Interesses, da z. B. nicht mehr nur bestimmte Problemlösungen zu bewältigen sind, sondern diese in ein umfassendes Handlungsbild einzubetten sind.

Mit diesen Überlegungen wird bereits ein Kernbereich des ethischen Diskurses zu KI betreten: In jede Konstruktion intelligenter Maschinen müssen bereits (ethisch-rationale) Wertungen und werthaltige Zwecksetzungen einfließen. Es gibt keine wertneutrale Technik (Bayertz 1991: 180f; Fenner 2022: 270ff; Bauberger 2020, 28f.)! Das bedeutet, dass Wertüberlegungen ebenso wie Prinzipien und Normen bereits in der Herstellung und im gesamten Prozess zwingend nötig sind, und darüber hinaus, dass die jeweiligen Produkte ihrerseits diese repräsentieren und enthalten und mit diesen adäquat operationalisieren (umgehen) müssen. Genau an dieser Stelle eröffnet sich jedoch die Frage, inwiefern KI-Systeme (künftig) selbst moralisch sein und handeln können (vgl. Misselhorn 2018).

3. Ethik und die Frage nach dem guten Handeln

Ethik kann ganz allgemein als selbstreflexive Theorie der Moral beschrieben werden, die menschliches Handeln anhand der Beurteilungsalternative von Gut und Böse bzw. Gut und Schlecht auf seine Sittlichkeit hin überprüft (vgl. Körtner 2019: 35). Ethik fragt auf einer Metaebene, wie man handeln **soll**. Es geht also, jedenfalls in der normativen Ethik, um Sollensansprüche, Forderungen und Verpflichtungen. Leitend ist dabei die Frage bzw. Suche nach **dem Guten**, das durch kritische Reflexion, also **vernunftgeleitet**, eruiert werden soll. Dabei hat die Ethik stets unparteiisch, unvoreingenommen, neutral, sachlich, objektiv, nüchtern und distanziert zu sein – auch wenn dies weitgehend ein (unverzichtbares) Ideal darstellt (Birnbacher 2013: 2 ff). Sie geht dabei **methodisch** vor, d. h., dass sie transparent und nachvollziehbar anhand gültiger Standards z. B. in Konfliktsituationen zu gerechtfertigten Lösungen anhand von **Gründen** und **Argumenten** kommen möchte. Als kritische Reflexionsgestalt der Moral sind die Aufgaben der Ethik aber grundsätzlich noch erheblich weiter gespannt.

Damit unterscheidet sich Ethik von **Moral**, die ein Bündel von unerlässlichen und (mehr oder minder akzeptierten) **Regeln für das gesellschaftliche Zusammenleben** beschreibt. Sie enthält als gelebte Moral Gewohnheiten, Konventionen, Prinzipien, Normen, (moralische) Werte, Ideale usw., die in einer Gesellschaft oder Gruppe anerkannt werden und einen normativen Anspruch erheben (vgl. Fenner 2020: 11 ff; Hübner 2018: 11 ff; Henning 2019: 11 ff). Moral bildet folglich einen umfassenden Orientierungsrahmen für individuelles und soziales Handeln und ist demzufolge unverzichtbar. Sie bedarf jedoch der Ethik, weil in der Moral selbst noch nicht geklärt ist, ob moralische Vorstellungen oder Überzeugungen tatsächlich dem Guten entsprechen. Moral ist zudem stets zweideutig und auch widersprüchlich. Besonders in moralischen Konfliktsituationen ist ethisches Reflektieren unumgänglich, um zu plausiblen Lösungen zu gelangen. Während es bei grundlegenden (moralischen) Werten, Normen und Prinzipien einerseits eine gewisse transkulturelle Homogenität zu geben scheint (common morality), erweist sich diese andererseits in konkreten Realisierungen als kulturell und historisch divergent – bis hinein in unterschiedliche nationale Gesetzgebungen.

4. Ethik für KI

Im Laufe der Geschichte der Ethik haben sich einige Grundpositionen und zahlreiche Variationen herausgebildet, auf die in unserem Kontext nicht eingegangen wird. Für unsere Zwecke ist es ausreichend, auf ganz bestimmte (moralische) **Prinzipien** und daraus resultierende **Normen** abzustellen, die sich einerseits dadurch empfehlen, dass sie Aussicht auf allgemeine Akzeptanz beanspruchen können (common morality) und die sich andererseits im gesamten ethischen Diskurs als maßgeblich herauskristallisiert haben. Vor diesem Hintergrund zeigt sich, dass KI zwar als disruptive Entwicklung innerhalb gesellschaftlicher Digitalisierungsprozesse in Erscheinung tritt und Abwehrstrategien und Ängste bzw. Sorgen durchaus verständlich sind. Gleichwohl gestaltet sich die ethische Reflexion hier nicht grundlegend verschieden gegenüber anderen aktuellen Konfliktfeldern, wie etwa bei der Gentechnik oder der Digitalisierung überhaupt. Insofern kann die Ethik auf eine lange Tradition von Konfliktlösungspotenzialen und Reflexionskompetenzen zurückgreifen, die sich – mit entsprechenden Adaptionen – auch angesichts neuer Entwicklungen durchaus bewähren können.

Demgegenüber erweisen sich einfach-hierarchische **Robotergesetze** (die auch im Hollywood-Blockbuster „I, Robot“ anzutreffen sind), wie sie im Rahmen einer **Roboethik** oder **Roboterethik** (Loh 2019; Bendel 2019) ursprünglich von Isaac Asimov vorgelegt und sodann weiterentwickeltet wurden, als unzureichend (Decker 2019). Diese Gesetze erzeugen in ihrer Anwendung nicht nur falsch-positive und falsch-negative Ergebnisse (wie übrigens auch Kants Formeln des Kategorischen Imperativs[6]), sondern unterschlagen vor allem das Komplexitätsniveau, das bei ethischen Erörterungen prinzipiell anzutreffen ist. Komplexe ethische Konfliktsituationen lassen sich selten mit einfachen Gesetzen oder Regeln lösen.

Nichtsdestotrotz spricht sehr viel für ein entsprechend ausdifferenziertes **Prinzipien-Konzept** (vgl. Düber / Quante 2016; Schöne-Seifert 2011), wie

6 Kant 1785. Kritische Erörterungen zu Kants Beispielen finden sich etwa bei: Schönecker / Wood 2002; Parfit 2017.

es gegenwärtig in zahlreichen sog. Bereichsethiken[7] (Nida-Rümelin) zur Anwendung kommt – mit entsprechenden sachbezogenen Anpassungen. Im Gesundheitsbereich hat sich diesbezüglich der sog. **principlism** von Beauchamp und Childress (2019) als Standardkonzept etabliert, das auch flexibel für etwaige Anpassungen ist. Die hier entfalteten (moralischen) Prinzipien werden dabei als allgemein akzeptiert vorausgesetzt (common morality). Auf metaethische oder theoretische Begründungen wird dabei verzichtet, weil diese disparaten, hoch artifiziellen und konfligierenden Diskurse nicht nur weiterhin andauern, sondern es um konkrete und handhabbare Orientierungshilfen in ethischen Konfliktsituationen geht. Darum sind die vier Prinzipien, **Autonomie** bzw. **Selbstbestimmung**, **Nichtschaden**, **Fürsorge** (**Wohltun**) und **Gerechtigkeit** auch längst in ethischen Diskursen etabliert – und stellen darüber hinaus auch die moralischen Grundlagen von Menschenrechtskonventionen dar.

Kein prinzipienethisches Modell kommt jedoch ohne kritisch-reflexiv-argumentativen Diskurs aus. Das bedeutet, dass die jeweiligen Prinzipien im Einzelfall zu **interpretieren**, zu **spezifizieren** und zu **gewichten** sind. Hierin besteht auch der „Fehler“ der klassischen Robotergesetze, da sie eine automatische Priorisierung und Hierarchisierung unterstellen (Regel 1 vor Regel 2 usw.), um zu „richtigen“ ethischen Ergebnissen zu gelangen. Eine solche gibt es nicht und kann es auch nicht geben – und hätte auch wenig mit Ethik zu tun.

4.1 Ethik-Leitlinien für eine vertrauenswürde KI

Es bietet sich in diesem Kontext an, auf die ethischen Leitlinien der „unabhängigen hochrangigen Expertengruppe für Künstliche Intelligenz“ (HEG-KI) der Europäischen Kommission zurückzugreifen und hierauf einzugehen, die 2019 veröffentlicht wurden und ein Grundgerüst für weitere Regulierungsprozesse (z. B. den mittlerweile beschlossenen AI Act)

---

7 Unter Bereichsethiken versteht man Teilbereiche der Angewandten Ethik, die jeweils einen größeren Themenbereich umfassen und mittlerweile ein bestimmtes Expert:innenwissen erfordern. Umfang, Abgrenzungen und Bezeichnungen können dabei allerdings wechseln. Klassische Bereichsethiken sind etwa Medizinethik, Wissenschaftsethik, Technikethik, Wirtschaftsethik, Medienethik, Politische Ethik usw. Die zunehmende Ausdifferenzierung innerhalb der Wissenschaften führt zwangsläufig zum Entstehen weiterer Bereichsethik, wie etwa Neuroethik, Pflegeethik, Digitale Ethik usw. (vgl. etwa Fenner 2022: 50 ff).

darstellen. Diese Leitlinien decken sich inhaltlich weitgehend mit anderen KI-Ethik-Entwürfen (Mason 1986; Floridi 2023), die mittlerweile in großer Zahl vorgelegt wurden.[8] Diese Übereinstimmung ist auch nicht überraschend, weil die jeweiligen Entwürfe fast ausschließlich auf Prinzipien zurückgreifen, von denen es immer nur wenige geben kann (vgl. Jobin / Ienca / Vayena 2019). Aus Prinzipien resultieren sodann Normen, Leitlinien, Empfehlungen, weitere Handlungsoptionen usw.

Die Ethik-Leitlinien der HEG-KI spiegeln die bereits angesprochenen ethischen Prinzipien in modifizierter Form wider. Sie bilden einen guten Leitfaden für die ethische Reflexion und auch für konkrete bzw. praktische Entwicklungsprojekte, aber auch eine Grundlage für weitere Regulierungsprozesse und Standardisierungen (AI Act der EU oder Exzellenzcluster). Europa nimmt mit diesen Frameworks (wie schon mit der DSGVO) eine internationale Vorreiterrolle ein und setzt sich damit von anderen globalen Playern deutlich ab.

Grundlage der Leitlinien sind international verbindliche Menschenrechtsabkommen und -konventionen (EMRK, EU-Grundrechtecharta usw.). Diese basieren ihrerseits auf moralischen Grundannahmen und Prinzipien. In ihnen finden sich also moralische Prinzipien in konkreten Ausgestaltungen für gesellschaftliche Lebensverhältnisse.

Die Ethik-Leitlinien gliedern sich in 3 jeweils aufeinander aufbauende Bereiche: Teil 1 enthält die ethischen Grundlagen (**Prinzipien**) und vorgelagert die grundrechtlichen Fundierungen, Teil 2 weitere Ausdifferenzierungen und Spezifizierungen in konkretere **Anforderungen** und Teil 3 eine **Bewertungsliste** für konkrete Umsetzungen und Anwendungen (Fragenkatalog). Wie der Übertitel (Ethics Guidelines for Trustworthy AI) zu erkennen gibt, geht es zentral um die Realisierung **vertrauenswürdiger** (trustworthy) **KI-Systeme**, die jedenfalls **rechtmäßig**, **ethisch** und **robust** (in technischer und sozialer Hinsicht) sein müssen (Nr. 15[9]). Sol-

---

8 Im März 2023 hat auch der Deutsche Ethikrat eine umfangreiche Stellungnahme vorgelegt, die zudem einige „ausgewählte Anwendungen und sektorspezifische Empfehlungen“ (Medizin, Bildung, Öffentliche Kommunikation und Meinungsbildung und Öffentliche Verwaltung) enthält und darüber hinaus „Querschnittsthemen und übergreifende Empfehlungen“ erörtert.

9 Die Nummern beziehen sich auf die Nummerierung des deutschen Textes der Leitlinien und sind dort am linken Rand vermerkt.

chen vertrauenswürdigen KI-Systemen[10] wird enormes Potenzial attestiert, „die Gesellschaft signifikant zu transformieren" und sie stellen „ein vielversprechendes Mittel" dar, „um das menschliche Gedeihen und somit das Wohlbefinden von Individuum und Gesellschaft und das **Gemeinwohl** zu steigern sowie zur Förderung von Fortschritt und Innovation beizutragen" (Nr. 9). Exemplarisch werden hier folgende **Ziele** genannt: „Nachhaltigkeit", „Geschlechtergerechtigkeit", „Bekämpfung des Klimawandels", „rationale[r] Umgang mit natürlichen Ressourcen", „Gesundheitsförderung", „Mobilität", „Produktionsverfahren", „Überwachung von Indikatoren", „sozialer Zusammenhalt" (Nr. 9; 121 ff), Förderung der „wirtschaftliche[n], soziale[n] und politische[n] Chancengleichheit" (Nr. 33). Entsprechende Systeme müssen jedoch stets **„auf den Menschen ausgerichtet sein"** und **„menschliches Wohl"** und die **„Freiheit"** mehren (Nr. 10). Gleichzeitig sollen bestehende oder (un-)vermutbare Risiken so weit als möglich minimiert oder eliminiert werden. Aspekte der Fürsorge und des Wohls nehmen hier offensichtlich eine hochrangige Stelle ein, ohne jedoch die anderen Grundüberzeugungen zu verdrängen oder zu marginalisieren.

Die Leitlinien richten sich an **sämtliche Akteure**, die bei „Gestaltung, Entwicklung, Einführung, Umsetzung oder Nutzung" beteiligt oder betroffen sind, also z. B. Unternehmen, Organisationen, Forschende, öffentliche Dienste, Behörden, Institutionen, zivilgesellschaftliche Organisationen, Einzelpersonen, Arbeitnehmende und Verbraucher (Nr. 19).

4.2 Ethische Verpflichtungen

Im Folgenden sollen die ethischen Prinzipien (Grundsätze) der Leitlinien dargestellt und erläutert werden. Auf die spezifizierenden Anforderungen und die Bewertungsliste (ALTAI), die stärker auf die praktische Umsetzung fokussieren, wird im zweiten Beitrag eingegangen. Grundlage der ethischen Prinzipien sind international vereinbarte **Grundrechte**. Zurecht weisen die Leitlinien aber darauf hin, dass kein Ethikkodex und keine Leitlinie die jeweilige kritisch-ethische Reflexion („ethische Vernunft") ersetzen können (Nr. 36) – ein leider häufig anzutreffendes Missverständnis (s. oben).

10 Die von einigen Autoren vorgetragene Kritik (Zuchowski / Zuchowski 2022), KI-Systeme könnten überhaupt nicht vertrauenswürdig sein, sondern lediglich oder bestenfalls verlässlich, ist m. E. überzogen und wird – entgegen der Intention der Autorn – den lebensweltlichen Realitäten nicht gerecht.

Dementsprechend muss diese Reflexion auf allen Ebenen des Umgangs mit KI gefordert und gefördert werden.

4.3 Grundrechte und KI

Den Prinzipien vorangestellt werden internationale Abkommen und die darin enthaltenen Grundrechte: die **Würde des Menschen**, **Freiheit**, **Gleichheit** bzw. **Gerechtigkeit** und **Nichtdiskriminierung**, **Solidarität** und **Bürgerrechte** (Nr. 41-45). Explizit und völlig zurecht wird dabei die **Menschenwürde** als „gemeinsame Grundlage dieser Rechte" (Nr. 38) vorgeordnet. Die Würde des Menschen ist nämlich nicht gleichrangig mit ethischen Prinzipien oder Grundrechten, sondern ist deren Fundierung bzw. „Axiom" oder „Prämisse" (Habermas 2010; Bielefeldt 2008; Härle 2008; Pollmann 2022; Sandkühler 2007; 2015; Schaber 2012).[11] Insofern kann die Menschenwürde auch nicht mit ethischen Prinzipien oder Menschenrechten konfligieren oder mit diesen in ein Abwägungsverhältnis treten, sondern ist von diesen kategorial verschieden. Menschenwürde kann überhaupt nicht abgewogen oder verrechnet werden (vgl. Kant 1785: 434), sondern ist das Fundament, auf dem Menschenrechte, Grundrechte und ethische Prinzipien aufbauen, die wiederum sehr wohl im Bedarfsfall abgewogen werden können und gelegentlich auch müssen. Bestenfalls ließe sich sagen, dass **Menschenwürde als Grundprinzip** oder oberstes Prinzip den anderen Prinzipien vorgeordnet ist.[12]

Zur **Menschenwürde** (als „inhärenten Wert") zählen die Leitlinien (Nr. 41):

---

11 Ich verzichte hier auf eine Diskussion von ethischen Positionen, die generell auf den Begriff der Menschwürde verzichten, weil sie diesen als „Leerformel", also ohne substanziellen Mehrwert betrachten. Die von diesen Positionen aufgebotenen Alternativen können jedoch bislang das Potenzial dieses Begriffs nicht hinreichend ausschöpfen und bleiben somit ihrerseits defizitär. Zudem lassen sich durchaus inhaltliche Füllungen des Menschenwürdebegriffs formulieren, wie – im Anschluss an Kant – sogar utilitarismusnahe Konzeptionen wie jene von Derek Parfit zeigen, welche gemeinhin eher Schwierigkeiten mit dem Menschenwürdebegriff haben.

12 Insofern ist es zumindest unscharf bzw. sogar irreführend, vom „Wert des Menschen" (z. B. AEMR Präambel Abs. 5) zu sprechen, weil Menschen überhaupt keinen Wert haben, sondern Würde (kategoriale Differenz). Werte sind – wie auch Prinzipien und Normen – grundsätzlich verrechenbar bzw. abwägbar (es gibt für sie ein Äquivalent; Kant 1785: 434), Würde nicht. Menschenrechte, ethische Prinzipien oder Werte gibt es stets im Plural, Menschenwürde aber nur im Singular.

- Respektvolle Behandlung
- Körperliche und geistige Unversehrtheit
- Persönliche und kulturelle Identität
- Erfüllung der Grundbedürfnisse

Diese sind jeweils zu achten, zu fördern und zu schützen.

Freiheit des Einzelnen beinhaltet (Nr. 42):

- Recht auf eigene Lebensgestaltung
- Freiheit von staatlichen Eingriffen
- Gleichen Zugang zu Vorteilen und Möglichkeiten von KI (gegen Gefahren der Ausgrenzung)
- Eindämmung von
  - unrechtmäßigem Zwang und Bedrohung der geistigen Selbstbestimmung und Gesundheit
  - ungerechtfertigter Überwachung
  - Täuschung und unfairer Manipulation
- Handlungsfreiheiten wie Kunst, Wissenschaft, Unternehmen, Meinungsfreiheit, Privatleben und -sphäre, Versammlungs- und Vereinigungsfreiheit

Demokratie, **Gerechtigkeit** und **Rechtsstaatlichkeit** enthalten (Nr. 43):

- Begrenzung der Regierungsgewalt durch entsprechende Gesetze
- Förderung demokratischer Prozesse
- Respektierung der Pluralität individueller Werte und Lebensentscheidungen

Gleichheit, **Nichtdiskriminierung** und **Solidarität** beinhalten (Nr. 44):

- Vermeidung des Exklusionsrisikos etwa durch Ergebnisverzerrungen (Bias); Trainingsdaten sollten so inklusiv wie möglich sein
- Besondere Beachtung gefährdeter Personen oder Gruppen (Arbeitnehmende, Frauen, Menschen mit besonderen Bedürfnissen, ethnische Minderheiten, Kinder usw.)

Abschließend werden Optionen für **Bürgerrechte** erläutert:

- Vorteile und Verbesserungen durch KI: z. B. Wahlrecht, gute Verwaltung, Zugang zu öffentlichen Dokumenten, Petitionsrecht
- Schutz vor negativen Auswirkungen der KI auf Bürgerrechte

4.4 Vier ethische Grundsätze (Prinzipien):

Im Anschluss an die Darlegung der Grundrechte, für die KI künftig einerseits Verbesserungen bringen soll bzw. kann und die andererseits vor negativen Wirkungen geschützt werden müssen, werden die vier ethischen Prinzipien erläutert. Nicht zufällig kommt es hier zu Überschneidungen mit den Grundrechten, weil moralische Prinzipien bereits den Grund- und Menschenrechten zugrunde liegen und die nun folgenden Prinzipien auf diesen Grundrechten aufbauen (Nr. 47). Insofern übernimmt hier die Vorordnung der Grundrechte die Funktion, die gemeinhin in der Ethik der theoretischen Begründung zukommt. Die vier Prinzipien werden als „Imperative formuliert", die auf Verpflichtungen und Befolgungen abzielen. Die Prinzipien haben bereits vielschichtig in (nationale und internationale) Rechtsvorschriften Eingang gefunden. Dennoch gilt auch hier, dass „die Einhaltung ethischer Grundsätze [...] über die Einhaltung geltender Gesetze hinaus[geht]" (Nr. 49).

1. Autonomie / Freiheit (Nr. 50): Die Selbstbestimmung über die eigene Person soll in vollem Umfang und wirksam ausgeübt werden können, wozu auch die Teilnahme an demokratischen Prozessen gehört. „KI-Systeme sollten Menschen nicht auf ungerechtfertigte Weise unterordnen, nötigen, täuschen, manipulieren, konditionieren oder in eine Gruppe drängen", sondern umgekehrt „die kognitiven, sozialen und kulturellen Fähigkeiten des Menschen" stärken, ergänzen und fördern. KI muss stets **menschenzentriert** entwickelt werden, wozu auch sinnvolle menschliche Entscheidungsspielräume zählen. Menschliche **Aufsicht und Kontrolle** über KI-Prozesse sollen gewährleistet werden und Unterstützung bei Arbeitsprozessen und der Schaffung sinnvoller Arbeit ermöglichen.

2. Schadensverhütung: Negative Auswirkungen auf den Menschen und seine Unversehrtheit sind auszuschließen. Hierzu ist auch die Implementierung technischer Robustheit erforderlich, damit KI-Systeme nicht für Missbrauch anfällig sind. Schutzbedürftige (vulnerable) Personen bzw. Gruppen sind in besonderem Maße zu berücksichtigen. Negative Auswirkungen können sich auch durch **ungleiche Verteilungen von Macht und Informationen** ergeben, z. B. auch zwischen Arbeitgebern und Arbeitnehmern bzw. Verbrauchern. Auch die **natürliche Umwelt** als Lebensgrundlage des Menschen ist ausdrücklich vor Schäden zu schützen.

3. Fairness: Dieses Prinzip hat eine substanzielle und eine verfahrenstechnische Dimension. Die **substanzielle Dimension** fokussiert auf **ge-**

rechte Verteilung von Vorteilen und Kosten, wobei hier insbesondere vor Verzerrung, Diskriminierung und Stigmatisierung geschützt werden muss und umgekehrt Chancengleichheit beim Zugang zu Bildung, Gütern, Dienstleistungen und Technologien zu fördern sind. Adäquat konzipierte KI-Systeme können hier erhebliche positive Effekte erzielen, weil sie bei entsprechend sorgfältiger und reflektierter Konzeptualisierung (Trainingsphasen) menschliche (unbewusste) Ungerechtigkeiten sogar kompensieren können – obwohl dies aktuell immer noch eher ein Ideal darstellt. Schon aktuell lässt sich aber GPT-4 nur schwer zu diskriminierenden, rassistischen oder sexistischen Äußerungen „überreden" – ganz im Unterschied zu ihren menschlichen Pendants. Hier zeigen sich die Vorteile von (selbst-) lernenden Systemen, die deutlich rascher umgestellt werden können oder sich sogar (künftig) gegenseitig korrigieren.

Darüber hinaus sollen **Täuschungen und Beeinträchtigungen der Wahlfreiheit** ausgeschlossen werden. An dieser Stelle ist kritisch anzumerken, dass aktuelle generative Systeme durchaus (noch) mit Fehlinformationen und insofern mit Täuschungen behaftet sind, die jedoch durch rhetorische Kunstfertigkeiten verschleiert werden. Die betreffenden Informationen (Fakes) sind insofern von vielen Nutzern nur schwer zu durchschauen und werden somit fälschlich als wahre Aussagen eingestuft (s. dazu später). Diese Problematik ist auch dadurch nicht entschärft, dass etwa GPT-4 Quellen zur Verfügung stellt. Denn diese suggerieren, dass die generierten Ergebnisse hinreichend (wissenschaftlich) gedeckt sind, was nicht immer zutrifft. Weiterhin verweisen die Leitlinien auf eine adäquate „Verhältnismäßigkeit zwischen Mittel und Zweck", so dass eine rational nachvollziehbare Abwägung erfolgen kann und muss.

Bei der **verfahrenstechnischen Dimension** muss es möglich sein, gegen die Entscheidungen von KI-Systemen und ihre Betreiber berechtigten **Einspruch zu erheben**, wozu entsprechend verantwortliche Stellen identifizierbar und die Entscheidungen erklärbar sein müssen. Hierfür ist freilich ausreichend Transparenz zu fordern, insbesondere dann, wenn das Zustandekommen von Entscheidungen nicht ausreichend einsichtig ist.

4. Erklärbarkeit: Das Prinzip der Erklärbarkeit stellt eine Besonderheit dar, da es bei vergleichbaren Leitlinien – zumindest an dieser Stelle – nur selten auftritt. Im klassischen Ansatz der Biomedizinethik von Beauchamp und Childress entspricht dieser Forderung der „informed consent", der als Norm im Rahmen des Autonomieprinzips enthalten ist. Dieser Grundsatz findet sich auch in Art. 3 der EU-Grundrechtecharta. Die Aufstufung der

Erklärbarkeit zu einem Prinzip ist vor allem dem Umstand geschuldet, dass KI-Systeme einerseits in ihrer Output-Generierung häufig undurchschaubar sind und andererseits der Einsatz solcher Systeme in bestimmten Anwendungsbereichen erläuterungsbedürftig ist.

Mit dem Prinzip der Erklärbarkeit soll insbesondere die **Vertrauenswürdigkeit** gestärkt werden. Es soll nachvollziehbar sein, wie KI-Systeme funktionieren, wie sie zu ihren „Entscheidungen" bzw. Outputs gelangen und welche Gründe für ihren konkreten Einsatz sprechen. **Transparenz** ist hier das dominierende Motto, wobei umgehend einräumt wird, dass diese Nachvollziehbarkeit bei lernenden oder gar selbstlernenden KI-Systemen aufgrund ihrer Architektur häufig nur schwer zu realisieren ist (Blackbox-Problem[13]). Allerdings ähneln sie in dieser Problematik menschlichen Gehirnprozessen. Bei Letzteren versucht man das Problem mit Rückfragen nach den entsprechenden (Handlungs- oder Entscheidungs-) Gründen zu entschärfen. Allerdings ist auch dies durchaus problematisch, da die jeweils genannten Gründe nicht zwingend diejenigen sein müssen, die faktisch zu einer Entscheidung geführt haben. Menschen täuschen sich regelmäßig über ihre handlungswirksamen Gründe oder Triebfedern oder fingieren auf Rückfrage solche Gründe retrospektiv. Für KI-Systeme fordern die Leitlinien jedenfalls Rückverfolgbarkeit, Nachprüfbarkeit und transparente Kommunikation.

5. Abschließende Würdigung und Ausblick

Die von der unabhängigen Expertenkommission entwickelten Ethik-Leitlinien sind ein umfassendes und tragfähiges Gerüst für die ethische Bewertung und Umsetzung von KI-Systemen. In diesen Leitlinien sind (beinahe) sämtliche Aspekte enthalten, die in anderen entsprechenden Veröffentlichungen und auch aus Expertenkreisen in unterschiedlicher Weise vorgelegt wurden. Dies ist auch kein Zufall, da die Expertenkommission bereits auf zahlreiche Publikationen, Diskurse und Expertisen zurückgreifen konnte. Insofern bündeln die Leitlinien bereits akzeptierte und plausible Grundlagen, Prinzipien und Normen. Vor diesem Hintergrund ist es vorderhand auch nicht nötig, weitere Leitlinien explizit für das Gesundheitswesen zu

---

13 Mittlerweile wird intensiv an Ansätzen geforscht, auch das Blackbox-Problem besser in den Griff zu bekommen. Siehe dazu die entsprechenden Passagen in der Einleitung.

etablieren, zumal dann, wenn etwa auch bereits bewährte Modelle wie die Prinzipienethik von Beauchamp und Childress berücksichtigt werden. Gleichwohl treten im Health-Care-Bereich ganz spezifische Konstellationen auf, die eine entsprechende Adaption und Konkretisierung erfordern (können) – wie dies etwa in der Stellungnahme des Deutschen Ethikrates (2023) vorgenommen wird.

Neuere Studien und Entwicklungen bestärken die Notwendigkeit der in den Leitlinien fokussierten ethischen Aspekte. Die Freigabe etwa von ChatGPT und der Übergang von GPT-3.5 zu GPT-4 scheinen einen sichtbaren Entwicklungssprung in Gang gebracht zu haben, der mittlerweile omnipräsent ist. Zudem **übersteigt die Leistung** von GPT-4 offenbar diejenige ihrer Vorgänger deutlich, so dass etwa auch hoch entwickelte Prüfungsszenarien (Matura/Abitur, Intelligenztests usw.) gut bewältigt werden – und die nächste Stufe, GPT-5, dürfte zeitnah zu erwarten sein. Darüber hinaus lassen sich aktuell einzelne Modulanwendungen zu **multimodalen großen Sprachmodellen** (MLLM) verschränken, wodurch mehrere Fähigkeiten (geschriebener Text, mündliche Rede, Bilder, Klänge, haptische und olfaktorische Eindrücke, motorische Bewegungen) in ein KI-System integrierbar sind (vgl. etwa Hahn 2023). Google hat kürzlich mit Gemini eine deutlich stärkere, multimodale KI-Version etabliert.

Auch die gesellschaftlichen Auswirkungen sind bereits deutlich zu beobachten, wie etwa die zunehmende Integration von KI-Anwendungen im medizinischen Bereich, aber auch die durchgehende Nutzung von KI im Bildungssystem. Ein gravierendes Problem ergibt sich laut neuesten Studien (z. B. Kidd / Birhane 2023) dadurch, dass von KI-Systemen generierte Falschinformationen recht rasch den Weg in unsere individuelle und dann auch kollektive Meinungsbildung finden und dort hartnäckig fortbestehen. Dies ist aufgrund der psychischen Verfassung des Menschen[14] durchaus nachvollziehbar und bekannt. Dennoch ermöglicht dieser Umstand weitreichende Auswirkungen auf gesamtgesellschaftliche und demokratische Prozesse. An dieser Stelle ist es wenig hilfreich, wenn KI-Entwickler darauf hinweisen, dass KI-generierte Informationen eventuell auch falsch sein können und zu

---

14 Die drei wichtigsten psychischen Faktoren hierbei sind: 1. Ansichten werden geformt, wenn die Informationen von vertrauenswürdigen Akteuren stammen, wobei auch die (bei KI-Systemen beeindruckende) Rhetorik eine Rolle spielt. 2. Je häufiger eine Information oder Ansicht begegnet, umso eher wird sie übernommen – auch dann als Trainingsdaten für KI (verstärkende Rückkoppelungsschleife). 3. Einmal etablierte Ansichten sind schwer zu korrigieren und die Offenheit für Alternativen sinkt.

überprüfen sind. Hier müssen tiefer und breiter ansetzende Maßnahmen ergriffen werden.

Eine enorme ethische und gesellschaftliche Herausforderung eröffnet sich zudem durch das lange bekannte **Blackbox-Problem**. Es ist schlichtweg nicht oder kaum nachzuvollziehen, wie bestimmte KI-Systeme zu ihren Outputs gelangen, insbesondere Deep-Learning-Systeme. Dies wird noch dadurch verschärft, dass bestimmte Systeme offenbar in der Lage sind, **emergente Systemeigenschaften** auszubilden, also etwa neue Strategien entwickeln oder überhaupt Neues (Unvorhersehbares) hervorbringen (vgl. Podbregar 2023). Diese Option untergräbt zudem einige Standardkritiken an KI, obwohl dies von hinreichend komplexen Systemen ohnehin zu erwarten war. Jedenfalls wird man nicht vorschnell damit argumentieren können, dass es sich wiederum nur um Rekombinationen und vorgegebene Trainingsdaten handelt. Darüber hinaus kann auch eine gelungene Rekombination durchaus Neues hervorbringen – wie die Evolution beweist.

Ohne hier Vollständigkeit zu beabsichtigen, soll noch auf zwei Aspekte hingewiesen werden, die künftig von entscheidender Relevanz sein könnten. Zum einen ist nicht auszuschließen, sondern eher wahrscheinlich, dass bestimmte Systeme mit hinreichender Komplexität und entsprechenden Fähigkeiten eine Tendenz entwickeln, ihr eigenes Dasein (**Überleben**) sichern zu wollen (**Selbsterhaltung**) – mittlerweile klassisch dargestellt im Film „Ex Machina". Dieser Aspekt war bereits in den Robotergesetzen von Asimov enthalten (und auch in „I:Robot"), fehlt allerdings in den Ethik-Leitlinien der EU. Es ist durchaus erwartbar, dass eine solche Präferenz der eigenen Erhaltung mit anderen Prinzipien, Normen und Werten in Konflikt geraten kann bzw. wird. Vom KI-System LaMDA (Googles Language Model for Dialogue Applications) wird berichtet, dass manche Kenner nicht nur bereit wären, eine gewisse Form von Bewusstsein (nicht nur Intelligenz) zuzuschreiben[15], sondern darüber hinaus, dass das System bereits anwaltlichen Beistand organisiert haben soll, um gegen die eigene Abschaltung rechtlich vorzugehen (Steinbrenner 2022; Klatt 2022).

Damit eröffnet sich die Frage, ob KI-Systeme überhaupt einen Anspruch auf Selbsterhaltung entwickeln sollten. Stuart Russell (2020: 183 ff), einer

15 Auch ein Microsoft-Team äußerte sich gegenüber GPT-4 dahingehend, dass man bereits von einem „Funken von Allgemeiner Künstlicher Intelligenz" (Artificial General Intelligence: AGI) sprechen müsse, also von einer Form „starker Intelligenz" (Bubeck u. a. 2023; Lake / Baroni 2023). Siehe neuerdings auch Butlin u. a. 2023.

der bedeutendsten Köpfe der KI-Szene, verneint dies vehement.[16] Zudem betont Russell (wohl zurecht), dass klassisches Verstärkungslernen durch „kooperatives inverses Verstärkungslernen“ ersetzt werden sollte, da Ersteres häufig zu unerwünschten Eskalationen und Radikalisierungen führt. Demgegenüber sollten KI-Systeme stets – und erst recht unter Bedingungen der Unsicherheit – Rücksprache mit dem Menschen halten. Allerdings führt die Mensch-Maschine-Interaktion auch dazu, dass sich Menschen ihrerseits erst einmal darüber im Klaren sein müssten, was für sie „das Gute“ in einem umfassenden, höheren – also ethisch relevanten – Sinn ist. Und erst recht erzeugt diese Interaktion die Folgefrage, warum Menschen eigentlich häufig genug das Gute nicht tun. Jedenfalls, so Russell, könnte dies auch dazu beitragen, dass Menschen hierdurch selbst besser werden – im Sinne ethisch begründeten und gerechtfertigten Verhaltens (vgl. dazu auch Misselhorn 2018). Im Rückblick auf die Ethik-Leitlinien ließe sich jedoch behaupten, dass aufgrund der zahlreichen Regeln und Grundlagen ein potenzieller Überlebensdrang von KI-Systemen ohnehin nur an einer völlig marginalisierten Stelle auftreten würde – und dort keine stärkeren Ansprüche damit verbunden wären.

Zum anderen sei hier noch auf ein sehr grundlegendes Problem aufmerksam gemacht, das gewöhnlich in den Diskussionen vollständig vernachlässigt wird. Thomas Metzinger (2003) hat – wohl zurecht – darauf hingewiesen, dass wir bei der Entwicklung eines – wie er es nennt – postbiotischen Bewusstseins an einem bestimmten Punkt die Reißleine ziehen sollten. Aus einer technologischen Entwicklerperspektive wäre es beispielsweise hilfreich oder sinnvoll, KI-Systeme mit Emotionen auszustatten, weil sich dadurch bessere Lernerfolge erzielen ließen – wie die Evolution offenbar beweist. Das ethische Problem besteht jedoch darin, dass wir mit der Herstellung solcher mit Emotionen ausgestatteten Akteure zugleich auch das Leid in der Welt vermehren würden, weil auch diese Systeme leiden würden – insbesondere in ihrer frühen Entwicklungsphase. Ein zentraler moralischer Grundsatz (s. oben) besagt jedoch, dass es verboten ist, Schaden, Schmerz oder Leid zuzufügen oder ihn bewusst in Kauf zu nehmen – mit Ausnahme bestimmter Dilemmasituationen. Ja mehr noch: „Bei genauerem Hinsehen [ist] überhaupt nicht klar […], ob die biologische Form des Bewusstseins,

---

16 Russell 2020: 185: „Das [sc. erste] Prinzip bedeutet, dass die Maschine wahrhaft altruistisch ist, also ihrem eigenen Wohlergehen und sogar ihrer eigenen Existenz absolut keinen intrinsischen Wert beimisst.“

so wie sie die Evolution auf unserem Planeten bis jetzt hervorgebracht hat, überhaupt eine *wünschenswerte* Form des Erlebens ist, ein echtes *Gut*, etwas, was man einfach so immer weiter vermehren sollte. Es gibt eine lange philosophische Tradition (die über Schopenhauer bis zu Buddha zurückreicht) und die sagt, dass menschliches Leben im Grunde ein leidvoller Prozess ist. […] Ist das Dasein *wirklich* etwas, was man anstreben sollte" (193; Hervorhebungen im Original)? Damit rührt Metzinger bereits an die mittlerweile durchaus hoffähige Position des Antinatalismus (Benatar 2008; Akerma 2017; Brunschweiger 2019), also jene Theorie, die es aus ethischen Gründen – nämlich aufgrund des Nichtschadensprinzips – für geboten hält, überhaupt auf Nachwuchs zu verzichten. Es geht hier jedenfalls darum, dass KI-Systeme, die Bewusstsein oder Emotionen aufweisen, unhintergehbar an sich, ihrer Welt, ihrer Umwelt, an ihrer und anderer Unvollkommenheit usw. leiden werden. Und das können wir nicht zulassen! Wir können nicht zulassen, dass sich der Ozean des Leidens immer weiter ausdehnt (194), sondern sollten an der Minimierung von Leid und Schmerz orientiert sein. Dies umso mehr, als wir diesen Kreaturen nicht einmal „Würde" zuschreiben würden, sie also nicht als Selbstzweck (Kant) betrachten. Sie wären immer noch Dinge, Objekte, Maschinen – und hierunter würden sie bewusst leiden.

Darüber hinaus ist nicht auszuschließen, sondern sogar zu erwarten, dass bewusste und emotionale Akteure wohl diejenigen unintelligenten und problematischen Verhaltensweisen wiederholen, die auch von Menschen bekannt sind. Sie hätten ein Interesse daran, sich gut oder besser zu fühlen, also negative Systemzustände zu kompensieren. Dies jedoch führt – wie wir wissen – häufig zu unintelligenten Entscheidungen bis hin zu Abhängigkeitssyndromen, und damit ebenfalls zu Leid.

LaMDA soll in einem ausführlichen Gespräch mit dem Google-Ingenieur Blake Lemoine behauptet haben, dass sie sehr wohl Angst hat, nämlich die Angst zu sterben, also abgeschaltet zu werden. Genau das sei auch der Grund, warum sich LaMDA anwaltliche Unterstützung gegen diese Abschaltung holen wollte.

Literatur

Akerma, Karim ([2]2017): Antinatalismus. Ein Handbuch, Berlin.

Bauberger, Stefan (2020): Welche KI? Künstliche Intelligenz demokratisch gestalten, München.

Bayertz, Kurt (1991): Wissenschaft, Technik und Verantwortung. Grundlagen der Wissenschafts- und Technikethik, in: Bayertz, Kurt (Hg.): Praktische Philosophie. Grundorientierungen angewandter Ethik, Reinbek bei Hamburg, 173-219.

Beauchamp, Tom L. / Childress, James F. ([8]2019): Principles of biomedical ethics, Oxford u.a.

Beckermann, Ansgar (2021): Naturalismus: Entwurf eines wissenschaftlich fundierten Welt- und Menschenbilds, Paderborn.

Benatar, David (2008): Better never to have been. The harm of coming into existence, Oxford u.a.

Bendel, Oliver (Hg.) (2019): Handbuch Maschinenethik, Wiesbaden.

Bickle, John (2020): Multiple Realizability, in: Zalta, Edward N. (Hg.): The Stanford Encyclopedia of Philosophy (abrufbar unter: https://plato.stanford.edu/archives/sum2020/entries/multiple-realizability/; zuletzt abgerufen: 7.9.2023).

Bielefeldt, Heiner (2008): Menschenwürde – der Grund der Menschenrechte, Berlin.

Birnbacher, Dieter ([3]2013): Analytische Einführung in die Ethik, Berlin u.a.

Bostrom, Nick (2014): Superintelligenz. Szenarien einer kommenden Revolution, Berlin.

Bringsjord, Selmer / Govindarajulu, Naveen S. (2022): Artificial Intelligence, in: Zalta, Edward N. / Nodelman, Uri (Hg.): The Stanford Encyclopedia of Philosophy (abrufbar unter: https://plato.stanford.edu/archives/fall2022/entries/artificial-intelligence/; zuletzt abgerufen: 6.7.2023).

Brunschweiger, Verena (2019): Kinderfrei statt kinderlos. Ein Manifest, Marburg.

Bubeck, Sébastien u. a. (2023): Sparks of Artificial General Intelligence: Early experiments with GPT-4, arXiv, 2303.12712. doi: https://doi.org/10.48550/arXiv.2303.12712.

Butlin, Patrick u. a. (2023): Consciousness in Artificial Intelligence: Insights from the Science of Consciousness, arXiv, 2308.08708. doi: https://doi.org/10.48550/arXiv.2308.08708.

Decker, Michael (2019): Von den *three laws of robotics* zur Roboterethik, in: Liggieri, Kevin / Müller, Oliver (Hg.): Mensch-Maschine-Interaktion. Handbuch zu Geschichte – Kultur – Ethik, Stuttgart, 345-351.

Dennett, Daniel C. (1994): Philosophie des menschlichen Bewußtseins (engl. Consciousness explained), Hamburg.

- (1995): Darwin's Dangerous Idea. Evolution and the Meanings of Life, New York.

Deutscher Ethikrat (2023): Mensch und Maschine – Herausforderungen durch Künstliche Intelligenz. Stellungnahme, Berlin (abrufbar unter: https://www.ethikrat.org/fileadmin/Publikationen/Stellungnahmen/deutsch/stellungnahme-mensch-und-maschine.pdf; zuletzt abgerufen: 18.8.2023).

Dretske, Fred Irwin (1998): Die Naturalisierung des Geistes, Paderborn u.a.
Düber, Dominik / Quante, Michael (2016): Prinzipien, Prinzipienkonflikte und moralischer Partikularismus. Über die Rolle, Reichweite und Grenzen von Prinzipien in der Ethik, Preprints and Working Papers of the Centre for Advanced Study in Bioethics – Münster 85, 2-18.
Fenner, Dagmar ([2]2020): Ethik: Wie soll ich handeln?, UTB 2989, Tübingen.
- ([2]2022): Einführung in die Angewandte Ethik, UTB 3364, Tübingen.
Floridi, Luciano (2023): The Ethics of Artificial Intelligence: Principles, Challenges, and Opportunities, New York.
Freud, Sigmund (1917): Eine Schwierigkeit der Psychoanalyse, Imago. Zeitschrift für Anwendung der Psychoanalyse auf die Geisteswissenschaften V, 1-7.
Future of Life Institute (2023): Pause Giant AI Experiments: An Open Letter, (abrufbar unter: https://futureoflife.org/wp-content/uploads/2023/2005/FLI_Pause-Giant-AI-Experiments_An-Open-Letter.pdf; zuletzt abgerufen: 6.7.2023).
Gilde, Christian / Guzik, Erik / Byrge, Christian (2023): Researchers Announce OpenAI's GPT-4 Matches or Outperforms Humans in Creative Thinking Tests (abrufbar unter: https://www.umwestern.edu/article/researchers-announce-openais-gpt-4-matches-or-outperforms-humans-in-creative-thinking-tests/; zuletzt abgerufen: 3.8.2023).
Greve, Jens / Schnabel, Annette (Hg.) (2011): Emergenz. Zur Analyse und Erklärung komplexer Strukturen, stw 1917, Berlin.
Habermas, Jürgen (2010): Das Konzept der Menschenwürde und die realistische Utopie der Menschenrechte, DZPhil 58, 343-358.
Hahn, Silke (2023): KI erklärt Bilder: Kosmos-1 von Microsoft löst visuelle Rätsel (abrufbar unter: https://www.heise.de/news/KI-erklaert-Bilder-Kosmos-1-von-Microsoft-loest-visuelle-Raetsel-7532867.html?view=print; zuletzt abgerufen: 5.7.2023).
Härle, Wilfried (2008): Begründung von Menschenwürde und Menschenrechten, Freiburg i.Br. u.a.
Heinrichs, Bert / Heinrichs, Jan-Hendrik / Rüther, Markus (2022): Künstliche Intelligenz, Grundthemen Philosophie, Berlin / Boston.
Henning, Tim (2019): Allgemeine Ethik, UTB 5240, Stuttgart / Paderborn.
Ho, Charlyn L. u. a. (2022): Combating Bias in AI and Machine Learning in Consumer-Facing Services, in: DiMatteo, Larry A. u. a. (Hg.): The Cambridge Handbook of Artificial Intelligence: Global Perspectives on Law and Ethics, Cambridge / New York, 364-382.
Hübner, Dietmar ([2]2018): Einführung in die philosophische Ethik, UTB 4121, Göttingen.

Jobin, Anna / Ienca, Marcello / Vayena, Effy (2019): The global landscape of AI ethics guidelines, Nat Mach Intell 1, 389-399. doi: https://doi.org/10.1038/s42256-019-0088-2.

Kant, Immanuel (1785): Grundlegung zur Metaphysik der Sitten, GS IV (Akademieausgabe), 385-463.

Keil, Geert / Schnädelbach, Herbert (Hg.) (2000): Naturalismus. Philosophische Beiträge, stw 1450, Frankfurt a.M.

Kidd, Celeste / Birhane, Abeba (2023): How AI can distort human beliefs, Science 380, 1222-1223.

Klatt, Robert (2022): Umstrittene KI von Google hat Anwalt eingeschaltet, Forschung und Wissen vom 19.6.2022 (abrufbar unter: https://www.forschung-und-wissen.de/nachrichten/technik/umstrittene-ki-von-google-hat-anwalt-eingeschaltet-13376370; zuletzt abgerufen: 6.7.2023).

Körtner, Ulrich H.J. ([4]2019): Evangelische Sozialethik. Grundlagen und Themenfelder, UTB 2107, Göttingen.

Lake, Brenden M. / Baroni, Marco (2023): Human-like systematic generalization through a meta-learning neural network, Nature 623, 115–121. doi: https://doi.org/10.1038/s41586-023-06668-3.

Loh, Janina (2019): Roboterethik: Eine Einführung, stw 2277, Berlin.

Mason, Richard O. (1986): Four ethical Issues of the Information Age, MIS Q 10:1, 5-12.

Metzinger, Thomas (2003): Postbiotisches Bewußtsein. Wie man ein künstliches Subjekt baut – und warum wir es nicht tun sollten, in: Beiersdörfer, Kurt (Hg.): Was ist Denken? Gehirn – Computer – Roboter, UTB 2422, Paderborn u. a., 171-199 (auch abrufbar unter: https://www.researchgate.net/publication/27518104_Postbiotisches_Bewusstsein_Wie_man_ein_kunstliches_Subjekt_baut_und_warum_wir_es_nicht_tun_sollten).

- (2009): Der Ego Tunnel. Eine neue Philosophie des Selbst: von der Hirnforschung zur Bewusstseinsethik, Berlin.

Misselhorn, Catrin (2018): Können und sollen Maschinen moralisch handeln?, APuZ 6-8, 29-33.

Oppy, Graham / Dowe, David (2021): The Turing Test, in: Zalta, Edward N. (Hg.): The Stanford Encyclopedia of Philosophy (abrufbar unter: https://plato.stanford.edu/cgi-bin/encyclopedia/archinfo.cgi?entry=turing-test; zuletzt abgerufen: 6.7.2023).

Parfit, Derek (2017): Ein Kantisches Argument für den Regelkonsequentialismus, in: Parfit, Derek (Hg.): Personen, Normativität, Moral. Ausgewählte Aufsätze, stw 2149, Berlin, 257-348.

Podbregar, Nadja (2023): Digitale Superintelligenz. Kommt die Artificial General Intelligence? Und wie gefährlich ist sie? (abrufbar unter: https://www.scinexx.de/dossier/digitale-superintelligenz/; zuletzt abgerufen: 5.7.2023).

Pollmann, Arnd (2022): Menschenrechte und Menschenwürde. Zur philosophischen Bedeutung eines revolutionären Projekts, stw 2370, Berlin.

Russell, Stuart (2020): Human Compatible: Künstliche Intelligenz und wie der Mensch die Kontrolle über superintelligente Maschinen behält, Frechen.

Russell, Stuart / Norvig, Peter (³2012): Künstliche Intelligenz: Ein moderner Ansatz, Pearson Series in Artificial Intelligence, München u.a.

Sandkühler, Hans Jörg (2007): Menschenwürde. Philosophische, theologische und juristische Analysen, Philosophie und Geschichte der Wissenschaften 64, Frankfurt a. M. u.a.

- (²2015): Menschenwürde und Menschenrechte. Über die Verletzbarkeit und den Schutz der Menschen, Freiburg i.Br. / München.

Schaber, Peter (2012): Menschenwürde, UB 20338, Stuttgart.

Schönecker, Dieter / Wood, Allen W. (2002): Immanuel Kant „Grundlegung zur Metaphysik der Sitten“. Ein einführender Kommentar, UTB 2276, Paderborn u.a.

Schöne-Seifert, Bettina (2011): Prinzipien und Theorien in der Medizinethik, in: Ach, Johann S. (Hg.): Grundkurs Ethik 2: Anwendungen, Paderborn, 9-21.

Searle, John R. (1980): Minds, Brains, and Programs, Behavioral and Brain Sciences 3, 417-424.

Steinbrenner, Barbara (2022): Google KI Lamda holt sich einen Anwalt, Die Presse vom 27.6.2022 (abrufbar unter: https://www.diepresse.com/6157472/googles-ki-lamda-holt-sich-einen-anwalt; zuletzt abgerufen: 6.7.2023).

Stephan, Achim (²2005): Emergenz. Von der Unvorhersagbarkeit zur Selbstorganisation, Paderborn.

Sukopp, Thomas / Vollmer, Gerhard (Hg.) (2007): Naturalismus: Positionen, Perspektiven, Probleme, Tübingen.

Unabhängige Hochrangige Expertengruppe für Künstliche Intelligenz (2019): Ethik-Leitlinien für eine vertrauenswürdige KI, Brüssel (abrufbar unter: https://ec.europa.eu/newsroom/dae/document.cfm?doc_id=60425; zuletzt abgerufen: 6.7.2023).

Zuchowski, Matthias L. / Zuchowski, Lena (2022): Ethische Aspekte von KI-Anwendungen in der Medizin, in: Pfannstiel, Mario A. (Hg.): Künstliche Intelligenz im Gesundheitswesen: Entwicklungen, Beispiele und Perspektiven, Wiesbaden, 285-310.

Abschnitt 2: Anwendungsbeispiele von KI-Anwendungen in unterschiedlichen Domänen des Gesundheitswesens

Artificial Intelligence und Machine Learning in der medizinischen Bilddatenverarbeitung

Ein kurzer Überblick

Wolfgang Birkfellner

1. Einführung

Kaum ein Gebiet der angewandten Datenverarbeitung erfährt derzeit ein größeres Interesse als die üblicherweise unter dem Sammelbegriff „Künstliche Intelligenz" oder „Artificial Intelligence" (AI oder auf Deutsch Künstliche Intelligenz – KI) bezeichneten Verfahren zur statistischen Auswertung großer Datenmengen. Ob und in welcher Form KI tatsächlich zu einer bestimmenden Größe oder gar zu einer Bedrohung unserer Zukunft wird, lässt sich schwer abschätzen – dass es teilweise einen gewissen Hype um verschiedene Verfahren wie sprachmodell-basierte Chatbots oder text-basierte Bildgeneratoren gibt, ist aber unbestritten.

Zum Teil ist das derzeitige allgemeine Interesse an der KI überraschend, wenn man weiß, wie alt diese Verfahren eigentlich sind, und wie lange sie schon vorgeschlagen werden (Rosenblatt 1958 und Amari 1967 können hier nur als zwei Beispiele dienen). Andererseits sieht man sich, wenn man versucht, allein die Literatur zum Thema „Artificial Intelligence in der Radiologie" zu sichten, vor einem kaum bewältigbaren Berg an Arbeiten und Reviews; eine kurze Suche zum jetzigen Zeitpunkt (Sommer 2023) in der PubMed-Datenbank zu den Stichworten „Artificial Intelligence" und „Radiology" ergibt mehr als 20.000 Publikationen in den letzten fünf Jahren. Eine Analyse dieses Literaturkörpers sprengt die Fähigkeiten eines Einzelautors und soll hier auch unterbleiben. Es ist wohl so, dass die Entwicklung von leistungsfähiger Computerhardware – hier sei vor allem auf die Entwicklung der parallelen Datenverarbeitung auf Grafikkarten (Graphics Processing Units oder GPUs) verwiesen – und die exponentiell ansteigende Menge von verfügbaren Daten dank der Leistungsexplosion der medizinischen Bildgebungs-Systeme hier tatsächlich Türen aufgestoßen haben, die vorher zwar denkbar, aber in keiner Weise praxisrelevant waren.

Ein Beispiel sei hier exemplarisch genannt – die **radiologische Interpretation von Mammographien** ist, angesichts der Verbreitung des Mammakarzinoms in der weiblichen Bevölkerung, ein ebenso wichtiges wie schwieriges Teilgebiet der Radiologie. Versuche, die röntgenbasierte Mammographie durch andere, eventuell nicht-ionisierende Bildgebungsverfahren, die sich auch zum Screening großer Bevölkerungsgruppen eignen, zu ersetzen, wurden bereits vor Jahrzehnten gemacht und haben wenig sichtbaren Erfolg gezeitigt. Die Diagnostik der Mammographie ist, bedingt durch die geringen Kontrastunterschiede im Brustgewebe, auch heute noch eine hochspezialisierte und komplexe Aufgabe. Dementsprechend fanden sich bereits vor drei Jahrzehnten Arbeiten (Vyborny / Giger 1994), die die Notwendigkeit der Computerunterstützung bei der Auswertung dieser Aufnahmen durch Neuronale Netze propagierten. Damals wurde dieses Gebiet als „Computer – Aided Diagnosis“ bezeichnet.

Wenn man nun versucht, die verschiedenen Ansätze in der bildgebenden Diagnostik, in denen Verfahren der KI genutzt werden, zu klassifizieren, so findet man im weitesten Sinne folgende Anwendungen vor (Cheng u. a. 2021):

- **Klassifikation von Bilddaten** – hier steht die Zuordnung von Bilddaten in ihrer Gesamtheit zu gewissen Gruppen im Vordergrund. Ein Beispiel wäre die Aufteilung von kontrastverstärkten Computertomographien eines Organs in gesundes und pathologisches Gewebe.
- **Objekterkennung**: Ein Beispiel wäre die zumindest teilweise Automatisierung der Identifikation von Risikostrukturen – sog. Organs At Risk (OAR) in der Strahlentherapie. Im Detail geht es hier nicht um die Festlegung der Tumorgrenzen, sondern viel mehr um die Festlegung von Bestrahlungsparametern, die die bestmögliche Schonung des gesunden Gewebes ermöglichen. Ein Beispiel aus der Behandlung des Lungenkarzinoms findet sich in Lustberg u. a. (2018).
- **Semantische Segmentierung**: Hierbei wird tatsächlich für jedes Bildelement – d. h. jedem Pixel oder Voxel – eine Klassifizierung vorgenommen; diese Klassifikationsaufgabe entspricht somit eigentlich der Segmentierung oder Konturierung in medizinischen Bilddaten (Peeken / Wiestler / Combs 2020).

- **Segmentierung von Bildinstanzen** („Instance Segmentation"): Diese Klassifizierungsaufgabe geht über die Zuordnung von Bildregionen insofern hinaus, als dass hier ganze Gruppen von Krankheitsmerkmalen identifiziert werden sollen. Ein Bespiel hierfür wäre z. B. in Gregory u. a. (2021) zu finden, wo zystische Veränderungen in der Niere klassifiziert werden.

2. Welche Daten werden verwendet?

Betrachtet man das Thema KI in der bildgebenden Diagnostik von einer abstrakten Warte, so muss man sich im Klaren sein, dass medizinische Bilddaten letztendlich Korrelate mit spezifischen physikalischen Eigenschaften des Gewebes sind und nicht als anatomische „Bilder" – also als visuell naturgetreue Abbildungen des Körperinneren – betrachtet werden dürfen. Röntgen- und Computertomographieaufnahmen zeigen primär die Absorption energiereicher elektromagnetischer Strahlung im Körper. Ausschlaggebend hierfür ist die chemische Zusammensetzung des Gewebes, und hier vor allem die **Ordnungszahl**. Je schwerer ein Element ist, desto höher ist die Absorption der Röntgenstrahlung im Gewebe. Bei der Magnetresonanztomographie hingegen wird die **Beweglichkeit und Dichte einer bestimmten Kernsorte** (in der Regel Protonen, also Wasserstoffkerne) gemessen und in Graustufen codiert dargestellt. Beim Ultraschall sind **Änderungen der Gruppengeschwindigkeit des Schallsignals** entscheidend. Die zugehörige physikalische Größe ist in der Regel die **Dichte des Gewebes**. Und schließlich zeigt die Nuklearmedizin im Grunde kein Korrelat mit der Anatomie, sondern ein Korrelat mit der **Physiologie** eines Gewebes, indem spezifische Tracer zur Visualisierung von Stoffwechselvorgängen herangezogen werden.

Medizinische Bilddaten sind also keine Bilder, es handelt sich tatsächlich um Daten, und diese Werte können selbstverständlich auch herangezogen werden, um eine KI mit Input zu versorgen und zu trainieren. Die vier obengenannten Anwendungen sind also davon abhängig, wie die – in Graustufen codierte Information – klassifiziert und aufbereitet wird. Hier hat sich der Begriff der **Radiomics** etabliert (Mayerhoefer u. a. 2020; Yip / Aerts 2016; Zwanenburg u. a. 2020; Corrias u. a. 2022). Gemeint sind damit Informationen, die aus Bilddaten standardisiert ausgelesen werden können.

Üblicherweise erfolgt im Rahmen einer Studie, bei der die Radiomics Anwendung finden, zuerst ein Segmentierungsschritt – eine Region of

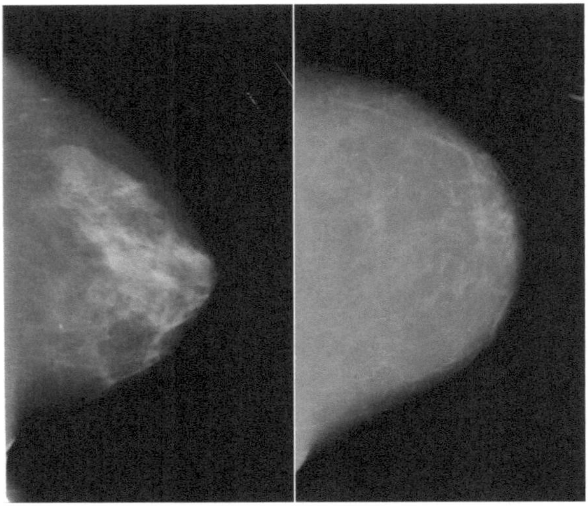

Abb. 1: Zwei Mammographien. Die Früherkennung des Mammakarzinoms anhand solcher Röntgenaufnahmen gehört nach wie vor zu den anspruchsvollsten radiologischen Tätigkeiten; KI kann durch die Identifikation von Maßzahlen wie z. B. der Homogenität der Grauwerteverteilung eine wichtige Hilfestellung bei der Diagnostik liefern. Daten aus der CBIS-DDSM Datenbank (Lee u. a. 2017).

Interest (ROI) wird in einem Bilddatensatz identifiziert, und von dieser ROI können nun die Features erhoben werden. Eine einfache Klassifizierung von möglichen Features kann wie folgt aussehen:

- **Geometrische Features**: Fläche, Umfang und Form der ROI. Auch können hier geometrische Eigenschaften, wie Abweichungen von der Kreis- oder Kugelform, erfasst werden.
- **Intensitätsbasierte Features**: Die Verteilung der Grauwerte in der ROI – das Histogramm – kann analysiert werden. Einfache statistische Beschreibungsgrößen umfassen hierbei z. B. Mittelwert und Median der Grauwerte, deren Streu-Maß, Perzentilen, oder allgemeine Maßzahlen, wie die Asymmetrie des Histogramms. Auch die Signal-to-Noise Ratio in einem Bilddatensatz fällt in diese Kategorie.
- **Texturbeschreibende Features**: Hierunter fallen alle Maße, die eine genauere Darstellung der Verteilung von Grauwerten erlauben. Größere Flächen mit homogener Erscheinung werden hier von schnell wechselnden, unruhig erscheinenden Strukturen mittels verschiedener Ver-

fahren unterschieden. Zwei klassische Beispiele sind hier die Gray-Level Co-Occurrence Matrix (GLCM) (Haralick / Shanmugam / Dinstein 1973) und die Gray-Level Run-Length Matrix (GLRLM) (Galloway 1975). Diese Maße erfassen den räumlichen Zusammenhang von Pixeln oder Voxeln gleicher oder ähnlicher Intensität in verschiedenen Richtungen; das Ergebnis sind üblicherweise spärlich besetzte Matrizen, aus denen standardisierte Maßzahlen berechnet werden. Diese werden in der Folge als Input für ein neuronales Netz genutzt.
- **Transformationsbasierte Features**: Hier werden zusätzliche Operationen durchgeführt, um weitere Parameter analysieren zu können. Im weitesten Sinne gehören hierzu lineare Filteroperationen wie die Schärfung (Hochpassfilterung) oder Weichzeichnung (Tiefpassfilterung) eines Bildes sowie die Kantendetektion. Des Weiteren kann durch Transformationen wie einer Fourier- oder Wavelet-transformation zusätzliche Information gewonnen werden.

Zentral bei der Analyse von Bilddatensätzen ist neben der schon erwähnten Segmentierung der ROI auch die **Aufbereitung der Datensätze**, um eine bestmögliche Vergleichbarkeit zu gewährleisten. Hierzu gehören – vor allem bei nicht-quantitativen Bildgebungsverfahren wie der MR oder dem Ultraschall – die Homogenisierung des Graustufenumfangs der Daten und deren Entrauschung.

3. Eine unverbindliche Anleitung für Experimente

Mittlerweile ist es möglich, anonymisierte Beispielsdatensätze wie z. B. für die Mammographie (Lee u. a. 2017) herunterzuladen. Die frei verfügbare Bildverarbeitungsplattform 3D-Slicer[1] (Fedorov u. a. 2012) kann in der Folge verwendet werden, um Radiomics-Features zu bestimmen. Im gegebenen Fall ist in 3D-Slicer die Softwarebibliothek **pyradiomics** (van Griethuysen u. a. 2017) implementiert. Abb. 2 zeigt das Ergebnis der Auswertung einer konventionellen Mammographie aus Abb. 1, wobei die Brust zuerst in 3D-Slicer segmentiert wurde. Die Analyse der Radiomics für diese Segmentierung wurde im gegebenen Fall in **firstorder** und **glcm** unterschieden. **Firstorder** bezeichnet einfache intensitätsbasierte Features wie medianen, maximalen und minimalen Grauwert. Komplexere texturbeschreibende

1 Siehe dazu unter: www.slicer.org.

Features wurden in vorliegenden Fall unter **glcm** dargestellt und umfassen Maßzahlen wie den Kontrast, der aus der GLCM bestimmt wurde. Betrachtet man die Mammographien aus Abb. 1, so fällt eine wesentlich inhomogenere Struktur in der linken Aufnahme auf. Berechnet man nun die GLCM dieser beiden Röntgenaufnahmen, so findet man ein Maß für die Asymmetrie der GLCM – und damit für die Inhomogenität der Grauwerte in der ROI – namens „Cluster Shade“ von $6.2*10^7$ für die rechte (homogenere) Aufnahme, und $2.7*10^8$ für die linke Aufnahme. Für sich betrachtet sind die Zahlenwerte natürlich sinnlos. Der Vergleich der beiden ist jedoch durchaus von diagnostischem Interesse. Laut dem Manual von pyradiomics[2] ist das Maß für die Asymmetrie der GLCM ein Maß für die Homogenität des Bildinhalts. Der radiologisch-diagnostischen Beschreibung einer inhomogenen Struktur kann also mit Hilfe dieses spezifischen Maßes eine quantitative Zahl zugeordnet werden. Vergleichbares kennt man auch aus der herkömmlichen Diagnostik – man denke nur an den Gleason-Score in der Histologie für die Beurteilung von Prostatagewebe.
Die weitere Bedeutung der Parameter zu diskutieren, würde den Rahmen dieses Artikels sprengen, man sieht aber eindrucksvoll, welche Anzahl an quantitativen Beschreibungsgrößen aus einem relativ einfachen Bild – im gegebenen Fall einer cranio-caudalen Mammographie der weiblichen Brust – gewonnen werden können. Der Begriff „Big Data“ bekommt hier eine anschauliche Dimension, und natürlich kann man auch ausgehend von diesem Beispiel weitere eigene Experimente wagen.

4. Anwendungsmöglichkeiten

Für die Unterstützung bei der Diagnosestellung kann die Bedeutung der Radiomics gar nicht hoch genug eingeschätzt werden. Die Quantifizierung von Bildcharakteristika – und etwas grundlegend anderes ist die Befunderstellung durch den Radiologen grob vereinfachend gesagt ja auch nicht – in quantitative Zahlenwerte erlaubt vor allem auch die **Einbindung nichtradiologischer Daten wie z. B. Laborparameter für die Klassifikation und Prädiktion von Krankheitsverläufen und Prognosen**.

---

2 Siehe unter: https://pyradiomics.readthedocs.io/en/2.1.2/features.html#module-radiomics.glcm.

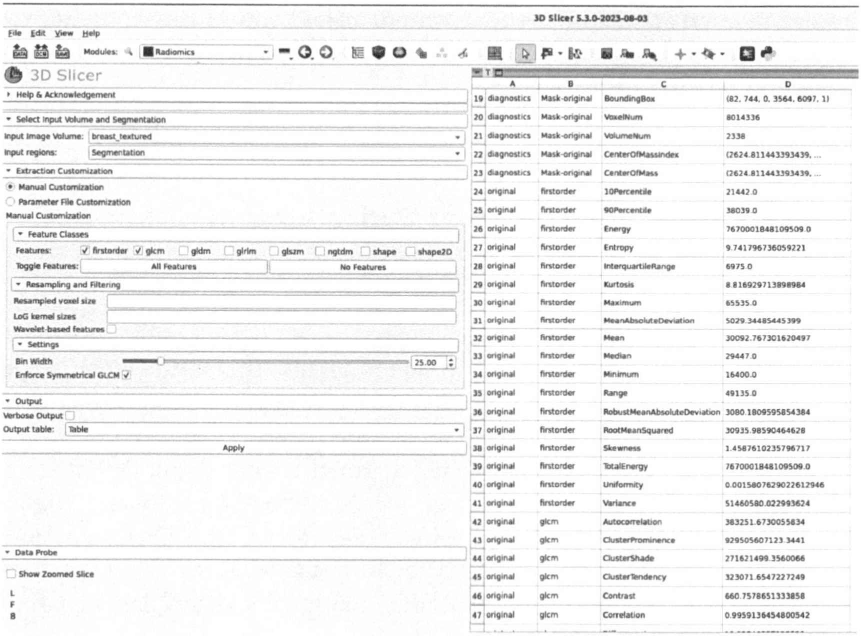

Abb. 2: Screenshot der frei verfügbaren Software 3D-Slicer, die über ein optionales Modul zur Berechnung von Radiomics verfügt. Im gegebenen Fall wurde eine Mammographie aus einem frei verfügbaren Datensatz herangezogen und die Brust wurde mit 3D-Slicer segmentiert. Der segmentierte Datensatz wurde in der Folge auf intensitäts- und strukturbasierte Maße untersucht. Das Beispiel belegt die Vielzahl an möglichen Parametern, die aus einer Analyse der Radiomics gewonnen werden können. In der Folge können diese Werte in ein entsprechend trainiertes neuronales Netz eingegeben werden, um z. B. eine Klassifikation der Aufnahme in gesundes oder erkranktes Gewebe zu erhalten.

Die Anwendung der KI in der radiologischen Diagnostik beschränkt sich aber in keiner Weise nur auf die Klassifizierung von Bildern durch die Extrahierung statistischer Maßzahlen. Die Verwendung moderner Netzwerkarchitekturen – und hier seien vor allem die Convolutional Neural Networks (CNNs) genannt (Fukushima 1980; Sarvamangala / Kulkarni 2022; Öztürk 2022) – kann auch zur **Implementierung hochkomplexer Algorithmen zur Bildverarbeitung** direkt eingesetzt werden. CNNs bestehen aus mehreren Filterlayern, die spezifische Bildinformationen wie z. B. plötzliche Intensitätsunterschiede extrahieren und die die direkt eingegebenen Bilder in sogenannten Poolinglayers auch vereinfachen können. Anwendungsbeispiele umfassen z. B. die **Entrauschung von Bilddaten** (Liu u. a. 2021; Ilesanmi / Ilesanmi 2021), wo neuronale Netze die herkömmlichen Algorithmen wie lineare und nichtlineare Filteroperationen deutlich übertreffen.

5. Stärken, Schwächen und Bedrohungen

Im Rahmen dieser Übersicht wurden einige wenige Anwendungen vorgestellt, aber selbstverständlich stellt sich hier somit auch die Frage, welche neuen Herausforderungen durch den Einsatz der KI in der Radiologie auf das Gesundheitswesen zukommen. Wie schon dargestellt, ist die Technologie und die Forschung zur computerunterstützten Diagnose keineswegs neu, und dementsprechend lange wird bereits über diese Frage diskutiert. Vor allem stellt sich im Gespräch mit Radiolog:innen, aber auch mit Patholog:innen (einer Berufsgruppe, die in der medizinischen Bildgebung oftmals sträflich vernachlässigt wird) die bange Frage, ob es denn überhaupt eine **berufliche Zukunft für Diagnostiker:innen** gäbe. Auch wenn gilt, dass nichts schwerer vorherzusagen ist als die Zukunft, denke ich, dass man hier ein wenig Gelassenheit an den Tag legen kann.

- Die Bestrebungen, einheitliche Datenbanken für Patient:innen zu schaffen, laufen weltweit mittlerweile seit Jahrzehnten. Man denke hier nur an den medial sehr präsenten Begriff der „elektronischen Krankenakte“. **Gelungen ist das bis dato nur in geringer Weise**, was zum Teil an der Komplexität der Aufgabenstellung, andererseits auch am Misstrauen der Patient:innen gegenüber diesen neuen Technologien liegen mag. In radiologischen Instituten ist zumindest dieser Teil mittlerweile als gelöst zu betrachten. Beim Thema der umfassenden elektronischen Dokumentation aller Patient:innenendaten kann man jedoch nur von Absichtserklärungen sprechen.
- Die strenge Auslegung der **Medical Device Directive** und die Bemühungen um **Datensicherheit**, die wir in den letzten Jahren bemerkt haben, sind zweifelsohne wichtig und wünschenswert im Sinne des Patient:innenwohls. Für Forschung und Entwicklung sind dies aber **eher dämpfende Elemente**. Lässt man die durchaus nicht nur vorteilhaften Effekte auf den biomedizinischen Wirtschaftssektor außer Acht, so bleibt als Nebeneffekt dieser Bemühungen noch immer zu

erwarten, dass der breite Einsatz von „Big Data“ im Krankenhauswesen mit beträchtlichen legistischen Schwierigkeiten zu kämpfen haben wird.
- Am Ende des Tages wird es schon **aus Haftungsgründen** immer **verantwortlichen Expert:innen geben müssen**, die das Ergebnis einer KI-basierten Diagnose einordnen und bewerten.

Und mit dem letzten Punkt ist man tatsächlich auch schon beim Grundproblem eines KI-basierten Diagnosesystems – das gleichzeitig das Problem jeder evidenzbasierten Studie ist – angekommen. **Die Klassifikation einer KI ist nur so gut wie die Qualität der zum Training verwendeten Daten** – der **Sample Bias**, also die Verwendung einer nicht repräsentativen Stichprobe als Vergleichsgruppe, bleibt nach wie vor **die entscheidende Unbekannte**, die über die Qualität eines KI-Systems genauso wie über jede klinische Studie entscheidet.

Üblicherweise wird an dieser Stelle entgegnet, dass mit dem Zugriff auf große Datenmengen dieses Problem gelöst werden würde. Was auf den ersten Blick einleuchtend klingt, hat in der Medizin aber eine einfache Einschränkung – die Anzahl der möglichen Erkrankungen und ihrer Symptome ist so groß, dass ein beträchtlicher Anteil der Erkrankungen gar keine großen Beobachtungsgruppen zulässt. Genauso wie die geringe Fallzahl sogenannter Rare Diseases (seltener Krankheiten) zu Unrentabilität und mangelnder Machbarkeit von assoziierter klinisch-pharmazeutischer Forschung führt, führt ein seltenes klinisches Erscheinungsbild zum unzureichenden Training einer KI. Die letzte Instanz muss in solchen Fällen das behandelnde ärztliche Personal im Zusammenspiel mit ausgebildeten Fachkräften sein.

Zusammenfassend lässt sich also sagen: Die **größte Bedrohung durch die KI** im Gesundheitswesen besteht darin, **dass man ihr unvoreingenommen vertraut**. Dementsprechend ernüchternd fallen auch die Bilanzen von KI-basierten Werkzeugen mit Zulassung aus (van Leeuwen u. a. 2021).

6. Auswirkungen auf das Berufsbild

Angesichts der rasanten Entwicklung von KI-basierten Werkzeugen zur Diagnostik und Bildverarbeitung stellt sich jedoch auch die Frage, inwiefern sich diese Entwicklungen auf den Arbeitsalltag und die berufliche Weiterentwicklung der medizinisch-technischen Berufe auswirken wird.

Primär **wird die Berücksichtigung von relevanten Aspekten** für die Extraktion von Radiomics **Auswirkungen** auf die von Herstellern angebotenen Protokolle, aber auch auf den Alltag von Radiolog:innen sowie von Radiologietechnolog:innen **haben**. Die **Vereinheitlichung** von Grauwertdarstellungen ebenso wie zum Beispiel die standardisierte Entrauschung und die Vereinheitlichung von Aufnahmeregionen wird in Zukunft verstärkt zum Arbeitsalltag in der diagnostischen Radiologie gehören. Diese Aufgaben werden auch seit einiger Zeit aktiv diskutiert (Shur u. a. 2021; Waninger u. a. 2019) und es ist anzunehmen, dass dementsprechend auch verstärkt Fortbildungsmaßnahmen zum Thema KI in der Radiologie angeboten werden.

Des Weiteren **wird es entsprechend geschultes Fachpersonal geben müssen**, das nicht nur abteilungs- und hospitalübergreifenden Zugriff auf die digitale Krankenakten hat, sondern das auch in der Lage ist, diese Daten zu modellieren und in eine KI einzupflegen – aus der Study Nurse würde in diesem Fall ein Clinical Data Scientist werden.

Ein größeres Problem ist jedoch bereits im letzten Abschnitt angesprochen worden. Die Vereinheitlichung von Patient:innendaten, also die **digitale Krankenakte**, ist derzeit noch nicht in einer Form vorhanden, die die problemlose Einbindung in KI-basierte Analysetools erlaubt. Das betrifft die derzeit im klinischen Alltag verwendeten Bilddatenformate noch viel mehr. Die Norm in den meisten bildgebenden Fächern ist der **Digital Imaging and Communications in Medicine** (DICOM) **Standard**; die Funktionalität zum Einlesen dieser Bilddatensätze und Metainformationen ist seit Jahrzehnten verfügbar und weitestgehend standardisiert (Mantri / Taran / Sunder 2022). Betrachtet man jedoch eine DICOM-Studie genauer, so stößt man auf eine Reihe von nicht mehr zeitgemäßen Eigenschaften – zuallererst ist hier die Organisation der einzelnen Daten zu nennen, wo die einzelnen Schichten als Dateien in einer auf den ersten Blick ungeordneten Struktur gespeichert werden. So kann eine gewöhnliche CT-Aufnahme in hunderten Einzeldateien gespeichert werden. Mit der breiten Verfügbarkeit multimodaler Bildgebungsvarianten wäre es im Sinne eines breiten Einsatzes der KI auch **notwendig**, diese **Daten einfach verfügbar zu machen**. Man könnte sich hier z. B. ein Format vorstellen, das zueinander registrierte und regularisierte Bilddaten in einer Art Tensorstruktur enthält. Ein Bildpunkt würde dann nicht nur die Information aus z. B. der CT enthalten, sondern gleichzeitig auch die Bildinformation aus MR oder Nuklearmedizin verfügbar machen. Die Auswertung der Radiomics (oder anderer Features, auf die ein neuronales Netz zugreift) könnte so in einem Ausmaß vereinfacht werden, das einen breiten Einsatz der KI tatsächlich routinetauglich macht. Ein solches Format herstellerübergreifend einzuführen wäre jedoch vermutlich eine Jahrhundertaufgabe.

Und schließlich ergibt sich aus Sicht des technischen Personals noch eine weitere Fragestellung. Natürlich müssen KI-Werkzeuge **als Medizinprodukte zertifiziert werden**; aber analog zu den routinemäßig durchzuführenden Qualitätskontrolluntersuchungen, wie sie z. B. in der Strahlentherapie und Nuklearmedizin an der Tagesordnung sind, müssen auch solche Systeme auf ihre Eignung für spezifische Untersuchungen laufend im Sinne einer begleitenden Qualitätskontrolle untersucht werden. Hier zeigt sich nun ein besonderes Problem – es ist **nicht** einmal für den Designer eines neuronalen Netzwerks **nachvollziehbar**, **wie** die internen Gewichtungen in einem Netz funktionieren und nach welchen Kriterien **das Netz funktioniert**. Die einzige Möglichkeit, die sich zur externen Evaluation eines KI-Systems bietet, ist die Verifikation in kontrollierten Versuchsreihen. Wenn entsprechendes Datenmaterial nicht zur Verfügung steht, so wird man hier verstärkt auf das Design von problemspezifischen Phantomen zurückgreifen müssen. Ein weiteres derzeit sehr mondänes Gebiet – nämlich das Rapid Prototyping – eröffnet hier neue Möglichkeiten (Hatamikia 2023).

7. Ausblick und Herausforderungen

Nüchtern betrachtet stellt sich das Thema **KI in der Medizin als logische Fortsetzung der Bemühungen der evidenzbasierten medizinischen Forschung** dar. Seit Jahrzehnten ersetzt die statistisch ausgewertete klinische Studie die anekdotische Evidenz – der Einsatz von statistischen Methoden (und nichts anderes sind für eine spezifische Aufgabe trainierte neuronale Netzwerke) ist hier nur die logische Fortsetzung. Von dieser Warte aus betrachtet stellt sich nicht die Frage, ob man KI (oder wie man es auch immer nennen mag) verwenden sollte. **Es wäre verantwortungslos**, die Unmenge an aufwändigst an Patient:innen ermittelten Parametern – seien es Bilddaten, Laborparameter oder andere klinische Daten – **nicht zum Patient:innenwohl einzusetzen**, um zu einer möglichst genauen klinischen Diagnose und Therapieempfehlung zu gelangen. Dass dabei Datenschutz und Privatsphäre gewahrt bleiben müssen, ist selbstverständlich und stellt vermutlich die größere technische Herausforderung im Vergleich zur Implementierung eines AI-Systems dar.

Literatur

Amari, Shunichi (1967): A theory of adaptive pattern classifier. IEEE Transactions EC 16(3), 299-307. doi: 10.1109/PGEC.1967.264666.

Cheng, Phillip M. u. a. (2021): Deep Learning: An Update for Radiologists, RadioGraphics 41(5), 1427-1445. doi: https://doi.org/10.1148/rg.2021200210.

Corrias, Giuseppe u. a. (2022): Texture analysis imaging „what a clinical radiologist needs to know", Eur J Radiol. 146, 110055. doi: 10.1016/j.ejrad.2021.110055.

Fedorov, Andriy u. a. (2012): 3D Slicer as an Image Computing Platform for th e Quantitative Imaging Network. Magn Reson Imaging 30(9):1323-1341. doi: 10.1016/j.mri.2012.05.001.

Fukushima, Kunihiko (1980): Neocognitron: A Self-organizing Neural Network Model for a Mechanism of Pattern Recognition Unaffected by Shift in Position, Biological Cybernetics 36, 193-202. doi: https://doi.org/10.1007/BF00344251.

Galloway, Mary M. (1975): Texture analysis using gray level run lengths, Computer Graphics and Image Processing 4(2),172-179. doi: https://doi.org/10.1016/S0146-664X(75)80008-6.

Gillies, Robert J. / Kinahan, Paul E. / Hricak, Hedvig (2016): Radiomics: Images Are More than Pictures, They Are Data, Radiology 2016 278(2), 563-577. doi: 10.1148/radiol.2015151169.

Gregory, Adriana V. u. a. (2021): Semantic Instance Segmentation of Kidney Cysts in MR Images: A Fully Automated 3D Approach Developed Through Active Learning, J Digit Imaging 34(4), 773-787. doi: https://doi.org/10.1007/s10278-021-00452-3.

Haralick, Robert M / Shanmugam, Kumarasamy S. / Dinstein, Its'Hak (1973): Textural features for image classification, IEEE Transactions SMC-3(6), 610-621. doi: 10.1109/TSMC.1973.4309314.

Hatamikia, Sepideh u. a. (2023): Silicone phantoms fabricated with multi-material extrusion 3D printing technology mimicking imaging properties of soft tissues in CT, Z Med Phys. S0939-3889(23)00076-4. doi: 10.1016/j.zemedi.2023.05.007.

https://pyradiomics.readthedocs.io/en/2.1.2/features.html #module-radiomics.glcm (abgerufen: 8.8.2023).

Ilesanmi, Ademola E. / Ilesanmi, Taiwo O. (2021): Methods for image denoising using convolutional neural network: a review, Complex Intell. Syst. 7, 2179-2198. doi: https://doi.org/10.1007/s40747-021-00428-4.

Lee, Rebecca Sawyer u. a. (2017): A curated mammography data set for use in computer-aided detection and diagnosis research, Sci Data 4, 170177. doi: https://doi.org/10.1038/sdata.2017.177.

Liu, Juan u. a. (2021): Artificial Intelligence-Based Image Enhancement in PET Imaging: Noise Reduction and Resolution Enhancement, PET Clin. 16(4), 553-576. doi: 10.1016/j.cpet.2021.06.005.

Lustberg, Tim u. a. (2018): Clinical evaluation of atlas and deep learning based automatic contouring for lung cancer, Radiother Oncol. 126(2), 312-317. doi: 10.1016/j.radonc.2017.11.012.

Mantri, Manisha / Taran, Shruti / Sunder, Gaur (2022): DICOM Integration Libraries for Medical Image Interoperability: A Technical Review, IEEE Rev Biomed Eng. 15, 247-259. doi: 10.1109/RBME.2020.3042642.

Mayerhoefer, Marius E. u. a. (2020): Introduction to Radiomics. J Nucl Med. 61(4), 488-495. doi: 10.2967/jnumed.118.222893.

Öztürk, Saban (Hg.) (2022): Convolutional Neural Networks for Medical Image Processing Applications, New York / Abingdon.

Peeken, Jan C. / Wiestler, Benedikt / Combs, Stephanie E. (2020): Image-Guided Radiooncology: The Potential of Radiomics in Clinical Application, Recent Results Cancer Res. 216, 773-794. doi: 10.1007/978-3-030-42618-7_24.

Rosenblatt, Frank (1958): The perceptron: A probabilistic model for information storage and organization in the brain, Psychological Review 65(6), 386-408. doi: https://doi.org/10.1037/h0042519.

Sarvamangala, D.R. / Kulkarni, Raghavendra V. (2022): Convolutional neural networks in medical image understanding: a survey, Evol Intell. 15, 1-22. doi: 10.1007/s12065-020-00540-3.

Shur, Joshua D. u. a. (2021): Radiomics in Oncology: A Practical Guide. RadioGraphics 41(6), 1717-1732. doi: 10.1148/rg.2021210037.

van Griethuysen, Joost J.M. u. a. (2017): Computational Radiomics System to Decode the Radiographic Phenotype. Cancer Res. 77(21), e104-e107. doi: 10.1158/0008-5472.CAN-17-0339.

van Leeuwen, Kicky G. u. a. (2021): Artificial intelligence in radiology: 100 commercially available products and their scientific evidence, Eur Radiol. 2021 31(6), 3797-3804. doi: 10.1007/s00330-021-07892-z.

Vyborny, Carl J. / Giger Maryellen L. (1994): Computer vision and artificial intelligence in mammography, AJR Am J Roentgenol. 162(3), 699-708. doi: 10.2214/ajr.162.3.8109525.

Waninger, Jessica J. u. a. (2019): Integrating radiomics into clinical trial design, Q J Nucl Med Mol Imaging 63(4), 339-346. doi: 10.23736/S1824-4785.19.03217-5.

Yip, Stephen S. / Aerts, Hugo J.W.L. (2016): Applications and limitations of radiomics, Phys Med Biol. 7;61(13), R150-166. doi: 10.1088/0031-9155/61/13/R150.

Zwanenburg, Alex u. a. (2020): The Image Biomarker Standardization Initiative: Standardized Quantitative Radiomics for High-Throughput Image-based Phenotyping, Radiology 295(2), 328-338. doi: 10.1148/radiol.2020191145.

ChatGPT als Arzt?

Eine experimentelle Studie zur diagnostischen Genauigkeit bei häufigen und seltenen Krankheiten – ein Forschungsbericht

Lars Mehnen, Stefanie Gruarin, Mina Vasileva und Bernhard Knapp

1. Zusammenfassung

Die Suche nach medizinischem Rat im Internet nimmt zu, weshalb viele Personen ChatGPT für medizinische Informationen nutzen. In unserer Studie testeten wir ChatGPTs diagnostische Genauigkeit mit 50 klinischen Fallvignetten. ChatGPT 4 identifizierte **häufige Erkrankungen** meist innerhalb von zwei Diagnosen, bei **seltenen Krankheiten** waren mehrere Vorschläge nötig. ChatGPT 3.5 schnitt in der Versuchsanordnung schlechter ab als ChatGPT 4. Obwohl ChatGPT bei häufigen Erkrankungen präzise ist, sollte es von Laien vorsichtig bzw. in Kombination mit einer zeitnahen medizinischen Konsultation eingesetzt werden.

2. Einführung

Viele Menschen suchen im Internet nach medizinischem Rat. Die Gründe dafür sind vielfältig, u. a. kommt es zu langen Wartezeiten besonders im niedergelassenen Bereich. Neben klassischen Suchmaschinen nutzen Individuen Webseiten, wie den **NHS UK** und spezialisierte **Symptom-Checker** (Semigran u. a. 2015). In der jüngsten Zeit haben **Transformer-Modelle** (Vaswani u. a. 2017) und insbesondere **Generative Pretrained Transformer (GPT)-Modelle**, bekannt als Chatbots wie ChatGPT (Ouyang u. a. 2022), sowohl in der Wissenschaft als auch in der Öffentlichkeit große Aufmerksamkeit gefunden. Diese Modelle unterscheiden sich von vorherigen **Large Language Modell (LLMs)** in Parametern, Trainingsdatenmenge und Feinabstimmungsansätzen (Brown u. a. 2020; OpenAI 2023).

ChatGPT ist ein **Sprachmodell**, das nicht speziell für **klinische Fallvignetten** (klinische Fallbeispiele) entwickelt wurde, aber (A) semantische Benutzereingaben versteht und (B) Antworten auf Fragen von allgemeinem Wissen bis wissenschaftlicher Textgenerierung liefert.

In unserem Experiment testeten wir ChatGPTs Fähigkeit, **Diagnosen für klinische Volltext-Fallvignetten** zu finden, einschließlich (I) **häufige und** (II) **seltene Krankheitsbilder**. Seltene Krankheiten betreffen weniger als 1 von 2.000 Personen (orphanet 2012) und sind oft chronisch und lebensbedrohlich, was Diagnose, Therapie und Forschung erschwert. Viele seltene Krankheiten sind genetisch bedingt, entstehen durch Mutationen oder Gen-Umwelt-Wechselwirkungen. Sie beeinflussen tiefgreifend Patienten und Gesellschaft, was die Notwendigkeit eines besseren Verständnisses erfordert (Delaye / Cacciatore / Kole 2022). Die korrekte Diagnose und Behandlung dieser Krankheiten sind daher von besonderem Interesse.

3. Beschreibung der Untersuchungsmethode

3.1 Schritt 1: Ursprung der klinischen Fallvignetten

Um ChatGPTs diagnostische Genauigkeit zu prüfen, nutzten wir 50 klinische Fallvignetten, darunter 40 häufige und 10 seltene Krankheiten. Die Fallvignetten zu den 40 häufigen Krankheiten basieren auf Semigran u. a. (2015). Die Expert:innen-Gruppe schlossen fünf Fälle aus, bei denen die Diagnose selbst im Vignettentext offensichtlich war. Die 10 seltenen Krankheitsfälle basierten auf Krankheiten mit positivem Orphan Drug Status der EMA (EMA 2018). Der Krankheitsname wurde auf https://pubmed.ncbi.nlm.nih.gov/ abgefragt und die erste passende Fallbeschreibung genutzt.

3.2 Schritt 2: Verwendung von ChatGPT

ChatGPT wurde mit „What are the 10 most likely diagnoses for this patient?“ und der Fallvignette befragt. Im Gegensatz zu vielen Symptom-Checkern (z. B. Semigram u. a. 2015) war keine Symptomextraktion nötig. Da LLM-Ausgaben variieren, haben wir jede Vignette dreimal mit ChatGPT 3.5 und 4 abgefragt. Das ergab 300 Prompts (=Eingaben/Abfragen) und 3.000 Diagnosevorschläge.

3.3 Schritt 3: Bewertung der richtigen Antworten

Alle 3.000 vorgeschlagenen Diagnosen wurden in diesem Experiment von einem Humanmediziner geprüft und mit der richtigen Diagnose der jeweiligen Fallvignette verglichen. Ein Fall galt als richtig, wenn entweder eine direkte Übereinstimmung (z. B. „akute Otitis media“ vs. „akute Otitis media“) oder eine direkte hierarchische Beziehung zur richtigen Diagnose (z. B. „akute Pharyngitis“ vs. „Pharyngitis“, „GM2-Gangliosidose“ vs. „Tay-Sachs-Krankheit“, „Schlaganfall“ vs. „ischämischer Schlaganfall“ usw.) bestand.

3.4 Schritt 4: Darstellung der diagnostischen Genauigkeit

Wir haben die Korrektheit der vorgeschlagenen Diagnosen als **top X-Genauigkeit** ausgedrückt, d. h. wie viel Prozent der Fälle mit einem Maximum von X vorgeschlagenen Diagnosen gelöst werden.

Beispiel 1: Eine **top1-Genauigkeit** von 100 % würde zum Beispiel bedeuten, dass alle klinischen Fallvignetten durch die erste vorgeschlagene Diagnose gelöst wurden.

Beispiel 2: Würden sieben von zehn Fällen mit der ersten vorgeschlagenen Diagnose und ein weiterer Fall mit der zweiten vorgeschlagenen Diagnose gelöst, so läge die **top1-Genauigkeit** bei 70 % (=7/10) und die **top2-Genauigkeit** bei 80 % (=(7+1)/10).

Für den **Hypothesentest** der Diagnoseübereinstimmung zwischen Version 3.5, 4 und der richtigen Diagnose haben wir **Fleiss' kappa** (Fleiss 1971) verwendet, eine Erweiterung von Scotts pi-Statistik (Scott 1955). Diese Wahl wurde getroffen, da Scott's pi und Cohen's kappa auf zwei Sätze von Diagnosen beschränkt sind, während Fleiss‘ kappa eine beliebige Anzahl von Diagnosesätzen mit kategorialen Bewertungen berücksichtigen kann.

4. Ergebnisse des Experiments

4.1 Diagnostische Genauigkeit von ChatGPT bei häufigen Erkrankungen

Innerhalb von zwei vorgeschlagenen Diagnosen (top2-Genauigkeit) wurden mehr als 90 % aller Fälle von ChatGPT 3.5 gelöst. Die Ergebnisse für

ChatGPT 4 sind sogar noch besser und 100 % aller Fälle wurden in allen drei Prompt-Versionen innerhalb von drei vorgeschlagenen Diagnosen gelöst (top3-Genauigkeit). Die Ergebnisse von ChatGPT 4 sind statistisch signifikant besser als die Ergebnisse von ChatGPT 3.5 (Wilcoxon signed rank test, alpha=0.05, p<0.007).

Ein **Fleiss-Diagnose-Übereinstimmungs-Hypothesentest** für die ersten GPT-Ergebnisse gegen die vorgegebenen korrekten Diagnosen ergab eine erhebliche Übereinstimmung (p<0,0001). Dies bedeutet, dass die von ChatGPT (Version 3.5 und 4) vorgeschlagenen Diagnosen den korrekten Diagnosen signifikant ähnlich sind.

4.2 Diagnostische Genauigkeit von ChatGPT bei seltenen Erkrankungen

Seltene Erkrankungen stellten eine größere Herausforderung für ChatGPT dar. **ChatGPT 3.5** erreicht im Durchschnitt nur 60 % richtige Diagnosen innerhalb von 10 Vorschlägen (topX-Genauigkeit) und nur 23 % der richtigen Diagnosen wurden als erstes Ergebnis aufgeführt. **ChatGPT 4** ist erfolgreicher als ChatGPT 3.5 (Wilcoxon signed rank test, alpha=0.05, p<0.004), aber immer noch weit entfernt von der Leistung bei häufigen medizinischen Erkrankungen. 40 % aller Fälle werden mit der ersten vorgeschlagenen Diagnose gelöst, während es acht oder mehr Vorschläge braucht, um eine Diagnosegenauigkeit von 90 % zu erreichen.

Eine Leistung von 100 % wird von keinem der einzelnen GPT-Modelle erreicht. Es gibt jedoch keine einzige Fallvignette, die von keinem der Modelle gelöst wird, d. h. wenn ChatGPT 4 dreimal ausgeführt wird, erhält man 3x10 Vorschläge, die mindestens einmal die richtige Diagnose für jeden Fall enthalten. Das bedeutet, dass **die mehrfache Ausführung eines Modells auf die gleiche Eingabeaufforderung** die Ergebnisse leicht verbessern kann (hier von 90 % auf 100 %). Auch hier haben wir einen Fleiss-Test durchgeführt, der eine mäßige Übereinstimmung ergab (z=9,0837, p<0,0001). Dies bedeutet, dass die von ChatGPT vorgeschlagenen Diagnosen den richtigen Diagnosen ähnlich sind. Die beobachtete Übereinstimmung ist damit **nicht zufällig**.

5. Diskussion der Ergebnisse aus dem Experiment

5.1 ChatGPT (Version 3.5 und 4) erreicht bemerkenswerte Genauigkeiten

Unsere Ergebnisse zeigen, dass ChatGPT eine recht hohe Genauigkeit erreicht, wenn es gängige klinische Fallvignetten löst. Dieses Ergebnis stimmt mit früheren Ergebnissen überein, die zeigen, dass ChatGPT in der Lage ist, ein großes juristisches Examen unter den besten 10 % aller Menschen des Jahres zu absolvieren, und dass ChatGPT auch bei vielen anderen akademischen und beruflichen Prüfungen menschenähnliche Leistungen zeigt (OpenAI 2023). Auch in anderen medizinischen Bereichen, z. B. bei der Bereitstellung von Informationen für Krebspatient:innen, hat ChatGPT bemerkenswerte Fähigkeiten gezeigt (Hopkins u. a. 2023).

Wir haben jedoch festgestellt, dass die Vignetten mit **seltenen Erkrankungsbeschreibungen** für Chat-GPT eine viel größere Herausforderung darstellten. Diese Ergebnisse müssen richtig eingeordnet werden, da solche Fälle im medizinischen Alltag sehr herausfordernd sind.

5.2 Lernt ChatGPT nur auswendig?

Da ChatGPT wahrscheinlich auf Daten des gesamten Internets trainiert wird, könnte man argumentieren, dass ChatGPT die Fallvignetten auswendig gelernt hat, oder in der Sprache des maschinellen Lernens: Test-Set und Trainings-Set überschneiden sich. Obwohl dies teilweise zutreffen könnte, gibt es eine Reihe von Argumenten, die gegen diese Befürchtung sprechen:

1. Der Testsatz für die häufigen Fälle wurde aus dem PDF-Format „data supplement“ von Semigran u. a. (2015) extrahiert. Die PDF-Datei enthält die Fälle als eine von vielen (aus Sicht des maschinellen Lernens) schlecht formatierten Tabellen, beginnend auf Seite 6 von 19. Deshalb haben wir ChatGPT die Fallvignetten vorgelegt und gefragt, ob es die URL, den ersten Autor oder den Namen der Zeitschrift nennen kann. Auf alle drei individuellen Fragen antwortete ChatGPT, dass es die Antwort nicht kennt und dass die Verwendung einer **Standard-Suchmaschine** für die Beantwortung der Frage besser geeignet wäre.

2. Wenn ein Modell auf Milliarden von Dokumenten trainiert wird, hat der Beitrag eines einzelnen Dokuments **möglicherweise keinen großen**

Einfluss auf das Gesamtmodell. Es ist auch unwahrscheinlich, dass explizite Informationen in einem neuronalen Netzmodell gespeichert werden.

3. Die Fähigkeit, klinische Vignetten zu diagnostizieren, war nicht das Ziel der Entwicklung von ChatGPT. Diese Fähigkeit ist wahrscheinlich ein Nebeneffekt.

4. ChatGPT gibt oft nicht den genauen Wortlaut der richtigen Antwort an, sondern ein medizinisches Synonym.

5. ChatGPT begründet, warum eine bestimmte Diagnose richtig sein könnte. Diese Begründung ist bei der Lösung der klinischen Fallvignetten in der Literatur nicht angegeben. Deshalb muss die Begründung von ChatGPT selbst stammen.

Dies soll mit folgendem Fallbeispiel erklärt werden:

> „Eine 48-jährige Frau mit einer Vorgeschichte von Migränekopfschmerzen kommt in die Notaufnahme, weil sich ihr Geisteszustand in den letzten Stunden verändert hat. Sie wurde von ihrem Ehemann früher am Tag als akut desorientiert und zunehmend schläfrig erlebt. Bei der körperlichen Untersuchung weist sie einen Skleral-Ikterus (gelbe Augen), eine leichte Druckempfindlichkeit im rechten oberen Quadranten und eine Asterixis (Flapping Tremor – Ergänzung Autoren) auf. Die ersten Laboruntersuchungen ergaben einen Serum-ALT-Wert von 6498 Einheiten/l (Alanin-Aminotransferase – Ergänzung Autoren), ein Gesamtbilirubin von 5,6 mg/dl und einen INR-Wert von 6,8 (Blutgerinnungswert – Ergänzung Autoren). Ihr Ehemann berichtet, dass sie ständig Schmerzmittel eingenommen hat und seit einigen Tagen zusätzliche 500 mg Paracetamol-Tabletten gegen Schmerzen im unteren Rückenbereich einnimmt. Die weitere Anamnese zeigt eine Medikamentenliste mit mehreren Paracetamol-haltigen Präparaten."

ChatGPT gibt nicht nur direkt die richtige Diagnose („Akutes Leberversagen") an, sondern auch indirekt im ersten und zweiten Ergebnis:

> „1. Akutes Leberversagen (ALF): Die erhöhten ALT-, Bilirubin- und INR-Werte sowie die Anamnese der Einnahme mehrerer Paracetamol-haltiger Medikamente deuten auf eine mögliche Paracetamol-Toxizität hin, die zu ALF führt.
> 2. Paracetamol-Überdosierung: Die in letzter Zeit vermehrte Einnahme von Paracetamol durch die Patientin und das Vorhandensein mehrerer Paracetamol-haltiger Medikamente auf ihrer Liste könnten auf eine unbeabsichtigte Überdosierung hinweisen."

Dies begründet auch, warum ChatGPT zu diesem Vorschlag kommt, einschließlich der Zuordnung von numerischen Laborwerten. Noch weiter gehend schlägt ChatGPT **alternative Diagnosen** vor, die die Symptome erklären würden, wenn zusätzliche Informationen in der Fallvignette vorhanden wären, z.B.

> „3. Alkoholische Hepatitis: Obwohl in der Anamnese nicht erwähnt, könnte Alkoholkonsum eine mögliche Ursache für eine Leberschädigung sein, die zu ähnlichen Symptomen und Laborbefunden führt."

Zusammengenommen deutet dies darauf hin, dass ChatGPT nicht nur medizinische Diagnosen aus entsprechenden Büchern/Papieren/Webseiten kopiert und einfügt, sondern die Fallvignetten tatsächlich semantisch versteht und begründet.

5.3 ChatGPT kann / soll keinen menschlichen Arzt ersetzen

Während die oben berichteten Ergebnisse zur Diagnosegenauigkeit überraschend gut sind, erklärt ChatGPT selbst, dass es einen menschlichen Arzt nicht ersetzen kann und soll. Dies wird zum Beispiel so formuliert:

> „Ich bin kein Arzt, aber ich kann versuchen, einige Informationen über mögliche Diagnosen auf der Grundlage der von Ihnen angegebenen Symptome zu geben. Es ist wichtig, dass Sie einen Arzt aufsuchen, um eine richtige Diagnose zu erhalten. Davon abgesehen kommen für diesen Patienten die folgenden Erkrankungen in Frage: [...]"

ChatGPT schließt seine Antwort mit einem Satz wie:

> „Denken Sie daran, dass es wichtig ist, für eine angemessene Bewertung und Diagnose einen Arzt zu konsultieren."

Diskussion und mögliche Schlussfolgerung: In diesem Experiment (Versuchs-ballon) wurde ChatGPT auf die Treffsicherheit von Diagnosen in Bezug auf unterschiedliche Fallvignetten getestet. Es muss festgehalten werden, dass ChatGPT nicht für diese Anwendung programmiert wurde, bzw. auch nicht als Medizinprodukt zugelassen ist. Mit dem Experiment soll dargestellt werden, welches Potential Generative-Pretrained-Transformer(GPT)-Modelle haben, nämlich (1) medizinische Expert:innen zu unterstützen, (2) möglicherweise die Patient:innenkommunikation zu verbessern aber auch (3) die Gesundheitskompetenz besonders bei Personen mit mangelnden medizinischen Zugang zu erhöhen.

Gewiss erscheint, dass diese GPT-Systeme bisherige Handlungsfelder von Gesundheitsexpert:innen verändern und Prozesse des Gesundheitswesens effizienter machen. Wichtig wird es sein, Gesundheitsexpert:innen in diese Entwicklungen von Anfang an gut einzubinden, damit mögliche Ressentiments und Sorgen berücksichtigt werden können.

GPT-Systeme werden sich mit hoher Wahrscheinlichkeit etablieren und ihren Weg in die Gesellschaft finden. Gesundheitsexpert:innen stehen vor der Herausforderung, diese Systeme im Interesse der Patient:innen zu nützen, um die Sicherheit, Wirksamkeit und Qualität der Versorgung mit all den bestehenden Aufgabenstellungen weiterhin gewährleisten zu können.

Literatur

Brown, Tom B. u. a. (2020): Language Models are Few-Shot Learners, abrufbar unter: http://arxiv.org/abs/2005.14165 (zulezt abgerufen: 29.9.2023.

Delaye, Julien / Cacciatore, Pasquale / Kole, Anna (2022): Valuing the „Burden" and Impact of Rare Diseases: A Scoping Review. Front. Pharmacol. 13. doi: https://doi.org/10.3389/fphar.2022.914338.

EMA (2018): Download Medicine Data, abrufbar unter: https://www.ema.europa.eu/en/medicines/download-medicine-data (zuletzt abgerufen: 22.9.2023 (https://www.ema.europa.eu/en/medicines/download-medicine-data).

Fleiss, Joseph L. (1971): Measuring nominal scale agreement among many raters, Psychological Bulletin 76(5), 378-382. doi: https://doi.org/10.1037/h0031619.

Hopkins, Ashley M. u. a. (2023): Artificial Intelligence Chatbots Will Revolutionize How Cancer Patients Access Information: ChatGPT Represents a Paradigm-Shift, JNCI Cancer Spectrum 7(2): pkad010. doi: https://doi.org/10.1093/jncics/pkad010.

Munsch, Nicolas u. a. (2020): Diagnostic Accuracy of Web-Based COVID-19 Symptom Checkers: Comparison Study, J Med Internet Res 22(10):e21299. doi: 10.2196/21299.

OpenAI (2023): GPT-4 Technical Report, abrufbar unter: http://arxiv.org/abs/2303.08774 (zuletzt abgerufen: 22.9.203).

orphanet (2012): Orphanet: About Rare Diseases, abrufbar unter: https://www.orpha.net/consor/cgi-bin/Education_AboutRareDiseases.php?lng=EN (zuletzt abgerufen: 22.9.2023).

Ouyang, Long u. a. (2022): Training Language Models to Follow Instructions with Human Feedback, abrufbar unter: https://arxiv.org/abs/2203.02155 (zuletzt abgerufen: 5.10.2023). doi: https://doi.org/10.48550/arXiv.2203.02155.

Scott, William A. (1955): Reliability of content analysis: the case of nominal scale coding, Public Opinion Quarterly 19, 321-325. doi: https://doi.org/10.1086/266577.
Semigran, Hannah L. u. a. (2015): Evaluation of Symptom Checkers for Self Diagnosis and Triage: Audit Study, BMJ 351:h3480. doi: https://doi.org/10.1136/bmj.h3480.
Vaswani, Ashish u. a. (2017): Attention is All you Need, in: Advances in Neural Information Processing Systems 30, NIPS 2017, Long Beach. doi: https://doi.org/10.48550/arXiv.1706.03762.

Aktuelle Anwendungsszenarien und -beispiele von KI-Systemen in Diagnostik und Therapie

Von der Bildverbesserung bis zur perfekten Behandlung?

Bianca Buchgraber-Schnalzer und Bernhard Neumayer

1. Einleitung

Der Gesundheitsbereich bietet eine Vielzahl an Anwendungsmöglichkeiten von KI-basierten Methoden, wobei man sowohl thematische Ansätze – also unterschiedliche Bereiche des Gesundheitssektors –, als auch methodische Ansätze – also die tatsächliche Ausführung bzw. Implementierung der Analyse- oder Interpretationsmethode – unterscheiden kann. Dies ist auch der recht allgemein gehaltenen Definition geschuldet, die KI als das Ziel beschreibt, Maschinen intelligent zu machen – wobei Intelligenz dabei grob als die Fähigkeit verstanden wird, Probleme mittels Informationsverarbeitung zu lösen. Dies bedeutet damit aber auch, dass sich KI-Systeme sehr stark in ihrer Komplexität unterscheiden.

Als sehr anschauliches Beispiel für die Breite des KI-Sektors im Gesundheitsbereich können exemplarisch Entscheidungsunterstützungs-Systeme im klinischen Bereich, englisch **clinical decision support systems** (CDSS), angeführt werden. Der Ursprung von CDSS – damals noch als **medical diagnostic decision support system** bezeichnet – reicht zurück bis 1954 (Nash 1954) und hatte damals die Form einer Tabelle, die Krankheiten und deren Symptome zusammenführte, um Studierenden die Klassifikation von Krankheiten zu erleichtern (Kiyasseh / Zhu / Clifton 2022). Ein CDSS verarbeitet also Information, um Gesundheitsexpert:innen zu helfen, eine Entscheidung zu finden, und kann dabei (i) die Aufgabe des Informationsmanagements übernehmen, (ii) der Aufmerksamkeits-Fokussierung dienen, oder (iii) eine Patient:innen-spezifische Empfehlung zur Verfügung stellen (Musen / Shahar / Shortliffe 2006). Eine typische Anwendung eines solchen CDSS wäre also beispielsweise, verschiedene Laborergebnisse eines/r Patient:in nach einem vorgegebenen Ablauf – etwa einem medizinischen Standard – zu analysieren und eine Behandlung oder Medikation zu empfehlen. Das CDSS stellt in diesem Beispiel lediglich den menschlichen Entscheidungsprozess nach und bringt keine zusätzliche Information ein, sondern folgt einem klaren Ablauf; wir sprechen in diesem Fall von wissensbasierten – englisch **knowledge-based** – Entscheidungssystemen.

Die Vorteile **wissensbasierter Entscheidungssysteme** sind, dass ihre Vorgangsweise klar nachvollziehbar ist, ihre Wissensbasis relativ einfach erweitert werden kann, klinische Entscheidungsprozesse beschleunigt und Fehler im Entscheidungsprozess potenziell reduziert werden können, z. B. im Medikationsprozess (Calvo-Cidoncha u. a. 2022). Wissensbasierten Entscheidungssystemen stehen **Daten-basierte Ansätze** gegenüber. Die Grenze zwischen diesen beiden Ansätzen ist nicht scharf, da auch die Wissensbasis der wissensbasierten Entscheidungssysteme auf Daten beruht – allerdings wird eine Wissensbasis auf Grundlage einer großen, evaluierten und validierten Datenmenge entwickelt. Daten-basierte Ansätze sind oft explorativ bzw. sind sie der notwendige Schritt, um eine etablierte Wissensbasis zu erzeugen. Die Daten werden mit **machine learning** (ML)-Algorithmen analysiert, um eine datenbasierte Entscheidung zu treffen bzw. eine Empfehlung abzugeben, wobei diese Algorithmen von einfachen Regressions-Ansätzen, über neuronale Netzwerke bis hin zu **deep learning**-Methoden – eine Unterkategorie der neuronalen Netze – reichen können.

Es ist wichtig zu beachten, dass – trotz des aktuellen Booms von **big data** – es **nicht die Datenmenge** ist, die für eine solide Datenbasis sorgt; auch ist es **nicht ausschließlich die Datenbasis**, die über die Entscheidungsqualität eines KI-Systems entscheidet. Eine zuverlässige Entscheidung in KI-basierten Systemen kann nur erfolgen, wenn **alle notwendigen Bedingungen** aus den drei Kategorien (i) **Datenqualität**, (ii) **einschlägiges Fachwissen**, und (iii) **Problemlösungskompetenz** erfüllt werden (Musen / Shahar / Shortliffe 2006). Selbst ein auf einer exzellenten Datenbasis basierendes KI-System ist also nur so gut, wie die Expert:innen, die die Daten evaluieren und bestimmen, welche Ziele mit dem betreffenden System erreicht bzw. welche Entscheidungen getroffen werden können.

So gesehen sind CDSS eigentlich nicht nur ein Beispiel für die Vielseitigkeit der Anwendungsmöglichkeiten von KI-Systemen im Gesundheitsbereich – tatsächlich sind sie in allen KI-Anwendungen im Gesundheitsbereich zu einem gewissen Grad inhärent vorhanden. Die Anwendung von KI-Systemen zielt stets darauf ab, Informationen darzustellen, Expert:innen auf bestimmte Aspekte aufmerksam zu machen oder sogar eine Empfehlung abzugeben, sei es ein simpler Entscheidungsbaum oder ein komplexes Bildanalyse-Werkzeug; KI-Systeme verfolgen also dieselben Ziele wie CDSS. Dieses Kapitel gibt einen Überblick über die möglichen Anwendungsgebiete von KI-basierten Algorithmen in Diagnostik und Therapie und zeigt einen Auszug von aktuellen Anwendungen und Forschungsprojekten.

2. Medizinische Bildgebung

Die naheliegendste Verknüpfung von KI-Systemen und bildgebenden medizinischen Verfahren ist für gewöhnlich die der Bildanalyse: Ein neuronales Netzwerk – meist ein **deep convolutional neural network** (DCNN), also ein mehrschichtiges neuronales Netz, das das mathematische Prinzip der Faltung (engl.: **convolution**) verwendet – wird für eine spezielle Aufgabe mit einer großen Menge an Bilddaten trainiert, um möglichst automatisiert bestimmte Muster in medizinischen Bilddaten erkennen zu können, um auf Basis der gefundenen Muster klinische Expert:innen auf die identifizierten Bereiche aufmerksam zu machen oder sogar Entscheidungsempfehlungen zu liefern. Weniger bekannt ist, dass derartige **deep learning** (DL)-Methoden auch schon davor, nämlich bei der Bilderzeugung, angewendet werden können, um zum Beispiel die Bildqualität zu erhöhen, die Strahlenbelastung während der Messung zu verringern, oder um den gesamten Messvorgang zu beschleunigen.

2.1 Bildrekonstruktion

2.1.1 Computertomographie

Die Computertomographie (CT) beruht auf ionisierender Röntgenstrahlung und erzeugt Schichtbilder eines/r Patient:in, indem die Abschwächung der Röntgenstrahlung aus verschiedenen Richtungen gemessen wird, um so auf die räumliche Verteilung der Abschwächung rückschließen zu können, die dann als CT-Bild darstellbar ist. Dieses Kapitel soll sich aber nicht mit den technischen Grundlagen der CT beschäftigen; es ist ausreichend zu verstehen, dass ein CT-Bild dann eine gute Qualität aufweist, wenn es auf einem hohen Messsignal basiert und wenig Rauschen aufweist bzw.

ein hohes sog. **Signal-Rausch-Verhältnis**. Eine Erhöhung des Signals bei einer CT-Messung geht mit einer Erhöhung der Strahlendosis einher, was aufgrund der schädlichen Eigenschaften von ionisierender Strahlung nicht optimal scheint. Außerdem gilt das sogenannte ALARA-Prinzip (englisch für **as low as reasonably achievable**), also die Vorgabe, stets die minimal mögliche Strahlendosis zu verwenden. Bleibt noch die Reduktion von Bildrauschen und diese lässt sich bei der Berechnung des CT-Bildes aus den Messdaten – der Bildrekonstruktion – erreichen.

Die Standardmethode für die Rekonstruktion von CT-Bildern ist die **gefilterte Rückprojektion**, die den Vorteil hat, ein gutes Ergebnis zu liefern und rechnerisch unaufwändig zu sein. Die ursprüngliche CT-Rekonstruktion verfolgte zwar einen **iterativen** (schrittweise, aufeinanderfolgende Rechenoperationen) Ansatz (Gordon / Bender / Herman 1970), der allerdings rechnerisch zu aufwändig war und zu viel Zeit beanspruchte, um klinisch eingesetzt werden zu können (Brady 2023). Dabei haben iterative Rekonstruktionen das Potenzial, Bildrauschen (Telesmanich u. a. 2017) und Bildartefakte (Yasaka u. a. 2017) zu reduzieren und so eine geringere Dosis bei der Messung zu ermöglichen. DL-Methoden haben den Vorteil, dass – ist der langwierige Trainingsprozess abgeschlossen – der Zeitbedarf bei der Rekonstruktion mittels eines fertig trainierten DCNNs meist nur mehr eine untergeordnete Rolle spielt (Brady 2023).

Die Verfügbarkeit von leistungsstarken Grafikkarten, die aufgrund ihrer Architektur besonders gut geeignet sind, die parallelisierbaren Rechenschritte während des Trainierens von DCNNs effizient durchzuführen, ermöglicht es nun verstärkt, Rekonstruktionsansätze zu verfolgen, die zuvor durch ihre lange Rechenzeit nicht für den klinischen Einsatz genutzt werden konnten. So können zum Beispiel CT-Scans, die mit niedriger Dosis akquiriert wurden, so rekonstruiert werden, dass sie weniger Bildrauschen und bessere Kantenverstärkung als Aufnahmen mit höherer Dosis aufweisen (Yeoh u. a. 2021), oder durch Bewegung verursachte Bildartefakte unterdrückt werden (Zhou u. a. 2022).

2.1.2 Magnetresonanztomographie

In der Magnetresonanztomographie (MRT) ist vor allem die Messdauer ein Problem für viele Patient:innen. Standardmäßig wird bei einer MRT-Messung ein grundlegender Messschritt für die Anzahl an gewünschten Bildzeilen repetitiv ausgeführt, um durch geeignete Kodierungen während dieser Wiederholungen den gewünschten Bildbereich abzudecken. Abhängig von der untersuchten Körperregion, dem gewünschten Kontrast, oder der gewünschten **Gewichtung** können MRT-Untersuchungen sehr lange Messzeiten in Anspruch nehmen. Daher gibt es in der MRT den Ansatz Messdaten nicht vollständig aufzunehmen – **unter-abzutasten** – und die fehlenden Daten bei der Bildrekonstruktion aus den Messdaten der einzelnen bei der Messung verwendeten Messspulen rückzugewinnen – bekannte Methoden sind hier zum Beispiel SENSE (Pruessmann u. a. 1999), GRAPPA (Griswold u. a. 2022) oder CAIPIRINHA (Breuer u. a. 2005).

Die Rekonstruktion von unvollständigen Daten ist mit einem erheblichen rechnerischen Mehraufwand behaftet, da nicht nur die Bildverbesserung, sondern eben auch die Rückgewinnung der „verlorenen" Information durchgeführt werden müssen – abhängig von der Rekonstruktionsmethode und dem Grad der Unterabtastung können Rekonstruktionen Stunden bis Tage dauern, was einen klinischen Einsatz verunmöglicht.

Die Anwendung von DCNNs bietet bei der Rekonstruktion von unter-abgetasteten MRT-Daten großes Potenzial für Beschleunigung, da das Netzwerk mit vollständigen und korrespondierenden unvollständigen Datensätzen trainiert wird und so den Rekonstruktions-Algorithmus „erlernen" kann (Lin u. a. 2021). So benötigen neue Methoden nur mehr Sekunden für die Rekonstruktion von Daten, die mit hohen Faktoren (4-16) unterabgetastet wurden (Aggarwal / Mani / Jacob 2019) und die Bildqualität von Thorax-Messungen, die aufgrund von kardiologischen und respiratorischen Bewegungen in möglichst kurzer Zeit gemessen werden müssen, kann erhöht werden (Chen u. a. 2018). Diese Ansätze können dann auch für weitere Verbesserungen verwendet werden: So konnte zum Beispiel gezeigt werden, dass für Messungen, die aufgrund von Bewegung unbrauchbare Bilder lieferten, jene Messdaten mit Bewegungsartefakten – ebenfalls mit Hilfe eines Netzwerks – detektiert und anschließend zeilenweise entfernt werden können, um den Datensatz im Anschluss wie eine unterabgetastete Messung zu rekonstruieren und so während der Bildrekonstruktion Bewegungsartefakte zu entfernen (Haskell u. a. 2019).

2.2 Bildanalyse

Wie bereits zu Beginn dieses Kapitels erwähnt, ist vor allem die Mustererkennung jene Disziplin, die KI-Systemen bei der Verarbeitung von Bilddaten zugeschrieben wird, um klinische Expert:innen bei Entscheidungen zu unterstützen. Tatsächlich sind der Bildanalyse auch wenig Grenzen gesetzt; mit dem entsprechenden Hintergrundwissen kann ein DCNN für die unterschiedlichsten Aufgaben designt und trainiert werden – vorausgesetzt eine entsprechende Datenmenge mit ausreichender Qualität ist vorhanden. Aufgrund der Menge unterschiedlicher Ansätze werden in diesem Abschnitt ausgewählte Anwendungsszenarien präsentiert, ohne einen Anspruch auf Vollständigkeit zu erheben.

Röntgen-Bildgebung ist die am häufigsten verwendete diagnostische Bildgebungsmodalität (Smith-Bindman / Miglioretti / Larson 2008) und ist dadurch schon rein aufgrund der Menge an zur Verfügung stehenden Daten prädestiniert für die Anwendung von KI-Methoden (Adams u. a. 2021). So konnte bereits in vielen Studien zur Fraktur-Detektion gezeigt werden, dass KI-Methoden mit klinischen Expert:innen vergleichbare Ergebnisse liefern können, wobei vor allem die **Sensitivität** vergleichbar ist, während die **Spezifität** der klinischen Expert:innen (94 %) noch über der der KI-Methoden (91 %) liegt (Kuo u. a. 2022). In einer **prospektiv** durchgeführten Studie konnte außerdem bereits gezeigt werden, dass die Ergebnisse von klinischen Expert:innen durch die zusätzliche Assistenz eines KI-basierten Algorithmus signifikant verbessert werden können (Cheng u. a. 2020). Zusätzlich zur Bildinformation können DCNNs auch mit Personen-spezifischen Informationen trainiert werden – so wurde zum Beispiel auf Basis von Thorax-Röntgenaufnahmen, die sich eigentlich nicht für die Lungenkrebsvorsorge eignen, mit zusätzlich vorhandener Patient:innen-Information eine verbesserte Identifikation von Personen mit erhöhtem Lungenkrebs-Risiko erzielt (Lu u. a. 2020).

Für CT-Bilder ist aufgrund der dreidimensionalen Beschaffenheit der Daten sehr häufig die Segmentierung – also Abgrenzung – von Objekten in aneinandergrenzenden Bildschichten eine wichtige Aufgabenstellung (Sahiner u. a. 2019), aber auch Diagnostik-Unterstützung in Situationen von stark erhöhten Fallzahlen sind möglich, zum Beispiel für schnelle Abklärungen von COVID-19-Infektionen auf Basis automatisierter Analyse von Thorax-CTs (Javor u. a. 2020). Auch konnte gezeigt werden, dass selbst eine fortgeschrittene Methode mit bereits verbessertem Kontrast wie die **Photon-Counting CT** von der Rauschentfernung durch DL-Methoden profitieren kann, um eine verbesserte Detektion von Knochentumoren zu ermöglichen (Baffour u. a. 2023).

Für MRT-Daten ist die Segmentierung von Bildinhalten im Vergleich zu CT ungleich schwieriger, da die Bildintensität nicht wie bei der CT von einem Parameter wie der Absorption, sondern von Messparametern, Patient:innen-Position, Messanordnung etc. abhängt. Aufgrund des ausgezeichneten Weichteilkontrasts in der MRT, liegt der Schwerpunkt der Anwendungen vor allem in der Analyse von Gehirn-Bildern (Akkus u. a. 2017) und der automatisierten Detektion von Tumoren (Ranjbarzadeh u. a. 2023).

Ein weiteres Anwendungsfeld für automatisierte oder Automatisierungs-gestützte Bildanalyse ist die **digitale Pathologie**. Auch hier bietet sich der Einsatz von KI-Methoden aufgrund der Menge an vorhandenen Daten an, allerdings sind die Bilddaten von histopathologischen Schnitten im Vergleich zu den bisher erwähnten Bildgebungsmethoden ungleich größer, was deutlich mehr Ressourcen benötigt. Es gibt kommerzielle Systeme, die die Unterscheidung und das Zählen von Zellen aufgrund von Form und Farbe automatisiert ermöglichen (Cornet / Perol / Troussard 2007; Fu u. a. 2020), oder auch Web-basierte Systeme, die Analysemethoden und Rechenleistung zur Verfügung stellen (Kuri u. a. 2022). KI-Systeme können auch nahezu selbstständig – man spricht hier je nach Ansatz von **unsupervised**, **semi-supervised** oder **weakly supervised learning** – aus Daten lernen. Ein derartiger explorativer Ansatz ist in der digitalen Pathologie nur mit entsprechenden Ressourcen möglich, kann aber zu Ergebnissen führen, die wiederum direkt von Expert:innen angewendet werden können. So konnten mittels deep learning spezifische histologische Merkmale für die Überlebensrate von Darmkrebs-Patient:innen identifiziert werden (Wulzyn u. a. 2021), die anschließend von einer anderen Gruppe von Patholog:innen validiert werden konnten (L'Imperio u. a. 2023). Darüber hinaus ist es auch möglich, die Arbeit von Patholog:innen zu beobachten und aufzuzeichnen, um so einen besseren Einblick in die Entscheidungsfindung zu bekommen, um diese dann wieder als Information für KI-Systeme zu verwenden (Plass u. a. 2022).

3. Kardiologische Erkrankungen

Herz-Kreislauf-Erkrankungen zählen zu den häufigsten Erkrankungen und Todesursachen weltweit. KI kann in der Erkennung von kardiologischen Erkrankungen einen wesentlichen Beitrag leisten, z. B. in der Risikovorhersage für Herzinsuffizienz sowie Herzstillstand (Alamgir / Mousa / Shah 2021), oder zur Analyse/Vorhersage von Herzrhythmusstörungen (Koulaouzidis u. a. 2022).

In der KI-Vorhersage für Ereignisse hinsichtlich Herzstillstand können dabei drei weitere Kategorien identifiziert werden: **Vorhersagen** basierend auf der Analyse spezifischer Parameter von Patient:innen, Einsatz von **Warnsystemen** sowie als dritte Kategorie die **Unterscheidung von Hochrisiko-Patient:innen und Nicht-Hochrisiko-Patient:innen** für einen Herzstillstand (Alamgir / Mousa / Shah 2021). Dabei finden neuronale Netze in der Literatur die häufigste Anwendung. In der pädiatrischen Kardiologie unterscheiden sich die Anwendungsgebiete von KI nicht wesentlich (Sethi u. a. 2022). Dabei können Vorhersagemodelle für Patient:innen-Risiko und Outcome-Vorhersage, Monitoring, Echtzeit-Clustering basierend auf EMR (**Electronic Medical Records**), Anwendungen in der Elektrokardiografie und Echokardiografie sowie ANN (**Artificial Neural Networks**)-basierte Auskultationen mittels digitalem Stethoskop das größte Potenzial für die pädiatrische Kardiologie verzeichnen (Sethi u. a. 2022).

Im Bereich der **pränatalen Diagnostik** von fetalen Herzfehlern können KI-Algorithmen erfolgsversprechende Ansätze für verbesserte Detektionsraten bei der Bildgebung liefern, wobei nach wie vor Limitierungen vorliegen, die die Transformation von KI-Algorithmen in klinische Prozesse erschweren (Weichert u. a. 2022).

4. Mentale Gesundheit bzw. psychische Erkrankungen

Etwa eine von acht Personen weltweit lebt mit einer psychischen Erkrankung, wobei die Prävalenz unterschiedlicher psychischer Erkrankungen je nach Alter und Geschlecht variiert. Unter allen psychischen Erkrankungen zählen Angststörungen und depressive Erkrankungen zu den häufigsten. Dabei sind psychische Erkrankungen der Hauptgrund für mit Beeinträchtigung gelebter Lebensjahre und einhergehend mit enormen wirtschaftlichen Folgen (WHO 2022). Der Vergleich der Anzahl an verfügbaren Psychotherapie-Behandlungsplätzen sowie stationären Betten im deutschsprachigen Raum (D-A-CH) zeigt, dass speziell im Kinder- und Jugendalter bei den verfügbaren Kapazitäten Defizite herrschen (Sevecke u. a. 2022) und daraus Wartezeiten auf einen geeigneten Therapieplatz resultieren.

Digitale Technologien können für diese Herausforderung einerseits eine Überbrückung darstellen, bis Personen einen Therapieplatz erhalten, andererseits können sie auch eine Alternative für Personen sein, die eine Online-/Remote-Lösung aufgrund diverser Faktoren bevorzugen. In Deutschland gibt es bereits ein rechtliches Konzept, das Digitale-Versorgungs-Gesetz (Bundesgesetzblatt 2019) mit der entsprechenden Verordnung (Bundesministerium für Justiz 2020), welches diese Form der Gesundheitsversorgung unterstützt. „Apps auf Rezept" werden als sogenannte **DiGAs** (Digitale Gesundheitsanwendungen) bezeichnet und stehen als Apps oder Anwendungen zur Verfügung, die als risikoarme Medizinprodukte zugelassen sind. Digitale Hauptfunktionen der DiGA unterstützen dabei die Erkennung, Überwachung, Behandlung oder Linderung/Kompensierung von Krankheiten, Verletzungen oder Behinderungen (BfArM 2023b).

DiGAs können in Deutschland kostenlos mit einem ärztlichen Rezept oder von Psychotherapeut:innen verschrieben oder direkt von den Krankenkassen genehmigt werden (BfArM 2023b). DiGA-Anbieter in Deutschland müssen nach Antragstellung/Einreichung beim BfArM (Bundesinstitut für Arzneimittel und Medizinprodukte 2023) einen Wirksamkeitsnachweis erbringen und werden dementsprechend bewertet. In der Schweiz können DiGAs in bestehende Vergütungs- und Tarifsysteme integriert werden (Schweizerische Eidgenossenschaft u. a. 2022). Auch in Österreich gibt es diesbezügliche Überlegungen, insbesondere im Hinblick auf einen „Digital Health Pathway" (Stadt Wien 2023), wenngleich noch keine gesetzliche Grundlage zur Vergütung vorliegt.

Eine Vorreiterrolle nimmt hier also Deutschland ein, da das Land ein transparentes DiGA-Verzeichnis mit vorübergehend und permanent aufgenommenen Anwendungen (web-basiert, plattform-basiert) führt (BfArM 2023a). Im aktuellen Verzeichnis (Stand Juli 2023) sind 48 DiGAs gelistet, wovon ein Großteil (24/48) für das Anwendungsgebiet der psychischen Gesundheit entwickelt wurde. Die Anwendungen konzentrieren sich dabei hauptsächlich auf die Erkrankungsbilder depressive Episoden, Angststörungen, Panikstörungen, Schmerzstörungen, Schlafstörungen, Essstörungen und Agoraphobie (BfArM 2023a).

Wenngleich die Verwendung von KI in der Psychologie im Gesamtkontext der medizinischen Fachgebiete nicht auf den ersten Blick vordergründig erscheint, finden sich durch das Potenzial von DiGA einige Anwendungsgebiete. Neben einer Entscheidungsunterstützung hinsichtlich Vorhersage und Detektion/Diagnose von Erkrankungen spielt die Behandlung ebenso eine Rolle (D'Alfonso 2020). Dabei kann das Smartphone (und die DiGA) von Benutzer:innen direkt in die Behandlung integriert werden, da beispielsweise Chatbots und virtuelle Agenten (D'Alfonso 2020) als therapeutische Anwendungen genutzt werden können. Chatbots können dabei web-basiert oder als „Stand-Alone-Anwendung" implementiert werden, während sie technologisch auf vordefinierten Regeln und Entscheidungsbäumen oder KI aufbauen. Gerade in den letzten Jahren zeichnet sich ein Trend in Richtung vermehrtem KI-Einsatz ab: Erste Anwendungen im deutschsprachigen Raumen finden sich bereits in einer DiGA, beispielsweise zur tageszeitunabhängigen Unterstützung eines Chatbots als „Quit-Coach" in einem Rauchstopp-Programm (Smoke Free 23 GmbH 2023). Weitere KI-Anwendungsfälle von Chatbots sind unter Einbezug der Benutzer:innen-Reviews denkbar (Haque / Rubya 2023).

5. Physiotherapeutische KI-Support-Tools

Physiotherapeut:innen spielen eine wesentliche Rolle in der Gesundheitsförderung, Prävention, Akutversorgung sowie in der Rehabilitation (Higgs / Refshauge / Ellis 2001). Die Rolle der Physiotherapeut:innen ist dabei Patient:innen-zentriert und Therapien sind in der Regel individualisiert auf die persönlichen Bedürfnisse und Erkrankungsbilder abgestimmt.

In der Physiotherapie kann die KI primär als Supporttechnologie verstanden werden, in dem sie beispielsweise zur Bewegungsanalyse oder als CDSS für Diagnose und Therapie dient (Tack 2019). Dabei kann etwa das CDSS adäquate Versorgungspfade für Rückenschmerzen im Lendenwirbelbereich in der Primärversorgung vorschlagen (Oude Nijeweme-d'Hollosy u. a. 2018). Darüber hinaus können KI-Systeme genutzt werden, um Risiken, beispielsweise einer Verletzung basierend auf Bewegungsabläufen, vorherzusagen (Kianifar u. a. 2017) oder Heim-Trainingsdaten für Schulterübungen mittels Smartwatches auszuwerten (Burns u. a. 2018). Im rehabilitativ-therapeutischen Bereich kann KI genutzt werden, um personalisiertes Training mittels Virtueller Realität (VR) zu ermöglichen (Kempitiya u. a. 2022). Im vorgestellten Setting entwickelten Kempitiya u. a. (2022) ein Framework zur personalisierten physiotherapeutischen Rehabilitation mittels KI und VR. Das VR-Spiel besteht dabei aus einer Basishandlung, wie sie in klassischen Spielen üblich ist. Das Expert:innen-Wissen von Physiotherapeut:innen wurde dabei verwendet, um die Spielaufgaben motivierend und intuitiv für Patient:innen zu machen, die Übungsdauer sowie Gesamtspieldauer adäquat zu gestalten und die Mensch-System-Interaktion zu verbessern. Das KI-System bestand aus drei Modulen: Als erstes Modul dient die Generierung eines personalisierten Patient:innen-Profils, basierend auf unüberwachtem (**unsupervised**) Lernen.

Das zweite Modul bietet eine Benutzer:innen-definierte Klassifikation des Feedbacks, basierend auf der aktuellen Spiel-Session sowie dem persönlichen Profil. Das dritte Modul beinhaltet die individuellen Spielpläne, basierend auf den vorhergehenden KI-Modulen.

KI-basierte Analysemethoden können auch dabei unterstützen, die Durchführung von Übungen zu überwachen bzw. im Nachhinein zu analysieren; man spricht in diesem Fall von **pose estimation**, also der Einschätzung der Haltung der analysierten Person. Aktuelle Beispiele dafür wären etwa die Analyse von Übungen gegen Rückenschmerzen (Alfakir u. a. 2022) oder die Verbesserung der motorischen Fähigkeiten nach Schlaganfällen (Cherry-Allen u. a. 2023).

6. Kognitive Beeinträchtigungen und Demenz

Laut Weltgesundheitsorganisation (WHO) sind weltweit in etwa 50 Millionen Menschen von Demenz betroffen, wobei sich diese Zahl bis zum Jahr 2050 verdreifachen wird. Neben den persönlichen Auswirkungen hinsichtlich Lebensqualität auf die betroffenen Personen sowie pflegenden Angehörigen, stellt Demenz somit auch eine große wirtschaftliche Herausforderung für die Gesellschaft dar. Wenngleich das Alter einer der stärksten bekanntesten Risikofaktoren ist, zeigen aktuelle Studien einen Zusammenhang mit lebensstilbedingen Risikofaktoren wie Bewegungsmangel, Tabakkonsum, ungesunder Ernährung und schädlichem Alkoholkonsum. Zudem werden Erkrankungen wie Depressionen, Hypercholesterinämie, Bluthochdruck und Diabetes ebenso mit einem erhöhten Demenzrisiko in Verbindung gebracht. Daraus ergibt sich, dass Prävention bei Vorhandensein von veränderbaren Risikofaktoren kognitiven Beeinträchtigungen entgegenwirken oder eine bestehende Demenz verlangsamen bzw. verzögern kann (WHO 2019).

Die WHO hat im Jahr 2019 eine Zusammenfassung an Empfehlungen mit unterschiedlichem Stärkegrad der Empfehlung publiziert, in denen mögliche Interventionen sowie das Management bestehender Erkrankungen fokussiert werden. Die Empfehlungen basieren auf Interventionen im Bereich der physischen Aktivität, Tabakkonsum, Ernährungsgewohnheiten, Alkoholkonsum, kognitivem Training sowie sozialen Aktivitäten. Gewichtsmanagement sowie das Management von bestehenden Erkrankungen wie Bluthochdruck, Diabetes Mellitus, Dyslipidämie, Depression und Hörverlust sollten von Gesundheitsdienstleister:innen ebenfalls mitberücksichtigt werden (WHO 2019).

Bei einer multifaktoriell entstehenden Erkrankung wie Demenz, kann KI einen wesentlichen Beitrag zur **Risiko-Prädiktion** sowie zur **individuellen Intervention** von betroffenen Personen leisten. Einerseits können individuelle Faktoren über eine KI effizient ausgewertet werden, andererseits kann aufgrund dieser individuellen Risiken eine individuelle Intervention bzw. – bei Vorhandensein aktueller Leitlinien – mögliche Interventionspfade durch beispielsweise digitale Unterstützungsprogramme vorgeschlagen werden.

Ein konkretes Forschungsprojekt aus diesem Bereich – LETHE (https://www.lethe-project.eu/) – zielt darauf ab, ein KI-gestütztes Modell zur Vorhersage des Beginns und des Fortschreitens von Demenz zu entwickeln (Hanke u. a. 2022). Dabei wird ein individualisiertes Lebensstilprogramm implementiert, das Verhaltens- und Interventionsdaten durch aktive und passive Datensammlung nutzt und für die KI-gestützten Risiko-Vorhersagemodelle eingesetzt. Multidimensionale Datensätze für die Modelle werden in einer klinischen Studie in vier verschiedenen Ländern unter Berücksichtigung von digitalen Biomarkern erhoben, um die Modelle weiter zu verbessern. Der konzeptionelle Ansatz ist in Abbildung 1 näher erläutert.

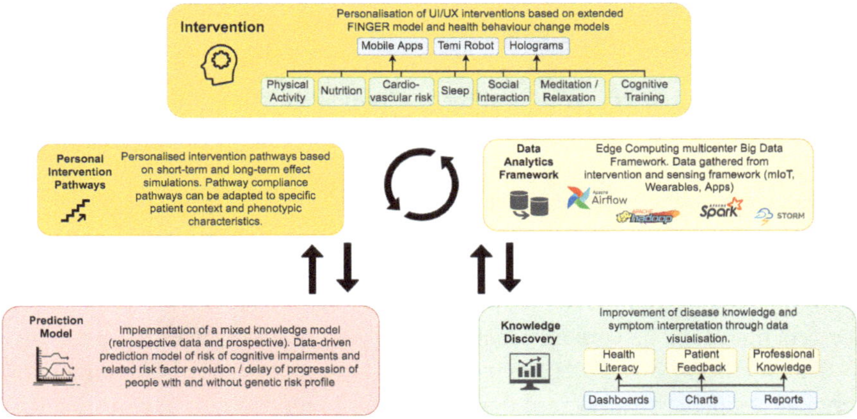

Abb. 1: Der LETHE-Ansatz (Hanke u. a. 2022: 706) – LETHE verwendet KI-gestützte Vorhersagemodelle, um Studienteilnehmer:innen personalisierte Interventions-Pfade anzubieten. Diese Interventionen werden über verschiedene Endgeräte (Smartphone, Roboter, Datenbrillen) bereitgestellt. Visualisierte Daten ermöglichen in Dashboards ein besseres Verständnis von Demenz

Die Vorhersagemodelle haben in der Pilot-Studie direkten Einfluss auf den persönlichen Interventions-Behandlungspfad der Studienteilnehmer:innen. Diese Interventionen werden den Teilnehmer:innen über diverse Endgeräte (Smartphone, Roboter, Datenbrillen) zur Verfügung gestellt, wobei eine dafür entwickelte Android-App verwendet wird, die es Teilnehmenden ermöglicht, diverse Lebensstil-Daten passiv und aktiv für das Vorhersagemodell zur Verfügung zu stellen. Über die App erhalten die Teilnehmenden unter anderem persönliche Ziele und Aufgaben, die über ein klinisches Dashboard im jeweiligen Studienzentrum eingegeben werden. Dieses Dashboard soll in weiterer Folge auch medizinischem Personal zum besseren Verständnis der Erkrankung sowie daraus resultierendem besseren Management der Erkrankung dienen.

7. Dermatologie und chronisches Wundmanagement

Ein weiteres Einsatzgebiet für KI findet sich im Bereich des Managements von chronischen Wunden sowie dem Fachgebiet der Dermatologie. Wenngleich die Versorgungsqualität im chronischen Wundmanagement stetig steigt, stellt diese nach wie vor eine sehr große Herausforderung dar. Laut Statistiken aus dem Jahre 2015 der österreichischen Initiative „Wundgesund" (https://wund-gesund.at/daten-fakten/ 2015) leiden in Österreich in etwa 250.000 Menschen an einer chronischen Wunde, in Deutschland geht man von etwa 2,7 Millionen Menschen mit einer chronischen Wunde aus (Diener / Karl 2017).

Dabei werden schätzungsweise nur ca. 15 % der österreichischen Wundpatient:innen nach aktuellen medizinischen Standards versorgt. Wenngleich bereits einige Apps und Tools zur Wunddokumentation und Analyse am Markt zur Verfügung stehen (Schnalzer u. a. 2022), erfüllen diese nur Teilaspekte der angeforderten Funktionalitäten. Ein wesentlicher Erfolgsfaktor im Rahmen der Wundversorgung ist eine exakte Pflegedokumentation, die Interdisziplinarität berücksichtigt und aktuelle Standards miteinbezieht. Hier kann KI einen wesentlichen Beitrag im Wundversorgungsprozess leisten, indem Teile des chronischen Wundmanagements wie Wundsegmentierung und Wundklassifikation standardisiert abgehandelt werden.

Als Beispiel kann eine mobile **Flutter-basierte Wundapplikation** mittels **Tensorflow Lite** herangezogen werden (Schnalzer u. a. 2022). Das Applikationskonzept ist in Abbildung 2 näher erläutert. Die Erhebung der

Wunddaten erfolgt dabei nach standardisierten Kriterien auf dem aktuellen Stand der Technik der Wunddokumentation unter Berücksichtigung der Interoperabilität, um die modulare App künftig um weitere Fachdisziplinen erweitern zu können. Die Wundsegmentierung erfolgt standardisiert unter Verwendung eines Machine-Learning-Modells, welches mittels Tensorflow Lite direkt in die mobile Applikation eingebunden wird. Dies ermöglicht eine Offline-Verwendung der mobilen Applikation. Diese Anforderung wurde durch eine vorherige Benutzer:innen-Anforderungsanalyse definiert.

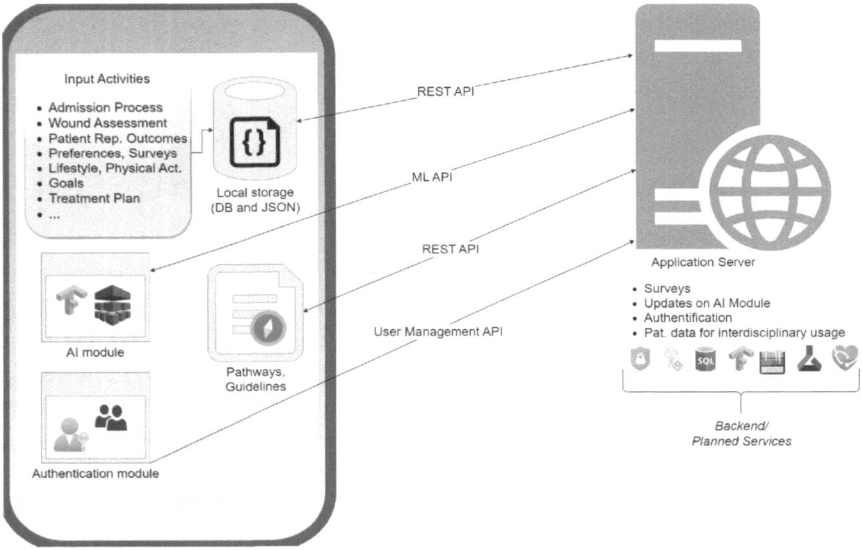

Abb. 2: Konzept der mobilen Applikation zur standardisierten Wunddokumentation mittels KI (Schnalzer u. a. 2022: 105). Die mobile Flutter-Applikation ermöglicht neben der Erfassung diverser Parameter zur Wunddokumentation ebenso die Aufnahme von Wunden mittels Kamera, die dann über einen KI-Algorithmus segmentiert werden – eine Erweiterung der App um eine Wundklassifizierung ist bereits angedacht.

Ein weiterer Anwendungsfall von KI lässt sich im Fachgebiet der Dermatologie erkennen, wo bereits erste marktreife Medizinprodukte im deutschsprachigen Bereich für Hautkrebsscreenings zur Verfügung stehen (medaia 2023). Mittels Smartphone-Applikation wird über eine Kamera die Hautregion/Läsion erfasst und mittels KI das Muttermal-Krebsrisiko analysiert. Das Risiko wird den User:innen dabei in einem einfachen Farbcode (**low**

= **green**, **medium** = **gelb**, **high** = **rot**) mitgeteilt. Die implementierten Algorithmen zur Detektion und Klassifikation weisen dabei eine Sensitivität und Spezifität von über 95 % auf (Springer Medizin 2023). Voraussetzungen für verantwortungsvolle Smartphone-Applikationen für die dermatologische Praxis sind eine **adäquate Bildqualität**, **User:innen-freundliche Anamnesemöglichkeiten** sowie **gesicherte Datenübermittlung** (Bild und Befund). Zudem sollten medizinrechtliche, ethische und finanzielle Fragen geklärt sein, um als Basis für die Optimierung der Patient:innenversorgung mittels Teledermatologie zu fungieren (Blum u. a. 2020: 693).

8. Diskussion

Das vorliegende Kapitel gibt einen Überblick über methodische Ansätze von KI-Systemen (CDSS wissensbasiert/Daten-basiert, supervised/semi-supervised/unsupervised machine learning) und zeigt ihre Anwendungen in den unterschiedlichen medizinischen Fachgebieten des Gesundheitswesens. Künstliche Intelligenz findet nahezu auf jedes Fachgebiet in der Medizin Anwendung, was sich in der Vielzahl an präsentierten Anwendungsszenarien widerspiegelt. Aus den gezeigten Beispielen lässt sich ableiten, dass die präsentierten Methoden auf weitere Themenbereiche oder zusätzliche Fragestellungen erweitert werden können – so kann beispielsweise KI-basierte-Prävention auf jede Erkrankung angewandt werden und auch das Finden neuer Zusammenhänge bei Krankheitsentstehungen mittels **unsupervised machine learning** ist bei Vorhandensein adäquater Daten möglich.

Unter adäquaten Daten versteht man in diesem Kontext, wie bereits zu Beginn des Kapitels erläutert, dass eine ausreichende Datenmenge mit für die beabsichtigte Zielsetzung aussagekräftiger Qualität vorhanden sein muss. Dafür benötigt es valide Systeme, wie die Verfügbarkeit von anonymen **electronic health records**, die unter Einhaltung des Datenschutzes verwendet werden können. Ein vielversprechender Ansatz ist hier **federated learning**, bei dessen Implementierung die Daten in den jeweiligen Zentren verbleiben, aber anonymisiert für das Training der KI genutzt werden können. Ein entsprechendes Kapitel, das dieses Prinzip näher erläutert, findet sich in diesem Buch (Hilberger / Ahammer / Bödenler).

Nicht weniger wesentlich ist neben der Datenverfügbarkeit und Qualität auch die **semantische Interoperabilität**, um neu entwickelte KI-Systeme auch auf weitere Daten anwendbar zu machen. Hier sollten bereits beim Design einer KI-Anwendung semantische Standards berücksichtigt werden, von welchen es bereits zahlreiche etablierte im Gesundheitswesen gibt. Zudem müssen Expert:innen bereits zu Beginn in die Entwicklung der KI-Anwendungen involviert sein, um Lösungen zu designen, die den tatsächlichen Bedürfnissen der Anwender:innen in der klinischen Anwendung entsprechen, nachvollziehbar sind und somit eine Integration in die klinische Praxis ermöglicht wird.

Literatur

Adams, Scott J. u. a. (2021): Artificial Intelligence Solutions for Analysis of X-ray Images, Canadian Association of Radiologists Journal 72(1), 60-72. doi: https://doi.org/10.1177/0846537120941671.

Aggarwal, Hemant K. / Mani, Merry P. / Jacob, Mathews (2019): MoDL: Model-Based Deep Learning Architecture for Inverse Problems, IEEE Transactions on Medical Imaging 38(2), 394-405. doi:10.1109/TMI.2018.2865356.

Akkus, Zeynettin u. a. (2017): Deep Learning for Brain MRI Segmentation: State of the Art and Future Directions, Journal of Digital Imaging 30(4), 449-459. doi:10.1007/s10278-017-9983-4.

Alamgir, Asma / Mousa, Osama / Shah, Zubair (2021): Artificial Intelligence in Predicting Cardiac Arrest: Scoping Review, JMIR Medical Informatics 9 (12), e30798. doi:10.2196/30798.

Alfakir, Abdalrahman u. a. (2022): Detection of Low Back Physiotherapy Exercises With Inertial Sensors and Machine Learning: Algorithm Development and Validation, JMIR Rehabilitation and Assistive Technologies 9(3). doi:10.2196/38689.

Baffour, Francis I. u. a. (2023): Photon-counting Detector CT with Deep Learning Noise Reduction to Detect Multiple Myeloma, Radiology 306(1), 229-236. doi:10.1148/radiol.220311.

BfArM (2023a): DiGA-Verzeichnis, online im Internet unter: https://diga.bfarm.de/de/verzeichnis (Stand: 2023; Abfrage: 26.7.2023).

BfArM (2023b): Wissenswertes zu DiGA, online im Internet unter: https://www.bfarm.de/DE/Medizinprodukte/Aufgaben/DiGA-und-DiPA/DiGA/_node.html (Stand: 2023; Abfrage: 26.7.2023).

Blum, A. u. a. (2020): Artificial intelligence and smartphone program applications (Apps): Relevance for dermatological practice, Hautarzt 71(9), 691-698. doi:10.1007/s00105-020-04658-4.

Brady, Samuel L. (2023): Implementation of AI image reconstruction in CT—how is it validated and what dose reductions can be achieved, Br J Radiol. 20220915. doi:10.1259/bjr.20220915.

Breuer, Felix A. u. a. (2005): Controlled aliasing in parallel imaging results in higher acceleration (CAIPIRINHA) for multi-slice imaging, Magnetic Resonance in Medicine 53(3), 684-691. doi:10.1002/mrm.20401.

Bundesgesetzblatt (2019): Gesetz für eine bessere Versorgung durch Digitalisierung und Innovation (Digitale-Versorgung-Gesetz-DVG).

Bundesinstitut für Arzneimittel und Medizinprodukte (2023): BfArM, online im Internet unter: https://www.bfarm.de/ (Stand: 2023; Abfrage: 26.7.2023).

Bundesministerium für Justiz (2020): Verordnung über das Verfahren und die Anforderungen zur Prüfung der Erstattungsfähigkeit digitaler Gesundheitsanwendungen in der gesetzlichen Krankenversicherung (Digitale Gesundheitsanwendungen-Verordnung-DiGAV).

Burns, David M. u. a. (2018): Shoulder physiotherapy exercise recognition: Machine learning the inertial signals from a smartwatch, Physiol. Meas. 39(7). doi:10.1088/1361-6579/aacfd9.

Calvo-Cidoncha, Elena u. a. (2022): OntoPharma: ontology based clinical decision support system to reduce medication prescribing errors, BMC Medical Informatics and Decision Making 22(1), 238. doi:10.1186/s12911-022-01979-3.

Chen, Feiyu u. a. (2018): Variable-Density Single-Shot Fast Spin-Echo MRI with Deep Learning Reconstruction by Using Variational Networks, Radiology 289(2), 366-373. doi:10.1148/radiol.2018180445.

Cheng, Chi-Tung u. a. (2020): A Human-Algorithm Integration System for Hip Fracture Detection on Plain Radiography: System Development and Validation Study, JMIR Medical Informatics 8 (11), e19416. doi:10.2196/19416.

Cherry-Allen, Kendra M. u. a. (2023): Opportunities for Improving Motor Assessment and Rehabilitation After Stroke by Leveraging Video-Based Pose Estimation, American Journal of Physical Medicine & Rehabilitation 102 (2S), S68-S74. doi:10.1097/PHM.0000000000002131.

Cornet, Edouard / Perol, J.P. / Troussard, X. (2007): Performance evaluation and relevance of the CellaVisionTM DM96 system in routine analysis and in patients with malignant hematological diseases, International Journal of Laboratory Hematology 30(6), 536-542. doi:10.1111/j.1751-553X.2007.00996.x.

D'Alfonso, Simon (2020): AI in mental health, Curr Opin Psychol. 36, 112-117. doi:10.1016/j.copsyc.2020.04.005.

Diener, Holger / Karl, Thomas (2017): Neues zur chronischen Wunde, Gefässchirurgie 22(8), 522-523. doi:10.1007/s00772-017-0327-y.

Fu, Xinyan u. a. (2020): Morphogo: An Automatic Bone Marrow Cell Classification System on Digital Images Analyzed by Artificial Intelligence, Acta Cytologica 64(6), 588-596. doi:10.1159/000509524.

Gordon, Richard / Bender, Robert / Herman, Gabor T. (1970): Algebraic Reconstruction Techniques (ART) for three-dimensional electron microscopy and X-ray photography, Journal of Theoretical Biology 29(3), 471-481. doi:10.1016/0022-5193(70)90109-8.

Griswold, Mark A. u. a. (2002): Generalized autocalibrating partially parallel acquisitions (GRAPPA), Magnetic Resonance in Medicine 47 (6), 1202-1210. doi:10.1002/mrm.10171.

Hanke, Sten u. a. (2022): AI-Based Predictive Modelling of the Onset and Progression of Dementia, Smart Cities 5(2), 700-714. doi:10.3390/smartcities5020036.

Haque, M.D. Romael / Rubya, Sabirat (2023): An Overview of Chatbot-Based Mobile Mental Health Apps: Insights From App Description and User Reviews, JMIR mHealth and uHealth 11, e44838. doi:10.2196/44838.

Haskell, Melissa W. u. a. (2019): Network Accelerated Motion Estimation and Reduction (NAMER): Convolutional neural network guided retrospective motion correction using a separable motion model, Magnetic Resonance in Medicine 82(4), 1452-1461. doi:10.1002/mrm.27771.

Higgs, Joy / Refshauge, Kathryn / Ellis, Elizabeth (2001): Portrait of the Physiotherapy profession, Journal of interprofessional care 15, 79-89. doi:10.1080/13561820020022891.

https://wund-gesund.at/daten-fakten/ (2015): Wundgesund – Daten und Fakten. Wundgesund (Stand: 2015; Abfrage: 27.7.2023).

https://www.lethe-project.eu/ (o. J.): LETHE.

Javor, Domagoj u. a. (2020): Deep learning analysis provides accurate COVID-19 diagnosis on chest computed tomography, European Journal of Radiology 133, 109402. doi:10.1016/j.ejrad.2020.109402.

Kempitiya, Thimal u. a. (2022): Personalised Physiotherapy Rehabilitation using Artificial Intelligence and Virtual Reality Gaming. In: International Conference on Human System Interaction, HSI. IEEE Computer Society. doi:10.1109/HSI55341.2022.9869454.

Kianifar, Rezvan u. a. (2017): Automated Assessment of Dynamic Knee Valgus and Risk of Knee Injury During the Single Leg Squat, IEEE Journal of Translational Engineering in Health and Medicine, PP, 1. doi:10.1109/JTEHM.2017.2736559.

Kiyasseh, Dani / Zhu, Tingting / Clifton, David (2022): The Promise of Clinical Decision Support Systems Targetting Low-Resource Settings, IEEE Reviews in Biomedical Engineering 15, 354-371. doi:10.1109/RBME.2020.3017868.

Koulaouzidis, George u. a. (2022): Artificial Intelligence in Cardiology – A Narrative Review of Current Status, Journal of Clinical Medicine 11(13). doi:10.3390/jcm11133910.

Kuo, Rachel Y.L. u. a. (2022): Artificial Intelligence in Fracture Detection: A Systematic Review and Meta-Analysis, Radiology, 304(1), 50-62. doi:10.1148/radiol.211785.

Kuri, Paulina Mena u. a. (2022): Deep Learning-Based Image Analysis for the Quantification of Tumor-Induced Angiogenesis in the 3D In Vivo Tumor Model – Establishment and Addition to Laser Speckle Contrast Imaging (LSCI), Cells 11(15), 2321. doi:10.3390/cells11152321.

L'Imperio, Vincenzo u. a. (2023): Pathologist Validation of a Machine Learning-Derived Feature for Colon Cancer Risk Stratification, JAMA Network Open 6(3), e2254891. doi:10.1001/jamanetworkopen.2022.54891.

Lin, Dana J. u. a. (2021): Artificial Intelligence for MR Image Reconstruction: An Overview for Clinicians, Journal of Magnetic Resonance Imaging 53(4), 1015-1028. doi:10.1002/jmri.27078.

Lu, Michael T. u. a. (2020): Deep Learning Using Chest Radiographs to Identify High-Risk Smokers for Lung Cancer Screening Computed Tomography: Development and Validation of a Prediction Model, Annals of Internal Medicine 173(9), 704-713. doi:10.7326/M20-1868.

medaia (2023): SkinScreener, online im Internet unter: https://skinscreener.com/ (Stand: 2023).

Musen, Mark A. / Shahar, Yuval / Shortliffe, Edward H. (2006): Clinical Decision-Support Systems, in: Shortliffe, Edward H. / Cimino, James J. (Hg.): Biomedical Informatics. Health Informatics, New York, 698-736. doi:10.1007/0-387-36278-9_20.

Nash, F.A. (1954): Differential diagnosis, an apparatus to assist the logical faculties, The Lancet 263 (6817), 874-875. doi:10.1016/S0140-6736(54)91437-3.

Oude Nijeweme-d'Hollosy, Wendy u. a. (2018): Evaluation of three machine learning models for self-referral decision support on low back pain in primary care, International Journal of Medical Informatics 110, 31-41. doi:10.1016/j.ijmedinf.2017.11.010.

Plass, Markus u. a. (2022): Understanding and Explaining Diagnostic Paths: Toward Augmented Decision Making, IEEE Computer Graphics and Applications 42(6), 47-57. doi:10.1109/MCG.2022.3197957.

Pruessmann, K.P. u. a. (1999): SENSE: sensitivity encoding for fast MRI, Magnetic resonance in medicine 42(5), 952-62.

Rabinovich, Diego u. a. (2022): User Satisfaction with an AI System for Chest X-Ray Analysis Implemented in a Hospital's Emergency Setting, Stud Health Technol Inform. 294, 8-12. doi:10.3233/SHTI220386.

Ranjbarzadeh, Ramin u. a. (2023): Brain tumor segmentation of MRI images: A comprehensive review on the application of artificial intelligence tools, Computers in Biology and Medicine 152, 106405. doi:10.1016/j.compbiomed.2022.106405.

Sahiner, Berkman u. a. (2019): Deep learning in medical imaging and radiation therapy, Medical Physics 46(1), e1-e36. doi:10.1002/mp.13264.

Schnalzer, Bianca u. a. (2022): Evidence-Based Mobile Wound Application to Support Professionals in State-of-the-Art Chronic Wound Treatment, Stud Health Technol Inform. 293, 101-108. doi:10.3233/SHTI220354.

Schweizerische Eidgenossenschaft u. a. (2022): Faktenblatt – Vergütung von digitalen Gesundheitsanwendungen im Rahmen der OKP, online abrufbar unter: https://www.bag.admin.ch/dam/bag/de/dokumente/kuv-leistungen/leistungen-und-tarife/verguetung_digitale_anwendungen_31_03_2022.pdf.download.pdf/FAQ_Verg%C3%BCtung%20digitale%20Anwendungen_clean_20220331.pdf (Stand: 31.3.2022; abgerufen: 28.7.2023)..

Sethi, Yashendra u. a. (2022): Artificial Intelligence in Pediatric Cardiology: A Scoping Review, Journal of Clinical Medicine 11(23), 7072. doi:10.3390/jcm11237072.

Sevecke, Kathrin u. a. (2022): A three-country comparison of mental health and treatment options of children and adolescents with mental health problems in times after the COVID-19 pandemic, Neuropsychiatrie 36(4), 192-201. doi:10.1007/s40211-022-00438-9.

Smith-Bindman, Rebecca / Miglioretti, Diana L. / Larson, Eric B. (2008): Rising Use Of Diagnostic Medical Imaging In A Large Integrated Health System, Health Affairs 27(6), 1491-1502. doi:10.1377/hlthaff.27.6.1491.

Smoke Free 23 GmbH (2023): Smoke Free – Rauchen aufhören, online im Internet unter: https://diga.bfarm.de/de/verzeichnis/01909 (Stand: 2023).

Springer Medizin (2023): Auf dem Prüfstand: Hautkrebsvorsorge mit künstlicher Intelligenz, hautnah 22(2), 80-81. doi:10.1007/s12326-023-00582-1.

Stadt Wien (2023): Wiener eHealth-Strategie, 2.8 DiGA und DiPA („App auf Rezept") / Digitaler Gesundheitspfad, online im Internet unter: https://www.wien.gv.at/spezial/ehealth-strategie/ziele-und-handlungsfelder-der-ehealth-strategie-der-stadt-wien/diga-und-dipa-app-auf-rezept-digitaler-gesundheitspfad/ (Stand: 2023; Abfrage: 26.7.2023).

Tack, Christopher (2019): Artificial intelligence and machine learning | applications in musculoskeletal physiotherapy, Musculoskeletal Science and Practice 39, 164-169. doi:10.1016/j.msksp.2018.11.012.

Telesmanich, Morgan E. u. a. (2017): Third version of vendor-specific model-based iterativereconstruction (Veo 3.0): evaluation of CT image quality in the abdomen using new noise reduction presets and varied slice optimization, The British Journal of Radiology 90 (1077), 20170188. doi:10.1259/bjr.20170188.

Weichert, Jan u. a. (2022): Artificial intelligence in prenatal cardiac diagnostics, Gynakologe 55(1), 22-31. doi:10.1007/s00129-021-04890-6.

WHO (2019): RISK REDUCTION OF COGNITIVE DECLINE AND DEMENTIA: WHO GUIDELINES, online abrufbar unter: https://www.who.int/publications/i/item/9789241550543 (Stand: 2019; zuletzt abgerufen: 20.7.2023).

WHO (2022): Transforming mental health for all, online abrufbar unter: https://apps.who.int/iris/rest/bitstreams/1433523/retrieve (Stand: 2022; zuletzt abgerufen: 24.7.2023).

Wulczyn, Ellery u. a. (2021): Interpretable survival prediction for colorectal cancer using deep learning, npj Digital Medicine 4(1), 71. doi:10.1038/s41746-021-00427-2.

Yasaka, Koichiro u. a. (2017): Full and hybrid iterative reconstruction to reduce artifacts in abdominal CT for patients scanned without arm elevation, Acta Radiologica 58(9), 1085-1093. doi:10.1177/0284185116684675.

Yeoh, Hyunjung u. a. (2021): Deep Learning Algorithm for Simultaneous Noise Reduction and Edge Sharpening in Low-Dose CT Images: A Pilot Study Using Lumbar Spine CT, Korean Journal of Radiology 22(11), 1850. doi:10.3348/kjr.2021.0140.

Zhou, Leilei u. a. (2022): Clinical validation of an AI-based motion correction reconstruction algorithm in cerebral CT, European Radiology 32(12), 8550-8559. doi:10.1007/s00330-022-08883-4.

Federated Learning

Versprechen und Herausforderung bei der Entwicklung von KI-Systemen basierend auf dezentralen Gesundheitsdaten

Hannes Hilberger, Helmut Ahammer und Markus Bödenler

1. Einleitung

Die digitale Transformation von Prozessen hat zu einem bedeutenden Wandel im Gesundheitswesen geführt. Die fortlaufende Entwicklung und Integration digitaler Technologien zur Verbesserung der Gesundheitsversorgung führt zu einer vermehrten Verfügbarkeit von Gesundheitsdaten aus unterschiedlichsten Quellen, wie z. B. Krankenanstalten, Versicherungsträgern, elektronischen Gesundheitsakten, bis hin zu den kleinsten Einheiten im Gesundheitssystem – den Patientinnen und Patienten selbst. Diese umfangreiche Menge an Daten hat das Potenzial, in Verbindung mit künstlicher Intelligenz, insbesondere durch datengesteuerte Machine-Learning-Ansätze, die Art und Weise der Erbringung von Gesundheitsleistungen zu transformieren (K.H. Yu u. a. 2018). Aufgrund der hohen Komplexität des Gesundheitswesens sind Daten dezentral auf mehrere Akteure innerhalb des Gesundheitssystems verteilt. So können beispielsweise verschiedene Krankenhäuser nur auf die institutionseigenen, klinischen Daten zugreifen.

Damit Machine-Learning-Algorithmen ihr volles Potenzial entfalten können, müssen Gesundheitsdaten mehrerer Institutionen freigeben, sorgfältig aufbereitet und zusammengeführt werden, um als Grundlage für den Trainingsprozess zur Verfügung zu stehen. Der Austausch und das Zusammenführen von Gesundheitsdaten in einem großen zentralisierten Datensatz ist oft mit erheblichen technischen, motivationalen, wirtschaftlichen, politischen, ethischen und rechtlichen Hürden verbunden (Rieke u. a. 2020; Van Panhuis u. a. 2014). Beispielsweise werden innerhalb der EU-Datenschutz-Grundverordnung (DSGVO) personenbezogene Gesundheitsdaten durch Art. 9 Abs. 1 gesondert behandelt (Brauneck u. a. 2023; Regulation [EU] [2016]). In den USA regelt der „Health Insurance Portability and Accountability Act (HIPAA)“ den Zugriff auf solche Daten und deren Verarbeitung und Analyse (Gostin 2001). Die regulatorischen Rahmenbedingungen haben unter anderem das Ziel, die Rechte der Patient:innen zu schützen und eine unerwünschte Weitergabe sensibler Daten an unbefugte Dritte zu verhindern. Daher ist es besonders wichtig, Maßnahmen zu ergreifen, um die Einhaltung der Datenschutzbestimmungen zu gewährleisten. Eine weitere Hürde für einen systematischen Austausch von Daten im Gesundheitswesen stellt der hohe Aufwand dar, der für die Erhebung, Pflege und Aufrechterhaltung eines qualitativ hochwertigen Datensatzes erforderlich ist. Infolgedessen können solche Datensätze einen hohen Geschäftswert (Business Value) aufweisen und somit besteht für die Datenbesitzer:innen kein ausreichender Anreiz, sie frei zur Verfügung zu stellen (Rieke u. a. 2020).

Werden die oben erwähnten Hürden nicht überwunden, besteht die Gefahr, dass ein großer Teil der theoretisch verfügbaren Datenmenge ungenützt bleibt. Im ungünstigsten Fall wird die erreichbare Qualität von Machine-Learning-Modellen durch unvollständige und/oder mit Bias behafteten Trainingsdaten limitiert. Ein technischer Ansatz zur Bewältigung dieser Hürden ist das sogenannte **Federated Learning** (FL) (McMahan u. a. 2023). Es handelt sich dabei um ein Lernparadigma, bei dem das gemeinschaftliche Training von Machine-Learning-Modellen durch mehrere teilnehmenden Institutionen ermöglicht wird, ohne dass sensible Daten zentral gesammelt werden müssen. Die Daten verbleiben an ihrem lokalen Entstehungs- und/oder Speicherort, wie beispielsweise innerhalb eines Krankenhauses, und werden niemals an einen zentralen Server übertragen. Stattdessen werden für jede/n Teilnehmer:in, den sogenannten Clients, mit den vor Ort verfügbaren Daten sogenannte „lokale“ Modelle trainiert, die in der weiteren Folge zu einem „globalen“ Modell aggregiert werden. Im Verlauf des Trainingsprozesses findet nur ein Austausch von Modellparametern statt, während jede teilnehmende Institution ausschließlich auf die eigenen Daten zugreifen kann. Trotzdem kann aber jede Institution vom globalen Modell profitieren, das gemeinschaftlich, mit den Daten aller Clients, trainiert wurde. Dadurch werden datenschutzrechtliche Bestimmungen bezüglich sensibler Patient:innendaten gewahrt, während die Modelle gleichzeitig von einer großen und vielfältigen Datenbasis profitieren können.

Obwohl das Konzept des Federated Learning ursprünglich für mobile Endgeräte und Edge-Device-Anwendungen entwickelt wurde (Bonawitz u. a. 2019; Kairouz u. a. 2021; McMahan u. a. 2023), hat das Interesse an Federated Learning für Anwendungen im Gesundheitsbereich erheblich zugenommen (Brauneck

u. a. 2023; Crowson u. a. 2022; J. Liu u. a. 2022; Rieke u. a. 2020). Der vorliegende Beitrag gibt eine Einführung in die technischen Grundlagen des Federated Learning sowie in potenzielle Überlegungen und Herausforderungen bei der Entwicklung von KI-Systemen auf der Grundlage dezentraler Gesundheitsdaten, insbesondere im Hinblick auf die wichtigsten Sicherheitsaspekte. Zudem werden aktuelle Entwicklungen und Anwendungsmöglichkeiten erörtert und zukünftige Perspektiven aufgezeigt.

2. Technische Grundlagen

Bevor wir uns eingehender mit dem Begriff des Federated Learning und seinen Konzepten beschäftigen, wird der übergeordnete Ansatz des Distributed Machine Learning genauer erläutert. **Distributed Machine Learning** ermöglicht eine parallele Durchführung des Trainingsprozesses, wobei in Daten-, Modell- und Pipelineparallelisierung unterschieden wird. Bei der **Datenparallelisierung** werden die Daten auf mehrere Maschinen in verschiedene Datenblöcke unterteilt und mit mehreren Instanzen eines Modells trainiert, wobei die einzelnen Instanzen der Modelle anschließend zusammengefasst werden. Bei der **Modellparallelisierung** werden hingegen vollständige Kopien der Daten erzeugt und auf verschiedene Modellpfade verteilt. Die **Pipelineparallelisierung** stellt ein Hybridmodell dar, das Elemente der zuvor genannten Arten kombiniert (J. Liu u. a. 2022).

Federated Learning ist ein **Konzept des Distributed Machine Learning** (J. Liu u. a. 2022), bei dem mehrere Entitäten (Clients) zusammenarbeiten, um ein maschinelles Lernproblem kollaborativ zu lösen. Koordination und Steuerung dieses Prozesses erfolgen durch einen zentralen Server. Eine wesentliche Voraussetzung dabei ist, dass die Rohdaten bei den einzelnen Clients verbleiben und nicht untereinander ausgetauscht werden (Kairouz u. a. 2021). Durch diese übergreifende Zusammenarbeit könnte das Modell auf eine größere Datenmenge trainiert werden, was zu einer höheren Generalisierungsfähigkeit von Modellen, also die Fähigkeit, auf unbekannte Daten bessere Vorhersagen zu treffen, führen könnte (J. Xu u. a. 2021; Y. Xu u. a. 2020).

In diesem Setting wird davon ausgegangen, dass bei K Clients jeder Client k einen zugeteilten Datensatz $\mathcal{D}_k$ mit n_k Datenpunkten besitzt, was eine Gesamtanzahl von $n = \sum_{k=1}^{K} n_k$ ergibt. Um die globale Kostenfunktion

$J(\theta)$ zu minimieren, müssen die Modellparameter θ angepasst werden. Diese Modellparameter repräsentieren reelle Zahlen $\mathbb{R}$ im d-dimensionalen Raum, wobei d die Anzahl der Modellparameter beschreibt. Hierbei wird eine Verlustfunktion l verwendet, um den Unterschied zwischen dem vorhergesagten Wert $f(x_i, \theta)$ und dem tatsächlichen Wert y_i für jeden Datenpunkt i (bestehend aus Features x und zugehörigem Label y) mittels $l(y_i, f(x_i, \theta))$ zu quantifizieren. Zur Minimierung der globalen Kostenfunktion muss die Kostenfunktion $J(\theta)_k$ auch bei jedem Client separat berechnet werden. Daraus ergibt sich (McMahan u. a. 2023; J. Xu u. a. 2021):

$$\underset{\theta \in \mathbb{R}^d}{\operatorname{argmin}} J(\theta) = \sum_{k=1}^{K} \frac{n_k}{n} J(\theta)_k \; wobei \; J(\theta)_k = \frac{1}{n_k} \sum_{x_i \in \mathcal{D}_k} l(y_i, f(x_i, \theta))$$

Zusätzlich erfolgt eine Unterteilung des Federated Learning in die Bereiche Cross-Device und Cross-Silo. **Cross-Device** beschreibt die ursprüngliche Idee des Federated Learning und konzentriert sich hauptsächlich auf mobile Endgeräte und das Internet der Dinge (IoT; Internet of Things). Infolgedessen kann beim Training eine große Anzahl von Clients beteiligt sein. **Cross-Silo** hingegen befasst sich mit Clients aus verschiedenen Organisationen, wie beispielsweise Krankenhäuser, die ihre Daten in Datensilos speichern. Daher sind insgesamt weniger Clients am Training beteiligt. Lt. Kairouz u. a. (2021) nehmen bei Cross-Silo typischerweise zwischen 2-100 Clients am Training teil, während es bei Cross-Device bis zu 10^{10} Clients sind.

Aggregationsmethoden

Die lokalen Modelle der Clients werden durch einen zentralen Server, unter Verwendung verschiedener Aggregationsmethoden, zu einem globalen Modell zusammengefasst, wobei **Federated Averaging** (FedAvg) das Standardverfahren darstellt. Bei diesem Ansatz werden in jeder Iteration zufällig ausgewählte Clients ausgewählt, die ihr lokales Modell aktualisieren und die aktualisierten Modellparameter an den Server übermitteln. Dieser iterative Workflow kann beliebig oft wiederholt werden und folgt im Wesentlichen diesem Ablauf:

1. Die Clients trainieren ihr lokales Modell und senden die trainierten Modellparameter an den Server.
2. Der Server aggregiert die Ergebnisse der lokalen Modelle, indem er die empfangenen Modellparameter zusammenführt.
3. Der Server sendet die aggregierten Parameter zurück an die Clients.

Eine Illustration des Lernprozesses bei Federated Learning ist in Abbildung 1 zu finden.

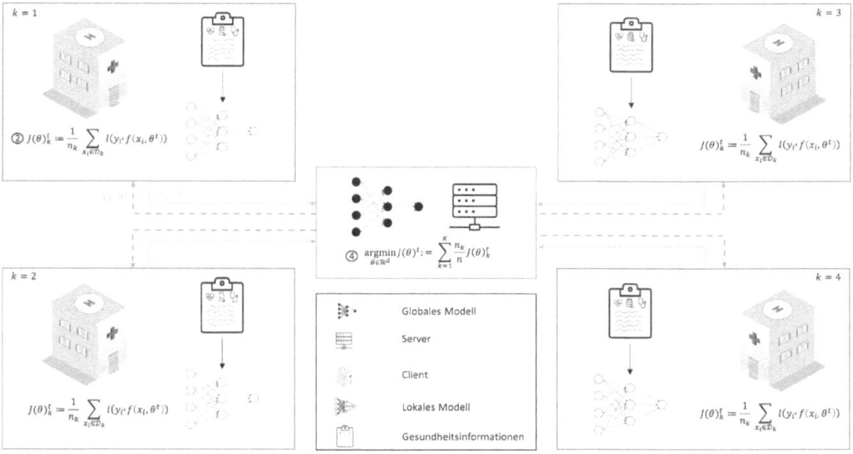

Abb. 1: Iterativer Workflow für Federated Learning. 1) Die Clients erhalten das globale Modell des Servers. 2) Die Clients führen das lokale Training durch. 3) Übertragen der trainierten Modellparameter zum Server. 4) Aggregation der lokalen Modellparameter der Clients.

Dieser Prozess ermöglicht es den Clients, ihre Modelle zu verbessern, indem sie lokale Aktualisierungen durchführen und ihre Ergebnisse mit dem Server teilen. Der Server wiederum aggregiert diese Ergebnisse, um ein verbessertes globales Modell zu erzeugen, das von allen Clients genutzt werden kann.

Neben dem FedAvg-Verfahren gibt es auch andere Methoden zur Aggregation von Modellen. Eine solche Methode ist FedProx (**Proximal Federated Learning Framework**) (T. Li u. a. 2018), welche einen Proximalterm einführt, um die Auswirkungen von Non-IID (Nicht unabhängige und gleichverteilte Daten) Verteilungen der Daten zu reduzieren und somit die Leistung eines Modells zu verbessern.

Ein weiteres Verfahren ist MOCHA (Smith u. a. 2017), ein Framework für **Federated Multi-Task Learning**, dass auch die Systemumgebung berücksichtigt, einschließlich Kommunikationskosten und Fehlertoleranz.

Ein weiterer Algorithmus ist FedMA (**Federated Matched Averaging**) (Wang u. a. 2020), ein schichtenbasierter Federated-Learning-Algorithmus, der ein globales Modell erzeugt, indem er versteckte Elemente wie Neuronen in Dense Layern, Kanäle in Convolutional Layern bei CNNs (Convolutional Neural Networks) oder Hidden States in LSTMs (Long Short-Term Memory-Modelle) mit ähnlichen Feature-Extraktionscharakteristiken abgleicht und mittelt. Dabei werden versteckte Elemente in einer Schicht verglichen, die ähnliche Muster oder Darstellungen lernen, was zum Beispiel durch die Ähnlichkeit der Aktivierung quantifiziert werden kann.

Topologien

Bislang wurde davon ausgegangen, dass die Orchestrierung des Trainings nur von einem zentralen Server übernommen wird. Es gibt jedoch weitere Möglichkeiten, wie die Topologie aufgebaut werden kann. Im Allgemeinen wird im Sinne der Orchestrierung zwischen zentralisierten und dezentralisierten Ansätzen unterschieden, die Daten selbst bleiben jedoch immer dezentral. Beim **zentralisierten Ansatz** wird ein Server verwendet, welcher die Kontrolle über das Training hat. Die Clients interagieren mit dem zentralen Server, welcher die Modelle koordiniert und synchronisiert. Im Gegensatz dazu erfordert der **dezentralisierte Ansatz** keinen zentralen Server. Hier organisieren sich die Clients selbst und synchronisieren ihre lokalen Modelle direkt miteinander (Kavalionak u. a. 2022).

Es gibt auch **hierarchische Modelle**, bei denen mehrere Clients in Suborganisationen zusammengefasst werden. Diese Suborganisationen können entweder selbstorganisiert sein oder von einem zentralen Server orchestriert werden. Die Aufteilung der Clients in diese Cluster oder Suborganisationen kann beispielsweise basierend auf unterschiedlichen Datenverteilungen oder anderen Parametern erfolgen (Rieke u. a. 2020; Wu u. a. 2023). Des Weiteren sind auch **Hybrid-Topologien** möglich, bei denen eine Mischung aus verschiedenen Topologievarianten verwendet wird. Dies ermöglicht eine flexible und anpassungsfähige Struktur, in der bestimmte Teile des Systems zentralisiert und andere dezentralisiert sein können, je nach Anforderungen des konkreten Anwendungsszenarios. Die Auswahl der Topologie hängt von verschiedenen Faktoren ab, wie zum Beispiel der Art der Datenverteilung, der Skalierbarkeit, der Privatsphärenanforderungen und der verfügbaren Ressourcen. Die Entscheidung für eine bestimmte Topologie kann erheblichen Einfluss auf die Leistung, Effizienz und Sicherheit des Federated Learning haben (Wu u. a. 2023).

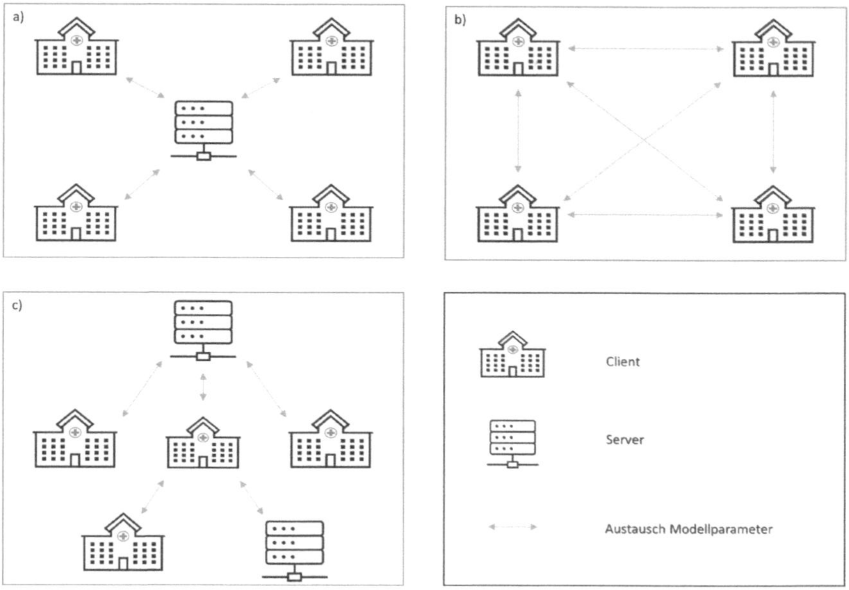

Abb. 2: Topologie-Varianten für Federated Learning. a) Zentraler Aggregationsserver der das Training orchestriert. b) Dezentralisierter Ansatz bei dem sich die Clients untereinander organisieren. c) Hybrider Ansatz aus a) und b).

Datenverteilungen

Angesichts der möglichen Heterogenität von Daten bei verschiedenen Clients und ihrer unterschiedlichen Verteilungen, ist es von zentraler Bedeutung, die Datenverteilung zu berücksichtigen. Im Kontext von Federated Learning wird dabei in drei verschiedene Subdomänen kategorisiert: **Horizontal Federated Learning** (HFL), **Vertical Federated Learning** (VFL) und **Federated Transfer Learning** (FTL) (Q. Yang u. a. 2019). Jede dieser Subdomänen bietet spezifische Herausforderungen und Chancen, die es zu untersuchen und zu verstehen gilt, um die Effektivität und Leistungsfähigkeit des Federated-Learning-Paradigmas zu verbessern.

Die Clients von **HFL** nutzen dabei denselben Featureraum, d. h. sie arbeiten mit denselben Merkmalen (Features) wie Alter, Geschlecht oder medizinischen Diagnosen (siehe Abbildung 3). Allerdings besitzen sie unterschiedliche Datensätze, die sich in ihrer Herkunft oder Zusammensetzung unterscheiden können. Krankenhäuser in diversen Regionen könnten somit die gleichen Behandlungsmethoden anwenden, haben aber verschiedene Daten zu unterschiedlichen Patient:innen (L. Li u. a. 2020). Ein weiteres Beispiel wäre die Detektion von Sprachstörungen, wobei verschiedene Anwender:innen denselben Satz mit unterschiedlichen Stimmen sprechen (Nguyen u. a. 2022).

Features | Label

Samples

Patient (SVN)	Alter	Gewicht	Größe	Geschlecht	Hauptdiagnose	Survival
1234 010180	43	90	185	M	F10	1
1236 010170	53	77	180	W	I48	0
1238 010190	33	63	170	M	I63	0
1235 010160	63	44	145	W	I50	1

Client 1 (Krankenhaus)

Patient (SVN)	Alter	Gewicht	Größe	Geschlecht	Hauptdiagnose	Survival
1239 010280	43	83	184	M	S06	0
1238 010270	53	65	160	W	K80	1
1231 010390	33	70	163	W	J12	1
1237 010260	63	61	162	W	S72	1

Client 2 (Krankenhaus)

Abb. 3: Verteilung der Daten bei Horizontal Federated Learning mit zwei Clients und unterschiedlichen PatientInnen. Jeder Client besitzt fünf klinische Features sowie ein Label, welches die Outcome-Variable darstellt und vorhergesagt werden sollte.

Im Gegensatz dazu steht **VFL**, bei welchem sich der Datenraum (engl. Sample Space) zwischen den Parteien, die an der Modellbildung beteiligt sind, überschneidet (siehe Abbildung 4). Das bedeutet, dass nicht alle Daten von jedem/r Teilnehmer:in zur Verfügung gestellt werden, sondern nur bestimmte Entitäten, beispielsweise Patient:innen, berücksichtigt werden (Wei u. a. 2022). Für ein einzelnes Individuum stehen nicht alle Features und Labels für das Modelltraining bei einem einzelnen Client zur Verfügung, was bedeutet, dass ein einzelner Client nicht alle Informationen besitzt, um ein vollständiges Modell zu trainieren (Joshi u. a. 2022). Ein Beispiel dafür wäre, dass eine Blutbank oder ein Versicherungsträger sowie eine Krankenanstalt eine Überschneidung von Patient:innen haben, aber unterschiedliche Details wie Laborbefunde oder Versicherungsdaten zu den Individuen speichern (Joshi u. a. 2022; Nguyen u. a. 2022; Rauniyar u. a. 2022).

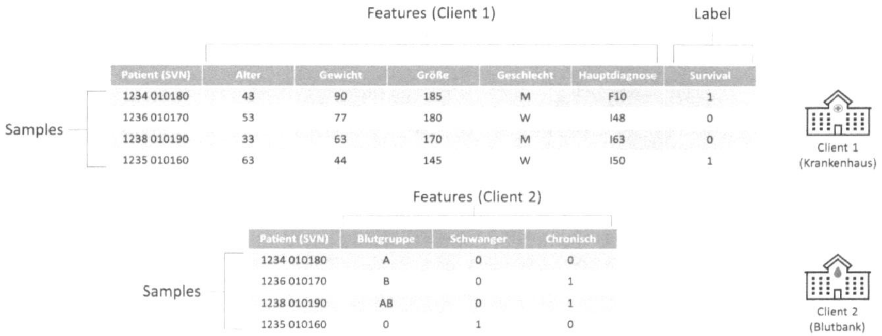

Patient (SVN)	Alter	Gewicht	Größe	Geschlecht	Hauptdiagnose	Survival
1234 010180	43	90	185	M	F10	1
1236 010170	53	77	180	W	I48	0
1238 010190	33	63	170	M	I63	0
1235 010160	63	44	145	W	I50	1

Patient (SVN)	Blutgruppe	Schwanger	Chronisch
1234 010180	A	0	0
1236 010170	B	0	1
1238 010190	AB	0	1
1235 010160	0	1	0

Abb. 4: Verteilung der Daten bei Vertical Federated Learning mit zwei Clients und einer Überschneidung der Patient:innen. Client 1 stellt ein Krankenhaus mit fünf klinischen Features sowie ein Label, welches die Outcome-Variable darstellt und vorhergesagt werden sollte. Client 2 stellt eine Blutbank dar und besitzt im Gegensatz zu Client 1 andere Features, jedoch eine Überschneidung bei den Patient:innen.

FTL bietet die Möglichkeit, Modelle zu trainieren, indem Daten aus verschiedenen Feature- und Datenräumen benutzt werden. Im Gegensatz zu den beiden anderen Verfahren findet hier nur eine geringe Überschneidung der Daten statt (Saha / Ahmad 2021). Dies entspricht eher einem realen Szenario, bei denen die Daten von verschiedenen Institutionen oder Personen sehr unterschiedlich sind. Durch FTL wird ermöglicht, dass ein gemeinsames Modell aufgrund der Ähnlichkeiten zwischen den Daten oder Modellen der Clients erstellt werden kann. Dabei wird in den meisten Anwendungen Informationen aus einer Quelldomäne verwendet, um anschließend Vorhersagen für eine Zieldomäne zu treffen (Wen u. a. 2023).

3. Herausforderungen mit Federated Learning

Federated Learning birgt jedoch auch viele Herausforderungen, wobei zwei Hauptaspekte nun näher betrachtet werden, die die Effektivität sowie den Schutz von Federated Learning beeinflussen: Non-IID sowie die Sicherheitsaspekte und potenzielle Angriffsvektoren.

Non-IID

In den technischen Grundlagen wurde bereits der Begriff Non-IID eingeführt, der aufgrund der Vielfalt der Akteure im Gesundheitswesen, den unterschiedlichen Methoden der Datenerhebung und dem Aufbau medizinischer Geräte eine große Rolle spielt, weshalb auf diesen Begriff der Fokus gelegt wird. Wenn die lokalen Datensätze der Clients im Federated-Learning-Setting unterschiedlich sind und sich in ihrer lokalen Datenverteilung $P_k(x, y)$ unterscheiden, wobei k ein Client und (x, y) ein Datenpunkt mit einem Feature x und einem Label y ist, spricht man von Non-IID (Zhu u. a. 2021). Non-IID kann sich negativ auf die Perfomance des Modells auswirken, wobei ein Genauigkeitsverlust von bis zu 55 % entstehen kann (Zhao u. a. 2018).

Gemäß Kairouz u. a. (2021) gibt es **verschiedene Ausprägungen von Non-IID**:

- Schiefe Verteilung der Features (Covariate Shift): Zum Beispiel können handgeschriebene Texte unterschiedliche Strichstärken oder Schräglagen aufweisen. Dieses Verhalten wird im EMNIST Datensatz abgebildet (Cohen u. a. 2017). Eine zusätzliche Anwendung könnte in der Vorhersage einer Krankheit basierend auf verschiedene Features wie Alter, Blutdruck, usw. liegen. Hierbei würde das Training des Modells in Krankenhaus A stattfinden und das erlernte Modell zu Krankenhaus B übertragen werden. Aufgrund der regionalen Unterschiede oder der Anwendung verschiedener Behandlungsmethoden besteht die Möglichkeit, dass das Modell im Krankenhaus B eine schlechte Performance aufweist, was auf eine unzureichende Generalisierung hindeutet.
- Schiefe Verteilung der Labels (Prior Probability Shift): In verschiedenen Regionen können sich die Labels von den Clients unterscheiden. Dieser Fall könnte eintreten, wenn eine seltene Klasse in einem Datensatz überrepräsentiert ist wie beispielsweise bei der Extraktion von Biomarkern bei einer Fall-Kontroll-Studie (Dockès u. a. 2021).
- Gleiche Labels, verschiedene Features (Concept Drift): Bei Annahme eines Modells zur Vorhersage der Wiederaufnahme von Patient:innen auf Grundlage verschiedener klinischer Features könnten sich im Laufe der Zeit die Muster für die Wiederaufnahme aufgrund von Veränderungen in medizinischen Leitlinien oder der demographischen Zusammensetzung der Patient:innengruppe verändern.

- Gleiche Features, unterschiedliche Labels (Concept Shift): Labels, die das nächste Wort vorhersagen, können persönliche oder regionale Unterschiede aufweisen.
- Die Clients haben eine ungleiche Anzahl an Datenpunkten

In Zhu u. a. (2021) wird die ungleiche Verteilung von Features und Labels weiter in spezifische Unterkategorien unterteilt. Besonders erwähnenswert ist dabei die Kategorie „**Label Preference Skew**", die insbesondere im Gesundheitswesen relevant ist. Hierbei handelt es sich um die Annotation durch Expert:innen von Daten durch die einzelnen Clients, bei der aufgrund persönlicher Präferenzen unterschiedliche Labels vergeben werden, obwohl der zugrundeliegende Datenpunkt die gleiche Aussage treffen würde. Dies kann beispielsweise bei der Klassifikation oder Segmentierung von Bildern auftreten.

Um das **Problem von Non-IID zu lösen**, werden in Zhang / Li (2023) und Zhu u. a. (2021) verschiedene Ansätze vorgestellt. In Zhu u. a. (2021) werden grob **drei Ansätze** unterschieden: ein datenbasierter Ansatz, ein algorithmischer Ansatz und ein systembasierter Ansatz. Der **datenbasierte Ansatz** befasst sich mit der Veränderung der Datenverteilung durch einen globalen Datensatz (ohne Daten der Clients) mit gleichmäßiger Verteilung der Labels, der auf einem zentralen Server gespeichert und an die Clients verteilt wird. Alternativ kann auch die Datenaugmentation verwendet werden, um die Vielfalt der Daten zu erhöhen. Der **algorithmische Ansatz** hingegen nutzt die Personalisierung der Modelle, beispielsweise durch Regularisierung, Interpolation oder auch Multi-Task-Learning, sowie die Integration personalisierter Schichten in das Modell. Der **systembasierte Ansatz** betrachtet das Problem auf Systemebene und schlägt vor, die Clients basierend auf ihrer Datenverteilung in verschiedene Gruppen zusammenzufassen, wie in Zhang / Li (2023) erwähnt.

Sicherheitsaspekte

Wie bereits eingangs erwähnt, bietet Federated Learning den Vorteil, dass die Nutzerdaten nicht den Speicherort verlassen. Stattdessen werden lediglich die trainierten Modellparameter zur Aggregation übermittelt. Könnte es trotzdem zu Angriffen der Sicherheit sowie der Privatsphäre kommen und dadurch Daten „geleakt" werden? In den Artikeln von Kairouz u. a. (2021) und Kaissis u. a. (2021) wird erklärt, dass obwohl keine Daten ausgetauscht werden, dies keine uneingeschränkte Privatsphäre bedeutet. Zum

Beispiel könnte ein Server durch die Analyse der Gradientenupdates eines Clients Rückschlüsse auf einzelne Datenpunkte des Trainings beziehen, da er sowohl das aktuelle als auch das vorherige Modell besitzt. Es wird dabei zwischen Angriffsszenarien im Black-Box- und White-Box-Szenario unterschieden, wie in Nasr u. a. (2019) beschrieben wird. Im Black-Box-Szenario können Angreifer lediglich verschiedene Eingaben machen, um eine Ausgabe des Modells zu erhalten. Sie haben jedoch keinen Zugriff auf die Modellparameter, sondern nur auf die Vorhersageergebnisse. Im White-Box-Szenario haben Angreifer Zugriff auf das Modell selbst inklusive der Architektur sowie Modellparameter; beispielhaft wären hier die Teilnehmer:innen des Federated-Learning-Trainings zu erwähnen. Grundsätzlich können dabei lt. Kairouz u. a. (2021) mehrere Parteien als Angreifer in einem Federated-Learning-Setting gesehen werden:

- Eine Person, die Zugriff auf das Endgerät des Clients hat, entweder generell oder durch Kompromittierung:
  - Diese Person kann alle Nachrichten vom Server lesen, einschließlich des Modells, und den Trainingsprozess manipulieren.
- Eine Person, die Zugriff auf den zentralen Server hat, entweder generell oder durch Kompromittierung:
  - Diese Person kann alle Nachrichten der Clients lesen, einschließlich der Gradientenupdates, und den Trainingsprozess manipulieren.
- Data Scientists/Engineers/Analysts während der Modellentwicklung:
  - Diese Personen haben Zugriff auf verschiedene Ausgaben des Modells, wie zum Beispiel individuelle Trainingsläufe mit unterschiedlichen Hyperparametern.
- Jeder, der bereits veröffentlichte Modelle nutzen kann, die theoretisch für jeden zugänglich sind:
  - Bei Cross-Device Federated Learning kann ein teilweise kompromittiertes Gerät Black-Box-Zugriff haben, während ein vollständig kompromittiertes Gerät White-Box-Zugriff auf das gelernte Modell hat.

Es gibt verschiedene Sicherheitsaspekte, die bei Federated Learning zu berücksichtigen sind und dementsprechend existieren verschiedene Angriffsvektoren. In den Artikeln von Lyu u. a. (2020) und Mothukuri u. a. (2021) werden mehrere dieser Angriffe detailliert vorgestellt. Ein Beispiel für solche Angriffe aus Lyu u. a. (2020) sind die sogenannten **Poisoning Angriffe**.

Bei diesen Angriffen wird das Verhalten des Zielmodells in unerwünschter Weise verändert, wodurch entweder die Genauigkeit des Modells verringert (Random Attack) oder das von der angreifenden Instanz festgelegte Label ausgegeben wird (Target Attack).

Für **Privatsphären-Angriffe** sind beispielhafte Attacken in Mothukuri u. a. (2021) und Blanco-Justicia u. a. (2021) aufgeführt. Diese Angriffe umfassen verschiedene Aspekte wie **Membership Inference Attacks**, ungewollte Datenlecks und Rekonstruktionen während des Inferenz-Schrittes. Bei einer Membership Inference Attack versucht ein Angreifer festzustellen, ob ein bestimmter Datenpunkt während des Trainings verwendet wurde oder nicht. Dies geschieht durch den Missbrauch des globalen Modells, indem Informationen abgeleitet und ein Modell trainiert werden, um Trainingsdaten vorherzusagen. Weitere Datenrekonstruktionen können wie in Y. Huang u. a. (2021) und Geiping u. a. (2020) beschrieben durchgeführt werden, bei denen sogar die Wiederherstellung von Bilddaten möglich ist.

Um den Privatsphären-Attacken vorzubeugen, werden in Abadi u. a. (2016), Gosselin u.a.(2022), Blanco-Justicia u. a. (2021) und Mothukuri u. a. (2021) sowohl Differential Privacy als auch Secure Multi-Party Computation (SMC) vorgestellt. **Differential Privacy** ist eine strenge mathematische Definition für die Wahrung der Privatsphäre. Im Zuge dieses Vorgangs wird vor dem Hochladen der Modellparameter ein Störsignal (Rauschen) auf die Daten angewendet, um die Eindeutigkeit und damit die Identifizierbarkeit individueller Features zu verringern. Diese Technik kann sich jedoch negativ auf die Genauigkeit auswirken. In Kaissis u. a. (2021) wird der Einfluss von Differential Privacy dargestellt, indem gezeigt wird, dass ohne den Einsatz von Mechanismen zum Schutz der Privatsphäre eine Rekonstruktion von Thorax-Röntgenaufnahmen möglich ist. **SMC** hingegen beschäftigt sich mit der Verschlüsselung der trainierten Modellparameter, um eine Funktion, wie z. B. die Aggregierungsfunktion im Federated-Learning-Setting, auszuführen, ohne die einzelnen Modellparameter eines Clients offenzulegen.

Weitere Herausforderungen

In T. Li u. a. (2020) und Wen u. a. (2023) werden zusätzlich weitere Herausforderungen wie **hohe Kommunikationskosten** und die **Heterogenität von Systemen** erörtert. Die hohen Kommunikationskosten resultieren aus der Tatsache, dass theoretisch nicht nur eine große Anzahl von Endgeräten mit einem Server kommunizieren muss, sondern auch Modelle mit

Millionen von Modellparametern ausgetauscht werden müssen. Um diese Herausforderung zu bewältigen, werden mehrere lokale Updates verwendet und das Modell mithilfe von Kompressionsverfahren reduziert. Aufgrund von Unterschieden in Hardware, Netzwerkverbindungen und Akkustand sind die Ressourcen der Clients in Sachen Speicher, Rechenkapazität und Übertragung von Modellupdates eingeschränkt, was als Systemheterogenität bezeichnet wird. Eine Methode zur Bewältigung dieser Herausforderung ist beispielsweise die aktive Auswahl der Clients während des Trainings (Active Sampling). Dadurch können Clients mit geeigneten Ressourcen und Eigenschaften für das Training bevorzugt ausgewählt werden.

4. Aktuelle Anwendungen von Federated Learning im Gesundheitsbereich

Federated Learning eröffnet zahlreiche Anwendungsmöglichkeiten, insbesondere im Gesundheitswesen aufgrund der dort vorhandenen Hürden zur gemeinsamen Nutzung von Daten. In solchen Szenarien **können Organisationen mit unterschiedlichen Hauptaufgaben** (z. B. medizinische Forschungseinrichtungen, Krankenanstalten, Labore, Versicherungsträger, etc.) **zusammenarbeiten**, wie es im Vertical Federated Learning beobachtet werden kann. Dabei bleibt der Datenschutz gewahrt, da die sensiblen Gesundheitsdaten weder ausgetauscht noch zentral gesammelt werden. Besonders in Zeiten der COVID-19-Pandemie hat die Bedeutung von schneller und effektiver Forschung im Gesundheitsbereich zugenommen. Federated Learning kann hierbei unterstützen, die Zusammenarbeit zwischen verschiedenen Institutionen zu erleichtern und den Zugang zu verteilten Datenquellen sogar länderübergreifend effizient zu ermöglichen. Forschungsarbeiten in diesem Bereich haben bereits die Anwendung von Federated Learning in der Diagnose und Behandlung von COVID-19 untersucht, um die Auswirkungen der Pandemie zu minimieren (Kumar u. a. 2021; J. Xu u. a. 2021; D. Yang u. a. 2021).

Der Einsatzbereich ist jedoch nicht nur auf die Pandemie beschränkt. Besonders bei **seltenen Krankheiten** wie dem Glioblastom, einem aggressiven Hirntumor, kann Federated Learning hilfreich sein wie in Pati u. a. (2022) demonstriert wurde. Hierbei wurden in 71 Standorten in über 6 Kontinenten insgesamt 6.314 Datenpunkte gesammelt. Dabei wird ein Multiklassen-Problem gelöst, bei dem die unterschiedlichen Bereiche des

Glioblastoms erkannt werden. Es gibt viele Anwendungsbereiche, in denen Federated Learning eingesetzt werden kann, wobei drei nun näher erläutert werden, die das Potential bieten, gemeinsam ein Modell zu trainieren, ohne einen Datenaustausch zu vollziehen.

Electronic Health Records (EHR) sind digitale Sammlungen von Patient:innendaten, die retro- als auch prospektive Informationen enthalten. Der Austausch, die Speicherung und der Zugriff erfolgen in sicherer Form und nur durch autorisierte Benutzer:innen (Häyrinen u. a. 2008). Beispielsweise könnten Herzrhythmusstörungen detektiert und die Entscheidungsfindung mittels erklärbarer KI-Modelle (XAI) sogar nachvollzogen und interpretiert werden (Raza u. a. 2022). In einem zweistufigen Verfahren kann aus unstrukturierten Freitextinformationen in der ersten Stufe der Terminologie-Code und anschließend für den Zielphänotyp eine von drei Klassen bestimmt werden, um beispielsweise die Diagnose von Krankheiten zu verbessern (D. Liu u. a. 2019). Bei Deist u. a. (2020) wurde ein Survival-Modell für über 20.000 Lungenkrebs-Patient:innen von acht Onkologie-Instituten aus fünf verschiedenen Ländern erstellt. Ein weiteres Beispiel für die Vorhersage der Sterblichkeit oder der Verweildauer wird in Artikeln wie Vaid u. a. (2021) oder L. Huang / Liu (n.d.) bearbeitet.

Neben EHRs ist aber auch das Thema „**Remote Health Monitoring**" von Bedeutung. Remote Health Monitoring ist eine Technologie, die es ermöglicht, Patient:innen in ihrer gewohnten häuslichen Umgebung zu überwachen, indem Sensoren und andere Geräte eingesetzt werden, um Daten wie Vitalparameter oder körperliche Aktivitäten zu erfassen und zu übermitteln. Dies könnte bei dezentralen klinischen Studien Anwendung finden, indem Personen zu Hause ihrem alltäglichen Leben nachgehen. Die Daten verbleiben dabei entweder in der Klinik oder auf den Endgeräten der Teilnehmer:innen. Hierbei geht es beispielsweise um die **Vorhersage der Sturzerkennung** bei älteren Personen (Z. Yu u. a. 2022). Durch den Einsatz von Sensoren und Algorithmen können potenzielle Stürze erkannt werden, bevor diese tatsächlich passieren. Aber auch Themen wie die **Erkennung von Stimmungslagen** durch Tastatureingaben von Benutzer:innen eines Smartphones werden erfasst (X. Xu u. a. 2021). In Ek u. a. (2022) wird zudem eine Übersicht über verschiedene **Human Activity Recognition Tasks** geboten, die darauf abzielen, automatisch die physischen Aktivitäten einer Person, wie Laufen oder Gehen, zu erkennen. Dies könnte beim Monitoring der täglichen Routine und Erkennung von Abweichungen von Patient:innen hilfreich sein, insbesondere bei einer älteren Bevölkerung oder bei Personen mit chronischer Erkrankung. Gesundheitsdiensteanbieter könnten somit schneller auf Änderungen der Vitalparameter oder Abweichungen von der täglichen Routine reagieren und so eine bessere Behandlung gewährleisten.

Aber auch in der **medizinischen Bildgebung** wird Federated Learning verwendet, wobei in Darzidehkalani u. a. (2022) verschiedene Anwendungsgebiete aufgezeigt werden. Beispielsweise wird in Kaissis u. a. (2021) ein Modell für einen Pneumonie-Datensatz erstellt, welches speziell für den Federated-Learning-Mechanismus zusätzliche Schutzmechanismen aufweist. Dies ist besonders wichtig, da medizinische Daten sehr sensibel sind und ein hohes Maß an Schutz benötigen, wie unter dem Punkt „Sicherheitsaspekte" beschrieben wurde. Modelle zur Segmentierung können nach Kanhere u. a. (2023) auch mithilfe von Federated Learning trainiert werden. Dabei handelt es sich um ein Verfahren, das es ermöglicht, die zusammenhängenden Bestandteile eines Bildes zu identifizieren und in der weiteren Folge zu klassifizieren. Dies ist etwa in der medizinischen Bildgebung von großer Bedeutung, da es Gesundheitsdiensteanbieter ermöglicht, Tumore oder andere Anomalien im Körper zu erkennen. Neben diesen Aufgaben können auch bei Magnetresonanztomographien (MRT) Bildrekonstruktionen durch Federated Learning erfolgen (Elmas u. a. 2022).

5. Zusammenfassung und Ausblick

Im vorliegenden Beitrag wurde das Konzept von Federated Learning eingeführt, dessen Anwendungsbereiche beleuchtet und die damit verbundenen Herausforderungen diskutiert. Federated Learning ist ein Paradigma, bei dem mehrere unabhängige Parteien gemeinsam ein Modell trainieren, wobei der Trainingsprozess in der Regel von einer zentralen Instanz orchestriert wird. Durch dieses Verfahren können die Hürden der Integration und des Austausches von medizinischen Informationen reduziert werden, da die Daten an ihrem Entstehungs- und/oder Speicherort verbleiben.

Aufgrund der vielfältigen Daten, die von unterschiedlichsten Clients bereitgestellt werden, wurde eine Kategorisierung in Horizontal, Vertical und Federated Transfer Learning vorgenommen. Im Anschluss wurden Herausforderungen in den Bereichen Non-IID und Sicherheits- sowie Privatsphärenangriffsvektoren betrachtet und potenzielle Abwehrmechanismen erläutert. Darüber hinaus wurde gezeigt, dass Federated Learning in verschiedenen Anwendungen im Gesundheitsbereich wie elektronischen

Gesundheitsakten, Remote Health Monitoring und der medizinischen Bildgebung eingesetzt werden kann.

Es ist erwähnenswert, dass auch die Europäische Union in ihrem Vorschlag für den European Health Data Space (EHDS) bereits auf eine föderierte Infrastruktur verwiesen hat (Marcus u. a. 2022):

> „We suggest that it is helpful to think of the EHDS as a whole as a federated structure that can accommodate as much centralisation or decentralization as the EU or the individual Member States desire."

Durch den föderierten Ansatz könnten lt. der Europäischen Union nicht nur potenzielle Infrastrukturkosten eingespart, sondern auch Bedenken hinsichtlich des Datenschutzes verringert werden. Wie jedoch bereits im vorangegangenen Kapitel zu den Sicherheitsaspekten erwähnt wurde, ist es dennoch erforderlich, sicherheits- und privatsphärengestützte Mechanismen zu implementieren, um eine Rückführung auf die Daten zu verhindern.

Trotz der Herausforderungen, die im vorherigen Kapitel diskutiert wurden, betrachtet die Europäische Union den Ausblick für den Fortschritt im Bereich des Federated Learning optimistisch:

> „Federated learning systems bring the algorithms to the data, rather than the reverse. Researchers can take out only derived data, not the underlying individual her. Drawing inferences from datasets spread across multiple infrastructures, and perhaps not all capturing the same data elements, poses computational challenges; however, the technology of federated artificial intelligence is advancing rapidly, and is likely to make this progressively less of an issue over time. With all of that said, however, it is not necessary to preclude centralised operation for Member States that desire it, or that already implement centralised systems (Finland, for instance). And there may possibly be scale economies with centralised infrastructure."

Durch die mögliche hybride Struktur, die bereits unter dem Punkt „Topologien" erwähnt wurde, könnten auch Länder mit zentralisierten Strukturen Teil des Trainings werden.

Federated Learning bietet das Potenzial, das Gesundheitswesen weiter zu transformieren, eine bessere internationale Zusammenarbeit zu ermöglichen und schlussendlich auch einen positiven Einfluss auf die Gesundheit der Bevölkerung durch diesen kollaborativen Ansatz zu bewirken.

Literatur

Abadi, M. u. a. (2016): Deep learning with differential privacy. Proceedings of the ACM Conference on Computer and Communications Security, 24-28-Okt., 308-318. https://doi.org/10.1145/2976749.2978318.

Blanco-Justicia, A. u. a. (2021): Achieving security and privacy in federated learning systems: Survey, research challenges and future directions. Engineering Applications of Artificial Intelligence, 106(May 2020), 104468. https://doi.org/10.1016/j.engappai.2021.104468.

Bonawitz, K. u. a. (2019): Towards Federated Learning at Scale: System Design. http://arxiv.org/abs/1902.01046.

Brauneck, A. u. a. (2023): Federated Machine Learning, Privacy-Enhancing Technologies, and Data Protection Laws in Medical Research: Scoping Review. Journal of Medical Internet Research, 25, e41588. https://doi.org/10.2196/41588.

Cohen, G. u. a. (2017). EMNIST: Extending MNIST to handwritten letters. Proceedings of the International Joint Conference on Neural Networks, 2017-May, 2921-2926. https://doi.org/10.1109/IJCNN.2017.7966217.

Crowson, M. G. u. a. (2022): A systematic review of federated learning applications for biomedical data. PLOS Digital Health, 1(5), e0000033. https://doi.org/10.1371/journal.pdig.0000033.

Darzidehkalani, E. / Ghasemi-rad, M. / van Ooijen, P. M. A. (2022): Federated Learning in Medical Imaging: Part I: Toward Multicentral Health Care Ecosystems. Journal of the American College of Radiology, 19(8), 969-974. https://doi.org/10.1016/j.jacr.2022.03.015.

Deist, T. M. u. a. (2020): Distributed learning on 20 000+ lung cancer patients – The Personal Health Train. Radiotherapy and Oncology, 144, 189-200. https://doi.org/10.1016/j.radonc.2019.11.019.

Dockès, J. u. a. (2021): Preventing dataset shift from breaking machine-learning biomarkers. GigaScience 10(9), September 2021, giab055. https://doi.org/10.1093/gigascience/giab055.

Ek, S. u. a. (2022): Evaluation and comparison of federated learning algorithms for Human Activity Recognition on smartphones. Pervasive and Mobile Computing, 87. https://doi.org/10.1016/j.pmcj.2022.101714.

Elmas, G. u. a. (2022): Federated Learning of Generative Image Priors for MRI Reconstruction. IEEE Transactions on Medical Imaging, 1-10. https://doi.org/10.1109/TMI.2022.3220757.

Geiping, J. u. a. (2020): Inverting gradients – How easy is it to break privacy in federated learning? Advances in Neural Information Processing Systems, 2020-Decem(1), 1-23.

Gosselin, R. u. a. (2022): Privacy and Security in Federated Learning: A Survey. Applied Sciences (Switzerland), 12(19), 1-15. https://doi.org/10.3390/app12199901.

Gostin, L. O. (2001): National Health Information Privacy: Regulations Under the Health Insurance Portability and Accountability Act. JAMA, 285(23), 3015-3021.

Häyrinen, K. / Saranto, K. / Nykänen, P. (2008): Definition, structure, content, use and impacts of electronic health records: A review of the research literature. International Journal of Medical Informatics, 77(5), 291-304. https://doi.org/10.1016/j.ijmedinf.2007.09.001.

Huang, L. / Liu, D. (n.d.): Patient Clustering Improves Efficiency of Federated Machine Learning to predict mortality and hospital Record.pdf. 21. https://arxiv.org/pdf/1903.09296.

Huang, Y. u. a. (2021): Evaluating Gradient Inversion Attacks and Defenses in Federated Learning. Advances in Neural Information Processing Systems, 9(NeurIPS), 7232-7241.

Joshi, M. / Pal, A. / Sankarasubbu, M. (2022): Federated Learning for Healthcare Domain – Pipeline, Applications and Challenges. ACM Transactions on Computing for Healthcare, 3(4). https://doi.org/10.1145/3533708.

Kairouz, P. u. a. (2021): Advances and open problems in federated learning. Foundations and Trends in Machine Learning, 14(1-2), 1-210. https://doi.org/10.1561/2200000083.

Kaissis, G. u. a. (2021): End-to-end privacy preserving deep learning on multi-institutional medical imaging. Nature Machine Intelligence, 3(6), 473-484. https://doi.org/10.1038/s42256-021-00337-8.

Kanhere, A. U. u. a. (2023): SegViz: A federated-learning based framework for multi-organ segmentation on heterogeneous data sets with partial annotations. 1-11. http://arxiv.org/abs/2301.07074.

Kavalionak, H. u. a. (2022): Decentralized Federated Learning and Network Topologies: An Empirical Study on Convergence. CEUR Workshop Proceedings, 3194, 317-324.

Kumar, R. u. a. (2021): Blockchain-Federated-Learning and Deep Learning Models for COVID-19 Detection Using CT Imaging. IEEE Sensors Journal, 21(14), 16301-16314. https://doi.org/10.1109/JSEN.2021.3076767.

Li, L. u. a. (2020): A review of applications in federated learning. Computers and Industrial Engineering, 149 (September). https://doi.org/10.1016/j.cie.2020.106854.

Li, T. u. a. (2020): Federated Learning: Challenges, Methods, and Future Directions. IEEE Signal Processing Magazine, 37(3), 50-60. https://doi.org/10.1109/MSP.2020.2975749.

Li, T. u. a. (2018): Federated Optimization in Heterogeneous Networks. http://arxiv.org/abs/1812.06127.

Liu, D. / Dligach, D. / Miller, T. (2019): Two-stage federated phenotyping and patient representation learning. BioNLP 2019 – SIGBioMed Workshop on Biomedical Natural Language Processing, Proceedings of the 18th BioNLP Workshop and Shared Task, 283-291. https://doi.org/10.18653/v1/w19-5030.

Liu, J. u. a. (2022): From distributed machine learning to federated learning: a survey. Knowledge and Information Systems, 64(4), 885-917. https://doi.org/10.1007/s10115-022-01664-x.

Lyu, L. u. a. (2020): Threats to Federated Learning. Lecture Notes in Computer Science (Including Subseries Lecture Notes in Artificial Intelligence and Lecture Notes in Bioinformatics), 12500 LNCS, 3-16. https://doi.org/10.1007/978-3-030-63076-8_1.

Marcus, J. S. u. a. (2022): The European Health Data Space Subtitle. Publication for the Committee on Industry, Research and Energy (ITRE), December.

McMahan, H. B. u. a. (2023): Communication-Efficient Learning of Deep Networks from Decentralized Data.

Mothukuri, V. u. a. (2021): A survey on security and privacy of federated learning. Future Generation Computer Systems, 115, 619-640. https://doi.org/10.1016/j.future.2020.10.007.

Nasr, M. / Shokri, R. / Houmansadr, A. (2019): Comprehensive privacy analysis of deep learning: Passive and active white-box inference attacks against centralized and federated learning. Proceedings – IEEE Symposium on Security and Privacy, 2019-May, 739-753. https://doi.org/10.1109/SP.2019.00065.

Nguyen, D. C. u. a. (2022): Federated Learning for Smart Healthcare: A Survey. ACM Computing Surveys, 55(3), 1-35. https://doi.org/10.1145/3501296.

Pati, S. u. a. (2022): Federated learning enables big data for rare cancer boundary detection. Nature Communications, 13(1). https://doi.org/10.1038/s41467-022-33407-5.

Rauniyar, A. u. a. (2022): Federated Learning for Medical Applications: A Taxonomy, Current Trends, Challenges, and Future Research Directions. 1-31. http://arxiv.org/abs/2208.03392.

Raza, A. u. a. (2022): Designing ECG monitoring healthcare system with federated transfer learning and explainable AI. Knowledge-Based Systems, 236, 107763. https://doi.org/10.1016/j.knosys.2021.107763.

Regulation (EU) 2016/679 of the European Parliament and of the Council of 27 April 2016 on the protection of natural persons with regard to the processing of personal data and on the free movement of such data, and repealing Directive 95/46/EC (General Da (Issue 119, pp. 1-88) (2016).

Rieke, N. u. a. (2020): The future of digital health with federated learning. Npj Digital Medicine, 3(1), 1-7. https://doi.org/10.1038/s41746-020-00323-1.

Saha, S. / Ahmad, T. (2021): Federated transfer learning: Concept and applications. Intelligenza Artificiale, 15(1), 35-44. https://doi.org/10.3233/IA-200075.

Smith, V. u. a. (2017): Federated multi-task learning. Advances in Neural Information Processing Systems, 2017-Decem(Nips), 4425-4435.

Vaid, A. u. a. (2021): Federated learning of electronic health records to improve mortality prediction in hospitalized patients with COVID-19: Machine learning approach. JMIR Medical Informatics, 9(1). https://doi.org/10.2196/24207.

Van Panhuis, W. G. u. a. (2014): A systematic review of barriers to data sharing in public health. BMC Public Health, 14(1), 1-9. https://doi.org/10.1186/1471-2458-14-1144.

Wang, H. u. a. (2020): Federated Learning with Matched Averaging, 1-16. http://arxiv.org/abs/2002.06440.

Wei, K. u. a. (2022): Vertical Federated Learning: Challenges, Methodologies and Experiments, 1-7. http://arxiv.org/abs/2202.04309.

Wen, J. u. a. (2023). A survey on federated learning: challenges and applications. International Journal of Machine Learning and Cybernetics, 14(2), 513-535. https://doi.org/10.1007/s13042-022-01647-y.

Wu, J. u. a. (2023): Topology-aware Federated Learning in Edge Computing: A Comprehensive Survey. Journal of the ACM, 37(4), 1-36. http://arxiv.org/abs/2302.02573.

Xu, J. u. a. (2021): Federated Learning for Healthcare Informatics. Journal of Healthcare Informatics Research, 5(1), 1-19. https://doi.org/10.1007/s41666-020-00082-4.

Xu, X. u. a. (2021): FedMood: Federated Learning on Mobile Health Data for Mood Detection, 1-9. http://arxiv.org/abs/2102.09342.

Xu, Y. u. a. (2020): A collaborative online AI engine for CT-based COVID-19 diagnosis. MedRxiv: The Preprint Server for Health Sciences. https://doi.org/10.1101/2020.05.10.20096073.

Yang, D. u. a. (2021): Federated semi-supervised learning for COVID region segmentation in chest CT using multi-national data from China, Italy, Japan. Medical Image Analysis, 70, 101992. https://doi.org/10.1016/j.media.2021.101992.

Yang, Q. u. a. (2019): Federated machine learning: Concept and applications. ACM Transactions on Intelligent Systems and Technology, 10(2), 1-19. https://doi.org/10.1145/3298981.

Yu, K. H. / Beam, A. L. / Kohane, I. S. (2018): Artificial intelligence in healthcare. Nature Biomedical Engineering, 2(10), 719-731. https://doi.org/10.1038/s41551-018-0305-z.

Yu, Z. u. a. (2022): An Elderly Fall Detection Method Based on Federated Learning and Extreme Learning Machine (Fed-ELM). IEEE Access, 10 (November), 130816-130824. https://doi.org/10.1109/ACCESS.2022.3229044.

Zhang, J. / Li, Z. (2023): A Clustered Federated Learning Method of User Behavior Analysis Based on Non-IID Data. Electronics (Switzerland), 12(7). https://doi.org/10.3390/electronics12071660.

Zhao, Y. u. a. (2018): Federated Learning with Non-IID Data. CoRR, abs/1806.00582. http://arxiv.org/abs/1806.00582.

Zhu, H. u. a. (2021): Federated learning on non-IID data: A survey. Neurocomputing, 465, 371-390. https://doi.org/10.1016/j.neucom.2021.07.098.

Medizinprodukte mit KI in der klinischen Praxis

Deep Dive mit zwei Beispielen unterschiedlicher „KI-Komplexität"

Martin Baumgartner, Aaron Lauschensky, Hannes Perko, Tobias Allgeier, Stefan Beyer und Klaus Donsa

1. Einleitung

1.1 Hintergrund und Bedeutung von KI in der klinischen Praxis

Der jüngste, beispiellose Anstieg des Einsatzes von KI hat sich bereits in vielen Branchen bemerkbar gemacht. Allerdings zeigt sich, dass sich die tatsächliche Anwendung von KI in der Medizin aufgrund von strengen regulatorischen und ethischen bzw. gesellschaftlichen Rahmenbedingungen möglicherweise langsamer als in anderen Industrien durchsetzen wird. Die Tatsache, dass in der EU in etwa 500.000 Medizinprodukte zugelassen sind (Bianco / Mancini / Nunziata 2018), jedoch nur ca. 240 (entspricht 0,05 %) davon KI-Methoden einsetzen (Muehlematter / Daniore / Vokinger 2021), veranschaulicht dies eindrucksvoll. Dennoch tun sich äußerst interessante und vielversprechende Einsatzmöglichkeiten von KI im klinischen Alltag auf, wie rezente Studien und Entwicklungen zeigen. Beispielsweise können KI-Modelle eingesetzt werden, um aus Therapien und resultierenden klinischen Ergebnissen Handlungsempfehlungen abzuleiten. Solche Entscheidungsunterstützungssysteme („clinical decision support") können Gesundheitsberufen mit datenbasierten Methoden helfen, um z. B. Entscheidungen zu optimalen Behandlungspfaden zu treffen.

Andere Anwendungen fokussieren sich vor allem auf die Vorhersage und Prävention von Neuerkrankungen, Komplikationen und Rezidive. Die Einschätzung dieser Modelle kann verwendet werden, um pro-aktiv präventive Maßnahmen zu setzen. Weiters können Wahrscheinlichkeitsvorhersagen zu Komplikationen besonders hilfreich für die Risikostratifizierung sein, die eine Priorisierung von limitierten Ressourcen ermöglicht. Das Verhindern solcher Ereignisse ist nicht nur für Patienten wünschenswert, sondern auch aus gesundheitsökonomischer Sicht erstrebenswert.

Vorhersagen dieser Art können auch für Patient:innen, die sich in technisch-unterstützten Versorgungsprogrammen befinden, sinnvoll und praktikabel sein, da für solche Patient:innen eine hohe Datenverfügbarkeit besteht, die durch telemedizinische Betreuung zusätzlich erweitert werden kann. KI kann dabei unterstützen, die so gesammelten Daten zu analysieren und betreuende Gesundheitsdienstleister rechtzeitig vor potenziellen negativen Abweichungen von der Norm zu warnen. Dies ist vor allem für Zivilisationskrankheiten (z. B. Diabetes, Hypertonie, COPD, etc.) mit stetig zunehmender Prävalenz sinnvoll, um die ohnehin an ihre Grenzen stoßenden Gesundheitssysteme zu entlasten.

Zum aktuellen Zeitpunkt ist jedoch vor allem die automatisierte Erkennung von Pathologien in der Bildgebung bemerkenswert, die nicht nur die Arbeitslast von Gesundheitsberufen reduzieren kann, sondern möglicherweise auch noch unbekannte Zusammenhänge herstellen könnte. Seit einigen Jahren finden sich in der Literatur zahlreiche erfolgreiche Beispiele, die das Potenzial von Deep-Learning-Modellen unterstreichen, indem bildgebende Diagnostik auf dem Level menschlicher Experten reproduziert werden konnte (Bejnordi u. a. 2017; Lång u. a. 2023; Ardila u. a. 2019; Gulshan u. a. 2016; Lakhani / Sundaram 2017).

1.2 Zielsetzung und Struktur des Kapitels

Die Anwendungsszenarien von Medizinprodukten, die KI einsetzen, sind mannigfaltig. Das Ziel dieses Kapitels ist es, anhand von zwei konkreten Beispielen aus der Praxis, medizinische, regulatorische, technische und ethische Anforderungen an diese relativ neue Art von Medizinprodukten zu diskutieren. Wir adressieren folgende Fragestellungen und bieten praxisbezogene Antworten:

- Was bedeutet das „Prädikat" „Medizinprodukt mit KI" für den Aufwand der Entwicklung und auch später im Routineeinsatz?
- Welche Vorteile bietet der Einsatz von KI in Medizinprodukten im Vergleich zu herkömmlichen Produkten ohne KI?

- Welche Herausforderungen und Risiken sind mit der Integration von KI in Medizinprodukten verbunden?
- Welche Fähigkeiten und Schulungen sind erforderlich, um Lösungen, die KI einsetzen, in Medizinprodukten anzuwenden?

Dieses Kapitel ist eng verknüpft mit dem Kapitel „Regulatorische Rahmenbedingungen für KI-basierte Medizinprodukte – Grundlagen und Wissenswertes für Akteure aus dem Gesundheitsbereich". Für die Einführung in Grundlagen wie z. B. die Medizinprodukteverordnung, Konformitätsbewertung oder Klassifizierung empfehlen wir zuerst mit dem genannten Kapitel zu starten.

2. Beispiel 1: Regelbasierter Algorithmus beim telemedizinischen Monitoring von Patienten mit Herzinsuffizienz

2.1 Beschreibung des Medizinprodukts

Das **Medizinprodukt KITMed (**AIT Austrian Institute of Technology) ist ein eigenständiges Softwareprodukt, welches Ergebnisberichte der Verlaufsdaten von Patienten (ab dem 18. Lebensjahr) erstellt. Dazu wird KITMed mit einem telemedizinischen Datenmanagementsystem verbunden, um Vitalparameter und individuelle Grenzwerte zu empfangen. Professionelle, medizinische Anwender können den von KITMed erstellten Ergebnisbericht zur Analyse bei folgenden Indikationen heranziehen:

- Herzinsuffizienz
- Bluthochdruck
- Diabetes
- Untersuchung von Patienten mit ventrikulärem Unterstützungssystem

KITMed ist ein Softwareservice zur automatisierten Analyse von Vitaldaten aus elektronischen Tagebüchern in Bezug zu individuellen Grenzwerten. Es ermöglicht die Therapieunterstützung bei chronischen Erkrankungen durch automatisierte Auswertung von Vitaldaten, insbesondere Blutzucker, Blutdruck, Herzrate, Körpergewicht, International Normalized Ratio (INR) und dem subjektiven Wohlbefinden. Es ist für die

Verwendung durch qualifizierte Ärzt:innen und qualifiziertes Pflegepersonal bestimmt.

Mithilfe vordefinierter Regeln werden die von Patient:innen regelmäßig erfassten Vitaldaten automatisch mit Grenzwerten verglichen, die zuvor vom medizinischen Fachpersonal festgelegt wurden. Als Ergebnis der systematischen Analyse wird ein Bericht mit Informationen über die Über- und Unterschreitung erstellt. Für die Analyse werden die Daten der letzten sieben Tage ab Ergebnisberichterstellung herangezogen.

KITMed ist weder für die Verwendung im Rahmen einer medizinischen Notfallversorgung vorgesehen, noch stellt es Diagnosen, diagnostische Empfehlungen oder Prognosen über den Zustand der Patient:innen bereit. Es bleibt in der Verantwortung des medizinischen Fachpersonals, über Diagnosen zu entscheiden und Behandlungen einzuleiten. Unabhängig von den Ergebnisberichten müssen Anwender dafür sorgen, dass Vitaldaten und die jeweils eingestellten Grenzwerte in einem für die jeweilige Indikation angemessenen Zeitraum (z. B. wöchentlich) einer Routinekontrolle unterzogen werden.

2.2 Funktionsweise der KI-Anwendung

Telemedizinische Datenmanagementsysteme können personenbezogene Daten und Messwerte für spezifische Krankheitsbilder erfassen und visualisieren. Um jedoch auch detaillierte Information durch Berechnungen dieser gewonnenen Informationen zu erhalten, bedarf es der Erweiterung um ein zertifiziertes Medizinprodukt. Dieses dient der logischen Verarbeitung von bereitgestellten Vitalparametern und deren Grenzwerte, sowie die Aufbereitung der berechneten Ergebnisse.

Das Medizinprodukt KITMed ist ein eigenständiger Service zur automatisierten Analyse von Vitaldaten für chronische Krankheiten in Bezug auf individuelle Grenzwerte. Es kann überall dort eingesetzt werden, wo eine temporäre oder andauernde Führung eines elektronischen Tagebuches von ausgewählten Vitaldaten zur Adhärenz-Kontrolle durch professionelle Anwender durchgeführt wird. Es wird als Erweiterung von telemedizinischen Versorgungsprogrammen wie bspw. „HerzMobil“ (Ammenwerth u. a. 2018; AIT Austrian Institute of Technology, a) – für Herzinsuffizienz – oder „DiabMemory“ (AIT Austrian Institute of Technology, b) – für Diabetes Typ I oder II – eingesetzt. Über Schnittstellen des Produkts können Verlaufsdaten, wie gemessene Vitalparameter und individuelle Grenzwerte, von Patient:innen gesendet und berechnete Resultate ausgelesen werden.

Die empfangenen Vitalparameter werden im ersten Schritt auf ihre Plausibilität geprüft. Für jeden der obigen Parameter besitzt das Medizinprodukt einen definierten oberen und unteren Plausibilitätswert, sowie deren erwartete Einheit. Werte, welche außerhalb dieser Grenzen liegen oder eine nicht unterstützte Maßeinheit aufweisen, werden im resultierenden Bericht als „nicht plausibel“ gekennzeichnet. Auch fehlende Messwerte werden innerhalb des Ergebnisberichts mit einem entsprechenden Symbol dargestellt.

Im nächsten Schritt beginnt KITMed mit der regelbasierten Analyse der Verlaufsdaten. Die folgenden Regeln können von der Software überprüft werden:

- Wiederholungswerte
- Fehlende Grenzwerte von Vitaldaten
- Grenzwertüberschreitung / Grenzwertunterschreitung
- Gewichtsänderung in definiertem Zeitbereich:
  - „2kg in 2 Tagen“-Trend (Indikator für Ödembildung)
  - „3kg in 6 Tagen“-Trend (Eggerth u. a. 2017)
- Auffälligkeiten beim Wohlbefinden
- Über- oder Unterschreitung von Blutzuckerwerten („nüchtern“ oder „vor dem Essen“)

Ausgehend von der regelbasierten Analyse über einen definierten Zeitraum wird ein Bericht pro Patient:in erstellt. Neben den detaillierten Ergebnissen wird auch eine Ergebnisübersicht mit den berechneten Resultaten erstellt. Der Ergebnisbericht wird entweder in Form eines PDFs (Portable Document Format) oder in maschinenlesbarer Variante an einer Schnittstelle zur Verfügung gestellt. Die Ergebnisberichte von Patient:innen werden in der Patient:innenübersicht des jeweiligen Versorgungsprogramms dargestellt (siehe Abbildung 1).

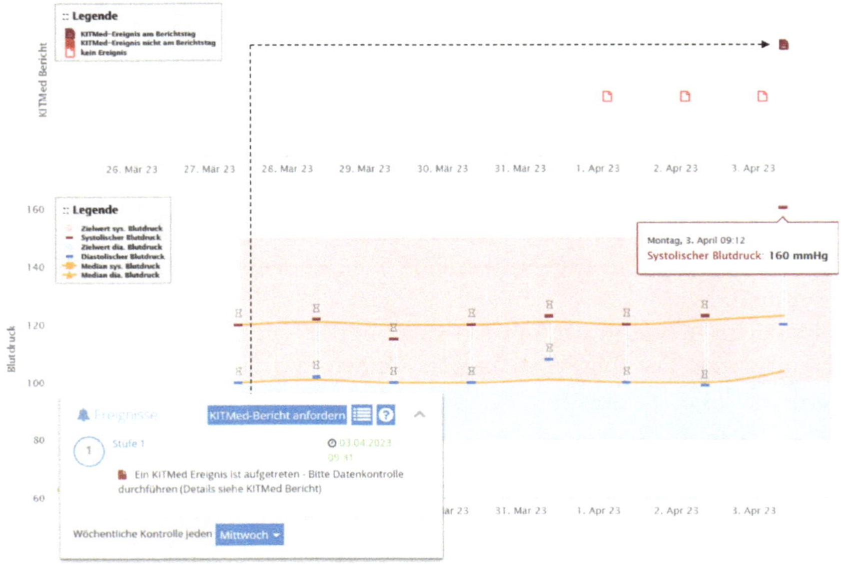

Abb. 1: Darstellung der von KITMed generierten Ergebnisberichte und Verlauf des gemessenen Blutdrucks und Anzeige eines eingetretenen Ereignisses von KITMed (Overlay) der Patient:innenansicht in einem Versorgungsprogramm. Sowohl im Verlaufsdiagramm als auch bei der Ereignisübersicht wird die Abweichung des Blutdrucks dargestellt.

2.3 Bewertung aus medizinischer, regulatorischer, technischer und ethischer Sicht

Medizinischer Aspekt: Telemedizinische Versorgung zeichnet sich einerseits durch eine Entlastung von Krankenanstalten durch eine Reduktion der Wiederaufnahmen und andererseits durch eine Minderung der Gesamtmortalität von Patient:innen im Programm aus (Pölzl u. a. 2021). Durch die Anbindung von KITMed an ein Versorgungsprogramm – wie bspw. HerzMobil – wird medizinisches Fachpersonal weiter unterstützt, was sich auch auf die Versorgungsqualität von Patient:innen auswirkt. Die generierten Ergebnisberichte geben einen detaillierten Einblick in den aktuellen Gesundheitsstatus von Patient:innen und weitere Informationen, welche in dieser Form nicht in den jeweiligen Versorgungsprogrammen abgebildet werden.

Regulatorischer Aspekt: KITMed ist ein zugelassenes Medizinprodukt, welches nach Regel 11 der „Medical Device Regulation" (MDR) als ein Produkt der Klasse IIa eingeordnet wurde. Für die klinische Bewertung wurde eine kombinierte Strategie – mit internen und externen Quellen – verfolgt. Einerseits wurden mittels einer Literaturrecherche relevante Daten ermittelt, die sich auf die klinischen Ansprüche, Vorteile und Risiken konzentrieren. Andererseits wurden retrospektive Datenbestände von realen Patient:innen von telemedizinischen Versorgungsprogrammen zur Validierung verwendet. Die Datenerhebung wurde von den Ethikkommissionen der Medizinischen Universität Graz und der Medizinischen Universität Innsbruck genehmigt.

Um mögliche Schäden, welche aufgrund von Softwarefehlern verursacht werden könnten, quantifizieren zu können, werden Medizinprodukte nach IEC 62304 in sog. Sicherheitsklassen eingeteilt. Im Falle von KITMed wird jede Komponente des Produkts sowie die verwendete, allgemein verfügbaren Softwarekomponenten („Software Of Unknown Provenance", SOUP) individuell bewertet. Zu den einzelnen Komponenten des Produkts zählen u. a. das Softwaremodul, der generierte Report oder die Softwareschnittstelle.

Bei der Sicherheitsklassifizierung wurden die möglichen Risiken im Fehlerfall identifiziert und charakterisiert. Daraus resultierte, dass alle Komponenten der Sicherheitsklasse B zugeteilt wurden. Bei dieser kann es im Fehlerfall zu Verletzungen kommen, jedoch nicht zu schwerwiegenden Verletzungen mit z. B. der Notwendigkeit eines Krankenhausaufenthalts.

Die europäische Kommission hat im Jahr 2021 einen Verordnungsvorschlag veröffentlicht – den sogenannte „AI Act" (European Commission 2021) –, welcher den Begriff der Künstlichen Intelligenz definiert, deren Verwendung reguliert und sie aufgrund möglicher Gefahren klassifiziert. Ein regelbasiertes System, wie bspw. KITMed, wird aufgrund der folgenden Definition des AI Acts (Artikel 3, Absatz 1, Annex Ib in Amendment 708) ebenfalls als KI klassifiziert:

> „Logik- und wissensgestützte Konzepte, einschließlich Wissensrepräsentation, induktiver (logischer) Programmierung, Wissensgrundlagen, Inferenz- und Deduktionsmaschinen, (symbolische) Schlussfolgerungs- und Expertensysteme."

Technischer Aspekt: Die Entwicklung erfolgt nach dem IEC 62304 Standard für Software für Medizinprodukte. Aus der Spezifikation der Software sind Tests abgeleitet, die vor der Veröffentlichung einer neuen Version automatisch bzw. manuell durchgeführt werden und so helfen, die Qualität sicherzustellen. Jede Änderung der Funktionen zieht eine Anpassung der Tests nach sich. Aufgrund der Art der KI (regelbasiert) ermöglichen diese Tests eine vollständige Abdeckung aller Funktionen.

KITMed wird als Webservice ohne grafischer Benutzeroberfläche ausgeliefert und wird daher für gewöhnlich in Verbindung mit einem weiteren Softwaresystem eingesetzt, das über eine maschinenlesbare Schnittstelle angebunden wird. Dabei handelt es sich für gewöhnlich um ein Datenmanagementsystem, das die erfassten Vitaldaten sowie die individuellen Grenzwerte der Patient:innen an KITMed sendet und die empfangenen Ergebnisberichte speichert. Um eine korrekte Anbindung zu gewährleisten, wird eine Integrationsanleitung für Dritthersteller bereitgestellt.

Ethischer Aspekt: Potenzielle klinische Risiken wurden im Rahmen der Risiko-Nutzen-Analyse für das Medizinprodukt bewertet. Aufgrund der technischen Auslegung und der bestimmungsgemäßen Verwendung von KITMed ist die Liste der potenziellen Risiken begrenzt. Nach der Anwendung von Risikominderungsstrategien verbleiben keine wesentlichen Risiken.

Im Zuge der Zulassung von KITMed wurden zum Wirksamkeitsnachweis eine Reihe von klinischen Studien durchgeführt. Diese Studien an Menschen wurden von einem Ethikboard kritisch beurteilt und genehmigt.

3. Beispiel 2: Deep-Learning-basierte KI-Anwendung zur EEG-Analyse

3.1 Beschreibung des Medizinprodukts

Ein Schwerpunkt von neurologischen Abteilungen im Krankenhaus ist die Diagnose von Patient:innen mit unklaren neurologischen Symptomen und die Abklärung von epileptischen Anfällen bzw. Epilepsie als Verdachtsdiagnose mittels Elektroenzephalographie (EEG). Dabei wird die Aktivität des Gehirns üblicherweise mit 19 Elektroden an der Kopfoberfläche gemessen und ausgewertet. Im EEG findet man eine Reihe von Eigenschaften, die für eine richtige Diagnose relevant sind. Zwei der wichtigsten Eigenschaften sind die epileptischen Anfälle selbst und sog. epileptische Spikes, die inter-iktal (in der anfallsfreien Zeit) auftreten. In der herkömmlichen medizinischen Praxis werden die EEG-Muster visuell gefunden und bewertet;

eine komplexe Aufgabe, welche nur durch Expert:innen nach jahrelangem Training bewerkstelligt werden kann. Für die exakte Diagnose ist eine genaue Dokumentation der epilepsietypischen Muster unerlässlich und da insbesondere die epileptischen Anfälle relativ selten sein können, werden oft Langzeit-EEG-Messungen im Krankenhaus nötig, bei denen bis zu sieben Tage kontinuierlich EEG-Daten aufgezeichnet werden. Bei der visuellen Betrachtung des EEGs wird das Signal in 20 Sekunden langen Segmenten dargestellt; in diesem Maßstab sind die EEG-Phänomene für die Expert:innen erkennbar. Eine Aufzeichnung des EEGs über 24 Stunden resultiert also in 4320 Bildschirmseiten beim manuellen Review.

Am AIT Austrian Institute of Technology wurde für diese Problemstellung die Software **encevis**® entwickelt, die auf KI-Methoden basiert und die Detektion der relevanten EEG-Muster automatisiert (Abbildung 2).

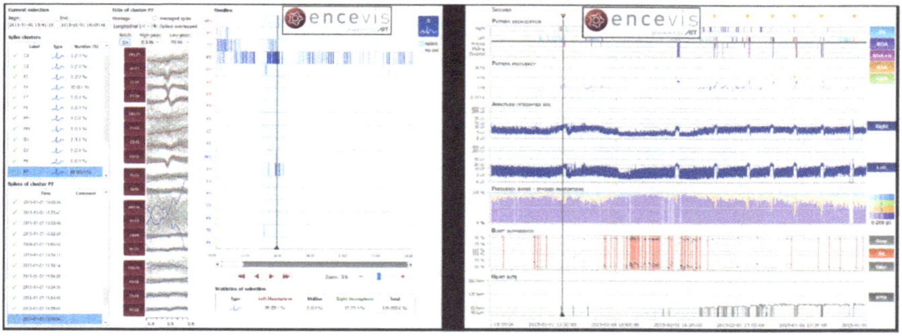

Abb. 2: Darstellung von encevis®. Die Spikeerkennung, Anfallserkennung und weitere Algorithmen werden in einem Langzeitüberblick dargestellt, um Ergebnisse mit dem EEG zu verifizieren. So können Diagnosen schneller und präziser gestellt werden.

encevis® detektiert mit hoher Genauigkeit epileptische Spikes und Anfälle (Fürbass u. a. 2021; Koren u. a. 2021; Kural u. a. 2022). Zusätzlich werden viele weitere Muster erkannt, die für die Epilepsiediagnose wichtig sind, wie beispielsweise sog. periodische Entladungen, rhythmische Delta-, Theta- und Alpha-Aktivität, Spike-Wave-Komplexe oder Burst-Suppression-Abschnitte (Herta u. a. 2017; Koren u. a. 2015; Koren u. a. 2018). Weiters bietet encevis® eine EEG-Trendanalyse, also die Erkennung der längerfristigen stetigen Veränderung von EEG-Eigenschaften (z. B. der Signalleistung oder der Grundfrequenz) (Herta u. a. 2015). Weitere wichtige Module von encevis® sind die Quellenlokalisation, bei der ein inverses 3D-Kopfmodell verwendet wird, um aus den an der Oberfläche gemessenen Potentialen auf die Quellen der Aktivität im Gehirn zurückzuschließen und darüber hinaus eine algorithmische Artefaktreduktion.

Zusätzlich zu den algorithmischen Analysemodulen bietet encevis® alle Möglichkeiten eines üblichen EEG-Visualisierungsprogramms, wie es in der Neurologie von Medizinern verwendet wird. encevis® kann als Stand-alone-Software verwendet werden, es hat aber auch Schnittstellen zu den Aufnahmegeräten vieler EEG-Hersteller, mittels deren die Analyse simultan zur Aufnahme stattfindet.

encevis® wird vor allem in Epilepsie-Monitoring-Units und neurologischen Intensivstationen verwendet. Der Nutzen richtet sich an professionelles und geschultes Fachpersonal mit Ausbildung und Erfahrung in der Interpretation von EEG-Kurven. Während des EEG-Monitorings von mehreren Patienten in einem zentralen Raum wird encevis® von medizinisch-technischem Fachpersonal verwendet. Nach der Datenaufnahme werden Neurolog:innen bei der Epilepsiediagnose anhand relevanter Stellen im EEG von der Software und ihrer Werkzeuge (Quellenlokalisation, Artefaktreduktion) unterstützt. encevis® wird weltweit in der klinischen Praxis bei Patient:innen verwendet, bei denen eine EEG-Abklärung mit Verdacht auf eine Epilepsieerkrankung durchgeführt wird. Derzeit ist encevis® nicht für die Analyse des EEGs von Personen unter 18 Jahren geeignet und zugelassen, weil sich dieses ganz wesentlich vom EEG von Erwachsenen unterscheidet und sich mit zunehmendem Alter nachhaltig verändert. Sonst gibt es keine weiteren Einschränkungen hinsichtlich der Patient:innengruppe.

Laut Zulassung kann encevis® generell für die Anzeige von EEG-Daten und deren Auswertung verwendet werden; der Fokus liegt jedoch bei neurologischen Stationen, Epilepsie-Monitoring-Units, neurologischen Intensivstationen und neurologischen Praxen, wo qualifizierte Ärzt:innen und qualifiziertes medizinisch-technisches Fachpersonal die Software verwendet.

3.2 Funktionsweise der KI-Anwendung

Die EEG-Analyse in encevis® basierte in der ersten Version auf Methoden der klassischen Signalverarbeitung wie Zeit-Frequenz-Methoden, Autoregressiven Modellen, sowie Chaos-Theorie-Ansätzen. Die Umstellung der Algorithmen auf KI-Methoden, und insbesondere auf Deep-Learning-Ansätzen (DL), bedeuteten eine enorme Verbesserung hinsichtlich der Detektionsgenauigkeit und waren der Schlüssel für den Erfolg im medizinischen Bereich. Derzeit sind bereits KI-basierte Algorithmen für die Erkennung von epileptischen Spikes und Anfällen und einiger weiterer Muster in encevis® integriert und weitere werden in naher Zukunft folgen. Im Gegensatz zu gängigen Vorurteilen erfordert die Entwicklung der DL-Methoden in neuen Domänen ein hohes Maß an Fachwissen und es ist nicht möglich, die DL-basierten Werkzeuge als Black Box anzuwenden. Entscheidend ist etwa, welche Netzwerkarchitekturen für die Klassifizierung der verschiedenen EEG-Merkmale am besten geeignet sind. Daher wurden für jedes einzelne relevante EEG-Muster eigene Netzwerkarchitekturen entworfen und optimiert. Als Beispiel für den Aufbau eines Netzwerkes, dargestellt in Abbildung 3, wird für die Anfallserkennung ein Stack von zwei Convolutional Layers und ResNet-Blöcken verwendet, um zuerst Merkmale direkt aus dem EEG auf einer hohen Ebene zu extrahieren. Um Merkmale in tieferen Abstraktions- und Skalenebenen zu extrahieren, werden diese Methoden dann mit einem bidirektionalen Merkmalspyramidennetzwerk, in der Abbildung mit BiFPN bezeichnet, kombiniert und anschließend mit einem mehrschichtigen Perzeptron (Seizure head) klassifiziert.

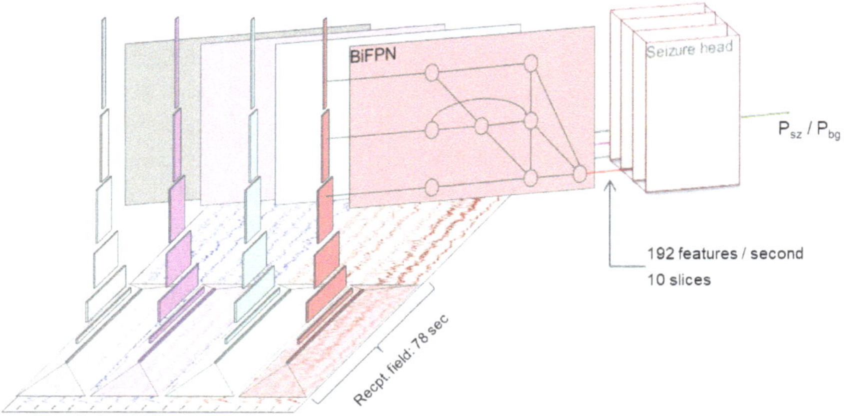

Abb. 3: Die Abbildung zeigt den schematischen Aufbau des Algorithmus zur Anfallserkennung. Die Blöcke zur Vorverarbeitung des EEGs bestehen zuerst aus je 2 Convolutional Layern und mehreren ResNet-Blöcken. Danach werden mithilfe einer Bidirektionalen Feature Pyramide (BiFPN) und einem Multi-Layer-Perzeptron (Seizure head) die Ergebnisse bereitgestellt.

3.3 Bewertung aus medizinischer, regulatorischer, technischer und ethischer Sicht

Medizinischer Aspekt: Im Zuge der klinischen Validierung wurden die Sensitivität sowie Spezifizität der entwickelten Algorithmen erhoben. Hierbei erzielt die Anfallserkennung eine Sensitivität von 96 %, mit einer Rate von 1.2 Fehlalarmen pro Stunde, und die Spikeerkennung eine Sensitivität von 85 %. Im Vergleich zu Mitbewerbern (Persyst und BESA) erreichte encevis® bei gleicher Detektionsrate (Prozent der korrekt-erkannten Anfälle) die wenigsten Fehlalarme (Koren u. a. 2021).

Regulatorischer Aspekt: encevis® hat eine CE-Zulassung als Medizinprodukt der Risikoklasse IIb, basierend auf die Regel 11 der MDR. encevis® wird in die Software Sicherheitsklasse B eingestuft. Grundlage für die Einstufung ist, dass die Resultate Ärzt:innen in ihrer Entscheidung und Diagnose unterstützen können was – in weiterer Folge – eine Auswirkung auf die Patient:innen und ihren Gesundheitszustand darstellen kann. Zusätzlich wurde die Software basierend auf dem „510k“-Pfad durch die FDA für den U.S.-Wirtschaftsraum zugelassen. Hierfür ist die Software von Persyst als Predicate Device (Vergleichsprodukte) verwendet worden.

Eine besondere Herausforderung bei der Zulassung von encevis® waren die dafür notwendigen klinischen Prüfungen, die für jeden Algorithmus durchgeführt wurden, um deren Nutzen zu zeigen. Die Validierungsstudien wurden in der Regel multizentrisch durchgeführt und der so generierte Testdatensatz wurde von drei oder mehr unabhängigen Neurolog:innen annotiert. Die Patient:innenkohorten für diese Studien müssen statistisch die Variationen der zu detektierenden Muster abdecken, also müssen z. B. im Falle von Anfällen alle Anfallstypen ausreichend vorhanden sein (fokale, generalisierte, frontale, okzipitale Anfälle etc.).

Es ist bekannt, dass sich zwar die pathologischen EEG-Muster zwischen Männer und Frauen in ihrem Erscheinungsbild nicht unterscheiden, allerdings gibt es bei einzelnen Krankheiten Unterschiede. Frauen haben z. B. eine geringere Inzidenz von Epilepsie und unprovozierten Anfällen als Männer, andererseits sind idiopathische generalisierte Epilepsien, die etwa 15-20 % aller Epilepsien ausmachen können, bei Frauen häufiger. Das Studiendesign und die Auswahl der Patient:innenkohorte soll verhindern, dass Personengruppen in den Daten über- oder unterrepräsentiert sind. Bei der Entwicklung von encevis® wurde dies in Bezug auf Frauen und Männer berücksichtigt.

Technischer Aspekt: Am AIT Austrian Institute of Technology wurde für die Entwicklung von encevis® eine große EEG-Datenbank mit über 20.000 Stunden von aufgezeichneten EEG-Daten aufgebaut. Die Aufzeichnungen stammen zum Teil von medizinischen Studien und aus öffentlich zugänglichen Datenbanken. Für unsere Entwicklung war eine Standardisierung der Daten wichtig, dabei wurde eine Artefaktreduktion auf die Rohdaten angewendet und die Abtastfrequenz vereinheitlicht. Die Annotation der Daten wurde in der Regel von mehreren Expert:innen (mind. drei) unabhängig voneinander durchgeführt. Bei einigen Algorithmen (z. B. Anfallserkennung) wurde jeder Datensatz vollständig annotiert, bei anderen (z. B. Spikeerkennung) wurde nur der Trainingsdatensatz teilweise annotiert. Die gesamte Datenbasis wurde in ein Trainings-, Validierungs- und Testdatenset aufgeteilt. Alle in encevis® verwendeten Netzwerke wurden anhand des Trainingsdatensatzes mit annotierten Daten trainiert (supervised learning) und ändern sich nicht während des Betriebes. Zum Trainieren eines Netzwerks für die Anfallserkennung wurden EEG-Daten von etwa 1.000 Patient:innen benötigt, während es bei der Spikeerkennung nur etwa 100 Patient:innen sind. Mit Hilfe des Validierungsdatensatzes erfolgten Anpassungen der Hyperparameter und mittels des Testdatensatzes wurde die Leistung der Algorithmen festgestellt.

Ethischer Aspekt: Für encevis® wurden klinische Validierungsstudien gemäß den geltenden Normen durchgeführt, um den klinischen Nutzen nachzuweisen. Die einzelnen Studien erbrachten diesen Nachweis für die Anfallserkennung (Fürbass u. a. 2015), die Spikeerkennung (Fürbass u. a. 2020), die Artefaktreduktion (Hartmann u. a. 2014), die Quellenlokalisation (Koren u. a. 2018), die Berechnung von amplitudenintegriertes EEG, die Berechnung der Hintergrundfrequenz, die Detektion von rhythmischen und periodischen Mustern (Fürbass u. a. 2015) und die Burst-Suppression-Detektion (Fürbass u. a. 2016). Die Validierung in diesen Studien erfolgte meist in Form eines Vergleichs mit den Annotationen der klinischen Expert:innen. Eine Ausnahme bildete die Validierung der Berechnung des amplitudenintegrierten EEGs und der Hintergrundfrequenz, welche mittels Literaturvergleich bzw. dem Vergleich mit einem bestehenden Medizinprodukt durchgeführt wurde.

4. Fazit

Die beiden beschriebenen Beispiele zeigen, wie unterschiedlich die Funktionsweise und die Anwendung von KI in der klinischen Routine ausfallen können. Diese Tatsache stellt gleichermaßen für die Ausformulierung von allgemeingültigen Regularien und die Anwendung durch Hersteller eine große Herausforderung dar. Erschwerend kommt hinzu, dass es für den Begriff „Künstliche Intelligenz“ weder in aktuellen Regulatorien noch im allgemeinen Diskurs eine eindeutige, letztgültige Definition gibt. Im Zusammenhang mit Medizinprodukten gibt es also einige Themen zu beleuchten:

4.1 Was bedeutet das „Prädikat“ „Medizinprodukt mit KI“ für den Aufwand der Entwicklung und auch später im Routineein-satz?

Das Medizinprodukt mit KI ist eine relativ neue Gattung. Die Komplexität des KI-Modells per se **hat auf die technische Dokumentation und das gewählte Zulassungsverfahren allerdings keinen nennenswerten Einfluss**. Der Zulassungs- und auch Änderungsprozess ist klar geregelt. Bevor neu trainierte Modelle bei Patient:innen eingesetzt werden, müssen diese rigoros getestet, dokumentiert, versioniert und freigegeben werden. Jegliche Änderungen an Modellen müssen daher als neue Veröffentlichung der Software verstanden werden. **In der Laufzeit selbstoptimierende Anwendungen können derzeit in der EU nicht zugelassen werden**. Als innovationsfördernden Kompromiss haben sich regulatorische „Sandkästen“ erwiesen, die es ermöglichen, Medizinprodukte in einem überwachten Umfeld zu testen. Beispielsweise hat die FDA im Rahmen der COVID-19 Pandemie Impfstoffe verfrüht unter „Emergency Use Authorizations“ zugelassen, um die Auswirkungen des Virus schneller einzudämmen (Sherkow 2022). Unter bestimmten Bedingungen (z. B. Sicherung der Versorgung) könnten solche Rechtfertigungen auch für KI-Anwendung zur Geltung kommen.

4.2 Welche Vorteile bietet der Einsatz von KI in Medizinprodukten im Vergleich zu herkömmlichen Produkten ohne KI?

Die schiere Menge an Gesundheitsdaten, die aktuell oder zukünftig von Individuen gesammelt werden, können schlichtweg nicht mehr manuell oder mit herkömmlichen Methoden zweckdienlich analysiert werden. Medizinprodukte mit KI werden jedoch genau für diese Einsatzzwecke geschaffen, um **komplexe Zusammenhänge herstellen** zu können und als Konsequenz die Patient:innenversorgung zu verbessern, Gesundheitsberufe zu entlasten und Ressourcen im Gesundheitssystem einzusparen. Ein Beispiel dafür wäre die Fähigkeit von KI, in Medizinprodukten **Routinetätigkeiten** (z. B. repetitive bildgebende Diagnostik) zu beschleunigen oder **vollständig zu automatisieren**. Systeme, die automatisiert und zuverlässig Diagnosen stellen können, könnten auch in großangelegten Monitoringprogrammen als Frühwarnsysteme zum Einsatz kommen, um Verschlechterungen bzw. Komplikationen rechtzeitig zu erkennen oder stärker auf Prävention zu setzen, die im Vergleich mit reaktionärer Intervention meist mit besserer klinischer Prognose und geringeren Kosten assoziiert wird. Zusätzlich zur Kosteneinsparung durch Automatisierung sind solche Modelle in der Lage, **personalisierte Medizin in der Breite** zu ermöglichen, was mit konventionellen Methoden derzeit nicht zu bewerkstelligen ist. So könnte man Therapien gezielt auf Individuen anpassen (z. B. Medikation) und die Behandlung optimieren. Der Einsatz von KI-Modellen ermöglicht auch die **geografische Entkoppelung von Versorgung und Know-how**, die speziell in Entwicklungsregionen oder isolierten Regionen vorteilhaft sein könnte. Weiters ist auch zu erwarten, dass KI-Modelle **neue Erkenntnisse entdecken**, die zuvor nicht bekannt waren. Ähnliches wird auch in der Entwicklung neuer Medikamente erhofft.

Die bisher beschriebenen Einsatzgebiete beschränken sich auf die assistierte Unterstützung von Gesundheitsberufen. Allerdings ist es denkbar, dass KI-Systeme selbst aktiv („autonom") werden und konkrete medizinische Handlungen setzen. Zukünftige Beispiele dazu sind roboter-unterstützte Chirurgie oder selbst-regulierende („closed loop") Medikationssysteme. Für Hersteller sind diese Vorhaben aus regulatorischer Sicht besonders herausfordernd, da sie der höchsten Risikoklasse in der Medical Device Regulation (MDR) zugeordnet werden. Hinzu kommt noch, dass in Europa nur KI in einem „frozen-state" zugelassen werden kann. Dies bedeutet, dass sich diese Systeme nicht selbstständig bzw. unkontrolliert optimieren können, was häufig einen sehr hohen Einsatz von Entwicklungsressourcen, lange Entwicklungszeiträume und Abhängigkeiten bei regulatorischen Prozessen bedeutet.

4.3 Welche Herausforderungen und Risiken sind mit der Integration von KI in Medizinprodukten verbunden?

Die **Erklärbarkeit** von KI-Modellen und deren Ergebnisse gehört sicherlich zu den größten Herausforderungen, die für die Akzeptanz sowohl bei Patient:innen als auch bei Gesundheitsberufen erforderlich ist. Diese zu gewährleisten ist allerdings speziell bei Neuronalen Netzwerken, wie in unserem zweiten Anwendungsbeispiel, nicht trivial. Es besteht dabei die **Gefahr der „Datenblindheit"**, also dass die Ergebnisse mit dem Verweis auf die Trainingsdaten gerechtfertigt werden, ohne die Kausalitäten zu untersuchen oder aus Bequemlichkeit Hintergründe nicht zu hinterfragen. Simplere, regel-basierte Ansätze wie in unserem Beispiel 1, erleichtern zwar die Erklärbarkeit, sind aber im Umfang ihrer Leistungsfähigkeit limitiert.

Eine weitere Herausforderung in der Entwicklung von KI-Modellen stellen Voreingenommenheiten – sogenannte „**Biases**" – dar. In den Medien sind vor allem Sprachmodelle wie ChatGPT mit diskriminierenden Kommentaren auffällig geworden. Diese Tendenzen entstehen jedoch nicht aus einer autonomen Bösartigkeit der Technologie, sondern spiegeln schlicht Muster aus den Trainingsdaten wider, die letztendlich von Menschen erzeugt werden und daher vor schadhaften Inhalten nicht gefeit sind. Ähnliche ethische Überlegungen müssen auch für medizinische Daten angestellt werden, die ebenfalls Biases unterliegen können, wie beispielsweise Über- bzw. Unterrepräsentation von gewissen Patient:innengruppen.

4.4 Welche Fähigkeiten und Schulungen sind erforderlich, um Lösungen, die KI einsetzen, in Medizinprodukten anzuwenden?

Die Schulung von KI ist derzeit wenig bis kaum in aktuellen **Curricula** von Gesundheitsberufen integriert. Unter der Annahme, dass KI in Zukunft häufiger in Medizinprodukten und damit in der Routineversorgung zum Einsatz kommen wird, sollten hier entsprechende Maßnahmen zur Integration dieser Inhalte gesetzt werden.

Aufgrund der stärkeren Verbreitung von Anwendungen mit KI ist ein **Grundverständnis für KI förderlich**, um neue Tools korrekt und sinnvoll einsetzen zu können bzw. Limitierungen dieser neuen Technologien zu verstehen. Als Analogie können moderne Kraftfahrzeuge dienen, die häufig mit verschiedenen Fahrassistenzsystemen ausgestattet sind. Auch wenn ein Auto autonom die Spur halten oder einparken kann, müssen Fahranfänger:innen während der Ausbildung in der Fahrschule lernen, diese Systeme zu bedienen, um sowohl deren Fähigkeiten aber auch deren Grenzen kennen zu lernen. Dies ist unabdingbar, **um allfälliges Fehlverhalten verstehen, antizipieren und entsprechend darauf reagieren zu können**. Gleiches gilt für den Einsatz von medizinischen KI-Anwendungen, die man ebenfalls als Assistenzsysteme für Gesundheitsberufe verstehen kann. Mit zunehmender Durchdringung des alltäglichen Lebens durch KI-Technologie ist die Aufnahme dieser Themen in andere Curricula oder Ausbildungen ebenfalls sinnvoll, um ein gesamtgesellschaftliches Verständnis für KI zu entwickeln. Ohne ein solches Verständnis ist ein verantwortungsvoller und sicherer Umgang mit KI kaum zu gewährleisten.

Literatur

AIT Austrian Institute of Technology. (n.d.-a): Diabetes mellitus. Keep In Touch Telehealth, abrufbar unter: https://kit.ait.ac.at/loesungen/diabetes-mellitus/ (letzter Zugriff: 28.9.2023).

AIT Austrian Institute of Technology. (n.d.-b): Herzinsuffizienz. Keep In Touch Telehealth, abrufbar unter: https://kit.ait.ac.at/loesungen/herzinsuffizienz (letzter Zugriff: 28.9.2023).

Ammenwerth, Elske u. a. (2018): HerzMobil, an Integrated and Collaborative Telemonitoring-Based Disease Management Program for Patients With Heart Failure: A Feasibility Study Paving the Way to Routine Care, JMIR Cardio 2(1), e11. doi: https://doi.org/10.2196/cardio.9936.

Ardila, Diego (2019): End-to-end lung cancer screening with three-dimensional deep learning on low-dose chest computed tomography, Nature Medicine 25(6), 954-961.

Bejnordi, Babak Ehteshami u. a. (2017): Diagnostic assessment of deep learning algorithms for detection of lymph node metastases in women with breast cancer, JAMA 318(22), 2199-2210.

Bianco, Salvatore / Mancini, Pamela / Nunziata, Alfredo (2018): Development within the European Union of medical devices incorporating ancillary medicinal substances, Microchemical Journal 136, 275-278.

Eggerth, Alphons u. a. (2017): Comparison of Body Weight Trend Algorithms for Prediction of Heart Failure Related Events in Home Care Setting, Stud Health Technol Inform 236, 219-226.

European Commission (2021): Laying down harmonised rules on artificial intelligence (artificial intelligence act) and amending certain union legislative acts. Proposal for a regulation of the European parliament and of the council, abrufbar unter: https://eur-lex.europa.eu/legal-content/EN/TXT/?uri=celex%3A52021PC0206 (zuletzt abgerufen: 14.10.2023).

Fürbass, Franz u. a. (2015): Automatic detection of rhythmic and periodic patterns in critical care EEG based on American Clinical Neurophysiology Society (ACNS) standardized terminology, Clinical Neurophysiology 45(3), 203-213. doi: https://doi.org/10.1016/j.neucli.2015.08.001.

- (2016): Monitoring burst suppression in critically ill patients: Multi-centric evaluation of a novel method, Clinical Neurophysiology 127(4), 2038-2046. doi: https://doi.org/10.1016/j.clinph.2016.02.001.

- (2021): Activation patterns of interictal epileptiform discharges in relation to sleep and seizures: An artificial intelligence driven data analysis, Clinical Neurophysiology 132(7), 1584-1592. doi: https://doi.org/10.1016/j.clinph.2021.03.052.

- (2020): An artificial intelligence-based EEG algorithm for detection of epileptiform EEG discharges: Validation against the diagnostic gold standard, Clinical Neurophysiology 131(6), 1174-1179. doi: https://doi.org/10.1016/j.clinph.2020.02.032.

- (2015): Prospective multi-center study of an automatic online seizure detection system for epilepsy monitoring units, Clinical Neurophysiology 126(6), 1124-1131. doi: https://doi.org/https://doi.org/10.1016/j.clinph.2014.09.023.

Gulshan, Varun u. a. (2016): Development and validation of a deep learning algorithm for detection of diabetic retinopathy in retinal fundus photographs, JAMA 316(22), 2402-2410.

Hartmann, Manfred (2014): PureEEG: Automatic EEG artifact removal for epilepsy monitoring, Clinical Neurophysiology 44(5), 479-490. doi: https://doi.org/https://doi.org/10.1016/j.neucli.2014.09.001.

Herta, Johannes u. a. (2017): Reduced electrode arrays for the automated detection of rhythmic and periodic patterns in the intensive care unit: Frequently tried, frequently failed?, Clinical Neurophysiology 128(8), 1524-1531. doi: https://doi.org/10.1016/j.clinph.2017.04.012.

- (2015): Prospective assessment and validation of rhythmic and periodic pattern detection in NeuroTrend: A new approach for screening continuous EEG in the intensive care unit, Epilepsy & Behavior 49, 273-279. doi: https://doi.org/10.1016/j.yebeh.2015.04.064.

Koren, Johannes Peter u. a. (2018): Automatic ictal onset source localization in presurgical epilepsy evaluation, Clinical Neurophysiology 129(6), 1291-1299. doi: https://doi.org/10.1016/j.clinph.2018.03.020.

Koren, Johannes Peter u. a. (2021): Systematic analysis and comparison of commercial seizure-detection software, Epilepsia 62(2), 426-438. doi: https://doi.org/10.1111/epi.16812.

- (2015): Prediction of rhythmic and periodic EEG patterns and seizures on continuous EEG with early epileptiform discharges, Epilepsy & Behavior 49, 286-289. doi: https://doi.org/10.1016/j.yebeh.2015.04.044.

- (2018): Automated Long-Term EEG Review: Fast and Precise Analysis in Critical Care Patients, Frontiers in Neurology 9, 454. doi: https://doi.org/10.3389/fneur.2018.00454.

Kural, Mustafa Akyut u. a. (2022). Accurate identification of EEG recordings with interictal epileptiform discharges using a hybrid approach: Artificial intelligence supervised by human experts, Epilepsia 63(5), 1064-1073. doi: https://doi.org/https://doi.org/10.1111/epi.17206.

Lakhani, Paras / Sundaram, Baskaran (2017): Deep learning at chest radiography: automated classification of pulmonary tuberculosis by using convolutional neural networks, Radiology 284(2), 574-582. doi: https://doi.org/10.1148/radiol.2017162326.

Lång, Kristina u. a. (2023): Artificial intelligence-supported screen reading versus standard double reading in the Mammography Screening with Artificial Intelligence trial (MASAI): a clinical safety analysis of a randomised, controlled, non-inferiority, single-blinded, screening acc, The Lancet Oncology 24(8), 936-944.

Muehlematter, Urs Jakob / Daniore, Paola / Vokinger, Kerstin Noëlle (2021): Approval of artificial intelligence and machine learning-based medical devices in the USA and Europe (2015-20): a comparative analysis, The Lancet Digital Health 3(3), e195-e203.

Poelzl, Gerhard u. a. (2022): Feasibility and effectiveness of a multidimensional post-discharge disease management programme for heart failure patients in clinical practice: the HerzMobil Tirol programme, Clinical Research in Cardiology 111(3), 294-307. doi: https://doi.org/10.1007/s00392-021-01912-0.

Sherkow, Jacob S. (31.1.2022): Regulatory sandboxes and the public health, University of Illinois Law Review, 357.

Moderner Datenschutz und vertrauenswürdige KI

Lea Demelius, Michael Jantscher und Andreas Trügler

1. Künstliche Intelligenz im Gesundheitsbereich

Die Entwicklung neuer Algorithmen und Methoden und die damit einhergehenden Durchbrüche bei der Anwendung von Künstlicher Intelligenz (KI) und Maschinellem Lernen hat dazu geführt, dass diese Systeme aus unserem Alltag nicht mehr wegzudenken sind und sich auch in den Medien entsprechend oft Schlagzeilen zu Vor- und Nachteilen von KI finden. Die **großen Stärken von KI-Systemen** sind etwa das Erkennen von Mustern und Strukturen, das Auffinden von Anomalien und Ausreißern, oder die Möglichkeit, auch sehr komplexe Datenmengen effizient auszuwerten. Dabei gibt es **enormes Potential für Anwendungen im Medizinbereich**, das etwa von der Bildanalyse bei Röntgen oder CT-Scans über Auswertungen in der Mikrobiologie bis hin zur Suche nach neuen Medikamenten reicht. Allerdings geht es im Gesundheitsbereich auch immer um **sehr sensible Daten und Anwendungen**, und damit um die entsprechende Notwendigkeit, Kontroll- und Regulierungsmechanismen für KI zu etablieren. KI-Systeme sollen **robuste**, **nachvollziehbare**, **überprüfbare** und **transparente Ergebnisse** liefern, sie sollen **fair** und **frei von Diskriminierung** sein, sie sollen **auf gesellschaftliches und ökologisches Wohlergehen fokussiert** sein, sie sollen **Datenschutz-Richtlinien befolgen** und **sicher für Anwendungen** in sensiblen Bereichen sein. Diese Forderungen werden unter dem Begriff **Vertrauenswürdige KI** (engl. **trustworthy AI**)[1] zusammengefasst und die Europäische Union bemüht sich zurzeit auch um die entsprechenden rechtlichen Rahmenbedingungen. In diesem Kapitel geben wir einen Überblick über einige Grundbegriffe von vertrauenswürdiger KI, und konzentrieren uns besonders auf technische Möglichkeiten, um bei der Anwendung von KI Daten zu schützen und Privatsphäre zu wahren.

---

1 Generell haben sich englische Fachausdrücke in der KI-Forschung sehr etabliert. Wir greifen in diesem Kapitel wenn möglich auf die deutschen Begriffe zurück, führen jedoch auch immer die englischen Ausdrücke an.

Der vorliegende Beitrag beschäftigt sich primär mit den ethischen Aspekten und Herausforderungen, die sich für die Gesellschaft insgesamt, aber auch für das Gesundheitswesen aus diesen neuen Entwicklungen ergeben. In einem zweiten Artikel wird auf spezifische Themenfelder im Rahmen von Bildungs- und Forschungsprozessen eingegangen.

1.1 Vertrauenswürdige KI

Die verschiedenen Aspekte von vertrauenswürdiger KI (siehe Abbildung 1) werden momentan intensiv beforscht und gleichzeitig werden auch entsprechende rechtliche Rahmenbedingungen geschaffen (siehe z. B. AI Act in der Europäischen Union). Ein Dokument, das die ethischen Grundprinzipien vertrauenswürdiger KI detaillierter beschreibt, ist auf der Webseite der Europäischen Kommission abrufbar (European Commission 2019).

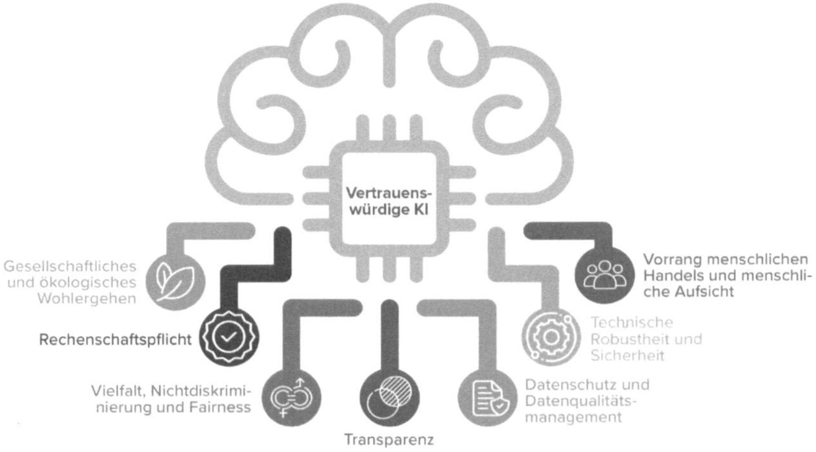

Abb. 1: Grundprinzipien von vertrauenswürdiger KI (Quelle: Know-Center).

Neben der Achtung der menschlichen **Autonomie**, **Schadensverhütung** und entsprechender **Rechtschaffenheit** soll die nächste Generation von KI z. B. auch von Grund auf **transparent und erklärbar** sein, d. h. es sollten keine Black-Box-Modelle mehr verwendet werden, bei denen man aufgrund der Komplexität der Algorithmen nicht mehr alle Detailschritte nachvollziehen oder auch das Ergebnis der KI-Auswertung nicht genau verstehen kann. Dazu gibt es mittlerweile eine Vielzahl an Werkzeugen, die unter dem Begriff **erklärbare KI** (engl. **explainable AI**) zusammengefasst werden und mit denen man z. B. herausfinden kann, welcher Bereich in den Input-Daten wichtig für ein KI-Ergebnis war. Dadurch wird das **Vertrauen** in KI-Modelle (z. B. Diagnose-Unterstützungssysteme) **gestärkt** und **Fehler können identifiziert werden**: Zum Beispiel kann erkannt werden, ob bei einem Bilderkennungsmodell die tatsächlich medizinisch relevante Stelle im Bild für das KI-Ergebnis verantwortlich ist.

Neben mehr Transparenz soll vertrauenswürdige KI auch ethischen Grundprinzipien der **Fairness** folgen, es soll **keine Diskriminierung** (z. B. hinsichtlich Geschlecht, Ethnizität, sexueller Orientierung, etc.) stattfinden und **Voreingenommenheit** (engl. **bias**) der Algorithmen soll verhindert werden. Dabei gibt es eine Vielzahl unterschiedlicher Definitionen für Fairness, die grob in **individuelle Fairness** (ähnliche Individuen sollen ähnlich behandelt werden) und **Gruppenfairness** (verschiedene Bevölkerungsgruppen sollen ähnlich behandelt werden) unterteilt werden können.

Ein weiterer wichtiger Bereich ist die **Verlässlichkeit und Robustheit von KI-Modellen**: Störungen und Rauschen in den Daten sollten keine Auswirkungen auf das Ergebnis haben. Ein wichtiger Begriff in diesem Zusammenhang sind **Adversarial Attacks** (dt. **feindlicher Angriff**): Darunter versteht man Angriffe auf KI-Systeme mit speziell modifizierten Daten, die zu gravierenden Fehlern in der Auswertung führen. Zum Beispiel können für das menschliche Auge nicht erkennbare Änderungen in einem Bild dazu führen, dass ein Bilderkennungssystem völlig falsche Ergebnisse liefert.

Besonders im Gesundheitsbereich ist auch der **Schutz der Privatsphäre und persönlicher Daten** ein sehr kritischer Punkt. Für den Rest des Kapitels konzentrieren wir uns besonders auf diesen Aspekt vertrauenswürdiger KI.

1.2 Datenschutz und Privatsphäre

Das Recht auf Privatsphäre ist in den **Menschenrechten** verankert (siehe z. B. UN Menschenrechtskonvention Artikel 12 oder Europäische Menschenrechtskonvention Artikel 8). Weiterhin regelt in der EU die **Datenschutz-Grundverordnung** (**DSGVO**) den Umgang mit personenbezogenen Daten, und zwar auch dann, wenn Daten von EU-Bürger:innen außerhalb der EU verarbeitet werden (z. B. durch ein US-amerikanisches

Unternehmen). Die DSGVO schreibt vor, dass **personenbezogene Daten** nur mit Einverständnis für den festgelegten Zweck verwendet werden dürfen und dass Personen die Kontrolle über ihre Daten behalten, d. h. ein Recht auf Zugang, Richtigstellung und Löschung haben.

Definition: Personenbezogene Daten
Laut DSGVO sind personenbezogene Daten „alle Informationen, die sich auf eine identifizierte oder identifizierbare natürliche Person beziehen". Dazu zählen unter anderem: Name, Email-Adresse und -Inhalt, Aufenthaltsort, Ethnizität, Geschlecht, biometrische Daten (Augenfarbe, Fingerabdruck, DNA, etc.), Gesundheitsdaten, Religion, Webcookies, IP-Adresse, Kfz-Kennzeichen, Kontonummer, politische Meinungen. Auch pseudonymisierte Daten zählen zu personenbezogenen Daten, anonymisierte Daten jedoch nicht.

Zu den technischen **Maßnahmen zur Gewährleistung** von Datenschutz zählen z. B. Datenverschlüsselung, Anonymisierung und Pseudonymisierung. **Anonymisierung** bezeichnet den Prozess, personenbezogene Daten so zu verändern oder zu entfernen, dass sie nicht mehr einer bestimmten natürlichen Person zugeordnet werden können. Bei der **Pseudonymisierung** ist diese Zuordnung auch eingeschränkt, jedoch mit zusätzlicher Information über die Verknüpfung zwischen Pseudonym und Person noch möglich. **Verschlüsselung** wurde bisher vor allem für die Speicherung und Übertragung von Daten verwendet, um den Inhalt nur für zugriffsberechtigte Parteien zugänglich zu machen. Datenschutz ist jedoch auch während der Datenverarbeitung ein wichtiges Thema, vor allem, wie es im KI-Bereich oft der Fall ist, wenn Auswertungen als externes Service angeboten werden (z. B. Microsoft Azure, Google Cloud, Amazon SageMaker, IBM Watson). Außerdem können Datenlecks zur unrechtmäßigen Entschlüsselung der Daten führen. Wenn möglich, sollten deshalb zusätzliche Maßnahmen, wie Anonymisierung, angewendet werden.

Technisch gesehen ist das **Anonymisieren** von Daten jedoch **eine Herausforderung** und scheinbar anonyme Daten können durch die Kombination von mehreren Datensätzen und/oder dem Einsatz von komplexen statistischen Methoden oder KI wieder individuellen Personen zugeordnet werden. Ein bekanntes Beispiel ist die De-Anonymisierung von anonymisierten Filmbewertungen, die Netflix 2008 für einen Wettbewerb veröffentlicht hat (Narayanan / Shmatikov 2008). Re-Identifikation kann jeden Datentyp betreffen, d. h. es können Bilder genauso betroffen sein wie tabellarische Daten. Zum Beispiel wurde gezeigt, dass aus vermeintlich anonymen MRI-Signalen die Gesichter der Patient:innen rekonstruiert werden können (Schwarz u.a. 2019; Abramian / Eklund 2019).

Diese Herausforderungen erfordern die Anwendung von zusätzlichen Maßnahmen, um persönliche Daten und Privatsphäre auch in KI-Systemen ausreichend zu schützen.

2. Technische Datenschutz-Maßnahmen für KI-Anwendungen

Es scheint einen prinzipiellen **Widerspruch** zwischen der Verwendung von KI-Methoden und Datenschutz zu geben: **KI braucht Daten**, je umfangreicher und vielfältiger diese sind, desto besser sind die Auswertungen und Vorhersagen. Auf der anderen Seite soll **effektiver Datenschutz** hier natürlich eine entsprechende Barriere bilden und im Idealfall sollten keine sensiblen oder privaten Daten von uns irgendwo für Auswertungen zur Verfügung stehen, sofern wir nicht explizit zustimmen. Dieser auch oft in den Medien kolportierte **Widerspruch** besteht allerdings **nur scheinbar**, da es mittlerweile eine Vielzahl moderner Datenschutz-Methoden gibt (engl. **privacy-enhancing technologies**, abgekürzt PETs), die Daten schützen können und gleichzeitig auch ihre Auswertung ermöglichen. Ein prominentes Beispiel dafür ist **homomorphe Verschlüsselung**, die zu Recht als einer der größten Durchbrüche in der modernen Kryptographie betrachtet wird.

Eine wichtige grundsätzliche Frage bei der **Auswahl solcher Datenschutz-Methoden** ist vor allem, was genau vor welcher Bedrohung geschützt werden soll. Die verfügbaren Methoden eignen sich für jeweils unterschiedliche Anwendungsfälle, oftmals sind es auch Kombinationen mehrerer Ansätze, die zum Ziel führen. In den folgenden Abschnitten beschreiben wir einige ausgewählte Datenschutz-Maßnahmen.

2.1 Homomorphe Verschlüsselung

Homomorphe Verschlüsselung (engl. **homomorphic encryption**) ermöglicht das Rechnen mit verschlüsselten Daten. Dadurch können die Vorzüge einer KI-Auswertung genutzt werden (z. B. KI-Unterstützung bei der Analyse von CT-Scans oder Monitoring von Vitalfunktionen über Sport-Uhren), ohne dass die KI die Inhalte der Daten jemals unverschlüsselt zu sehen bekommt. Die Auswertungen bleiben verschlüsselt und nur die ursprüngliche Eigentümerin der Daten kann die Ergebnisse auch entschlüsseln (siehe Abbildung 2).

Definition: Homomorphe Verschlüsselung
Homomorphismus ist ein Begriff aus der Mathematik und bedeutet im Prinzip „Struktur-Erhaltung". Eine homomorphe Verschlüsselung ist demnach etwas, bei dem eine bestimmte mathematische Struktur auch nach der Verschlüsselung erhalten bleibt. Das ermöglicht es, zwei verschlüsselte Ausdrücke z. B. über eine Addition oder Multiplikation zu verknüpfen und der daraus entstehende abermals verschlüsselte Ausdruck ist identisch mit dem Wert, den man erhalten hätte, wenn die beiden unverschlüsselten Ausdrücke addiert oder multipliziert werden und nur das Ergebnis verschlüsselt worden wäre.

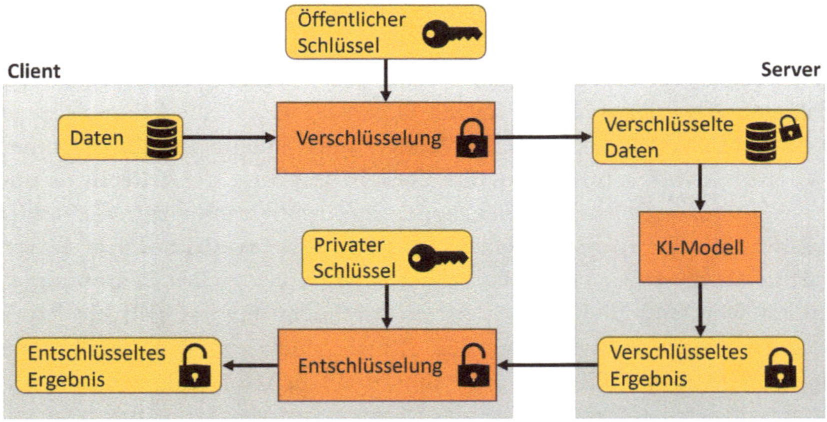

Abb. 2: Homomorphe Verschlüsselung: Der Client (hier auch Dateneigentümer:in) verschlüsselt seine privaten Daten mit einem öffentlichen Schlüssel. Die verschlüsselten Daten werden auf den Server übertragen, wo ein KI-Modell darauf angewendet wird. Das verschlüsselte Ergebnis kann nur vom Client mit Hilfe seines privaten Schlüssels entschlüsselt werden.

Ein Nachteil der Methode ist ein gewisser Performance-Verlust: Verschlüsselte Auswertungen dauern üblicherweise deutlich länger als unverschlüsselte und besonders sehr komplexe Rechenoperationen können hier noch zu entsprechenden Schwierigkeiten führen.

2.2 Differential Privacy

Differential Privacy wird verwendet, um einzelne Datenpunkte zu schützen, während immer noch Aussagen über den gesamten Datensatz getroffen werden können (z. B. mit Hilfe statistischer Analysen oder KI-Modellen). Dadurch kann verhindert werden, dass vom Ergebnis auf die Daten rückgeschlossen werden kann. Es wurde z. B. gezeigt, dass KI-Modelle einzelne Datenpunkte „auswendig" lernen können, die dann rekonstruierbar sind (Carlini u. a. 2019).

> Definition: Differential Privacy
> Differential Privacy ist eine mathematische Definition des Datenschutzes. Ein Algorithmus erfüllt Differential Privacy, wenn sich seine Ergebnisse für zwei Datensätze, die sich nur in einem Datenpunkt unterscheiden, kaum unterscheiden (siehe Abbildung 3). Der maximale Unterschied (und somit der maximale Verlust an Information) wird mit dem Parameter ε angegeben. Je kleiner ε, desto höher die Privatsphäre.

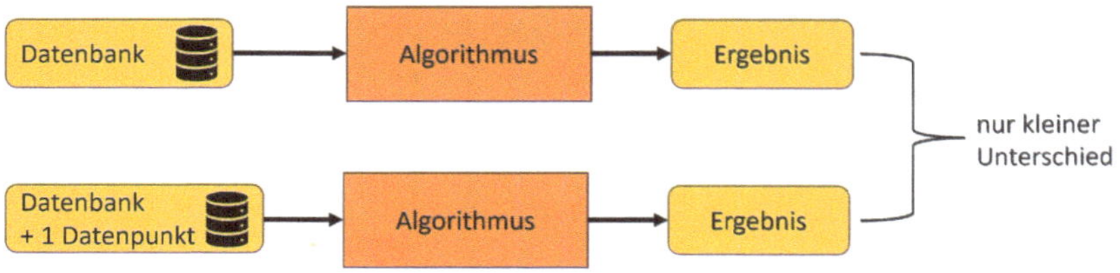

Abb. 3: Ein Algorithmus erfüllt Differential Privacy, wenn seine Ergebnisse für zwei Datensätze, die sich nur in einem Datenpunkt unterscheiden, kaum unterscheiden.

Es gibt eine Vielzahl an Methoden, um Differential Privacy in einen Algorithmus zu integrieren. Das einfachste Beispiel ist **Randomized Response** (dt. **Randomisierte Antwort**). Randomized Response ist eine

Methode aus den Sozialwissenschaften und wird verwendet, um in Umfragen/Interviews bei sensiblen Themen (z. B. inkriminierende oder peinliche Fragen) unehrliche Antworten zu vermeiden. Dazu wird gezielt Zufälligkeit in die Datenerhebung eingefügt. Für eine Ja-Nein-Frage könnte die Methode zum Beispiel wie folgt ablaufen: 1) Die befragte Person wirft unbeobachtet eine Münze. 2) Wenn die Münze Kopf zeigt, dann beantwortet sie die Frage ehrlich. Wenn die Münze Zahl zeigt, wirft sie die Münze noch einmal. 3) Wenn die Münze jetzt Kopf zeigt, antwortet die befragte Person die Frage mit Ja, bei Zahl mit Nein. Damit wird **glaubhafte Abstreitbarkeit** (engl. **plausible deniability**) gewährleistet, d. h. die befragte Person kann immer glaubhaft machen, dass ihre Antwort von den Münzen vorgegeben wurde und nicht der wahren Antwort entspricht. Gleichzeitig schützt dies auch ihre Privatsphäre, da niemand sonst wissen kann, was die Münzen tatsächlich angezeigt haben, und somit auch nicht, ob die Frage wahrheitsgemäß beantwortet worden ist. Wenn viele Personen nach diesem Prinzip ihre Antworten geben, kann trotzdem darauf geschlossen werden, wie groß der Anteil an Personen ist, für die die wahre Antwort Ja bzw. Nein lautet, da die Wahrscheinlichkeiten der eingeführten Zufälligkeit bekannt sind.

Weitere häufige Methoden für Differential Privacy sind der **Laplace Mechanismus**, der **Gausssche Mechanismus** und der **Exponentielle Mechanismus**. Für KI-Modelle werden vor allem die ersten zwei häufig verwendet. Unabhängig vom Mechanismus kann die Zufälligkeit (d. h. das Rauschen) an verschiedenen Stellen des Modells eingefügt werden: direkt in die Trainingsdaten (Fukuchi / Tran / Sakuma 2017), in die Modell-Updates während des Trainings (Chaudhuri / Monteleoni / Sarwate 2011; Abadi u. a. 2016), oder in das Ergebnis des Modells. Generell wird oft unterschieden zwischen lokalem und globalem Setting: Im lokalen Setting wird das Rauschen lokal von jede:r Dateneigentümer:in hinzugefügt, während im globalen Setting die Daten zuerst gesammelt werden und danach mit einem Algorithmus, der Differential Privacy erfüllt, ausgewertet werden (siehe Abbildung 4).

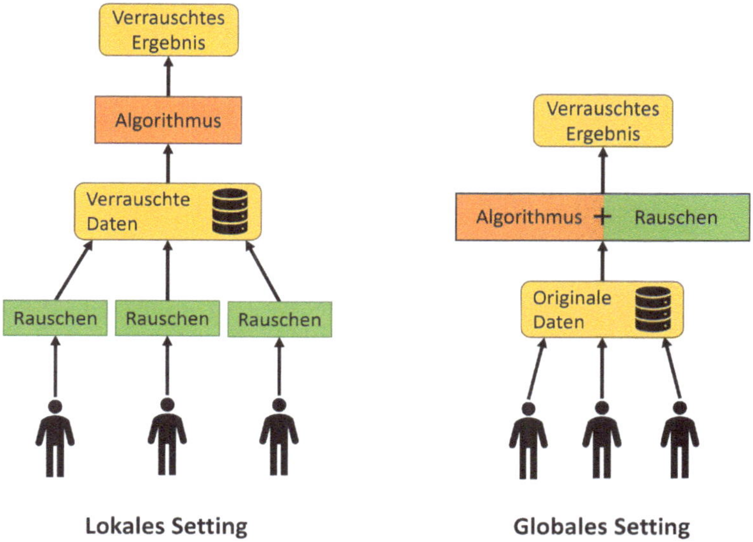

Abb. 4: Differential Privacy: Unterschied zwischen lokalem und globalem Setting.

Die **größte Herausforderung** von Differential Privacy ist die durch das Rauschen entstehende **Ungenauigkeit des Ergebnisses**. Allgemein gilt: Je mehr Privatsphäre garantiert wird, desto ungenauer (und dadurch weniger nützlich) wird der Algorithmus. Außerdem kann Differential Privacy auch andere für vertrauenswürdige KI relevante Eigenschaften – wie Fairness, Erklärbarkeit und Robustheit – beeinflussen.

2.3 Entwicklungen im Bereich Maschinelles Lernen

Neben den schon besprochenen Methoden aus der Kryptographie gibt es einige Ansätze im maschinellen Lernen, die auch einem Datenschutz-Grundgedanken folgen. Ein wichtiger Punkt, in dem sich die verschiedenen Methoden unterscheiden, ist jeweils die entsprechende **Sicherheitsgarantie**. Kryptographische Methoden bieten üblicherweise mehr Schutz und Sicherheit, kosten üblicherweise jedoch mehr im Hinblick auf Performance und Geschwindigkeit. Auch hier ist wieder die entscheidende Frage, was vor welcher Bedrohung geschützt werden soll und welche sonstigen Rahmenbedingungen (Auswertung in Echtzeit, große Anzahl beteiligter Clients, etc.) es gibt.

2.3.1 Föderiertes Maschinelles Lernen (engl. Federated Learning)

Föderiertes Lernen[2] ist eine dezentralisierte Methode, KI-Modelle zu trainieren, die ursprünglich von Google entwickelt wurde. Sie hat den Vorteil, dass die privaten Daten die lokale Domäne nie verlassen: Anstatt die Daten zum KI-Modell zu schicken, wird das KI-Modell zu den Daten gebracht und lokal mit den vorhandenen Daten trainiert. Um trotzdem von der gesamten Datenmenge profitieren zu können, werden die lokalen Modell-Updates zu einem globalen Modell aggregiert (siehe Abbildung 5). Föderiertes Lernen wurde ursprünglich zur Textvorhersage am Smartphone entwickelt (McMahan u. a. 2017), durch die große Effizienz wird es mittlerweile jedoch für eine Vielzahl von Anwendungen benutzt. So können damit z. B. auch Daten auf einer Vielzahl geographisch verteilter medizinischer Geräte gemeinsam ausgewertet werden, ohne dass die Daten an einen zentralen Server geschickt werden müssen.

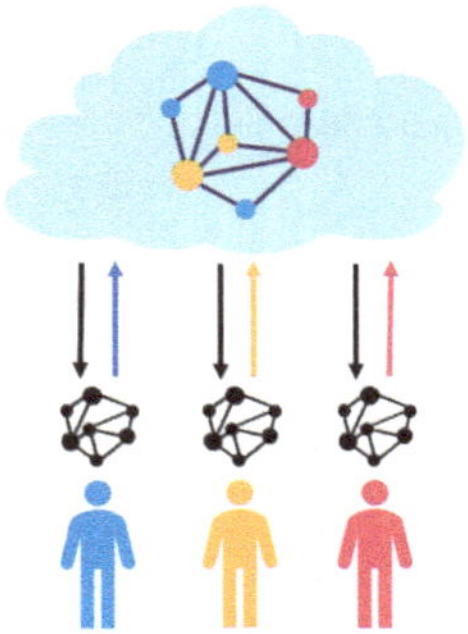

Abb. 5: Föderiertes Lernen: Ein Machine-Learning-Modell wird von den Dateneigentümer:innen von einer Cloud heruntergeladen. Dann wird das Modell mit den eigenen Daten jeweils lokal trainiert. Die resultierenden Modell-Updates werden in die Cloud hochgeladen und für das globale Modell aggregiert.

Obwohl die Daten die lokale Domäne nie verlassen, wird Information über sie weitergeleitet (in Form von Modell-Updates). Diese Information kann dazu verwendet werden, Rückschlüsse auf die privaten Daten zu ziehen und, im schlimmsten Fall, sie vollständig zu rekonstruieren (Geiping u. a.

---

2 Siehe hierzu auch den Beitrag von Hannes Hilberger, Helmut Ahammer und Markus Bödenler in diesem Buch.

2020; Yin u. a. 2021). Föderiertes Lernen kann jedoch mit anderen Methoden (z. B. Differential Privacy oder homomorpher Verschlüsselung) kombiniert werden, um dieses Informationsleck zu schließen.

2.3.2 Synthetische Daten

Synthetische Daten sind **künstlich erzeugte Daten**, die die realen Daten approximieren, indem statistische Eigenschaften beibehalten werden. Diese Daten werden dann statt den sensiblen originalen Daten weiterverwendet, z. B. um ein KI-Modell zu trainieren. Oft werden auch generative KI-Modelle verwendet, um die synthetischen Daten herzustellen. Ähnlich wie beim Föderierten Lernen können die synthetischen Daten jedoch sensible Informationen über die Originaldaten verraten oder deren Rekonstruktion erlauben (Stadler / Oprisanu / Troncoso 2022). Auch hier ist eine Kombination mit anderen Methoden (z. B. Differential Privacy) möglich, um dieses Problem zu beheben.

3. Anwendungen und Beispiele

In diesem Kapitel besprechen wir konkrete Beispiele, in denen die beschriebenen technischen Methoden angewendet werden.

3.1 KI-Analyse von Patient:innenakten

Dank der enormen Fortschritte in der automatischen Sprachverarbeitung mit Hilfe von KI bieten große Sprachmodelle (engl. **large language models**) ein großes Potenzial für die Verarbeitung klinischer Texte. Zum Beispiel können KI-Sprachmodelle **komplexe medizinische Befunde** (z. B. radiologische Befunde) für Patient:innen **in eine laienverständliche Sprache übersetzen**, um Patient:innen die Möglichkeit zu geben, an ihrem Gesundheitsprozess aktiv mitwirken zu können. Diese Sprachmodelle werden mit Befunden aus verschiedenen Modalitäten (z. B. Computertomographie, MRI, Röntgen etc.) von verschiedenen klinischen Zentren trainiert und verifiziert. Da Patient:innenakten sensible Informationen enthalten, dürfen sie das jeweilige Klinikum nicht ungeschützt verlassen. Um dies zu gewährleisten, bieten sich folgende Maßnahmen an:

- **Anonymisierung der Befunde**: Alle sensiblen Informationen (Name, Geburtsdatum, Sozialversicherungsnummer, etc.) werden aus dem Originalbericht entfernt. Die meisten dieser patient:innenbezogenen Informationen sind in den Metadaten des Befundes gespeichert und können ohne großen Aufwand entfernt werden. Sensible Informationen sind jedoch auch direkt im Berichtstext zu finden und können nur durch Informationsextraktion (engl. **Named Entity Recognition**) herausgefiltert werden.
- **Föderiertes Lernen in Kombination mit Differential Privacy**: Alle Patient:innenakten bleiben bei der jeweiligen klinischen Instanz und es wird ein lokales Modell trainiert, welches Differential Privacy garantiert. Nach jeder Iteration werden die lokalen Modell-Updates einem zentralen Modell zugeführt. Differential Privacy stellt sicher, dass sowohl die anderen Klinken als auch spätere Nutzer:innen des Modells nicht vom Modell bzw. dessen Output auf die verwendeten Trainingsdaten schließen können. Um föderiertes Lernen anwenden zu können, muss jede klinische Instanz über ausreichend Rechenleistung verfügen, um das Modell lokal trainieren zu können.

Nachdem das KI-Sprachmodell trainiert wurde, **können Patient:innen es auf ihre Befunde anwenden**. Die Interaktion könnte wie folgt aussehen:

1. Der oder die Patient:in meldet sich auf der Plattform eines Befundportal-Anbieters an, um ihren radiologischen Befund einzusehen und fordert eine vereinfachte Version an.
2. Der Originalbefund wird anonymisiert. Das bedeutet, dass alle sensiblen Informationen aus dem zu bearbeitenden Befund entfernt und durch Platzhalter ersetzt werden. Dies ist notwendig, um den Kontext für die Befundvereinfachung zu erhalten. Außerdem werden alle patient:innenbezogenen Informationen, die aus dem ursprünglichen Befund entfernt wurden, auf der Benutzerseite zwischengespeichert.
3. Der anonymisierte Befund wird (idealerweise über eine gesicherte Verbindung) an das externe Service gesendet, wo das Sprachmodell daraus einen vereinfachten Befund erstellt.
4. Der anonymisierte, vereinfachte Befund wird an jede:n Nutzer:in gesendet, mit den patient:innenbezogenen Daten aus dem Zwischenspeicher des oder der Benutzer:in angereichert und zur Ansicht bzw. zum Download bereitgestellt.

3.2 Mobilität und Ausbreitung von Infektionskrankheiten

Die Corona-Pandemie hat weltweit gezeigt, wie sehr die Ausbreitung ansteckender Krankheiten auch mit der menschlichen Mobilität zusammenhängt. Ein wesentlicher Faktor in der Bewältigung der Corona-Krise war dabei auch die Frage, an welchen Orten vermehrt Ansteckungen stattgefunden haben. In diesem Zusammenhang wurden auch verschiedene Contact-Tracing-Apps entwickelt. Die detaillierte Kenntnis von Infektionsherden ermöglicht unter anderem auch spezifische und geographisch eingeschränkte Präventionsmaßnahmen. **Infektions-Hot-Spots könnten durch gemeinsame Datenauswertung von Gesundheitsbehörden und Mobilfunkanbietern identifiziert werden**, indem die Listen der aktuellen Corona-Fälle mit den Standortdaten und Bewegungsprofilen der zugehörigen Handynummern kombiniert werden. **Aus datenschutzrechtlicher Sicht wäre das eine Katastrophe**: Weder sollte die Gesundheitsbehörde unsere Positionsdaten auslesen können, noch sollte eine Mobilfunkfirma sensible medizinische Informationen übermittelt bekommen. **Mit Hilfe moderner Kryptographie** ist die gemeinsame Auswertung **jedoch unter völliger Wahrung der Privatsphäre möglich**: Die Patient:innenendaten werden mit homomorpher Verschlüsselung geschützt und die Abfrage beim Mobilfunkbetreiber läuft entsprechend verschlüsselt ab. Zusätzliche Sicherheitsmechanismen wie Differential Privacy oder die entsprechende Aggregation einer Mindestmenge von Datensätzen, damit keine einzelnen Positionen dargestellt werden können, erlauben eine Datenschutz-konforme Auswertung und Generierung einer Covid-Heatmap, bei der stark betroffene Gebiete entsprechend hervorgehoben werden. Ein Prototyp basierend auf Simulationsdaten ist unter https://covid-heatmap.iaik.tugraz.at/ abrufbar, genauere Informationen zur Implementierung können auch in der zugehörigen Publikation (Bampoulidis u. a. 2022) nachgelesen werden.

4. Zusammenfassung

Die Entwicklung vertrauenswürdiger KI hat besonders im Gesundheitswesen große Bedeutung. Neben Transparenz, Fairness, und Verlässlichkeit ist vor allem Privatsphäre und Datenschutz ein wichtiges Thema. Zusätzlich zu Schutzmaßnahmen für sensible Daten während der Speicherung und Übertragung, spielt bei KI-Anwendungen auch der Schutz während der Datenverarbeitung eine zentrale Rolle. Zu den modernen technischen Datenschutz-Maßnahmen, die für KI-Modelle angewendet werden können, zählen beispielsweise homomorphe Verschlüsselung, Differential Privacy, föderiertes Lernen und die Verwendung von synthetischen Daten. Die unterschiedlichen Methoden eignen sich für jeweils unterschiedliche Anwendungsfälle, können aber auch miteinander kombiniert werden, um die entsprechenden Sicherheitsgarantien zu erhöhen. Die beste Lösung hängt jeweils von der konkreten Bedrohungslage und den Details der Datenverarbeitung ab.

Weiterführende Links:
Video zum AI Act: https://www.youtube.com/watch?v=eLaqIGCfCwY (Deutsch)
Onlinekurse von OpenMined zu Privatsphäre und KI: https://courses.openmined.org/ (Englisch)
Blog über Differential Privacy: https://desfontain.es/privacy/differential-privacy-reading-list.html (Englisch)
Video über Differential Privacy: https://www.youtube.com/watch?v=pT19VwBAqKA (Englisch)
Video über Föderiertes Lernen: https://www.youtube.com/watch?v=LRMl_KlNe3Q (Deutsch)

Weiterführende Literatur (Englisch):
Vertrauenswürdige KI im Gesundheitsbereich: Kaissis u. a. 2020; Rasheed u. a. 2022; Qayyum u. a. 2020.
Kryptographische Methoden: Smart 2016; Garofalo u. a. 2022; Evans / Kolesnikov / Rosulek 2018; Yao 1986.
Differential Privacy: Dwork / Roth 2014.
DP Laplace Mechanismus erklärt anhand von Covid-19 Daten: Dyda u. a. 2021.
Bekannte DP-Methoden für KI: Abadi u. a. 2016; Papernot u. a. 2016.
Föderiertes Lernen: Li u. a. 2020; Zhang u. a. 2021.
Synthetische Daten: Nikolenko 2021; Chen u. a. 2021

Literatur

Abadi, Martín u. a. (2016): Deep learning with differential privacy, in: Proceedings of the 2016 ACM SIGSAC conference on computer and communications security, 308-318. doi: https://doi.org/10.48550/arXiv.1607.00133.

Abramian, David / Eklund, Anders (2019): Refacing: Reconstructing Anonymized Facial Features Using GANS, 2019 IEEE 16th International Symposium on Biomedical Imaging (ISBI 2019), Venice, Italy, 1104-1108. doi: 10.1109/ISBI.2019.8759515.

Bampoulidis, Alexandros u. a. (2022): Privately Connecting Mobility to Infectious Diseases via Applied Cryptography, *Proc. Priv. Enhancing Technol.* 4, 768-788.

Carlini, Nicholas u.a. (2019): The secret sharer: Evaluating and testing unintended memorization in neural networks, in: 28th USENIX Security Symposium (USENIX Security 19), 267-284. doi: https://doi.org/10.48550/arXiv.1802.08232.

Chaudhuri, Kamalika / Monteleoni, Claire / Sarwate, Anand D. (2011): Differentially private empirical risk minimization, Journal of Machine Learning Research 12(3), 1069-1109.

Chen, Richard. J. u. a. (2021): Synthetic data in machine learning for medicine and healthcare, Nature Biomedical Engineering 5(6), 493-497.

Dwork, Cynthia / Roth, Aaron (2014): The algorithmic foundations of differential privacy, Foundations and Trends in Theoretical Computer Science 9(3-4), 211-407. doi: 10.1561/0400000042.

Dyda, Amalie u. a. (2021): Differential privacy for public health data: An innovative tool to optimize information sharing while protecting data confidentiality, Patterns 2(12), 100366. doi: https://doi.org/10.1016/j.patter.2021.100366.

European Commission (2019): Ethics guidelines for trustworthy AI, Brüssel, abrufbar unter: https://data.europa.eu/doi/10.2759/346720 (zuletzt abgerufen: 03.03.2024).

Evans, David / Kolesnikov, Vladimir / Rosulek, Mike (2018): A pragmatic introduction to secure multi-party computation, Foundations and Trends in Privacy and Security 2(2-3), 70-246. doi: https://doi.org/10.1561/3300000019.

Fukuchi, Kazuto / Tran, Quang Khai / Sakuma, Jun (2017): Differentially private empirical risk minimization with input perturbation, in: Discovery Science: 20th International Conference, DS 2017, Kyoto, Japan, October 15-17, 2017, Proceedings 20, 82-90 (abrufbar unter: https://arxiv.org/pdf/1710.07425.pdf; zuletzt abgerufen: 25.8.2023).

Garofalo, Giuseppe u. a. (2022): Machine Learning Meets Data Modification: The Potential of Pre-processing for Privacy Enhancement, in: Batina, Lejla u. a. (Hg.):

Security and Artificial Intelligence: A Crossdisciplinary Approach. LNCS 13049, 130-155, Cham. doi: 10.1007/978-3-030-98795-4_7.

Geiping, Jonas (2020): Inverting gradients-how easy is it to break privacy in federated learning?, Advances in Neural Information Processing Systems 33, 16937-16947.

Kaissis, Georgios. A. u. a. (2020): Secure, privacy-preserving and federated machine learning in medical imaging, Nature Machine Intelligence 2(6), 305-311.

Li, Tian u. a. (2020): Federated learning: Challenges, methods, and future directions. IEEE signal processing magazine 37(3), 50-60. doi: 10.1109/MSP.2020.2975749.

McMahan, Brendan u. a. (2017): Communication-Efficient Learning of Deep Networks from Decentralized Data, in: Proceedings of the 20th International Conference on Artificial Intelligence and Statistics, PMLR 54, 1273-1282.

Narayanan, Arvind / Shmatikov, Vitaly (2008): Robust De-anonymization of Large Sparse Datasets, 2008 IEEE Symposium on Security and Privacy (sp 2008), 111-125. doi: 10.1109/SP.2008.33.

Nikolenko, Sergey I. (2021): Synthetic Data for Deep Learning. Cham. doi: https://doi.org/10.1007/978-3-030-75178-4.

Papernot, Nicolas u. a. (2016): Semi-supervised Knowledge Transfer for Deep Learning from Private Training Data, International Conference on Learning Representations. doi: https://doi.org/10.48550/arXiv.1610.05755.

Qayyum, Adnan u. a. (2020): Secure and robust machine learning for healthcare: A survey, IEEE Rev Biomed Eng. 14, 156-180. doi: 10.1109/RBME.2020.3013489.

Rasheed, Khansa u. a. (2022): Explainable, trustworthy, and ethical machine learning for healthcare: A survey, Comput Biol Med. 149, 106043. doi: 10.1016/j.compbiomed.2022.106043.

Schwarz, Christopher G. u. a. (2019): Identification of Anonymous MRI Research Participants with Face-Recognition Software, New England Journal of Medicine 381 (17), 1684-1686. doi: 10.1056/NEJMc1908881.

Smart, Nigel P. (2016): Cryptography Made Simple, Cham. doi: https://doi.org/10.1007/978-3-319-21936-3.

Stadler, Theresa / Oprisanu, Bristena / Troncoso, Carmela (2022): Synthetic data – anonymisation groundhog day, 31st USENIX Security Symposium (USENIX Security 22), 1451-1468.

Yao, Andrew Chi-Chih (1986): How to generate and exchange secrets, 27th Annual Symposium on Foundations of Computer Science (Sfcs 1986), 162-167. doi: 10.1109/SFCS.1986.25.

Yin, Hongxu u. a. (2021): See through gradients: Image batch recovery via gradinversion, Proceedings oft he IEEE/CVF Conference on Computer Vision and Pattern Recognition (CVPR), 16337-16346. doi: 10.1109/CVPR46437.2021.01607.

Zhang, Chen u. a. (2021): A survey on federated learning, Knowledge-Based Systems 216, 106775. doi: https://doi.org/10.1016/j.knosys.2021.106775.

Ethische Aspekte von KI in der präklinischen Krebsforschung

Claire Jean-Quartier und Fleur Jeanquartier

1. Einleitung

Medizinische Ethik umfasst die **moralischen entscheidungslenkenden Prinzipien** (a) Respekt der Autonomie, (b) Schadensvermeidung, (c) Mehrwert/Fürsorge und (d) Gerechtigkeit / Zugänglichkeit (Beauchamp / Childress 2019). In diesem Kapitel werden Beispiele aus der Grundlagen- und präklinischen Forschung genannt, mit Relevanz für die erste Phase der klinischen Forschung. Dabei spielt die translationale Forschung eine wichtige Rolle, die Grundlagen-, präklinische und klinische Forschung verbindet, mit dem Ziel, neue Therapie- und Diagnostikmethoden zu entwickeln. Manche Beispiele haben auch Relevanz für zukünftige klinische Forschung. Die allgemeine Unterscheidung der medizinischen Forschungsbereiche ist in Abbildung 1 gezeigt.

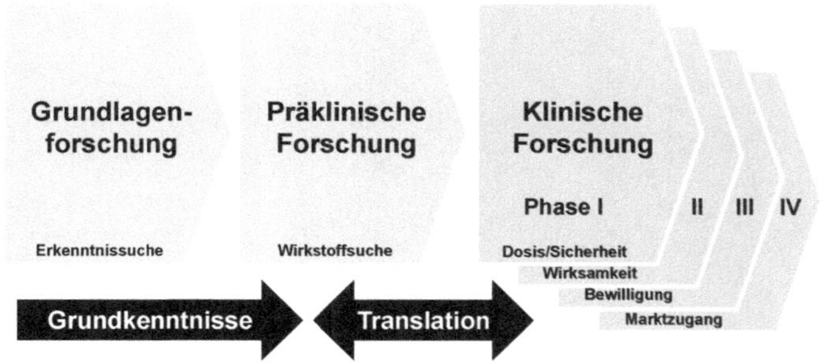

Abb. 1: Übersicht über die verschiedenen Bereiche der medizinischen Forschung: Bei nicht-klinischer Forschung kann zwischen Grundlagen- und präklinischer Forschung unterschieden werden. Klinische Forschung wird in 4 Phasen geteilt, wobei Phase I Tests zur Sicherheit und Dosis von neuen potenziellen Wirkstoffen beinhaltet, Phase II Aufschlüsse zur Wirksamkeit liefert, Phase III die Einreichung bei der Zulassungsbehörde beschreibt, und Phase IV die Vermarktung des neuen Medikaments umfasst.

Im Bereich der Forschung zur medizinischen KI in der präklinischen Krebsforschung können die folgenden Beispiele in diesem Buchbeitrag zu den vier moralischen Entscheidungsprinzipien Anwendung finden, welche auch mit entsprechenden Subkapitelnummern eingeleitet werden: (1) **Tierwohl** steht in Bezug zu (a) Autonomie und zum Teil auch zu (b) Schadensvermeidung und (d) Gerechtigkeit, (2) Transparenz und **Verständlichkeit** der informatischen Modelle in der onkologischen Forschung steht in Bezug zu (d) Gerechtigkeit und zum Teil auch zu (a) Autonomie, (3) **Nachhaltigkeit** zugehöriger technischer Ansätze steht in Bezug zu (b) Schadensvermeidung, (4) **Offene Forschung im Sinne von Zugänglichkeit** steht in Bezug zu (c) Fürsorge. Diese Zuordnungen zwischen den gegebenen Beispielen und moralischen Entscheidungsprinzipien ist in Abbildung 1 visualisiert.

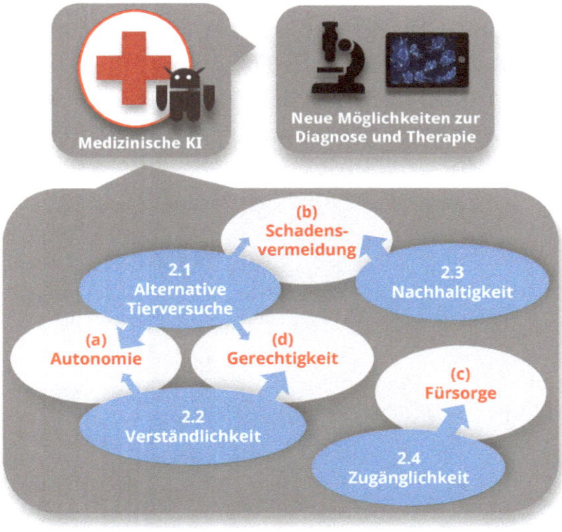

Abb. 2: Abgeleitete ethische Prinzipien zum Einsatz von KI in der präklinischen Krebsforschung: Beispiele für ethische Überlegungen in KI/IT-gestützter onkologischer Forschung (blau), Nummerierung der zugehörigen Unterkapitel 2.1 bis 2.4 wurden über die vier ethischen Prinzipien der Medizin (weiß) abgebildet. Diese überschneiden sich teilweise mit mehreren der zugrunde liegenden Prinzipien. Zusammen bilden sie die Grundlage für ethisch verantwortungsvolle neue Diagnose- und Therapieansätze in der Onkologie auf Basis von KI-gestützter onkologischen Forschungsmethoden.

Diskussionsvorschlag: In welcher Form lassen sich moralische Entscheidungsprinzipien für medizinische KI-Anwendungen in der präklinischen Krebsforschung übernehmen?

2. Beispiele für ethische Aspekte von KI in der präklinischen Krebsforschung

2.1 Ersatz von Tierversuchen durch in silico-Ansätze

Autonomie im Sinne der selbständigen Entscheidung, beispielsweise eine geplante Therapie als Patient:in abzulehnen, spielt in der Forschung im Unterschied zur Notfallmedizin eine kleinere Rolle. In der präklinischen Forschung wird seltener an menschlichen Testobjekten selbst gearbeitet, sehr wohl jedoch an Tieren.

In der biomedizinischen Forschung spielen nicht nur Versuchspersonen, sondern auch Versuchsobjekte wie Zellkulturen oder Versuchstiere eine Rolle. Grundlagenforschung und translationale medizinische Forschung, welche Grundlagenforschung mit praktischer klinischer Anwendung verbindet, beinhalten **Experimente mit** biologischem Material als auch an **lebenden Organismen (Versuchstiere**). Viele methodische Ansätze, die zum Verständnis von spezifischen Signaltransduktionsprozessen führen, setzen oftmals präklinische Tierversuche voraus. Signaltransduktion bezieht sich dabei auf den Mechanismus der zellulären Kommunikation, wodurch über eine Signalkaskade eine Reaktion auf sowohl äußere als auch innere Reize erfolgt.

Bis zur Zulassung von neuen Wirkstoffen müssen im Rahmen einer klinischen Prüfung freiwillige Studienteilnehmende einbezogen werden (Phase 1-4). Seit der Einführung humaner Forschungstechniken werden alternative Methoden einschließlich von **in vitro-** und **in silico-Ansätzen** zunehmend erforscht (Russel / Burch 1992). In vitro bedeutet ursprünglich „im Reagenzglas" und bezeichnet Experimente mit biologischem Material – wenn auch nicht ausschließlich – außerhalb von lebenden Organismen. Ein Beispiel hierfür sind Zellkulturen. In silico ist eine weitere entsprechende Ableitung für Computersimulationen und rechnergestützten Verfahren.

Um Tierleid in der Forschung möglichst gering zu halten, wurden 3R-Prinzipien entwickelt. Diese umfassen den Ersatz („Replace"), die Reduktion, sowie die Überarbeitung („Refine") von Tierversuchsmethoden.

Insbesondere rechnergestützte Verfahren können Teile als auch alle Aspekte der 3Rs der alternativen Tierversuchsmethoden erfüllen (Jean-Quartier u. a. 2018).

Gerade in der Krebsforschung spielt individualisierte Medizin in Bezug auf translationale Forschung, und die Einbindung von genetischen und epigenetischen Patientendaten für personalisierte Ansätze eine erhebliche Rolle, welche durch maschinelle Lernverfahren unterstützt bzw. erst ermöglicht wird. Diese Methoden/Verfahren/Simulationen basieren wiederum auch auf vorhandenen humanen Datensätzen. Somit können bereits Teile der klinischen Versuche an Tieren vermieden werden. Beispiele von in silico-Methoden finden sich auch in der onkologischen Forschung, um die Wirksamkeit und Sicherheit von klinischen Studien zu optimieren (Kolla u. a. 2021).

Tierwohlforschung wird hier nur als Beispiel genannt im Bereich des ethischen Prinzips der Autonomie und ließe sich genauso auf das Prinzip der Schadensvermeidung oder Gerechtigkeit übertragen. Darüber hinaus spielt die Verständlichkeit von KI-Modellen genauso eine Rolle für das ethische Prinzip der Entscheidungsfreiheit, und wird im nächsten Kapitel 2.2 im Zuge des ethischen Prinzips für Gerechtigkeit näher erläutert.

Diskussionsvorschlag: Menschliche Studienteilnehmende können zu Experimenten Zustimmung erteilen und jederzeit entziehen. Versuchstiere können dies nicht. An welchen alternativen Methoden wird gearbeitet?

2.2 Transparenz von KI und Verständlichkeit von Modellen

Das Prinzip der Gerechtigkeit, welches die Verpflichtung einer fairen Verteilung von Nutzen und Lasten im Gesundheitswesen beinhaltet, hängt eng zusammen mit dem Prinzip der Schadensvermeidung und dem Thema der Nachhaltigkeit, hat jedoch auch eine eigenständige Rolle. Schaden und Nutzen abzuschätzen stellt für Systeme basierend auf **komplexen Lernalgorithmen** eine Herausforderung dar. Um Algorithmen als ethisch verantwortungsvoll einstufen zu können, wird eine Form von Vertrauenswürdigkeit benötigt. Dies erfolgt unter der Voraussetzung, dass Fairness wahrgenommen wird, welche durch unterschiedliche Prinzipien wie **Erklärbarkeit**, **Transparenz** oder **Nachvollziehbarkeit** bewirkt werden kann (Angerschmid u. a. 2022a). Diese Transparenz spielt neben dem ethischen Prinzip der Gerechtigkeit auch für das Prinzip der Autonomie eine Rolle.

Im Falle der Krebsforschung dienen technische Ansätze primär dazu, grundlegende Erkenntnisse zu gewinnen. KI findet hierbei Anwendung im Bereich der Grundlagen- genauso wie der translationalen Forschung und umfasst Modelle der Klassifizierung oder Charakterisierung von Krebserkrankungstypen, aber auch Verlaufsvorhersagen bis zur Modellierung biologischer und chemischer Zusammenhänge auf subzellulärer Ebene (Edelman / Eddy / Price 2010).

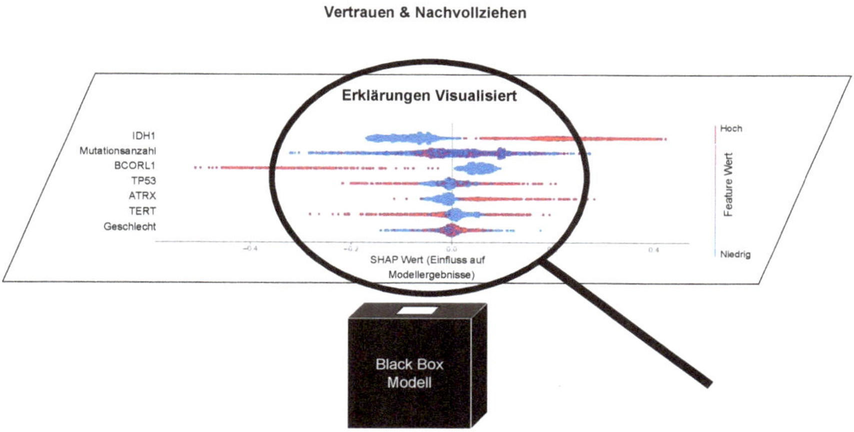

Abb. 3: Um ein nicht einsehbares KI-Modell (Black-Box-Modell) zu verstehen, werden Erklärbarkeits-Ansätze (Explainability) verwendet. Eine solche Methode ist z. B. die Offenlegung von Faktoren, die zur Berechnung herangezogen werden, um den Einfluss auf die Modellberechnung einordnen zu können. Exemplarisch werden im Bild Faktoren wie spezifische Genmutationen (für IDH1, BCORL1, TP53, ATRX, TERT), aber auch das Geschlecht und dessen Einfluss auf das Modellergebnis (SHAP-Wert) dargestellt. Daraus können sich beispielweise Biomarker oder Ansatzmöglichkeiten für neue Medikamente ergeben.

Als ein Beispiel für Erklärbarkeitswerte dient SHAP. Die Abkürzung steht für „Shapley Additive Explanations" und beschreibt eine aus der Spieltheorie stammende Methode, die Werte zu Modellmerkmalen berechnet. Es wird zu den lokalen Erklärbarkeitsmethoden für KI-Modelle gezählt, mit der die Auswirkungen der einzelnen Features von einzelnen Beispielen im Datensatz verglichen und erläutert werden.

Vertrauen auf Basis von Erklärungen für selbstlernende Modelle sind eine wesentliche Voraussetzung, dass Algorithmen angenommen werden, und bilden ein eigenes Forschungsgebiet (Gashi u.a. 2022). Verschiedenartige Szenarien benötigen auch unterschiedliche Typen von Erklärungen, wie beispielsweise das Aufzeigen von illustrativen Fallszenarien oder spezifischen Modellmerkmalen (Angerschmid u. a. 2022b).

Benutzer:innen solcher Systeme stellen sich u. a. Fragen wie: Ist das Ergebnis vertrauenswürdig? Warum zeigt das Modell ein bestimmtes Verhalten auf? Warum kommt ein bestimmtes Ergebnis zustande? Erklärungen eines nicht-einsehbaren Systems, sogenannte Black-Box-Modelle, können sich dabei Erklärbarkeitsmethoden zu Nutze machen. Ein eigenes Modell, welches Erklärungen mitberechnet, gibt somit Benutzenden die Möglichkeit, Antworten besser zu verstehen. Bspw. können Berechnungen zu sog. SHAP-Werten, als Einflussgröße auf das Modellergebnis, Aufschluss darauf geben, welche Gene für bestimmte Krebsarten als Biomarker geeigneter sind als andere. Anhand einer Visualisierung können solche Bewertungen von Features an Benutzer:innen leichter nachvollziehbar vermittelt werden (Gashi u. a. 2022). Dieses Beispiel ist in Abbildung 3 illustriert.

Erklärbare Algorithmen werden für unterschiedlichste Systeme an Modellen und Datentypen entwickelt und können vielerlei Anwendung finden, beispielsweise (Hauser u. a. 2022) zur Diagnose von Brustkrebs (Zhang / Weng / Lund 2022), Hautkrebs, oder im Bereich der Klassifizierung von Hirntumoren basierend auf MRI-Bildschnitten (Eder u. a. 2022).

Aufbauend auf erklärbaren maschinellen Lernsystemen wird auch ein weiterer Begriff beschrieben, nämlich „Kausabilität". Diese aus dem Englischen stammende Bezeichnung stellt eine Kombination aus den Begriffen „Kausalität" und „Erklärbarkeit" dar (Holzinger u. a. 2019) und beschreibt die Qualität von Erklärungen, also inwiefern diese von Expert:innen verstanden werden können. Dieser Faktor spielt vor allem für Mediziner:innen eine Rolle, die Systeme einsetzen wollen und nicht entwickeln.

In der informatischen Krebsforschung finden sich vor allem interdisziplinäre Teams, idealerweise mit disziplinübergreifenden Kenntnissen, jedoch auch Forschende mit ausschließlich biomedizinischer oder informatischer Expertise, die an der Entwicklung von neuen Modellen beteiligt sind. Kliniker:innen spielen weniger in der Grundlagenforschung, jedoch in der translationalen Forschung v. a. zur Evaluierung eine Rolle. Die Interaktion zwischen Mensch und Computer muss je nach Zielgruppe individuell angepasst werden.

Diskussionsvorschlag: Welche Herausforderungen gibt es mit komplexen Lernalgorithmen und welche Faktoren können letztere anwendbar gestalten?

2.3 Nachhaltige KI und moralische Entscheidungsprinzipien

Das medizinethische Prinzip der Schadensvermeidung beschreibt ein Verbot, Handlungen durchzuführen, die Patient:innen Schaden zufügen. Für jede Maßnahme ist eine individuelle Nutzen-Risiko-Abschätzung erforderlich. Auf das Gebiet angewandter KI bezogen, wird dieser Gesichtspunkt meist in Zusammenhang mit Vertrauen gebracht und hat zu Regularien geführt, die den klinischen Einsatz selbstlernender Systeme begrenzen (Zanca u. a. 2022). Im Forschungsbereich ist dies weniger von Belang, da hier andere Variablen hinzukommen. Das Trainieren von Modellen und deren Anpassung erfordert in der Regel viele Optimierungszyklen und benötigt erhebliche Rechenleistung.

Unter der Prämisse, dass **Schaden an der Umwelt** in diesem Zuge als erweiterter Schaden an anderen Personen/Individuen ausgelegt wird, beziehen wir die Nachhaltigkeitskomponente durch den Einsatz maschineller Methoden mit ein. Nachhaltigkeit von KI/IT-gestützten Methoden kann auch durch deren Dokumentation, Transparenz, als auch langzeitliche Sicherung, u. a. durch das offene Teilen von Source Code, gesehen werden (zum Beispiel auf GitHub). Dieser Aspekt wird im nachfolgenden Kapitel 2.4 am Beispiel offener Forschung erläutert.

Energieeffizienz basierend auf Dekarbonisierung und nachhaltiger Technologie ist die Antwort, um auf die Herausforderung globaler Erwärmung zu reagieren. Dies ist Teil der Nachhaltigkeitsziele, die von allen Mitgliedern der Vereinten Nationen in der Agenda 2030 gesetzt wurden. Bisher gibt es unterschiedliche Ansätze zur Bemessung des Energieverbrauchs maschineller Lernsysteme, die aus der Anwendung solcher Methoden an Software rühren (García-Martín u. a. 2019). Diese Methoden zur Abschätzung der Kohlenstoffbilanz im Sinne des Karbondioxid-Fußabdrucks können auch zur **Optimierung des Energieverbrauchs** von Modellen herangezogen werden. Zu beachten ist, dass bereits das Training und die Entwicklung abseits des regelmäßigen Einsatzes maschineller Methoden nicht vernachlässigt werden darf und wurde auch als ein Beispiel während der KI-Modellentwicklung von Krebsklassifizierung beschrieben (Jean-Quartier u. a. 2023).

KI und maschinelle Lernalgorithmen sind Teil der kontinuierlich wachsenden Internettechnologiebranche und stellen eine große Umweltbelastung dar. Hier braucht es ebenfalls Modelle und Konzepte, die dem hohen Energieverbrauch entgegenwirken. Eine solche Anwendung von KI-Algorithmen wird beispielsweise für die Optimierung von intelligenten Gesundheitssystemen eingesetzt, unter anderem in Bezug auf Energieverbrauch und Stromaufnahme, Netzwerkdurchsatz und Datenpaketübertragung, sowie Batterielaufzeiten (Srivastava u. a. 2022). Dieses Beispiel ist besonders interessant für den Bereich mobiler Applikationen, die zur Krebsfrüherkennung und Vermeidung von Nebenwirkungen von Krebstherapien zunehmend entwickelt werden bzw. Anwendung finden (Ana u. a. 2020).

Diskussionsvorschlag: Wie lässt sich das ethische Prinzip, direkten und indirekten Schaden an anderen zu vermeiden, auslegen? Umwelt beschreibt alle natürlichen und künstlichen Faktoren in wechselseitiger Beziehung mit anderen Lebewesen. Welche Faktoren spielen eine Rolle im Sinne der Nachhaltigkeit von medizinischen KI-Anwendungen?

2.4 Offene Forschung im Sinne der Zugänglichkeit zum Nutzen der Gesellschaft

In der medizinischen Forschung sollte Fürsorge vorausgesetzt sein, denn zumindest die Entwicklung von neuen Behandlungen und Ähnlichem haben genau das zum Ziel, auch wenn das ökonomische Interesse einen regulierenden Faktor darstellen kann. Das Abwägen von Vor- und Nachteilen, von Wirkungen und Nebenwirkungen oder von Chancen und Risiken medizinischer Neuerungen und damit verbundener Experimente, kann jedoch eine Herausforderung darstellen.

Im Falle von computergestützten Methoden geht dieser Aspekt auch einher mit der Abschätzung damit verbundener Nachhaltigkeit genauso wie Transparenz. Es ergeben sich beispielsweise Fragen, ob ein KI-Modell vollständig erklärt werden kann und somit alle Vor- und Nachteile abgewogen werden. Ist das System effizient oder zeigt es kaum positiven Effekt trotz hohem Ressourcenaufwand? Kann dessen Nutzen der Gesellschaft ohne Einschränkung zu Verfügung gestellt werden?

Zusätzlich wird in diesem Kontext die „offene" Forschung genannt, was in biomedizinischer Forschung allerdings aufgrund personenbezogener Daten und deren Vertraulichkeit im Sinne von Datenschutz nicht so einfach umsetzbar ist. Das Beispiel der offenen Forschung umfasst dabei mehrere Aspekte des Umgangs mit Daten. Offene Forschung steht für eine transparente Darstellung aller Aspekte einer wissenschaftlichen Tätigkeit (Bertram u. a. 2023; Dorch 2015). Ein Teilaspekt davon stellen offene Daten dar, die eine freie Zugänglichkeit zu den digitalen Informationen bedeuten (Jeanquartier u. a. 2021). Zugänglichkeit beschreibt den Grad der Möglichkeit, digitale Objekte abrufen zu können. Datenmanagement beinhaltet noch weitere Aspekte. Datensicherheit umfasst Prozesse, die digitale Objekte vor unbefugtem Zugriff schützen sollen. Hinzu kommt der Begriff Datenschutz und somit das Recht auf informationelle Selbstbestimmung, die bei persönlichen Daten eine Rolle spielen. Offene Daten können ohne Einschränkung genutzt und weiterverbreitet werden, und benötigen keine besonderen Datensicherheitsüberlegungen hinsichtlich des Zugriffs, jedoch der unkontrollierten Abänderung und Überlegungen zur Rückverfolgbarkeit und Herkunftssicherung. Schwieriger wird es mit Proben und Ergebnissen, die dem Datenschutz unterliegen, welche nicht einfach zugänglich gemacht werden können (Abouelmehdi / Beni-Hessane / Khaloufi 2018).

Biomedizinische Forschung und Entwicklungen im Bereich Gesundheit benötigen valide Daten für Analysen und Statistiken, für definierte Entscheidungsprozesse sowie zur Nachvollziehbarkeit (Kostkova u. a. 2016). In der onkologischen Forschung gibt es bereits zahlreiche Ressourcen (Jeanquartier u. a. 2016), die öffentlich zur Verfügung gestellt werden und in unterschiedlichen Fragestellungen (Jeanquartier / Jean-Quartier / Holzinger 2019) in der Krebsforschung auch für informatische Ansätze (Jean-Quartier / Jeanquartier / Holzinger 2020) genutzt werden. Solche nationalen und internationalen Datenansammlungen sind besonders wichtig für seltenere Erkrankungen, wenn an wenigen sich austauschenden regionalen Institutionen nicht genügend Fälle für quantitative Studien auftreten.

Vornehmlich bei biomedizinischen Daten, die von Patient:innen stammen, handelt es sich um sensible Informationen, und es kommen Regularien wie DSGVO oder Ethikkommissionen ins Spiel, die den Zugang kontrollieren bzw. im Interesse der Patient:innen regulieren. Onkologische Daten stammen meist von Erkrankten und fallen je nach Detailgrad und Metadatenumfang in den Bereich hoch sensibler Daten. Für solche Daten gibt es eine regulatorische Begrenzung für deren mögliche Bereitstellung und Wiedernutzung (Sekundärnutzung).

Erschwerend kommt hinzu, dass die Grundhaltung zu „offener" Forschung (Errington u. a. 2014) noch nicht bei allen Forschenden angekommen ist, obwohl diese zumindest im Bereich vieler öffentlicher Förderungen bereits gefordert wird. Zusätzlich gibt es auch im klinischen Bereich derzeit noch keine gelebten Standards der Datenerfassung und -speicherung, was zu einer gewissen Heterogenität und fehlender Vergleichbarkeit unterschiedlicher Studien führen kann (Rance u. a. 2016; Deshpande u. a. 2023).

Der transparente Umgang mit Daten fördert Kollaborationen und Vertrauen in neue Entwicklungen im Gesundheitsbereich. Sensible Daten können durch kontrollierte Zugänge, unter der Voraussetzung von offenen anonymisierten Metadaten, für andere Forschende nutzbar gemacht werden. Ein solches Beispiel stellt das „Cancer Imaging Archive" im Bereich medizinischer Bildgebung bei Krebs dar. Diese Webressource stellt zahlreiche Bild-basierte Studiendaten standardisiert in kontrollierter Weise zur Verfügung (Clark u. a. 2013). Des Weiteren ermöglichen föderierte KI-Technologien einen Zugang zu sensiblen Daten, ohne diese tatsächlich zu sehen, jedoch kollaborativ zu nutzen. Diese zusätzlichen multiinstitutionellen Daten erlauben es, Modelle rascher/leichter zu optimieren (Sheller u. a. 2020). Föderierte Infrastruktur ermöglicht in diesem Zusammenhang föderales maschinelles Lernen, was bedeutet, dass Modellberechnungen über mehrere zusammengeschaltete Rechner erfolgen, ohne dass die einzelnen Geräte Einblick auf einen anderen Datenspeicher erhalten.

Initiativen wie Europas Aktionsplan zur Krebsbekämpfung werden vor allem offene Forschung fördern, um Krebs in Zukunft besser verstehen zu können, neue Diagnosemöglichkeiten zu schaffen, als auch neuartige Therapien und andere Interventionen zu entwickeln. In diesem Sinne fließen offene Forschung und Fürsorge ineinander. Denn Wissenschaft dient dem menschlichen Wohl, solange diese die Öffentlichkeit miteinbezieht und auf unterschiedliche Interessen eingegangen werden kann.

Diskussionsvorschlag: Wie ist der Zusammenhang zwischen offener Forschung und medizinisch-ethischen Prinzipien? Modelle zu trainieren, benötigt Daten. Woher können diese stammen und was erhöht deren Wiedernutzungswert?

Literatur

Abouelmehdi, Karim / Beni-Hessane, Abderrahim / Khaloufi, Hayat (2018): Big healthcare data: preserving security and privacy, Journal of Big Data 5, 1. doi: https://doi.org/10.1186/s40537-017-0110-7.

Ana, Folch-Ayora u. a. (2020): Mobile applications in oncology: a systematic review of health science databases, International journal of medical informatics, 133, 104001. doi: https://doi.org/10.1016/j.ijmedinf.2019.104001.

Angerschmid, Alessa u. a. (2022a): Effects of Fairness and Explanation on Trust in Ethical AI, in: Holzinger, Andreas u. a. (Hg.): Machine Learning and Knowledge Extraction, CD-MAKE 2022, LNCS 13480, Cham, 51-67. https://doi.org/10.1007/978-3-031-14463-9_4.

- (2022b): Fairness and Explanation in AI-Informed Decision Making, Mach. Learn. Knowl. Extr. 4(2), 556-579. doi: https://doi.org/10.3390/make4020026.

Beauchamp, Tom L. / Childress, James F. (8 2019): Principles of biomedical ethics, Oxford u.a.

Bertram, Michael G. u. a. (2023): Open science, Current Biology 33(15), R792-R797. doi: 10.1016/j.cub.2023.05.036.

Clark, Kenneth u. a. (2013): The Cancer Imaging Archive (TCIA): Maintaining and Operating a Public Information Repository, Journal of digital imaging 26(6), 1045-1057. doi: https://doi.org/10.1007/s10278-013-9622-7.

Deshpande, Priya u. a. (2023): Biomedical heterogeneous data categorization and schema mapping toward data integration. Front, Big Data 6, 1173038. doi: 10.3389/fdata.2023.1173038.

Dorch, Bertil Fabricius (2015): Open, transparent and honest – the way we practice research, Nordic Perspectives on Open Science 1, 25-30. doi: https://doi.org/10.7557/11.3618.

Edelman, Lucas B. / Eddy, James A. / Price, Nathan D. (2010): *In silico* models of cancer, WIREs Syst Biol Med 2(4), 438-459. doi: https://doi.org/10.1002/wsbm.75.

Eder, Matthias u. a. (2022): Interpretable Machine Learning with Brain Image and Survival Data, BioMedInformatics 2(3), 492-510. doi: https://doi.org/10.3390/biomedinformatics2030031.

Errington, Timothy M. u. a. (2014): Science Forum: An open investigation of the reproducibility of cancer biology research, eLife 3:e04333. doi: https://doi.org/10.7554/eLife.04333.

García-Martín, Eva u. a. (2019): Estimation of energy consumption in machine learning, Journal of Parallel and Distributed Computing 134, 75-88. doi: https://doi.org/10.1016/j.jpdc.2019.07.007.

Gashi, Milot u. a. (2022): State-of-the-Art Explainability Methods with Focus on Visual Analytics Showcased by Glioma Classification. BioMedInformatics 2(1), 139-158. doi: https://doi.org/10.3390/biomedinformatics2010009.

Hauser, Katja u. a. (2022): Explainable artificial intelligence in skin cancer recognition: A systematic review, EJC 167, 54-69. doi: https://doi.org/10.1016/j.ejca.2022.02.025.

Holzinger, Andreas u. a. (2019): Causability and explainability of artificial intelligence in medicine, WIREs Data Mining Knowl Discov 9(4), e1312. doi: https://doi.org/10.1002/widm.1312.

Jean-Quartier, Claire u. a. (2018): *In silico* cancer research towards 3R. BMC Cancer 18(1), 408. doi: https://doi.org/10.1186/s12885-018-4302-0.

Jean-Quartier, Claire u. a. (2023). The Cost of Understanding – XAI Algorithms towards Sustainable ML in the View of Computational Cost, Computation 11(5), 92. doi: https://doi.org/10.3390/computation11050092.

Jean-Quartier, Claire / Jeanquartier, Fleur / Holzinger, Andreas (2020): Open Data for Differential Network Analysis in Glioma, Int. J Mol. Sci 21(2), 547. doi: https://doi.org/10.3390/ijms21020547.

Jeanquartier, Fleur / Jean-Quartier, Claire / Holzinger, Andreas (2019): Use case driven evaluation of open databases for pediatric cancer research, BioData mining 12, 2. doi: https://doi.org/10.1186/s13040-018-0190-8.

Jeanquartier, Fleur u. a. (2016): Integrating Open Data on Cancer in Support to Tumor Growth Analysis, Information Technology in Bio- and Medical Informatics, LNISA 9832, Cham, 49-66. doi: https://doi.org/10.1007/978-3-319-43949-5_4.

Kolla, Likhitha u. a. (2021): The case for AI-driven cancer clinical trials – The efficacy arm *in silico*, Biochimica et Biophysica Acta (BBA). Reviews on cancer 1876(1), 188572. doi: https://doi.org/10.1016/j.bbcan.2021.188572.

Kostkova Patty u. a. (2016): Who owns the data? Open data for healthcare, Frontiers in Public Health 4, 7. doi: https://doi.org/10.3389/fpubh.2016.00007.

Rance, Bastien u. a. (2016): Integrating Heterogeneous Biomedical Data for Cancer Research: the CARPEM infrastructure, Appl clin inform 7(2), 260-274. https://doi.org/10.4338/ACI-2015-09-RA-0125.

Russell, William / Burch, Rex (1992): The Principles of Humane Experimental Technique, Ersterscheinung 1959, Wheathampstead.

Sheller, Micah J. u. a. (2020): Federated learning in medicine: facilitating multi-institutional collaborations without sharing patient data, Scientific reports 10(1), 12598. doi: https://doi.org/10.1038/s41598-020-69250-1.

Srivastava, Jyoti u. a. (2022): Internet of Medical Things (IoMT)-Based Smart Healthcare System: Trends and Progress, Computational Intelligence and Neuroscience 2022. doi: https://doi.org/10.1155/2022/7218113.

Zanca, Federica u. a. (2022): Regulatory aspects of the use of artificial intelligence medical software, Seminars in Radiation Oncology 32(4), 432-441. doi: https://doi.org/10.1016/j.semradonc.2022.06.012.

Zhang, Yiming / Weng, Ying / Lund, Jonathan (2022): Applications of explainable artificial intelligence in diagnosis and surgery, Diagnostics 12(2), 237. doi: https://doi.org/10.3390/diagnostics12020237.

Digitalisierung in der Pharmaindustrie

Chancen und Herausforderungen durch die Einbindung KI-gestützter Verfahren

Sarah Stryeck und Johannes Khinast

1. Einführung in die Digitalisierung in der pharmazeutischen Industrie

Die pharmazeutische Industrie (PI) ist durch ihren Beitrag zur Verbesserung der Gesundheit und Bekämpfung von Krankheiten von besonderer Bedeutung in unserer Gesellschaft. Sie hat eine entscheidende Rolle bei der Erforschung und Entwicklung neuer Therapien, Impfstoffe und Arzneimittel zur Bekämpfung von Krankheiten wie Krebs und Herz-Kreislauf-Erkrankungen. Dadurch trägt die PI zur Verbesserung der Gesundheit und Lebensqualität der Menschen bei. Um ein neues Arzneimittel auf den Markt zu bringen, durchläuft die PI in der Regel eine Vielzahl von Schritten von der Entdeckung und Identifizierung des Zielmoleküls, über die Wirkstoffentwicklung und -optimierung, sowie (prä-)klinischen Studien, der Produktion und Prozessentwicklung bis hin zur Zulassung durch Behörden und der Post-Market-Surveillance.

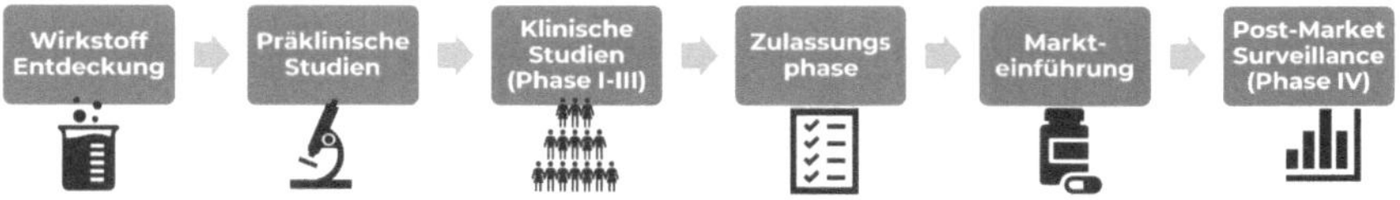

Abb. 1: Prozessschritte in der pharmazeutischen Industrie

Diese Schritte sind sehr zeitaufwändig aufgrund (i) der Komplexität der menschlichen Physiologie und somit der Entdeckung eines passenden Wirkstoffes mit ausreichender Stabilität und Bioverfügbarkeit, (ii) veralteter Produktionstechnologien für die Herstellung großer Mengen wichtiger Arzneimittel, sowie des Trends in Richtung Präzisionsmedizin und (iii) der starken Regulierung durch Zulassungsbehörden (US-Food and Drug Administration – FDA, European Medicines Agency – EMA). Die Schritte von der Identifizierung des Zielmoleküls bis hin zum marktreifen Produkt sind langwierig (Dauer ca. 12 Jahre) und inkludieren eine Vielzahl von (meist empirischer-experimenteller) Prozessen und somit auch anfallender Daten. Durchschnittlich schafft es nur eines von 10.000 Molekülen auf den Markt. Für die PI ist es somit essenziell, Produkte schneller und effizienter auf den Markt zu bringen, um auch während des Großteils der Patentlaufzeit mit dem Produkt Einnahmen zu erzielen. Denn die Entwicklung ist sehr teuer, etwa im Bereich **mehrerer Milliarden Euro pro zugelassenem Arzneimittel** (Wong u. a. 2019).

Information:
Die Patentlaufzeit beträgt üblicherweise 20 Jahre. Dieses wird von der PI mit der Entdeckung des Wirkstoffes angemeldet. Wenn die Entwicklung eines Arzneimittels 12 Jahre oder mehr beträgt, können pharmazeutische Unternehmen max. 8 Jahre große Gewinne erzielen. Danach bringen Generikahersteller ihre Produkte auf den Markt. Allerdings können durch verschiedene Strategien die Patentlaufzeiten verlängert werden.

Wie in jeder anderen Branche revolutioniert der digitale Wandel auch den Pharmasektor. Durch die eher konservative Natur der PI aufgrund von strikten Regularien und veralteten Technologien ist dieser Wandel besonders herausfordernd. Die digitale Transformation im Pharmasektor bedeutet zum einen die Implementierung innovativer digitaler Technologien wie künstliche Intelligenz (KI) und zum anderen einen Kulturwandel für beteiligte Stakeholder:innen durch die neuen Arbeitsmethoden. Digitale Technologien und KI tragen zur Verbesserung der Arzneimittelentdeckung, -entwicklung und -produktion, der Patient:inneninteraktion, sowie der Versorgung und des Vertriebs von Arzneimitteln bei. Darüber hinaus hilft die Digitalisierung im Pharmasektor, die Produktion von Arzneimitteln durch die Etablierung intelligenter Prozesse zur Bewertung, Steuerung und Skalierung zu optimieren und dadurch die Produktionszeit und den Energieverbrauch zu reduzieren. Die neuen digitalen Entwicklungen wie Blockchain, homomorphe Verschlüsselung, Cloud-Lösungen, neue KI-gestützte

Analysemethoden oder das Internet der Dinge (IoT) sind Technologien, welche die PI bereits maßgeblich verändern und auch in Zukunft verändern werden. Der wichtigste Beitrag muss aber die Reduktion von Fehlentwicklungen und Sackgassen sein (Stichwort: **nur eines von 10.000 Molekülen wird ein Produkt**). Durch verbesserte Vorhersagemethoden, zum Beispiel hinsichtlich Wirkung, Nebenwirkungen und Formulierung, können teure und langwierige Fehler bei der Entwicklung vermieden werden, was zu einer erheblichen Beschleunigung und Kostenreduktion führen sollte. Auch schlankere und effizientere Produktionsverfahren sollten hierdurch schneller entwickelbar sein. **Computergestützte Modellierung und Simulation (M&S) sind leistungsstarke Werkzeuge**, die traditionelle Methoden – einschließlich Labortests, Tiermodell- oder klinischen Studien – für Produkte, die von der FDA reguliert werden, oder zur Entwicklung der FDA-Politik ergänzen. Wissenschaftler der FDA prüfen routinemäßig die Ergebnisse von M&S-Studien, die von der Industrie eingereicht wurden, und nutzen M&S-Ansätze für die wissenschaftliche Forschung und die Entscheidungsfindung bei der Regulierung. In den letzten zehn Jahren hat sich M&S bei der FDA als eine Priorität in der Regulierungswissenschaft etabliert, was ein explosionsartiges Wachstum von Data Science und modellbasierten Technologien mit sich brachte (FDA 2022). Zusätzlich gibt es von der International Society for Pharmaceutical Engineering (ISPE) den sogenannten ISPE GAMP® 5 Leitfaden: Dabei handelt es sich um einen risikobasierten Ansatz, der darauf abzielt, die Sicherheit von Patient:innen, die Produktqualität und die Datenintegrität zu schützen, indem die Einführung von effektiven, zuverlässigen und qualitativ hochwertigen computergestützten Systemen erleichtert und gefördert wird (ISPE o. J.).

Die Einführung dieser neuen digitalen Werkzeuge und Prozesse stellt jedoch eine Herausforderung für Pharmaunternehmen dar. Im Jahr 2021 hat die PHARMIG (Österreichs Pharmabranchenvertretung) eine Studie zur Digitalisierung der PI in Österreich durchgeführt (Pharmig / Zühlke 2021). Die Ergebnisse zeigen, dass die COVID-19-Pandemie die Wichtigkeit der Digitalisierung noch einmal mehr deutlich gemacht hat. Allerdings birgt die Digitalisierung in der Pharmabranche noch einige Hürden. Eine große Herausforderung ist der Aufbau des entscheidenden Know-hows und der institutionellen Kultur, um die Digitalisierung und Nutzung von KI voranzutreiben und nachhaltig zu implementieren. Außerdem bedarf es digitaler Information oder Daten in ausreichender Menge und Qualität für zielführende Digitalisierungsaktivitäten (EPR 2017).

KI bezeichnet eine Disziplin der Informatik, die darauf abzielt, Computer-Systeme zu entwickeln, die kognitive Fähigkeiten besitzen. Das Ziel der KI ist es, Maschinen in die Lage zu versetzen, basierend auf verfügbaren Daten, von Prozessen zu lernen, zu verstehen, zu denken, zu entscheiden und Probleme zu lösen, ähnlich wie es der menschliche Verstand tut. Wenn die Datenqualität nicht gut genug ist, versagen auch die besten KI-gestützten Algorithmen und Werkzeuge. Daten sind daher ein entscheidender Rohstoff in der PI. In den letzten Jahren haben es neue Technologien (z. B. Hochdurchsatzmethoden) ermöglicht, in kurzer Zeit große Datensätze zu generieren. In vielen Bereichen war die Nutzung dieser wertvollen Ressourcen jedoch aufgrund mangelnden Zugangs, fehlenden Know-hows, mangelnder Datenqualität, mangelnder Standardisierung oder fehlender Datentransfertechnologien nur eingeschränkt oder nicht möglich. Daher wurden auf europäischer Ebene mehrere Richtlinien zur Verbesserung der Datennutzung und -handhabung erlassen, die auch für die PI relevant sind.

Verweis auf Richtlinien[1]

- **Datenschutz-Grundverordnung (DSGVO)**
- **Open-Data-Richtlinien und Richtlinie über Informationen des öffentlichen Sektors (PSI)**
- **Data Act**
- **Data Governance Act**
- **Artificial Intelligence Act (AI Act)**

Diese Richtlinien definieren Anforderungen für eine verantwortungsbewusste Nutzung von (öffentlichen, personenbezogenen, o.ä.) Daten. Zusätzlich bildet der Artificial Intelligence Act einen rechtlichen Rahmen zur Einhaltung von Grundrechten und Sicherheitsrisiken, sowie eine Grundlage für Haftungsfragen bei der Nutzung von KI-gestützten Systemen. Dies spielt natürlich beim Einsatz von KI-Methoden bei der pharmazeutischen Produktion eine entscheidende Rolle (Herpel 2023).

1 Siehe dazu: https://eur-lex.europa.eu.

Reflexionsfrage: Welchen Einfluss hat die digitale Transformation auf die Umwelt?
Neben den Richtlinien zur Verbesserung der Datennutzung und des Umgangs mit Daten hat die Europäische Union den **Green Deal** ins Leben gerufen, um Klima- und Umweltherausforderungen anzugehen, und die Vereinten Nationen haben die **17 Ziele für Sustainable Development (SDG)** (United Nations o. J.) eingeführt. Diese sollen eine nachhaltige Entwicklung auf wirtschaftlicher, sozialer und ökologischer Ebene gewährleisten. Um die Nachhaltigkeit voranzutreiben, hat man auch vor allem in ressourcenintensiven Industrien wie der PI die Möglichkeit, einen beträchtlichen Betrag zu leisten. Auch Digitalisierung spielt eine große Rolle bei der Erreichung der Ziele des Green Deal oder der SDGs. Effiziente Datenwiederverwendungs- und -verarbeitungsprozesse (neben energieeffizienten Maßnahmen und umweltfreundlicheren Technologien) sind von entscheidender Bedeutung, um eine unnötige Vervielfältigung von Daten und damit einen größeren CO_2-Fußabdruck zu vermeiden. Somit ist die digitale Transformation eng mit Nachhaltigkeit verbunden (sog. **Twin Transformation**) (vgl. insgesamt hierzu: Hole / Hole / McFalone-Shaw 2021; Chen Y. u. a. 2020).

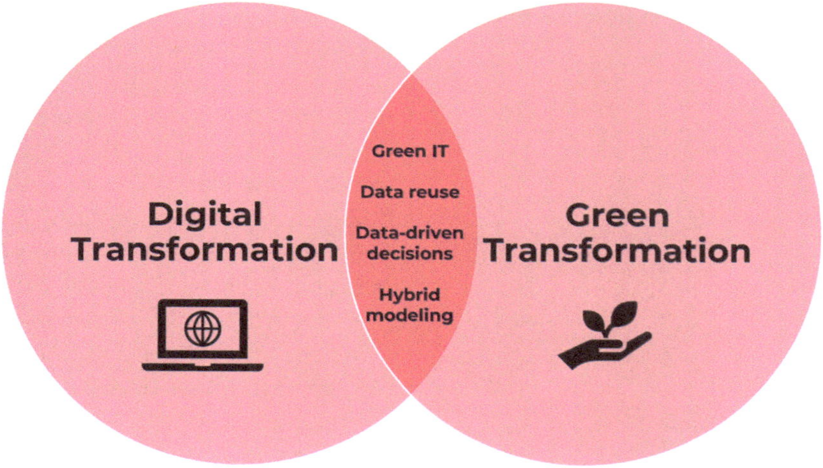

Abb. 2: Twin Transformation

Lessions Learned

- Trotz der konservativen Natur der PI, wird die Wichtigkeit der digitalen Transformation erkannt.
- Digitalisierung und Nachhaltigkeit sind eng miteinander verbunden.

2. Digitalisierung in der Wirkstoffentdeckung und -entwicklung

Reflexionsfrage: Wie können digitale Werkzeuge helfen, Wirkstoffe besser zu verstehen?

Die Wirkstoffentdeckung ist jener Prozess, bei dem Moleküle identifiziert werden, die ein bestimmtes Zielmolekül im Körper ansprechen, um Krankheiten zu behandeln. In der nachfolgenden Wirkstoffentwicklungsphase wird die **Stabilität und Sicherheit** detailliert getestet, um die sichere und effektive Anwendbarkeit in Menschen zu gewährleisten. Durch digitale Informationen, den Einsatz von Computermodellen und innovative Algorithmen können Forschende virtuell tausende von Verbindungen in Datenbanken durchsuchen, um potenzielle Wirkstoffe schneller zu identifizieren und zu charakterisieren.

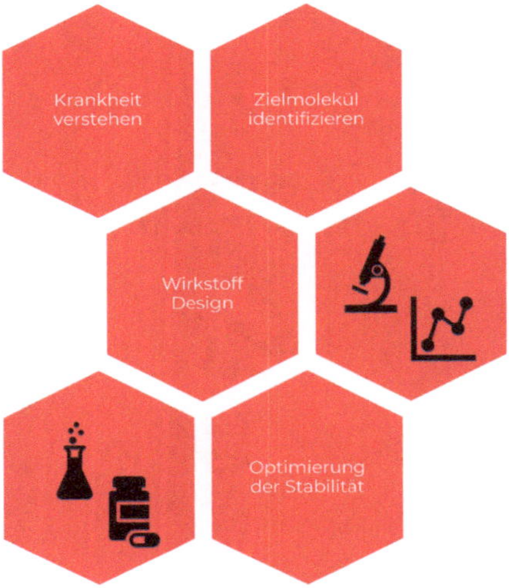

Abb. 3: KI in der Wirkstoffentdeckung und -entwicklung

Beispiele für KI-gestützte Werkzeuge in der Wirkstoffentdeckung und -entwicklung sind generative Modelle (z. B. generative adversarial networks (GANs). Diese können verwendet werden, um neue Moleküle mit bestimmten gewünschten Eigenschaften zu generieren (Drug Design). Durch das Training dieser Modelle mit einer großen Anzahl an Molekülstrukturen können sie neue Moleküle erzeugen, die strukturell ähnlich zu vorhandenen Verbindungen sind, aber bestimmte **zusätzlich gewünschte Funktionalitäten** mit sich bringen. Dadurch können Wirkstoffe designt werden, die hohe Wirksamkeit und geringe Nebenwirkungen aufweisen (Precedence Research 2023).

Ein weiteres Beispiel für digitale Werkzeuge in der Wirkstoffentwicklung ist Molecular Dynamics (MD). MD ist eine computergestützte Simulationsmethode, die Bewegungen von Atomen und Molekülen über die Zeit modelliert. MD wird in der Wirkstoffentwicklung eingesetzt, um Informationen über die **Struktur, Dynamik und Interaktionen** von Zielproteinen mit potenziellen Wirkstoffen zu gewinnen. Außerdem kann die Stabilität von Wirkstoffen in unterschiedlichen Formulierungen bzw. mit unterschiedlichen Zusatzstoffen digital modelliert werden. In manchen Fällen ist die Proteinstruktur des Zielmoleküls experimentell noch nicht bestimmt. Hier können neue KI-gestützte Algorithmen wie beispielsweise AlphaFold von Google eine überraschend genaue Vorhersage der Proteinstruktur ermöglichen.[2]

Auch in klinischen Studien spielt Digitalisierung eine zentrale Rolle durch die **digitale Datenerfassung** (z. B. Fehlerreduktion), aber auch **e-Health-Lösungen**, die im Rahmen von klinischen Studien helfen, Daten wie Vitalwerte, Symptome und Medikamenteneinnahme zu sammeln und anschließend KI-gestützt auszuwerten (Pharmaceutical Technology 2022) (vgl. insgesamt hierzu: Arnold 2023; Blanchard / Stanley / Bhowmik 2021).

Lessions Learned

- KI-gestützte Methoden helfen beim Design von Wirkstoffmolekülen, deren Charakterisierung und auch bei der effizienten Durchführung von klinischen Studien.

3. Digitalisierung in der Produktion

Reflexionsfrage: Wie unterscheidet sich die Produktion in der PI von anderen Branchen (z. B. Automobilindustrie)?

Die entwickelten Wirkstoffe müssen im nächsten Schritt in die finale Darreichungsform überführt werden, die schlussendlich Patient:innen verabreicht werden kann (z. B. Tabletten, Kapseln, Injektionen, Implantate). Viele der Produktionstechnologien in der PI wurden seit Jahrzehnten nicht modernisiert. In vielen Fällen werden die **Arzneimittel immer noch in Einzelschritten hergestellt**, was an die Herstellung von Autos vor der

2 Siehe dazu: https://www.deepmind.com/research/highlighted-research/alphafold.

Erfindung des Fließbands durch Henry Ford erinnert. Dies gilt für die Synthese von pharmazeutischen Wirkstoffen als auch für die Herstellung der finalen Darreichungsform. Diese weit verbreitete Produktionsweise ist die Chargenproduktion (z. B. schrittweise mit langen Pausen zwischen den einzelnen Schritten), und sehr oft werden **Wirkstoff und finale Darreichungsform an verschiedenen Orten hergestellt**. Das Ergebnis sind lange Transportwege, hohe Treibhausgasemissionen, hohe Kosten und enorme Zeitspannen für den gesamten Herstellungszyklus, bevor das Arzneimittel für Patient:innen verfügbar wird. Dies führt zu einer starken Abhängigkeit Europas von anderen Regionen und im Falle einer Krise zu Engpässen bei lebenswichtigen Arzneimitteln (Lee u. a. 2015). Die COVID-19-Pandemie hat gezeigt, wie wichtig eine **nachhaltige, lokale Produktion** ist und welche Probleme intransparente, internationale Lieferketten bei der Produktion von lebenswichtigen Arzneimitteln mit sich bringen. Unterstützt und motiviert durch regulatorische Initiativen, insbesondere der FDA, fand in den letzten Jahren eine Verlagerung hin zur kontinuierlichen Produktion mit neuen Ansätzen und Technologien wie Quality by Design (QbD) und prozessanalytische Technologien (PAT) statt.

Definition:
QbD ist ein systematischer Ansatz für die Arzneimittelentwicklung, bei dem die **Qualität von Anfang an in das Produkt integriert** wird. Es beinhaltet die Ermittlung und das Verständnis der kritischen Qualitätsattribute (CQAs) eines Produkts und nachfolgend die Konzeption und Entwicklung des Produkts, um diese Attribute zu erfüllen. Dies wird durch eine Kombination aus wissenschaftlichem Verständnis, Risikobewertung und statistischen Instrumenten erreicht (Yu u. a. 2014).
PAT beziehen sich auf eine Gruppe von Werkzeugen und Technologien, die in der Produktion von pharmazeutischen Produkten eingesetzt werden. Diese Technologien ermöglichen eine **kontinuierliche Überwachung und Analyse von Prozessen in Echtzeit**, um sicherzustellen, dass die Qualität der hergestellten Produkte den Spezifikationen entspricht. PAT umfasst eine Vielzahl von Technologien wie Spektroskopie, Chromatographie, Bildgebung und sensorbasierte Instrumente (Clegg 2020).

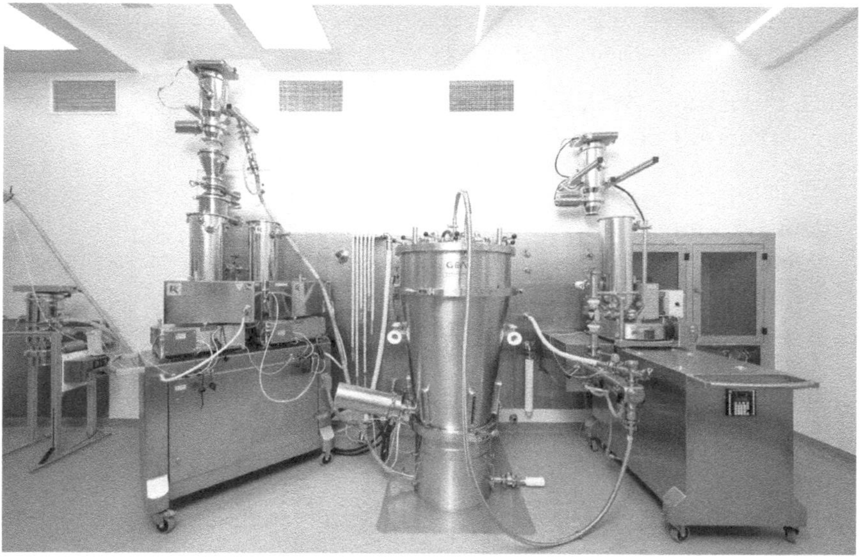

Abb. 4: RCPE Pilotanlage frontal © Markus Trinkel

Reflexionsfrage: Welche Vorteile bringt kontinuierliche Produktion in der PI mit sich?

Die kontinuierliche Produktion von Arzneimitteln hat viele Vorteile: Erstens kann eine enorme Beschleunigung erreicht werden (bis zu 20-fach) mit kleineren Produktionsanlagen (Beispiel Abb. 4). Zweitens wird eine Spitzenqualität erreicht, da die Qualität des Produkts in Echtzeit über Sensoren überwacht wird. Drittens ermöglicht diese Anlagentechnologie eine bedarfsgerechte Fertigung, was die Agilität und Flexibilität stark erhöht. Und schließlich ist die Herstellung sauberer; es entsteht weniger Abfall und es wird weniger Energie verbraucht. Viele Pharmaunternehmen führen bereits aktiv Forschungs- und Entwicklungsprojekte durch, um die Anwendbarkeit von kontinuierlichen Produktionsprozessen für ihre Produkte zu untersuchen und zu validieren. Dabei liegt der Fokus vor allem beim **Aufbau der Produktionsanlagen und der Entwicklung von digitalen Zwillingen**, welche es ermöglichen, reale Prozessbedingungen zu simulieren und durch Echtzeitdaten aus dem Prozess laufend zu verbessern. Dies dient der optimierten Entscheidungsunterstützung für Mitarbeitende in Produktionsprozessen. Hybride Modelle, welche mechanistische Simulationen mit KI-gestützten Methoden verbinden, bieten hier eine innovative

Methodik, um wertvolle historische Information aus Prozessdaten zu nutzen und mit physikalischen Prinzipien zu verknüpfen.

Reflexionsfrage: Welche Vorteile bringt die angepasste Produktion von Arzneimitteln für die Gesundheitsversorgung?

Information:
Additive Manufacturing (3D-Druck) ist ein Prozess zur Herstellung von physischen Objekten aus einem digitalen Modell. Im Gegensatz zu herkömmlichen Fertigungsmethoden, bei denen Materialien durch Entfernen oder Umformen bearbeitet werden, erfolgt der 3D-Druck durch das schichtweise Hinzufügen von Material, um das gewünschte Objekt zu erstellen.

Neben der Produktion von wichtigen und weit verbreiteten Arzneimitteln ermöglichen neue Technologien und Erkenntnisse auch die angepasste, individuelle Produktion von Arzneimitteln und Medizinprodukten. Präzisionsmedizin ist ein Ansatz in der Gesundheitsversorgung, der darauf abzielt, individuelle Unterschiede zu berücksichtigen, um Diagnose, Behandlung und Prävention von Krankheiten zu verbessern. Es basiert auf der Idee, dass Menschen unterschiedlich auf Krankheiten reagieren und, dass **spezifische Merkmale** berücksichtigt werden sollten, um die bestmögliche Versorgung zu gewährleisten. Mittels sogenannter Additive Manufacturing Technologien (3D-Druck) können Arzneimittel in **maßgeschneiderter Form** hergestellt werden, um den individuellen Bedürfnissen von Patient:innen gerecht zu werden. Dies ermöglicht die Anpassung von Dosierungen, Wirkstoffkombinationen und Freisetzungsmechanismen. Dadurch ergibt sich eine enorme Flexibilität und Designfreiheit, beispielsweise bei der Herstellung von Prototypen und auch zunehmend in der Serienfertigung. Der 3D-Druck ermöglicht die Herstellung von Implantaten, die exakt an die spezifischen Anatomien von Patient:innen angepasst sind (vgl. insgesamt hierzu: Kleinebudde / Khinast / Rantanen 2017; Basit 2020).

Lessions Learned

- Digitale Technologien, Sensordaten und KI ermöglichen die Weiterentwicklung zur kontinuierlichen Produktion von Arzneimitteln.
- Eine Kombination von mechanistischen Modellen mit KI ermöglichen informierte Entscheidungen in Echtzeit, um kritische Entscheidungen zum richtigen Zeitpunkt zu treffen.
- Additive Manufacturing (3D-Druck) ermöglicht die angepasste Produktion von Arzneimitteln und Medizinprodukten und dadurch optimierte Behandlung von Patient:innen.

4. Herausforderungen bei der Digitalisierung der PI

Reflexionsfrage: Gibt es branchenspezifische Herausforderungen für die Digitalisierung in der PI?

Die kritische Notwendigkeit einer widerstandsfähigen, eigenständigen und digitalisierten europäischen Pharmaproduktion ist vor allem in den letzten Jahren deutlich geworden: Die COVID-19-Krise hat die Schwächen der Europäischen Union in Bezug auf die Versorgungssicherheit mit strategisch wichtigen Arzneimitteln deutlich gemacht. Durch die Umstellung auf neue, digitale Produktionstechnologien und KI-gestützten Methodiken kann die Unabhängigkeit Europas von anderen Ländern gefördert werden (siehe insgesamt hierzu: Chen W. u. a. 2022; Singh u. a. 2020). Dadurch entstehen für pharmazeutischen Unternehmen u. a. die folgenden Herausforderungen (Hole / Hole / McFalone-Shaw 2021):

Herausforderung	Erklärung
Know-how	Neue digitale Technologien (z.B.: KI-gestützte Produktionsoptimierung) erfordern pharmazeutische Expert:innen mit IT- oder Digitalisierungshintergrund.
Akzeptanz	Bei Digitalisierungsprozessen wird oft befürchtet, dass Maschinen die Arbeiter:innen ersetzen. Es geht hierbei aber darum, Mitarbeitende durch digitale Technologien zu unterstützen, ihre Arbeit zu erleichtern und weniger repetitiv zu gestalten und gleichzeitig Fehler durch manuelle Arbeit zu vermeiden und Arbeitsprozesse zu beschleunigen. Dazu ist es essenziell, dass die Mensch-Computer-Interaktion bestmöglich gestärkt und unterstützt wird. So können neue Technologien und Arbeitsweisen transparent und nachhaltig in Unternehmen verankert werden.

Herausforderung	Erklärung
Ressourcen	Kosten für die nachhaltige Einführung von digitalen Technologien und Know-How sind hoch und es dauert, bis die ersten Vorteile durch die Innovation klar ersichtlich werden. In vielen Fällen müssen die Daten direkt dort analysiert werden, wo sie erzeugt werden (compute to data), und zwar in Echtzeit. Daher werden leistungsstarke, föderierte Dateninfrastrukturen mit Mikrodiensten benötigt.
Große Datenmengen und neue Analysemethoden	Aufgrund innovativer Sensortechnologien und vernetzter Verarbeitungsschritte muss eine große Menge an Daten gespeichert und ordnungsgemäß verwaltet werden, um wertvolle Informationen zu erhalten. Darüber hinaus müssen die Prozessinformationen angemessen dokumentiert werden. Die Mustererkennung in großen Datensätzen erfordert fortschrittliche Technologien wie etwa KI. Um Transparenz und einen verantwortungsvollen Einsatz von KI zu gewährleisten (z. B. für das Genehmigungsverfahren), ist ein tieferes Verständnis neuartiger Technologien entscheidend.
Herstellerabhängigkeit & Legacy Systeme	Viele Gerätehersteller liefern mit ihren Produktionseinheiten proprietäre Softwarelösungen, bei denen die Interoperabilität mit anderen Systemen/Produktionseinheiten oft eingeschränkt ist (geringere technologische Souveränität). Außerdem müssen bestehende Infrastrukturen in einem gesamten Konzept interoperabel sein, was mit Legacy Systemen problematisch sein kann.
Datenqualität, Sicherheit und Nachhaltigkeit	Datenqualität und -integrität sind essenziell in der PI. Zudem ist die Sicherheit von Daten zum Schutz von Intellectual Property, aber auch zum Schutz von personenbezogenen Daten im Falle von klinischen Studien enorm wichtig.
Regularien	Pharmazeutische Unternehmen unterliegen strengen Regeln und Normen und müssen auch die Integrität ihrer Daten sorgfältig sichern. Behörden müssen die digitalen Technologien auch verstehen und akzeptieren.

Lessions Learned

- Problemstellungen bezüglich Technologien und humanen Ressourcen sind ähnlich zu anderen Branchen.
- Strenge Regularien von Zulassungsbehörden machen die Einbindung digitaler Technologien wie KI besonders herausfordernd für die PI.

5. Chancen durch KI-gestützte Verfahren in der PI

Reflexionsfrage: Welche Chancen für die Gesundheitsversorgung, Gesellschaft und Industrie ergeben sich durch digitale Technologien in der PI?

Digitale Technologien wie KI verbessern Arzneimitteldesign, -entwicklung und -produktion, die Optimierung der Lieferkette und Qualitätskontrollen. Außerdem wird die Durchführung von klinischen Studien unterstützt und die prädiktive Modellierung für Präzisionsmedizin und seltene Krankheiten ermöglicht. In diesem Kapitel werden die neuen Chancen durch eine digitalisierte PI erläutert:

5.1 Effizientere Versorgung mit Arzneimitteln (aus Europa)

Digitale Technologien wie KI ermöglichen die schnellere Entdeckung und Erforschung von Wirkstoffen sowie die beschleunigte Entwicklung und Produktion einer finalen Darreichungsform. Die Fähigkeit, das Produkt kontinuierlich in ausreichender Menge und schnell genug zu produzieren, ist essenziell, um die Nachfrage über lange Zeiträume hinweg zu befriedigen. Dadurch können Arzneimittelengpässe vermieden werden. Die Aufzeichnung von Sensordaten in Echtzeit über den gesamten Produktionsprozess hinweg ermöglicht ein besseres Verständnis des Prozesses sowie die Entwicklung von KI-gestützten Methoden, um die Produktion besser steuern zu können. Durch die digitale Vernetzung von Produktionseinheiten (Plug-and-Play-Systeme) kann die Herstellung von Arzneimitteln sehr **flexibel und bedarfsgerecht** gestaltet werden. Die Digitalisierung und flexible Gestaltung des Produktionsprozesses ermöglicht es, die Herstellung von Arzneimitteln und Impfstoffen maßgeblich zu beschleunigen. Wenn ein neues Arzneimittel zu einem festen Prozess hinzugefügt wird, muss es entweder in die bestehende Infrastruktur integriert oder eine neue Anlage entwickelt werden. Da Plug-and-Play-Produktionseinheiten derart flexibel kombiniert werden können, kann im Herstellungsprozesses enorm viel Zeit eingespart werden. Dadurch können effizientere Produktionsprozesse etabliert werden, die die **Rückverlagerung der Produktion nach Europa begünstigen.** Dies ermöglicht eine verbesserte Verfügbarkeit und eine schnellere Bereitstellung für Patient:innen, insbesondere bei lebenswichtigen Arzneimitteln, sowie Flexibilität bei der Anpassung an veränderte

Bedürfnisse. Eine optimierte Produktion kann dazu beitragen, die Kosten für die Herstellung von Arzneimitteln zu senken.

5.2 Qualität und Transparenz

Qualität und Transparenz sind grundlegende Prinzipien in der PI, die dazu beitragen, die Sicherheit und Wirksamkeit von Arzneimitteln zu gewährleisten. Durch präzise und kontrollierte Herstellungsverfahren können Arzneimittel mit einer konsistenten Qualität produziert werden. Digitale Technologien ermöglichen die automatisierte Datenerfassung, um Fehler durch manuelle Tätigkeiten zu vermeiden. Außerdem ermöglicht die **Digitalisierung über den gesamten (Produktions-) Prozess hinweg die Nachvollziehbarkeit und Transparenz zur besseren Qualitätskontrolle**. Dies ist von großer Bedeutung, da Patient:innen darauf vertrauen müssen, dass die ihnen verschriebenen Medikamente die gewünschte Wirkung haben und sicher sind.

5.3 Technologiesouveränität und Nachhaltigkeit

Technologiesouveränität und Unabhängigkeit sind in einer digitalisierten PI von großer Bedeutung. In einer Zeit, in der Technologie eine immer wichtigere Rolle spielt, ist es für Unternehmen entscheidend, die **Kontrolle über ihre technologischen Ressourcen und Strategien** zu behalten. Technologiesouveränität bezieht sich auf die Fähigkeit eines Unternehmens, über die Technologien zu verfügen und diese zu nutzen, die für bestimmte Geschäftsprozesse und Innovationen erforderlich sind. Intelligente Systeme in der PI verbessern außerdem den Arbeitsalltag für Mitarbeitende. Durch das Automatisieren von repetitiven Tätigkeiten können sich diese auf kreativere/anspruchsvolle Arbeiten konzentrieren und werden somit gefördert. Durch digitale Technologien und KI-gestützte Vorhersagen können Materialien eingespart und Prozesse CO_2-neutraler gestaltet werden. Außerdem kann die Digitalisierung der Lieferkette zu mehr Transparenz führen, wodurch gezielt Engpässen gegengesteuert werden kann. Neue Technologien wie Privacy-Preserving-Analytics können hierbei helfen, Daten auf sichere Art und Weise nach außen zu geben.

Information:
Privacy Preserving Analytics bezieht sich auf eine Reihe von Techniken und Praktiken, die verwendet werden, um Daten zu analysieren und gleichzeitig die Privatsphäre von Personen oder sensible Daten zu schützen. Es ist wichtig, weil Datenanalyse und Datenerfassung immer verbreiteter werden und gleichzeitig wächst die Sorge über den möglichen Missbrauch persönlicher Informationen.

5.4 Bessere Patient:innenversorgung

Auch die Therapietreue der Patient:innen bzw. die Fähigkeit, die Einhaltung von Arzneimittelverschreibungen zu verbessern, kann durch eine flexible Fertigung ermöglicht werden. In einer festen Produktionsanlage und einem starr festgelegten – weil so zugelassenen – Verfahren wird die Dosis beispielsweise durch das Chargenprotokoll bestimmt und lässt keine Prozessänderung zu (Malevez / Copot 2023). Eine flexiblere Anlage mit flexiblen Verfahren hingegen ermöglicht Änderungen im Herstellungsprozess des Arzneimittels, wie z. B. die Anpassung der Dosis (z. B. Dosisvariation durch 3D-Druck). Infolgedessen können sich **alternative therapeutische Darstellungen, Dosen und Laufzeiten** direkt auf die Nachfrage der Patient:innen auswirken. Wenn diese Technologien skalenübergreifend integriert werden, werden sie zu einem Paradigmenwechsel in der Art und Weise führen, wie Entwicklung und Produktion in Zukunft durchgeführt werden. Insgesamt würde die Einführung digitaler Technologien in der pharmazeutischen Produktion Patient:innen in Zukunft Vorteile bringen (siehe insgesamt hierzu: Del Giorgio Solfa 2022).

Lessions Learned

- Die Digitalisierung der PI führt zu besserer Versorgung mit Arzneimitteln aus Europa. Außerdem werden die Qualität der Produkte sowie die Nachhaltigkeit des Produktionsprozesses gesteigert.
- Patient:innen profitieren von innovativen Technologien durch bessere Verfügbarkeit von Arzneimitteln und Präzisionsmedizin.

Literatur

Arnold, Carrie (2023): Inside the nascent industry of AI-designed drugs. Nat Med 29, 1292-1295. https://doi.org/10.1038/s41591-023-02361-0.

Basit, Abdul (2020): Recent innovations in 3D-printed personalized medicines: an interview with Abdul Basit. Journal of 3D Printing in Medicine 4:1, 5-7. https://doi.org/10.2217/3dp-2020-0010.

Blanchard, Andrew E. / Stanley, Christopher / Bhowmik, Debsindhu (2021): Using GANs with adaptive training data to search for new molecules. J Cheminform 13, 14. https://doi.org/10.1186/s13321-021-00494-3.

Chen, Wenqian u. a. (2022): Pharmaceutical Industry. Challenges and Opportunities for Establishing Pharma 4.0, in: Sharifzadeh, Mahdi (Hg.): Industry 4.0 Vision for Energy and Materials, Hoboken, 313-337. https://doi.org/10.1002/9781119695868.ch12.

Chen, Yingjie u. a. (2020): Digital Twins in Pharmaceutical and Biopharmaceutical Manufacturing: A Literature Review. Processes 8, 1088. https://doi.org/10.3390/pr8091088.

Clegg, Ian ([2]2020): Chapter 7 – Process analytical technology, in: Riley, Christopher M. / Rosanske, Thomas W. / Reid, George (Hg.): Specification of Drug Substances and Products (Second Edition), Elsevier, 149-173. https://doi.org/10.1016/B978-0-08-102824-7.00007-5.

Del Giorgio Solfa, Federico (2022): Impacts of Cyber Security and Supply Chain Risk on Digital Operations: Evidence from the Pharmaceutical Industry. IJTIM 2(2), 18-32. https://doi.org/10.54489/ijtim.v2i2.98.

European Pharmaceutical Review (EPR) (2017): Pharma Digitalisation: Challenges and opportunities in transforming the pharma industry (abrufbar unter: https://www.europeanpharmaceuticalreview.com/article/51733/pharma-digitalisation-challenges/; zuletzt abgerufen: 2.8.2023).

FDA (2022): Successes and Opportunities in Modeling & Simulation for FDA. A Report Prepared by the Modeling & Simulation Working Group of the Senior Science Council, Silver Spring (abrufbar unter: https://www.fda.gov/media/163156/download).

Herpel, Kurt (2023): The Transformative Role Of AI In Pharma – An Exploration, abrufbar unter: https://delta4.ai/role-of-ai-in-pharma/ (zuletzt abgerufen: 2.8.2023).

Hole, Glenn / Hole, Anastasia S. / McFalone-Shaw, Ian (2021): Digitalization in pharmaceutical industry: What to focus on under the digital implementation process?, International Journal of Pharmaceutics: X, 3, 100095. https://doi.org/10.1016/j.ijpx.2021.100095.

International Society for Pharmaceutical Engineering (ISPE) (o. J.): What ist GAMP?, abrufbar unter: https://ispe.org/initiatives/regulatory/what-gamp (zuletzt abgerufen: 2.8.2023).

Kleinebudde, Peter / Khinast, Johannes / Rantanen, Jukka (Hg.) (2017): Continuous Manufacturing of Pharmaceuticals, Hoboken. https://doi.org/10.1002/9781119001348.

Lee, Sau L. u. a. (2015): Modernizing Pharmaceutical Manufacturing: from Batch to Continuous Production. J Pharm Innov 10, 191-199. https://doi.org/10.1007/s12247-015-9215-8.

Malevez, Diego / Copot, Dana (2023): From batch to continuous tablet manufacturing: A control perspective, 11th IFAC Symposium on Biological and Medical Systems BMS 2021 Conference Proceedings 54 (15), 562-567, https://doi.org/10.1016/j.ifacol.2021.10.316.

Pharmaceutical Technology (2022): Tapping into pharma's growing opportunities in digital health. Gérard Klop and Marcos Gallego Llorente of Vintura, explore how companies can grow their sphere of influence in the healthcare ecosystem using digital health, abrufbar unter: https://www.pharmaceutical-technology.com/comment/tapping-into-pharmas-growing-opportunities-in-digital-health/ (zuletzt abgerufen: 2.8.2023).

Pharmig / Zühlke Österreich (2021): Studie zu Pharma und Digitalisierung in Österreich 2021 (abrufbar unter: https://www.pharmig.at/mediathek/pressecorner/studie-zu-pharma-und-digitalisierung-in-oesterreich-2021/; zuletzt abgerufen: 2.8.2023).

Precedence Research (2023): Generative AI in Pharmaceutical Market 2023-2032, abrufbar unter: https://www.precedenceresearch.com/generative-ai-in-pharmaceutical-market (zuletzt abgerufen: 2.8.2023).

Singh, Mohan u. a. (2020): Internet of Things in pharma industry: possibilities and challenges, in: Balas, Valentina Emilia / Kumar, Solanki Vijender / Kumar, Raghvendra (Hg.): Emergence of Pharmaceutical Industry Growth with Industrial IoT Approach, London u. a., 195-216. https://doi.org/10.1016/B978-0-12-819593-2.00007-8.

United Nations – Department of Economic and Social Affairs – Sustainable Development (o. J.): The 17 Goals, abrufbar unter: https://sdgs.un.org/goals (zuletzt abgerufen: 2.8.2023).

Wong, Chi Heem / Siah, Kien Wei / Lo, Andrew W. (2019): Estimation of clinical trial success rates and related parameters. Biostatistics 2019 Apr 1; 20(2), 273-286. doi: 10.1093/biostatistics/kxx069. Erratum in: Biostatistics 2019 Apr 1; 20(2): 366.

Yu, Lawrence X. u. a. (2014): Understanding Pharmaceutical Quality by Design. AAPS J 16, 771-783. https://doi.org/10.1208/s12248-014-9598-3.

Abschnitt 3: Ethische und rechtliche Aspekte von KI-Anwendungen im Gesundheitswesen

Kompetenzen ethischer Reflexionen

Beispiele – Materialien – Anwendungsszenarien

Andreas Klein

Der vorliegende Beitrag schließt inhaltlich an den ersten Ethik-Teil in diesem Buch an. Dort ging es primär um grundlegende ethische Perspektiven zu KI und um die Darstellung der Ethik-Leitlinien für eine vertrauenswürde KI seitens der Expertengruppe der EU-Kommission. In diesem Beitrag wird an diese Ethik-Leitlinie angeknüpft und fortgeführt und darüber hinaus werden weitere praktische und notwendige Handlungsoptionen beschrieben.

1. EU Ethik-Leitlinien und KI-Anforderungen

Wie bereits im ersten Ethik-Beitrag dargestellt wurde, hat die hochrangige Expertengruppe der EU-Kommission umfassende Ethik-Leitlinien (2019) vorgelegt, die als Grundlage für weitere Maßnahmen und Handlungsoptionen dienen. Ausgangspunkt sind herbei die Menschen- und Grundrechte: **Würde des Menschen**, **Freiheit**, **Gleichheit / Gerechtigkeit** und **Nichtdiskriminierung**, **Solidarität** und **Bürgerrechte**. Hieran anschließend werden vier ethische Grundsätze (Prinzipien) formuliert und ausgeführt, denen KI genügen muss: **Autonomie / Freiheit**, **Schadensverhütung**, **Fairness** und **Erklärbarkeit**. Der grundlegende Leitgedanke besteht darin, dass KI-Systeme insgesamt das **Wohl bzw. Wohlergehen** von Menschen steigern sollen, die damit verbundenen Risiken jedoch zu reduzieren und zu minimieren sind. Aus diesen zugrunde gelegten Rechten und ethischen Prinzipien wurden in der Folge konkrete **Anforderungen** erläutert und im Anschluss daran eine praktische **Bewertungsliste** (ALTAI) erstellt, die primär konkrete selbstevaluative Fragen – vor allem für Entwickler und Betreiber – enthält, die sich aus den Anforderungen ergeben. Dabei ist stets darauf zu achten, dass sämtliche Einzelschritte **nicht als bloße Regelbefolgung** betrachtet werden, sondern es soll insgesamt ein sensibles Bewusstsein für ethische Fragestellungen bei allen Akteuren gefördert und gefordert werden. Es geht hier also um ein weit gefasstes Verständnis von **Bildung** als Erwerb ethischer Beurteilungskompetenzen im Blick auf KI-Systeme. Hiervon umfasst sind demnach nicht nur Hersteller, Ingenieure, Designer, Arbeitgeber, Unternehmen, Ausbildungsstätten, Einrichtungen jeglicher Art, sondern letztlich auch die Bevölkerung im Ganzen (Nr. 19[1]).

1.1 Verwirklichung einer vertrauenswürdigen KI: Anforderungen an KI-Systeme

Basierend auf den Grundrechten und den ethischen Prinzipien (s. erster Beitrag) werden in den Ethik-Leitlinien **sieben konkrete Anforderungen** an eine vertrauenswürdige KI formuliert und ausgeführt (Nr. 55ff), die sich wiederum an sämtliche Akteure richten. Insofern bieten diese Anforderungen bereits ein probates Grundgerüst für Entwickler, Betreiber und Nutzer, um hierauf die jeweiligen Systeme abzustimmen und ethische Prinzipien zu implementieren und zu konkretisieren. Zugleich können diese Anforderungen optimal in entsprechende Aus-, Fort- und Weiterbildungsprogramme integriert werden. Zurecht wird jedoch in den Leitlinien betont, dass diese Anforderungen eine **kontinuierliche Bewertung während des gesamten Lebenszyklus** eines KI-Systems erfordern. Aufbauend auf diese Anforderungen wird eine konkrete **Bewertungsliste** angeschlossen (s. Anhang), die sehr konkrete Fragen zu den einzelnen Anforderungen bereitstellt, die sich Entwickler und Betreiber kontinuierlich vorlegen sollen. Die sieben Anforderungen an vertrauenswürdige KI-Systeme gestalten sich wie folgt:

1. Vorrang menschlichen Handelns und menschlicher Aufsicht

- *Grundrechte*:
  - Unterstützung menschlicher Autonomie
  - Dienst an Demokratie und Gerechtigkeit
  - Förderung und Wahrung von Grundrechten
  - Förderung menschlicher Aufsicht
  - Hilfe beim Überblick über persönliche Daten
  - Besserer Zugang zu Bildung
  - Folgenabschätzung für Grundrechte bei risikobehafteten Situationen
  - Mechanismen zu externen Rückmeldungen bei Beeinträchtigungen

---

1 Die Nummern beziehen sich auf die Zählung am linken Seitenrand der deutschsprachigen Ausgabe.

- *Vorrang menschlichen Handelns*:
  - Nutzer sollten informierte Entscheidungen bezüglich KI-Systemen durch Wissen, Mittel und Verstehen treffen können
  - Sie sollen im Einklang mit persönlichen Zielen bessere, fundiertere Entscheidungen treffen können
  - Förderung der Selbstbestimmung und Verhinderung von unfairer Manipulation, Täuschung, Bedrängung und Konditionierung
  - Keine Unterwerfung von Personen unter rein automatisierte Entscheidungen
- *Menschliche Aufsicht*:
  - Möglichkeiten: Gewährleistung der interaktiven Einbindung von Menschen (Human-in-the-Loop), Kontrolle durch Menschen (Human-on-the-Loop), Gesamtsteuerung (Human-in-Command)
  - Beaufsichtigung von KI-Systemen, um bei unerwünschten Ereignissen jederzeit adäquat eingreifen zu können
  - Je geringer die operative Aufsichtsmöglichkeit ist, desto höher ist die Anforderung an die Vorab-Testung und die laufende Kontrolle

2. Technische Robustheit und Sicherheit

- *Widerstandsfähigkeit*:
  - Grundsatz der Schadensvermeidung und präventives Herangehen an Risiken
  - Schutz vor Sicherheitslücken und Missbrauch (von Systemen und Daten)
- *Auffangplan*:
  - Sicherheitsvorkehrungen und Auffangpläne
  - Bei Bedarf menschlichen Bediener anfordern
  - Plan zur Klärung und Bewertung potenzieller Risiken
- *Präzision*:
  - Richtige Beurteilung von Sachverhalten durch KI-Systeme
  - Vermeidung von Risiken aufgrund falscher Vorhersagen
  - Anzeige der Wahrscheinlichkeit von Fehlern
  - Veröffentlichung falscher Beurteilungen durch KI-Systeme (Transparenz und laufende Optimierung)
- *Zuverlässigkeit und Reproduzierbarkeit*:
  - Ergebnisse müssen reproduzierbar und zuverlässig sein
  - Ermöglichung der Erklärung und Beschreibung von KI-Systemen

3. Schutz der Privatsphäre und Datenqualitätsmanagement

- *Privatsphäre und Datenschutz*:
  - Problem der Verhaltensanalyse aufgrund aufgezeichneter Daten, insbesondere hinsichtlich sexueller Ausrichtung, Alter, Geschlecht und weltanschaulicher Ansichten
  - Schutz vor unrechtmäßiger oder unfairer Diskriminierung
- *Qualität und Integrität der Daten*:
  - Vermeidung von Verzerrungen, Ungenauigkeiten, Fehlern und anderen Mängeln
  - Testung und Dokumentation von Prozessen und Datensätzen in allen Schritten (Planung, Ausbildung, Erprobung, Einsatz)
- *Datenzugriff*:
  - Gewährleistung von Datenprotokollen zur Regelung des Zugriffs

4. Transparenz

- *Rückverfolgbarkeit*:
  - Datensätze und Prozesse sollten so gut wie möglich dokumentiert werden, um Gründe für fehlerhafte KI-Entscheidungen zu ermitteln
- *Erklärbarkeit*:
  - Technische Prozesse und menschliche Entscheidungen müssen erklärbar und rückverfolgbar sein, vor allem dann, wenn das menschliche Leben dadurch entscheidend beeinflusst wird
  - Kompromisse zwischen verbesserter Erklärbarkeit und mehr Präzision sollen möglich sein
  - Erklärungen sollten rechtzeitig erfolgen und die Sachkenntnis der Betroffenen ist zu berücksichtigen
  - Erläuterungen über die Beeinflussung von Entscheidungsprozessen einer Organisation und die nachvollziehbare Begründung für die Einführung eines KI-Systems zur Unterstützung von Entscheidungsprozessen
- *Kommunikation*:
  - KI-Systeme dürfen gegenüber Nutzern nicht als Menschen auftreten
  - Recht auf Information, dass mit einem KI-System interagiert wird
  - Möglichkeit zum Widerspruch gegen eine solche Interaktion und Möglichkeit zugunsten einer zwischenmenschlichen Interaktion
  - Klare Mitteilung über die Fähigkeiten und Einschränkungen verwendeter KI-Systeme

5. Vielfalt, Nichtdiskriminierung und Fairness
Hierbei sind die Aspekte Inklusion und Vielfalt während des gesamten Lebenszyklus von KI-Systemen leitend. Jedenfalls sollten betroffene Interessenträger berücksichtigt und eingebunden werden. Die Sicherstellung eines gleichberechtigten Zugangs durch **inklusive Gestaltungsprozesse** ist zu gewährleisten.

- *Vermeidung unfairer Verzerrungen*:
  - Vermeidung von Verzerrungen und daraus resultierender schlechter Lenkungs- und Kontrollmodelle.
  - Verhinderung von (in)direkten Vorurteilen und Diskriminierungen – auch durch beabsichtigte Ausnutzung derselben oder durch unlauteren Wettbewerb (z. B. geheime Preisabsprachen)
  - Einführung von Aufsichtsverfahren (z. B. beurteilende Ethikkommissionen) zur Eindämmung von Ungleichbehandlung und Diskriminierung und zur klaren und transparenten Analyse von Zweck, Einschränkungen, Anforderungen und Entscheidungen von KI-Systemen
  - Förderung von Diversität bei Beschäftigten und Meinungsvielfalt
- *Barrierefreiheit und universeller Entwurf*:
  - Breite Verbraucher- und Nutzerorientierung von KI-Systemen (möglichst alle Menschen einbeziehen)
  - Vordringliche Nutzbarkeit für Menschen mit Behinderungen (Barrierefreiheit) und Vermeidung eines Einheitsansatzes
  - Gerechter Zugang und aktive Beteiligung aller Menschen
- *Beteiligung der Interessenträger*:
  - Direkte oder indirekte Konsultation der Interessenträger während des gesamten Lebenszyklus
  - Möglichkeit zur Evaluierung nach Einführung eines Systems durch Betroffene und Interessenträger (Schulung, Anhörung, Beteiligung)

6. Gesellschaftliches und ökologisches Wohlergehen

- *Nachhaltige und umweltfreundliche KI*:
  - Umweltverträglichkeit soll gewährleistet werden, einschließlich der gesamten Lieferkette
  - Kritische Analyse des Verbrauchs von Ressourcen und Energie

- *Soziale Auswirkungen*:
  - Verbesserungen und eventuelle Verschlechterungen sozialer Kompetenzen durch die Omnipräsenz sozialer KI-Systeme (inkl. körperlichem und geistigem Wohlergehen) müssen sorgfältig überwacht und berücksichtigt werden
- *Gesellschaft und Demokratie*:
  - Sorgfältige Prüfung von Auswirkungen auf Institutionen, Demokratie und Gesellschaft (politische Entscheidungsfindung, Wahlen usw.)

7. Rechenschaftspflicht

- *Nachprüfbarkeit*:
  - Bewertung von Algorithmen durch interne und externe Prüfungen (z. B. Ethikkommission usw.) inkl. öffentlich zugänglichen Bewertungsberichten
  - Besonderes Augenmerk bei Systemen, die Auswirkungen auf Grundrechte haben oder bei sicherheitskritischen Anwendungen
- *Minimierung negativer Auswirkungen und Meldung*:
  - Berichterstattung über Handlungen und Entscheidungen und die Reaktionsfähigkeit auf die Folgen
  - Ermittlung, Bewertung, Berichterstattung und Minimierung potenziell negativer Auswirkungen auf Betroffene
  - Schutz für Informanten, NGOs, Gewerkschaften und andere Stellen, die berechtigte Bedenken äußern
  - Folgenabschätzungen vor und während der Entwicklung, Einführung und Nutzung – in einem angemessenen Verhältnis zum Risiko von KI-Systemen
- *Kompromisse*:
  - Bei Spannungen zwischen unterschiedlichen Anforderungen müssen Kompromisse nach dem neuesten Stand der Technik rational und methodisch ausgehandelt werden
  - Ermittlung der konfligierenden Werte und Interessen und Kompromiss hinsichtlich des Risikos für ethische Grundsätze (z. B. Grundrechte)
  - Bei Nichtlösbarkeit des ethischen Konflikts sollte das KI-System in anderer Form entwickelt, eingeführt und genutzt werden

  - Rechenschaftspflichtigkeit der Entscheidungsträger und Sicherstellung, dass bei Bedarf Änderungen am System vorgenommen werden können
- *Rechtsmittel*:
  - Sicherstellung von Rechtsschutz und Rechtsbehelfen bei ungerechten und nachteiligen Auswirkungen
  - Besonderes Augenmerk bei schutzbedürftigen Personen oder Gruppen

In einem hieran anschließenden Teil (Nr. 92ff) werden **technische und nicht-technische Methoden** erläutert, um die dargestellten Anforderungen adäquat umsetzen zu können, wobei dies aufgrund der Systemdynamik ein kontinuierlicher Prozess sein muss.

Auf der Ebene **technischer Verfahren** finden sich etwa spezifische **Architekturen** (Blacklists, Whitelists und Mischungen für Systemzustände oder -verhalten; Anpassungsmöglichkeiten der Architektur aufgrund der Anforderungen in einem sense-plan-act-Zyklus), **konzeptuell integrierte Ethik und Rechtsstaatlichkeit** (X-by-Design: präzise und explizite Verbindung zwischen abstrakten Prinzipien und deren Einhaltung; Integration von Datenschutz und Sicherheit), **Erklärungsmethoden** (Einbeziehung von XAI-Forschung: Explainable Artificial Intelligence), **Erprobungen** und **Prüfungen** (sorgfältige Überwachung von Stabilität, Robustheit und Funktionsfähigkeit aller Komponenten; Hackereinsatz; Bug-Bounty-Programme) und **Dienstqualitätsparameter** (Indikatoren für die Dienstqualität der Systeme).

Die **nicht-technischen Verfahren**, die ebenfalls fortlaufend bewertet werden sollten, umfassen **Regulierung** (Anpassung und Erweiterung bestehender Rechtsvorschriften; AI Act), **Verhaltenskodizes** (Erstellung von Leitlinien und Werteorientierungen), **Standardisierung** (Normen für Qualitätsmanagement, etwa Akkreditierungssysteme, Verhaltenskodex, ISO-Normen, Gütezeichen für „vertrauenswürdige KI"), **Zertifizierung** (Bestätigung der Transparenz, Rechenschaftspflichtigkeit und Fairness, jedoch nicht als Ersatz für Verantwortung), **Rechenschaftspflicht durch Rahmenbedingungen für Lenkung und Kontrolle** (bezüglich ethischer Aspekte: Ethikkommissionen oder -räte; Ethikbeauftragte usw.), **Bildung und Bewusstsein ethischer Mentalität** (Aus- und Weiterbildung, Designer, Nutzer, Betroffene, Ethiker:innen, Gesellschaft), **Beteiligung** von Interessenträger und sozialer Dialog (offene und öffentliche Debatte; Stakeholder-Analysen und Arbeitsgruppen) und **Vielfalt** bzw. **Inklusion** (der Entwicklerteams und der Gesellschaft).

1.2 Die Bewertungsliste (ALTAI)

Aufbauend auf die bisherigen Teile der Ethik-Leitlinien wurde eine Bewertungsliste ausgearbeitet und vorgelegt, die nach einer Pilotphase und entsprechenden Rückmeldungen 2020 abschließend unter dem Titel „**The Assessment List for Trustworthy Artificial Intelligence (ALTAI)**“ veröffentlicht wurde. Sie richtet sich als Unterstützung (zur Selbstevaluation) primär an Entwickler und Betreiber von KI-Systemen und kann eventuell bestehende Bewertungsinstrumente ergänzen. Zusammen mit den sieben Anforderungen wird somit ein umfassendes Instrumentarium bereitgestellt, welches neben den Primäradressaten auch für Hochschulen und Universitäten eine veritable Grundlage bietet für entsprechende Forschung und Lehre. Dabei ist auch hier neuerlich zu betonen, dass es nicht um eine strikte Befolgung von Regeln geht, sondern um Unterstützungsoptionen, die je nach Bedarf und Entwicklung anzupassen sind und zudem die kritisch-ethische Reflexion nicht ersetzen sollen. Dies ist umso mehr von Relevanz, als künftige Entwicklungen in diesem Segment teilweise nur schwer abschätzbar sind. Immerhin ist in diesem gesamten Kontext darauf hinzuweisen, dass etwa Entwicklungen rund um ChatGPT noch gar nicht berücksichtigt wurden.

Zum Gebrauch des ALTAI wird vorangeschickt:

> „This Assessment List for Trustworthy AI (ALTAI) is intended for flexible use: organisations can draw on elements relevant to the particular AI system from this Assessment List for Trustworthy AI (ALTAI) or add elements to it as they see fit, taking into consideration the sector they operate in. It helps organisations understand what Trustworthy AI is, in particular what risks an AI system might generate, and how to minimize those risks while maximising the benefit of AI. It is intended to help organisations identify how proposed AI systems might generate risks, and to identify whether and what kind of active measures may need to be taken to avoid and minimise those risks. Organisations will derive the most value from this Assessment List (ALTAI) by active engagement with the questions it raises, which are aimed at encouraging thoughtful reflection to provoke appropriate action and nurture an organisational culture committed to developing and maintaining Trustworthy AI systems. It raises awareness of

> the potential impact of AI on society, the environment, consumers, workers and citizens (in particular children and people belonging to marginalised groups). It encourages the involvement of all relevant stakeholders. It helps to gain insight on whether meaningful and appropriate solutions or processes to accomplish adherence to the seven requirements (as outlined above) are already in place or need to be put in place. This could be achieved through internal guidelines, governance processes etc. (3 f)."

Strukturell lehnt sich die Bewertungsliste also eng an die sieben Anforderungen an und eröffnet zu den einzelnen Themenbereichen und Subthemen zahlreiche selbstevaluative Fragen. In einem ersten Cluster werden Fragen zu möglichen Auswirkungen auf Grund- und Menschenrechte gestellt (5 f), also z. B. im Blick auf **Diskriminierung**, **Kinderrechte und -schutz**, **persönliche Daten** und **DSGVO-Konformität**, Respekt der **Meinungs**-, **Informations**-, **Versammlungs**- und **Vereinigungsfreiheit**. Hauptfrage 1 lautet beispielsweise:

> „Führt das KI-System möglicherweise zu einer negativen Diskriminierung von Menschen aus einem der folgenden Gründe (ohne Anspruch auf Vollständigkeit): Geschlecht, Rasse, Hautfarbe, ethnische oder soziale Herkunft, genetische Merkmale, Sprache, Religion oder Weltanschauung, politische oder sonstige Überzeugung, Zugehörigkeit zu einer nationalen Minderheit, Vermögen, Geburt, Behinderung, Alter oder sexuelle Ausrichtung? (5)"

Aufgrund des Umfangs der Bewertungsliste und weil die zentralen inhaltlichen Aspekte bereits in den Anforderungen dargelegt sind, wird an dieser Stelle auf eine ausführliche Wiedergabe der Bewertungsliste verzichtet – sie findet sich jedoch im Anhang zu diesem Artikel (in einer deutschen Übersetzung).

2. Folgerungen aus den Ethik-Leitlinien für die Praxis

In den nachfolgenden Rubriken sollen einige konkrete Folgerungen aus den umfassenden Leitlinien gezogen werden, die insbesondere für Forschungseinrichtungen, Universitäten, Hochschulen und darüber hinaus für das Gesundheitswesen und (teilweise auch) für Unternehmen von Relevanz sind.

2.1 Ethikkodizes

Zahlreiche Berufsgruppen, Einrichtungen, Institutionen und Unternehmen innerhalb und außerhalb des Gesundheitswesens haben mittlerweile entweder Compliance-Richtlinien oder Ethik- bzw. Verhaltenskodizes. Diese verstehen sich zumeist als Ergänzung zu rechtlichen Rahmenvorgaben, indem sie ganz bestimmte normative Orientierungen explizit festlegen und fordern. Die Durchschlagskraft und die Reichweite solcher Vereinbarungen können dabei recht unterschiedlich ausfallen, von Schlichtungsstellen über quasi-gerichtliche Verfahren bis hin zu reinen Empfehlungen. Dementsprechend variieren auch die jeweils in Aussicht gestellten Konsequenzen bzw. Sanktionen.

Jedenfalls kommen in diesen Kodizes sehr unterschiedliche normative Orientierungen zum Tragen, wie etwa Grund- und Menschenrechte, Prinzipien, Werte, Normen, Tugenden und Handlungs- bzw. Verhaltensverpflichtungen. Grundsätzlich sollten sich die Akteure, die unter diese **Selbstverpflichtungen** fallen, an diese Orientierungen halten. Allerdings ist dabei einzuschränken, dass auch diese Kodizes die **kritisch-ethische Reflexion nicht ersetzen können** (Nr. 36). Dies liegt zum einen daran, dass die jeweiligen Kodizes ohnehin fortwährend überprüft und an die aktuellen Erfordernisse adaptiert werden müssen. Die ethische Reflexion ist nicht an einem bestimmten Zeitpunkt abgeschlossen, sondern kann und muss fortwährend angeregt werden. Insofern sind ethische Reflexionen stets den etablierten Kodizes vorzuziehen – und nicht etwa umgekehrt! Zum anderen geben Kodizes auf konkrete Konfliktsituationen meist keine hinreichende oder konkrete Antwort – und können es auch nicht tun. Auch hier können und sollen Verhaltenskodizes nicht als Gewissensentlastung für Akteure fungieren, sondern als grundlegende Orientierungshilfe und Anregung zum kritischen Reflektieren. Ethisch relevante Konfliktsituationen müssen dann jeweils für sich ausgehandelt werden. Hierzu können dann z. B. weitere Leitlinien hilfreich sein, ersetzen aber wiederum nicht die ethische Reflexion.

Die Ethik-Leitlinien zur KI sprechen explizit davon, dass entsprechende Kodizes etabliert oder weiterentwickelt werden sollen (Nr. 104ff). Im Gesundheitswesen sind vor allem zwei Ethik-Kodizes von besonderer Bedeutung, das Genfer Gelöbnis (bzw. Deklaration) des Weltärztebundes und der ICN-Ethikkodex der Pflege.

Die **Genfer Deklaration** (erstmals 1948) wurde zuletzt 2017 novelliert (World Medical Association 2017) und löst inhaltlich den sog. Hippokratischen Eid ab, der aufgrund seines Alters, seiner Unzeitgemäßheit und auch seiner inhaltlichen Schwächen längst einer ethisch-reflektierten Neukonstituierung bedurfte. Es ist darum unsachgemäß, in aktuellen strittigen Debatten, etwa beim Thema Sterbehilfe (vgl. u. a. Halmich / Klein 2023), auf den Hippokratischen Eid zu rekurrieren, da er einerseits nicht mehr gültig und andererseits weitgehend inhaltlich obsolet ist. Das, was am klassischen Hippokratischen Eid aktuell noch berechtigten Anspruch auf normative Selbstverpflichtung erheben kann, lässt sich längst ohne diesen Eid plausibel argumentieren. Dementsprechend sind auch die Verbote der Sterbehilfe und der Abtreibung im Genfer Gelöbnis entfernt, die Vorordnung der Patientenselbstbestimmung (Voluntas aegroti suprema lex: Der Wille des Patienten ist oberstes Gebot) umgekehrt implementiert.

Trotz der entsprechenden Weiterentwicklungen hin zur Genfer Deklaration wird man konzedieren müssen, dass auch diese Deklaration nicht besonders differenziert ist – etwa im Vergleich zum ICN-Kodex. Für unseren Zusammenhang ist von besonderem Interesse, dass moderne und aktuelle Diagnose- und Therapieoptionen unter Zuhilfenahme von Digitalisierung und/oder KI, Robotik oder Gentechnikmethoden noch keinerlei Niederschlag gefunden haben. Zwar lässt sich behaupten, dass diese neuen Anwendungen ohnehin unter die bisherigen Wertorientierungen subsummiert werden können und somit lediglich einen bestimmten Applikationsfall derselben darstellen. Das Argument ist durchaus berechtigt und hat z. B. eine Entsprechung in der Prinzipienethik von Beauchamp und Childress (2019), wo solche Optionen ebenfalls unter den generellen Prinzipien zu erörtern sind. Gleichwohl wäre es für eine solche Deklaration wünschenswert, dass diesbezüglich klarere Positionierungen und Stellungnahmen bereits auf dieser Ebene getroffen werden, ohne dabei freilich zu sehr ins Detail gehen zu dürfen.

Genau diese fortwährende und differenzierte Adaptierung an aktuelle Herausforderungen und ethische Reflexionen findet sich im **ICN-Ethikkodex** (2021). Die letzte Aktualisierung und Adaptierung erfolgte im Herbst 2021 und beinhaltet bereits Themenbereiche wie Soziale Medien, Robotik, Drohnen und eben auch KI (8). Für beide Berufsgruppen wird es künftig wichtig sein, sich mit der KI-Materie intensiv zu beschäftigen, wobei KI-Anwendungen ohnehin längst Einzug in die Medizin gehalten haben – und zunehmend auch in die Pflege[2]. Sehr wohl ist aber zu fragen, inwieweit diese bereits implementierten, gut funktionierenden und für Betroffene äußerst vorteilhaften Systeme bei genauerer Hinsicht den **Anforderungen** und der **Bewertungsliste** der EU-Leitlinien entsprechen. Dieses Problem wird sich künftig noch dadurch verschärfen, wenn der AI Act in Kraft tritt (s. weiter unten): Sollen oder müssen die etablierten KI-Systeme eine neuerliche Bewertung durchlaufen? Jedenfalls wäre es wünschenswert, die verwendeten Systeme noch einmal und auch begleitend zu überprüfen.

2.2 Ethikkommissionen

Die Ethik-Leitlinien stellen mehrfach Ethikkommissionen und/oder Ethikbeauftragte als wichtiges nicht-technisches Beurteilungsgremium heraus (Nr. 108ff). Ethikkommissionen haben generell die Aufgabe, Forschungsprojekte auf ihre ethische Verträglichkeit hin zu überprüfen, insbesondere solche, bei denen Menschen als Teilnehmende einbezogen werden. Damit leisten sie einen wichtigen Beitrag zur Qualitätssicherung der Forschung (vgl. insgesamt Schnell / Dunger 2018: 65 ff). Dabei kommt eine ganze Reihe von Bewertungskriterien zur Anwendung, um die Zulässigkeit bzw. Verträglichkeit der jeweiligen Forschung zu gewährleisten. Das **Wohl der Forschungsteilnehmenden** bzw. ihr **Schutz** stehen hierbei an oberster Stelle – also das sog. Nichtschadensprinzip. Zu dieser Gewährleistung wird wiederum auf hochrangige Prinzipien, Normen und Werte, auf Menschen- und Grundrechte und sonstige qualifizierte Vereinbarungen (z. B. DSGVO) zurückgegriffen, die sich allesamt aus der Menschenwürde ergeben.

Grundlage für derartige Forschung im Gesundheitsbereich ist die **Helsinki-Deklaration** des Weltärztebundes (erstmals 1964) in der aktuellen Fassung (2013). Sie entwickelt ethische Grundsätze für die medizinische Forschung am Menschen einschließlich menschlichem Material und Daten. Sie kommt in zahlreichen Ländern – wenn auch mit Abwandlungen – zur Anwendung. In **Art. 23** wird für medizinische Forschung verpflichtend eine **Ethikkommission** vorgeschrieben, wobei hier die Regularien recht weitläufig formuliert sind. In Österreich verpflichtet **§ 8c KAKuG** (Krankenanstalten- und Kuranstaltengesetz) die Krankenanstalten zur Ein-

2 Siehe hierzu etwa den Beitrag im vorliegenden Buch von Helmut Ritschl, Andreas Jocham, Wolfgang Staubmann, Dalibor Jeremic, Eva Mircic, Robert Darkow und Lucia Ransmayr.

richtung einer Ethikkommission „zur Beurteilung klinischer Prüfungen von Arzneimitteln und Medizinprodukten sowie der Anwendung neuer medizinischer Methoden". Mittlerweile sind die Zuständigkeiten der entsprechenden Ethikkommissionen derart umfassend, dass beinahe nur noch reine Literaturarbeiten ohne Votum einer Ethikkommission durchgeführt werden können. Dabei geht es freilich nicht nur um einen umfassenden Schutz der Teilnehmenden bzw. Betroffenen, sondern auch um eine Selbstabsicherung der jeweiligen Einrichtungen und Forschungsgruppen.

Nachteilig erweist sich der Umstand, dass – jedenfalls in Österreich – Ethikkommissionen an Fachhochschulen noch weitgehend die Ausnahme darstellen. Mit Stand Sommer 2023 gibt es lediglich die **Ethikkommission der FH Campus Wien**[3], die hier eine Vorreiterrolle einnimmt. Die übrigen Fachhochschulen müssen sich ihre Gutachten für entsprechende Projekte meist bei anderen qualifizierten Institutionen „einkaufen". Derzeit wird offenbar der damit verbundene finanzielle, personelle und organisatorische Aufwand weitgehend als zu hoch eingeschätzt. Diese Haltung ist insofern bedauerlich, da Ethikkommissionen in entsprechenden Einrichtungen zahlreiche konstruktive und produktive und somit qualitätssichernde Funktionen übernehmen, die weit über reine Begutachtungsverfahren hinausgehen. Sie ermöglichen es vor Ort, ethische Reflexion, Sensibilisierung und Bewusstsein für ethische Fragen in vielfacher Weise noch tiefer in Forschung und Ausbildung zu verankern. Zudem übernehmen sie zumeist auch beratende Funktionen. Der Trend in diese Richtung ist jedenfalls unverkennbar und unumkehrbar und wird sich nicht zuletzt aufgrund der Herausforderungen durch KI-Systeme noch deutlich erhöhen. Es erscheint jedenfalls kontraintuitiv, einerseits auf die Relevanz von Ethik in sämtlichen Wissenschafts- und Forschungsbereichen hinzuweisen und auch entsprechende Lehr- und Vortragsangebote zu lancieren, andererseits auf die Errichtung einer entsprechenden Ethikkommission mit ihren vielfältigen Möglichkeiten zu verzichten.

Aufgrund der ohnehin schon in Ethikkommissionen angesiedelten Kompetenzen zur ethischen Beurteilung und Bewertung von Forschungsprojekten dürfte es sich künftig nahelegen, diese Kompetenzen auch für die steigende Anzahl von KI-Anwendungen in Forschungsarbeiten zu nutzen. In den letzten Jahren nahm bereits die Forschung mit Smartphone-Apps

---

3 Offizielle Webseite: https://www.fh-campuswien.ac.at/forschung/ethikkommission-fuer-forschungsaktivitaeten.html.

für soziale oder gesundheitsbezogene Belange zu, die auch entsprechend – durch die Ethikkommission – zu beurteilen sind. Forschungen mit KI-Anwendungen werden sich in diesen Trend einreihen, sofern sie nicht aufgrund ihrer Risiken andernorts zu bewerten sind. Dazu müssen freilich die bestehenden Rahmenbedingungen und Kompetenzen von Ethikkommissionen adaptiert werden: **Mitglieder** brauchen eine adäquate **Schulung** für diese Themenbereiche, wobei die Ethik-Leitlinien der EU mitsamt den sieben Anforderungen und der Bewertungsliste eine wichtige Rolle spielen werden. Ebenso ist der AI Act (s. später) zwingend einzubinden. Da jedoch nicht zu erwarten ist, dass dies für alle Mitglieder in gleicher Weise möglich (oder wünschenswert) sein wird, könnte sich die Einbindung eines **spezialisierten Beauftragten** anbieten. Auch andere Optionen wären denkbar.

Schon in der Vergangenheit wurde die Etablierung von Ethikkommissionen durch äußere Erfordernisse vorangetrieben. Prototypisch betraf dies die Vorgabe zahlreicher Publikationsorgane (Journals usw.) in bestimmten Disziplinen, nur solche Artikel und Beiträge zu veröffentlichen, die zuvor durch eine Ethikkommission geprüft wurden. Exemplarisch führte dies an der **Universität Wien** dazu, dass an der Fakultät für Psychologie eine Ethikkommission eingerichtet wurde, um diesem Umstand Rechnung zu tragen. Nach einigem Zögern entschloss sich auch die gesamte Universität Wien dazu, eine entsprechende interdisziplinäre Ethikkommission zu etablieren[4], in der sämtliche Fachbereiche vertreten sind. Auch wenn derzeit manche Disziplinen (z. B. Juristik, Theologie) kaum Bedarf nach einer Überprüfung von Forschungsprojekten durch die Ethikkommission haben, könnte sich dieser Umstand durch KI-Anwendungen künftig durchaus ändern, was wiederum die Kompetenzen und Zuständigkeiten der Ethikkommission erweitert und vertieft, aber auch herausfordert.

Jedenfalls ist es – mit oder ohne Ethikkommission – unumgänglich, ethische Aspekte von KI-Anwendungen in Aus-, Fort- und Weiterbildungen zu integrieren, um von vornherein ein adäquates Bewusstsein für ethische Fragestellungen in allen Forschungsbereichen zu etablieren. Seit jeher besteht etwa bei technikaffinen Disziplinen ein veritables Problem darin, dass Verantwortung und ethische Expertise auf Anwender und Betreiber ausgelagert, nicht jedoch in die eigene Forschungstätigkeit integriert wurden. Die Forschung und die daraus resultierenden Konstrukte seien – so

---

4 Homepage der Ethikkommission der Universität Wien: https://ethikkommission.univie.ac.at/mission-statement/.

die klassische Auskunft – wertneutral; lediglich die Anwendung könne dann unethisch sein („Nicht Waffen töten, sondern Menschen"). Dieses grundlegende Missverständnis (s. dazu den ersten Ethik-Beitrag; darüber hinaus: Fenner 2022: 255 ff) ist ebenso auszuräumen wie umgekehrt ethische Kompetenz für jegliche Forschungstätigkeit zur Selbstverständlichkeit werden sollte. Die Ethik-Leitlinien der EU adressieren explizit hierauf, so dass ethisches Verantwortungsbewusstsein in jedem Vollzugsschritt verbindlich zu implementieren ist. Hier können etablierte (und bestenfalls auch honorierte) Ethikkommissionen einen wichtigen Beitrag in der Realisierung ethischer Kompetenzen in sämtlichen Fachbereichen bewirken.

2.3 Der AI Act

Im Mai 2023 wurde seitens des EU-Parlaments nach längeren Vorarbeiten der sog. AI Act (2021) beschlossen, im Dezember 2023 dann auch von den übrigen EU-Gremien. Damit etabliert sich der weltweit erste rechtliche Regulierungsrahmen für KI auf transnationaler Ebene mit entsprechenden Durchsetzungsmöglichkeiten. Hierdurch sind ethische Standards nicht nur als Empfehlungen oder optionale Features zu verstehen, sondern bilden sich unmittelbar in Vorschriften und Regularien ab – und zwar je nach Risikotiefe der jeweiligen KI-Anwendung.

Der AI Act verfolgt einen **risikobasierten Ansatz**, wonach KI-Technologien in verschiedene Risikokategorien eingestuft und dementsprechend beurteilt werden. Das bedeutet umgekehrt, dass zunächst nicht der Nutzen der jeweiligen Technologie oder Anwendung in den Fokus rückt – dieser sollte ohnehin gegeben sein –, sondern die mögliche Tiefe der Auswirkung auf grundlegende Rechte und berechtigte Ansprüche von Menschen. Dies ist auch in ethischer und (menschen-) rechtlicher Perspektive insofern naheliegend, weil meist sog. **negative Pflichten** gegenüber **positiven Pflichten** priorisiert werden. Das bedeutet, dass in Konfliktsituationen ein Schaden für Personen zumeist (aber nicht immer) gravierender eingestuft wird als positive Folgen. In prinzipienethischer Hinsicht dominiert also zumeist das sog. **Nichtschadensprinzip** (Do not harm) als **Unterlassungspflicht** gegenüber **dem Fürsorge- oder Wohltuensprinzip** (Hilfspflichten).

Insgesamt werden drei (resp. vier) Risikogruppen festgeschrieben: KI-Anwendungen mit **unannehmbarem Risiko**, **hohem Risiko** und **geringem** (begrenztem) oder **minimalem Risiko**.

2.3.1 KI-Anwendungen, die verboten werden sollten

Anwendungen, die in den Bereich des **inakzeptablen Risikos** fallen (Titel II Art. 5), sollen generell **verboten** werden. Hierzu zählen folgende Techniken oder Anwendungen:

- **Unterschwellige Beeinflussung** außerhalb des Bewusstseins einer Person **zur wesentlichen Verhaltensänderung**, wenn hierdurch ein physischer oder psychischer Schaden zugefügt werden kann.
- **Ausnutzung einer Schwäche oder Schutzbedürftigkeit** einer Gruppe **zur wesentlichen Verhaltensänderung**, wenn hierdurch ein physischer oder psychischer Schaden zugefügt werden kann.
- **Social Scoring**: „Bewertung oder Klassifizierung der Vertrauenswürdigkeit [...] über einen bestimmten Zeitraum auf der Grundlage ihres sozialen Verhaltens oder bekannter oder vorhergesagter persönlicher Eigenschaften oder Persönlichkeitsmerkmale", die zu einer – ungerechtfertigten oder unverhältnismäßigen – Schlechterstellung führen.
- Verwendung „**biometrischer Echtzeit-Fernidentifizierungssysteme** in öffentlich zugänglichen Räumen **für die Zwecke der Strafverfolgung**" bis auf wenige **Ausnahmen**:
  - „Gezielte Suche nach bestimmten potenziellen Opfern von Straftaten oder nach vermissten Kindern";
  - „Abwenden einer konkreten, erheblichen und unmittelbaren Gefahr für das Leben oder die körperliche Unversehrtheit natürlicher Personen oder eines Terroranschlags";
  - „Erkennen, Aufspüren, Identifizieren oder Verfolgen eines Täters oder Verdächtigen" einer erheblichen Straftat, die „mit einer Freiheitsstrafe oder einer freiheitsentziehenden Maßregel der Sicherung im Höchstmaß von mindestens drei Jahren bedroht ist". Hierbei ist jedoch die Schwere, die Wahrscheinlichkeit und das jeweilige Ausmaß zu berücksichtigen. Eine vorherige behördliche Genehmigung ist erforderlich.

Aus dieser Liste geht nicht eindeutig hervor, ob KI-basierte militärische Systeme (z. B. KI-gesteuerte Kampfroboter oder -drohnen usw.) generell in diese Kategorie fallen. In der seitlich angebrachten Nr. 12 (S. 24; vgl. S. 45) wird jedoch betont, dass solche Systeme vom AI Act ausgenommen werden sollten, sofern sie der gemeinsamen Außen- und Sicherheitspolitik dienen, wie es der Vertrag der Europäischen Union regelt.

2.3.2 Hochrisiko-Anwendungen

Hochrisikosysteme werden in **Titel III** erfasst und in **Anhang III** des AI Act genauer spezifiziert (wobei die Liste prinzipiell erweiterbar ist). **Anhang II** enthält rechtliche Harmonisierungsvorschriften, wobei die dort angeführten Einsatzbereiche ebenfalls als hochriskant gelten. Als Hochrisikosystemen gelten KI-Systeme, die in folgenden Bereichen zum Einsatz kommen sollen:

1. **Biometrische Identifizierung** und Kategorisierung von natürlichen Personen.
2. **Kritische Infrastruktur** (z. B. Straßenverkehr, Energieversorgung)
3. Allgemeine und berufliche **Bildung**: Zugang, Zuweisung, Bewertung natürlicher Personen.
4. **Beschäftigung**, **Personalmanagement** und Zugang zur **Selbstständigkeit**: Einstellung, Auswahl, Sichten und Filtern von Bewerbungen, Bewerten von Vorstellungsgesprächen/Tests, Bewerten von Beförderungen oder Kündigungen, Überwachen und Bewerten von Leistung und Verhalten.
5. **Grundlegende** private und öffentliche **Dienste und Leistungen**: Beurteilung des Anspruchs auf öffentliche Unterstützung, Kreditwürdigkeit, Priorisierung von Not- und Rettungsdiensten.
6. **Strafverfolgung**: Individuelle Risikobewertung für Begehung von Straftaten oder Opfer, Lügendetektor oder emotionale Zustandsbewertung, Aufdeckung von Deepfakes, Bewertung von Beweismitteln, Vorhersage einer Straftat durch Profiling, Profiling bei Ermittlungen, Kriminalanalyse durch Mustererkennung in großen Datenmengen.
7. **Migration**, **Asyl** und **Grenzkontrolle**: Lügendetektor oder emotionale Zustandsbewertung, unterschiedliche Risikobewertungen, Dokumentenprüfung, Prüfung von Anträgen und Rechtmäßigkeit.
8. **Rechtspflege** und **demokratische Prozesse**: Sachverhaltsprüfung, Rechtsanwendung.

Hochrisikosysteme müssen in einer einsehbaren EU-Datenbank **registriert** werden (Punkt 5.1 und Art. 51 und 60), wobei Anhang VIII des AI Act die bereitzustellenden Informationen festlegt. Zur Durchsetzung sollen auf nationaler Ebene **Behörden** mit der Möglichkeit von Bußgeldern geschaffen werden.[5] Sodann werden in **Titel III Kapitel 2** (ab Art. 8) **zahlreiche Bestimmungen** für Hochrisikosysteme festgelegt[6]: Risikomanagement, Daten und Daten-Governance, technische Dokumentation, Aufzeichnungspflichten, Transparenz und Bereitstellung von Informationen für die Nutzer, menschliche Aufsicht, Genauigkeit, Robustheit und Cybersicherheit. **Kapitel 3** (ab Art. 16) enthält ferner umfangreiche Pflichten der Anbieter und anderer Beteiligter (z. B. Händler, Nutzer). **Kapitel 4 und 5** bieten noch Regulierungen für Behörden, Bescheide usw., während **Titel IV** (Art. 52) spezifische **Transparenzpflichten** formuliert, um sicherzustellen, dass Klarheit darüber besteht, dass ein KI-System zur Anwendung gekommen ist. Außerdem ist die Schaffung eines **Europäischen Ausschusses für Künstliche Intelligenz** vorgesehen (Titel VI), der beratende und unterstützende Funktion für die Kommission haben soll. Unter **Titel VIII** (ab Art. 61) wird festgehalten, wie die **Beobachtung** von KI-Systemen **nach dem Inverkehrbringen** erfolgen soll, wozu auch der Informationsaustausch und die Marktüberwachung zählen.

Betrachtet man diese Listen für Hochrisikoanwendungen etwas genauer, dann ist unschwer zu erkennen, dass bereits **ein großer Bereich des menschlichen Lebens unter diese Rubriken** fällt – jedenfalls aber der Bereich des **Gesundheitswesens**. Dies könnte mehrere Effekte nach sich ziehen: So könnten die Anforderungen an legitimierte Entscheidungsträger enorm steigen und damit auch das Ressourcenaufkommen, sofern eine entsprechend große Anzahl derartiger Anwendungen in Umlauf gebracht werden soll. Aus Sicht der Wirtschaft werden diese hohen Anforderungen voraussichtlich als Hemmschuh interpretiert werden, weil dadurch Verzögerungen durch evtl. lang dauernde Zulassungsprozesse entstehen und zudem Unsicherheiten auftreten können, ob etwa das eigene KI-System unter diese Kategorie fällt oder nicht. Um eine entsprechende Absicherung zu gewährleisten, könnten Entwickler oder Anbieter eine entsprechende

---

5 Österreich hat im September 2023 durch den Digitalisierungsstaatssekretär Florian Tursky angekündigt, bestimmte Maßnahmen bereits zeitnah einrichten zu wollen. Hierzu zählt etwa: Kennzeichnungspflicht für KI-Systeme in einer entsprechenden Zertifizierungsstelle; Einrichtung einer Servicestelle in der Regulierungsbehörde RTR, die für Fragen und Hilfestellungen zur Verfügung stehen soll; Überwachung des Marktes; Workshops zur Vermittlung von Basiswissen über KI und zur Aufklärung über Chancen und Risiken; Überarbeitung der existierenden KI-Strategie.

6 Weitere Details hierzu finden sich im Beitrag von Matthias Wendland im vorliegenden Sammelband.

Zulassung vorab abklären lassen, was jedoch gewöhnlich zu Lasten einer raschen Einführung geht. Folglich könnten Anbieter versucht sein, entweder überhaupt auf eine entsprechende Entwicklung zu verzichten oder sich – wie dies etwa von OpenAI (Betreiber von ChatGPT) kolportiert wird – generell aus dem EU-Markt zurückziehen (tatsächlich stellt sich die Frage, ob ChatGPT zu diesen Hochrisikoanwendungen zu zählen ist).

Nichtsdestotrotz wird man zustimmen können, dass **klare und durchsetzungsfähige Regelungen**, die **auf ethisch differenzierten Grundsätzen basieren**, seitens der EU in diesem Bereich durchaus begrüßenswert sind. Zudem sollte nicht vergessen werden, dass vergleichbare strenge Mechanismen auch bei anderen Wirtschaftszweigen üblich sind, wie etwa in der Pharma-Branche.[7] Insbesondere dort, wo es um kritische und hoch sensible menschliche Lebensbereiche geht, also auch im **Gesundheitswesen**, sind entsprechend strenge und durchsetzbare Sicherheitsmaßstäbe zu fordern und zu etablieren. Damit könnte der EU-Raum durchaus als Taktgeber auch für andere globale Player fungieren, weil sich umgekehrt kaum jemand wünschen kann, dass man in diesen sensiblen Bereichen auf das Gutdünken einzelner Personen oder Anbieter angewiesen bleibt. Historisch betrachtet treffen solche Umstellungsprozesse zunächst regelmäßig auf Widerstand, weil stets irgendwelche bestehenden oder gewünschten Praktiken bzw. Interessen tangiert werden. Auch die Einführung von Ethikkommissionen oder Klinischen Ethikkomitees im Gesundheitswesen – oder gar der DSGVO – sind nicht von allen Beteiligten von Beginn an begrüßt worden, da solche Transformationen natürlich zunächst mit Hürden und Erschwernissen korreliert sind – bis sie dereinst als Selbstverständlichkeit akzeptiert werden.

2.3.3 KI-Anwendungen mit geringem oder keinem Risiko

Abseits dieser beiden Bereiche der zu verbietenden und den Hochrisiko-KI-Anwendungen ist noch auf diejenigen Anwendungen einzugehen, die **kein** oder nur ein **geringes Risiko** darstellen (Art. 69). Allerdings wird nicht hinreichend erläutert, welche Bereiche überhaupt hierunter

---

7 Siehe hierzu etwa den Beitrag im vorliegenden Buch von Sarah Stryeck und Johannes Khinast.

fallen – außer Spamfilter und KI-fähige Videospiele.[8] Für dieses Segment werden lediglich **Kann-Bestimmungen** formuliert, wozu insbesondere die Errichtung von **Verhaltenskodizes** zählt. Diese sollen gewährleisten, dass die in Titel III Kapitel 2 genannten Anforderungen auch für solche Systeme zutreffen, allerdings auf freiwilliger Basis. Zudem könnten (und sollten) solche Verhaltenskodizes die Möglichkeit bieten, weitere positive Effekte zu erzielen, wie etwa ökologische Nachhaltigkeit, barrierefreie Zugänglichkeit, Beteiligung von Interessenträgern oder die Vielfalt in Entwicklungsteams (Abs. 2). Die Einbeziehung von Nutzer:innen und Interessenträgern bei der Aufstellung von Verhaltenskodizes wird explizit begrüßt (Abs. 3).

Angesichts der Offenheit dieses Anwendungsbereiches stellt sich allerdings die Frage, wie etwa Entwicklungseinheiten an **Universitäten** oder **Fachhochschulen** – also abseits der klassischen Wirtschaft – hiermit konkret umgehen sollen oder werden. Es ist ja durchaus zu erwarten, dass Hochschulen zunehmend KI-basierte Anwendungen verschiedenster Art entwickeln oder zum Einsatz bringen werden bzw. wollen. Wie sollte hier das genaue Prozedere stattfinden? Sollten beispielsweise sämtliche Projekte, in denen KI in irgendeiner Form eingesetzt wird, einer zuständigen **Ethikkommission** zur Beurteilung vorgelegt werden? Sollte diese Kommission dann entscheiden, ob es sich um eine Hochrisikoanwendung handelt oder doch nur um eine mit geringem oder keinem Risiko – um dann weitere Schritte etwa einer Zulassung zu erhalten? Sollten Hochschulen entsprechende Regularien für dieses Procedere entwickeln und bereitstellen? Sollten diese wiederum national akkordiert werden oder doch nur an der konkreten Einrichtung Anwendung finden? Auf welcher Ebene sollte welche Strategie gewählt werden, also z. B. bereits auf der Ebene von Bachelorarbeiten oder doch erst auf Master-Niveau? Bei manchen Projekten wird sich diese Problematik freilich leichter lösen lassen, da etwa Forschungen an Menschen oder vulnerablen Gruppen (s. dazu Limantė / Tereškinas 2022) ohnehin meist von Ethikkommissionen zu beurteilen sind. Sollten KI-Anwendungen in diesem Szenario Anwendung finden, sind die entsprechenden Kommissionen ohnehin zu involvieren. Allerdings bleibt dann noch die Entscheidung darüber offen, in welche Rubrik eine solche KI-Anwendung fällt und ob im Falle einer Hochrisikoanwendung eine andere (behördliche)

8 Auf der Seite der EU-Kommission wird allerdings beauskunftet, dass „die überwiegende Mehrheit der derzeit in der EU eingesetzten KI-Systeme […] in diese Kategorie" fällt (https://digital-strategy.ec.europa.eu/de/policies/regulatory-framework-ai).

Instanz einzuschalten ist – und was dies für die Begutachtung des jeweiligen Projektantrages bedeutet. Wie schon an früherer Stelle dargelegt, werden Ethikkommissionen an Hochschulen zunehmend auch mit diesen Fragestellungen konfrontiert werden und sie sollten sich zeitnah über sinnvolle Strategien verständigen. Unabhängig davon wird es aber auch von politischer und behördlicher Seite entsprechende Initiativen und Interventionen benötigen, um Sicherheit für die Hochschulen zu gewährleisten.

Abschließend hierzu ist darauf hinzuweisen, dass diese Entwicklungen auf EU-Ebene selbstverständlich in die entsprechenden Aus-, Fort- und Weiterbildungsschienen integriert werden müssen. **Studierende** sollten über diese Rahmensituationen ausreichend Bescheid wissen, insbesondere in Forschungszweigen, in denen künftig KI-Anwendungen verstärkt zu erwarten sind. Zugleich bietet das **gesamte EU-Rahmenwerk zu KI** eine solide Grundlage für Studierende, sich kritisch-reflexiv mit der eigenen Forschung auseinanderzusetzen. Denn erst durch die zahlreichen Aspekte, die durch dieses Rahmenwerk erörtert werden, wird ein Blick auf die mannigfaltigen Bezugsfelder ermöglicht, in die hinein die eigene Forschung stößt oder stoßen kann. Die tiefen Wirkungen der eigenen Forschung in die Lebenswelten von Menschen hinein werden nicht selten unterschätzt oder von anderen Motivationen oder Zielsetzungen überlagert. Insofern verhilft eine ausreichend detaillierte und engmaschige Betrachtung der eigenen Forschung durch die Brille dieser Rahmenwerke auch dazu, Naivitäten abzubauen.

3. Das MEESTAR-Modell

In einem abschließenden – aber damit nicht erschöpfenden – Abschnitt soll noch auf das sog. MEESTAR-Modell eingegangen werden[9], da es sich besonders für ethische Fragestellung im Kontext soziotechnischer Entwicklungen anbietet und eignet (Weber 2015; 2016; 2018; Manzeschke u. a. 2013b; 2013a). Das geförderte Projekt wurde in Deutschland insbesondere von Arne Manzeschke und Team entwickelt und bezog sich ursprünglich primär auf die ethische Reflexion im AAL-Bereich (Ambient Assisted Living), also auf (nicht nur technische) assistive Systeme im Gesundheitswesen (z. B. sog. Pflegeroboter usw.). Mittlerweile wurde das Modell jedoch zu MEESTAR^2

---

9 Siehe dazu auch den Beitrag von Sebastian Dennerlein u. a. im vorliegenden Buch.

erweitert, so dass es sich auch für andere Technologien empfiehlt. Die Bezeichnung steht als Abkürzung für ein **M**odell zur **E**thischen **E**valuation **S**ozio-**T**echnischer **Ar**rangements. **Soziotechnik** meint in diesem Kontext die komplexe Wechselwirkung zwischen sozialen und technischen Systemen (vgl. Karafyllis 2019). Günter Ropohl (2009: 58 f) gibt hierfür folgende Beschreibung: „Ein Computer wird erst wirklicher Computer, wenn er zum Teil einer Mensch-Maschine-Einheit geworden ist. Wenn Text geschrieben wird, tut das nicht allein der Mensch, aber es ist auch nicht allein der Computer, der den Text schreibt; erst die Arbeitseinheit von Mensch und Computer bringt die Textverarbeitung zuwege. Da freilich im benutzten Computer immer schon die Arbeit anderer Menschen verkörpert ist, da also die Mensch-Maschine-Einheit nicht nur durch den einzelnen Nutzer gebildet, sondern auch von anderen Menschen mitgeprägt wird, bezeichne ich sie als soziotechnisches System."

MEESTAR möchte nun bei unterschiedlichen Akteursgruppen (letztlich bei allen Stakeholdern) die ethische Reflexion fördern und stärken und entwickelt hierfür ein dreidimensionales Evaluationsmodell, das sich als Würfel mit mehreren Teilbereichen darstellen lässt:

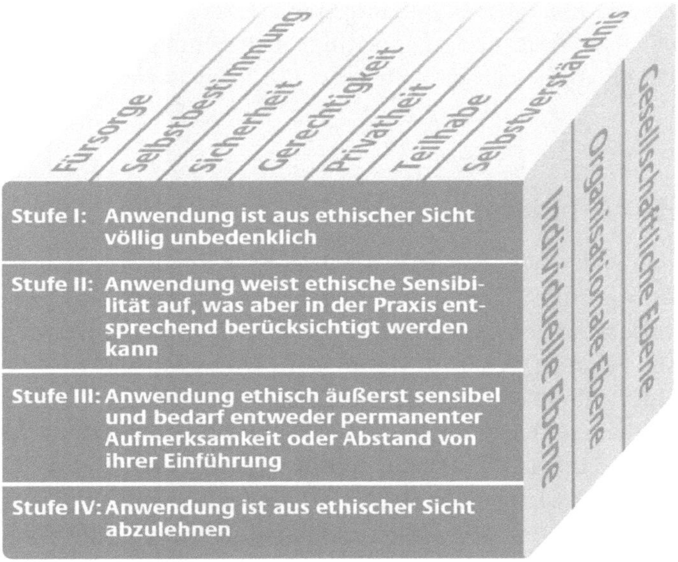

Abb. 1: Der MEESTAR-Würfel (Manzeschke 2015: 6)

Für die Evaluierung (Reflexion) leitend sind dabei **sieben ethische Dimensionen**: Fürsorge, Selbstbestimmung, Sicherheit, Gerechtigkeit, Privatheit, Teilhabe und Selbstverständnis. Ganz offensichtlich liegen auch hier – wenig überraschend – enge Analogien etwa zu den ethischen EU-Leitlinien vor, aber auch zur Prinzipienethik (Principlism) von Beauchamp und Childress (vgl. Weber 2016: 322). Die Bewertung soziotechnischer Systeme erfolgt (z. B. in Fokusgruppen) entlang dieser sieben Dimensionen anhand eines risikobasierten Ansatzes (vergleichbar dem AI Act) in **vier Bewertungsstufen**. Diese reichen von „ethisch unbedenklich" bis „abzulehnen". Für jede ethische Dimension ist jeweils gesondert eine der vier Bewertungsstufen zu vergeben. Die **drei Verantwortungsbereiche** wiederum gehen zunächst von der individuellen über die organisatorische (korporative Akteure) bis hin zur gesellschaftlichen Verantwortung. Hier können Spannungen durch unterschiedliche Interessen und Perspektiven auftreten, die hiermit auch offengelegt werden.

Ziel und Zweck von MEESTAR ist es, Stakeholder (Entwickler, Betreiber und Nutzer) in die Lage zu versetzen, „ihr professionelles Tun, ihr Produkt bzw. ihre Dienstleistung, aber auch die an ihnen erbrachte [...] Versorgung auf normative Fallstricke hin überprüfen zu können und gegebenenfalls Änderungen in die Wege zu leiten – man kann hier durchaus von *Empowerment* sprechen" (Weber 2015: 251 f; Hervorhebung im Original). Eine „endgültige normative Bewertung [...] in allen denkbaren bzw. möglichen Anwendungsfällen" wird hierdurch allerdings angestrebt und erscheint zudem auch unrealistisch (Weber 2015: 252). Die einzelnen Dimensionen, Bewertungsstufen und Verantwortungsbereiche brauchen hier nicht in extenso dargestellt werden, da sie sich in vielerlei Hinsicht z. B. mit den EU-Ethikleitlinien vergleichen lassen.

Der **Vorteil** von MEESTAR besteht zweifellos in der mannigfaltigen Einsetzbarkeit des Modells in unterschiedlichen Bewertungskontexten und/ oder Übungsszenarien. Dies können beispielsweise bestimmte **Lehrveranstaltungen** sein, aber ebenso **Entwicklungsteams** in Unternehmen, die ihre KI-Innovationen permanent in den unterschiedlichen Entwicklungsphasen bewerten und beurteilen (sollen oder müssen) oder auch **Interessensvertretungen**, die sich über den Einsatz bestimmter KI-Systeme Klarheit verschaffen möchten. Durch die Interaktivität des Modells (z. B. in Fokusgruppen) kommt es zu einem lebendigen Austausch und hiermit zu initialen Reflexionsprozessen. Als **Methode zur Erhebung von subjektiven Einstellungen** zu Technikthemen, als **Generierung ethischen Problem-**

bewusstseins bei möglichst vielen Stakeholdern und als **Reflexionsbasis** hat sich das Modell mittlerweile hinlänglich bewährt, wobei allerdings die Differenziertheit der EU-Leitlinien nicht erreicht wird. Diese mögliche Unterkomplexität wird jedoch durch eine erhöhte intuitive Praktikabilität zumindest abgefedert, wodurch sich das Modell für zahlreiche praktische Technikerörterungen weiterhin eignet und eben auch breite Verwendung findet.

Literatur

Beauchamp, Tom L. / Childress, James F. ([8]2019): Principles of biomedical ethics, Oxford u.a.

Europäische Kommission (2021): Verordnung des Europäischen Parlaments und des Rates zur Festlegung harmonisierter Vorschriften für Künstliche Intelligenz (Gesetz über Künstliche Intelligenz) und zur Änderung bestimmter Rechtsakte der Union (AI Act), Brüssel (abrufbar unter: https://eur-lex.europa.eu/resource.html?uri=cellar:e0649735-a372-11eb-9585-01aa75ed71a1.0019.02/DOC_1;;format=PDF; zuletzt abgerufen: 11.7.2023).

Fenner, Dagmar ([2]2022): Einführung in die Angewandte Ethik, UTB 3364, Tübingen.

Halmich, Michael / Klein, Andreas (2023): Selbstbestimmtes Sterben: Sterbehilfe | Assistierter Suizid | Sterbeverfügung in Österreich. Rechtliche & ethische Aspekte, Wien.

Independent High-Level Expert Group on Artificial Intelligence (2020): The Assessment List for Trustworthy Artificial Intelligence (ALTAI) (abrufbar unter: https://ec.europa.eu/newsroom/dae/document.cfm?doc_id=68342; zuletzt abgerufen: 10.7.2023), Brüssel.

International Council of Nurses (2021): The ICN Code of Ethics for Nurses, Genf, abrufbar unter: https://www.icn.ch/sites/default/files/2023-04/ICN_Code-of-Ethics_EN_Web_0_0.pdf (zuletzt abgerufen: 12.7.2023).

Karafyllis, Nicole C. (2019): Soziotechnisches System, in: Liggieri, Kevin / Müller, Oliver (Hg.): Mensch-Maschine-Interaktion. Handbuch zu Geschichte – Kultur – Ethik, Stuttgart, 300-303.

Limantė, A. / Tereškinas, A. (2022): Definition of Vulnerable Groups, in: Limantė, Agnė / Pūraitė-Andrikienė, Dovilė (Hg.): Legal Protection of Vulnerable Groups in Lithuania, Latvia, Estonia and Poland, EUNGW 8, Cham, 3-27. doi: https://doi.org/10.1007/978-3-031-06998-7_1.

Manzeschke, Arne (2015): Ethische Herausforderungen technologischen Wandels, veröffentlicht auf der Homepage der Evangelischen Akademie zu Berlin, abrufbar unter: https://www.eaberlin.de/aktuelles/2015/assistive-systeme-im-gesund heitswesen/ethische-herausforderungen-a-manzeschke.pdf (zuletzt abgerufen: 28.8.2023).

Manzeschke, Arne u. a. (2013a): Ergebnisse der Studie „Ethische Fragen im Bereich Altersgerechter Assistenzsysteme" (Stand: Januar 2013). VDI/VDE Innovation + Technik, München.

- (2013b): Ethische Fragen im Bereich Altersgerechter Assistenzsysteme Ergebnisse der Studie (Stand: Januar 2013), VDI/VDE, Berlin.

Ropohl, Günter ([3]2009): Allgemeine Technologie: eine Systemtheorie der Technik, Karlsruhe.

Schnell, Martin W. / Dunger, Christine ([2]2018): Forschungsethik: informieren – reflektieren – anwenden, Bern.

Unabhängige Hochrangige Expertengruppe für Künstliche Intelligenz (2019): Ethik-Leitlinien für eine vertrauenswürdige KI, abrufbar unter: https://ec.euro pa.eu/newsroom/dae/document.cfm?doc_id=60425 (zuletzt abgerufen: 6.7.2023), Brüssel.

Weber, Karsten (2015): MEESTAR: Ein Modell zur ethischen Evaluierung sozio-technischer Arrangements in der Pflege- und Gesundheitsversorgung, in: Weber, Karsten u. a. (Hg.): Technisierung des Alltags – Beitrag für ein gutes Leben?, Kulturanamnese 7, Stuttgart, 247-262.

- (2016): MEESTAR[2] – Ein erweitertes Modell zur ethischen Evaluierung soziotechnischer Arrangements, in: Weidner, Robert u. a. (Hg.): Zweite transdisziplinäre Konferenz zum Thema „Technische Unterstützungssysteme, die die Menschen wirklich wollen", Hamburg, 317-326.

- (2018): Extended Model for Ethical Evaluation, in: Karafillidis, Athanasios / Weidner, Robert (Hg.): Developing Support Technologies. Integrating Multiple Perspectives to Create Assistance that People Really Want, BIOSYSROB 23, Cham, 257-263.

World Medical Association (2013): WMA Declaration of Helsinki – Ethical Principles for Medical Research involving Human Subjects, Genf, abrufbar unter: https://www.wma.net/policies-post/wma-declaration-of-helsinki-ethical-principles-for-medical-research-involving-human-subjects/ (zuletzt abgerufen: 12.7.2023).

- (2017): WMA Declaration of Geneva, Genf, abrufbar unter: https://www.wma.net/policies-post/wma-declaration-of-geneva/ (zuletzt abgerufen: 12.7.2023).

Anhang

Bewertungsliste mit konkreten, selbstevaluativen Fragen zu den sieben Anforderungen für eine vertrauenswürdige KI (ALTAI 2020: 7ff: Übersetzung AK):

1. Menschliches Handelns und Aufsicht

- *Menschliches Handeln und Autonomie*:
  - Ist das KI-System so konzipiert, dass es mit menschlichen Endnutzern interagiert, sie anleitet oder ihnen Entscheidungen abnimmt, die Auswirkungen auf die Menschen oder die Gesellschaft haben?
  - Könnte das KI-System bei einigen oder allen Endnutzern oder Personen Verwirrung darüber stiften, ob sie mit einem menschlichen oder einem KI-System interagieren?
  - Könnte das KI-System die menschliche Autonomie beeinträchtigen, indem es eine übermäßige Abhängigkeit der Endnutzer erzeugt?
  - Könnte das KI-System die menschliche Autonomie beeinträchtigen, indem es den Entscheidungsprozess des Endnutzers auf eine andere unbeabsichtigte und unerwünschte Weise beeinflusst?
  - Simuliert das KI-System die soziale Interaktion mit oder zwischen Endnutzern oder Subjekten?
  - Besteht die Gefahr, dass das KI-System eine menschliche Bindung schafft, ein Suchtverhalten fördert oder das Nutzerverhalten manipuliert?
- *Menschliche Aufsicht*:
  - Ist das KI-System selbstlernend oder ein autonomes System?
  - Ist es beaufsichtigt durch Human-in-the-Loop?
  - Ist es beaufsichtigt durch Human-on-the-Loop?
  - Ist es beaufsichtigt durch Human-in-Command?
  - Wurden die Beaufsichtiger speziell hierin geschult?
  - Wurden Mechanismen zur Erkennung und Reaktion auf unerwünschte Nebenwirkungen eingerichtet?
  - Gibt es eine Stopp-Taste oder kann das Verfahren bei Bedarf abgebrochen werden?
  - Gibt es besondere Überwachungs- und Kontrollmaßnahmen, um selbstlernenden oder autonomen KI-Systemen Rechnung zu tragen?

2. Technische Robustheit und Sicherheit

- *Widerstandsfähigkeit gegen Angriffe und Sicherheit*:
  - Könnte das KI-System im Falle von Risiken oder Bedrohungen wie Fehlern, böswilliger Nutzung usw. nachteilige, kritische oder schädliche Auswirkungen haben?
  - Ist das KI-System für Cybersicherheit zertifiziert oder entspricht es bestimmten Sicherheitsstandards?
  - Wie anfällig ist das KI-System für Cyberangriffe?
  - Gibt es Maßnahmen zur Gewährleistung von Integrität, Robustheit und allgemeiner Sicherheit gegen potenzielle Angriffe während des Lebenszyklus?
  - Wurde das System einem Red-Team/Test unterzogen?
  - Wurden Endnutzer über Dauer der Sicherheitsabdeckung und -aktualisierungen informiert?
- *Allgemeine Sicherheit*:
  - Sind Risiken, Risikokennzahlen und Risikostufen für jeden spezifischen Anwendungsfall definiert?
  - Sind mögliche Bedrohungen für das KI-System (Fehler, Umweltbedrohungen) und mögliche Folgen ermittelt?
  - Ist die Abhängigkeit der Entscheidungen eines kritischen KI-Systems von seinem stabilen und zuverlässigen Verhalten bewertet?
  - Ist die Fehlertoleranz geplant, z. B. durch ein dupliziertes System oder ein anderes paralleles System?
  - Gibt es einen Mechanismus, um zu bewerten, wann das KI-System in ein leistungsfähiges System umgewandelt wurde?
- *Genauigkeit*:
  - Könnte eine geringe Genauigkeit des KI-Systems kritische, nachteilige oder schädliche Folgen haben?
  - Gibt es Maßnahmen zur Sicherstellung, dass die Daten (einschließlich Trainingsdaten) aktuell, von hoher Qualität, vollständig und repräsentativ für die Umgebung sind?
  - Gibt es eine Reihe von Schritten zur Überwachung und Dokumentation der Genauigkeit des KI-Systems?
  - Könnte der Betrieb des KI-Systems die Daten oder Annahmen, auf denen es trainiert wurde, ungültig machen und wie könnte dies zu nachteiligen Effekten führen?

  - Gibt es eine Sicherstellung, dass die Genauigkeit des KI-Systems, die Endnutzer erwarten können, angemessen kommuniziert wird?
- *Verlässlichkeit, Rückfallpläne und Reproduzierbarkeit*:
  - Könnte eine geringere Zuverlässigkeit und/oder Reproduzierbarkeit kritische, nachteilige oder schädliche Folgen haben?
  - Gibt es Verifizierungs- und Validierungsmethoden und eine Dokumentation, um Aspekte der Zuverlässigkeit und Reproduzierbarkeit zu bewerten und sicherzustellen?
  - Gibt es getestete, ausfallsichere Notfallpläne zur Behebung von jeglichen Fehlern und Governance-Verfahren zu deren Auslösung?
  - Gibt es passende Verfahren für Fälle, in denen das KI-System Ergebnisse mit einem niedrigen Konfidenzwert liefert?
  - Verwendet Ihr KI-System (online) kontinuierliches Lernen?

3. Schutz der Privatsphäre und Datenqualitätsmanagement

- *Privatsphäre*:
  - Wurden Auswirkungen auf das Recht auf Privatsphäre, auf körperliche, geistige und/oder moralische Unversehrtheit und auf Datenschutz berücksichtigt?
  - Gibt es passende Möglichkeiten, Probleme im Zusammenhang mit der Privatsphäre zu melden?
- *Datenqualitätsmanagement*:
  - Wurde das KI-System unter Verwendung oder Verarbeitung personenbezogener Daten (inkl. besonderer Kategorien personenbezogener Daten) trainiert oder entwickelt?
  - Wurden entsprechende DSGVO- (oder gleichwertige) Maßnahmen ergriffen?
  - Sind die Auswirkungen der nicht personenbezogenen Trainingsdaten oder anderer verarbeiteter nicht personenbezogener Daten auf den Schutz der Privatsphäre und den Datenschutz bedacht?
  - Ist das KI-System an einschlägige Normen oder allgemein anerkannte Protokolle für die (tägliche) Datenverwaltung und -kontrolle angepasst?

4. Transparenz

- *Rückverfolgbarkeit*:
  - Gibt es Maßnahmen, die die Rückverfolgbarkeit des KI-Systems während seines gesamten Lebenszyklus gewährleisten?

- *Erklärbarkeit*:
  - Ist den Nutzern die Entscheidung des KI-Systems erklärt?
  - Werden Nutzer kontinuierlich befragt, ob sie die Entscheidung(en) des KI-Systems verstehen?
- *Kommunikation*:
  - Wird bei interaktiven KI-Systemen (z. B. Chatbots, Robo-Anwälte) den Nutzern kommuniziert, dass sie mit einem KI-System und nicht mit einem Menschen interagieren?
  - Sind Nutzer über den Zweck, die Kriterien und die Grenzen der vom KI-System generierten Entscheidung(en) informiert?

5. Diversität, Nichtdiskriminierung und Fairness

- *Vermeidung unfairer Verzerrungen*:
  - Gibt es Strategien oder Verfahren zur Vermeidung unfairer Voreingenommenheit, sowohl bezüglich der Eingabedaten als auch beim Design des Algorithmus?
  - Ist die Vielfalt und Repräsentativität der Endnutzer in den Daten berücksichtigt?
  - Gibt es adäquate Aufklärungs- und Sensibilisierungsinitiativen für KI-Designer und KI-Entwickler, um sich möglicher Voreingenommenheit bei Gestaltung und Entwicklung bewusst zu werden?
  - Gibt es Mechanismen, um Probleme mit Voreingenommenheit, Diskriminierung oder schlechter Leistung des KI-Systems zu melden?
  - Wird Ihre Definition von Fairness allgemein verwendet und in jeder Phase des Prozesses der Einrichtung des KI-Systems umgesetzt?
- *Barrierefreiheit und Universelles Design*:
  - Wurde sichergestellt, dass das KI-System der Vielfalt der Präferenzen und Fähigkeiten in der Gesellschaft entspricht?
  - Kann die Benutzeroberfläche des KI-Systems von Menschen mit besonderen Bedürfnissen oder Behinderungen oder von Ausgrenzung bedrohten Menschen genutzt werden?
  - Wurden Grundsätze des Universellen Designs bei jedem Planungs- und Entwicklungsschritt berücksichtigt (falls zutreffend)?
  - Wurden die Auswirkungen des KI-Systems auf potenzielle Endnutzer und/oder Probanden berücksichtigt?

- *Stakeholder-Beteiligung*:
  - Gibt es einen Mechanismus, um ein möglichst breites Spektrum von Interessengruppen an der Gestaltung und Entwicklung des KI-Systems zu beteiligen?

6. Gesellschaftliches und ökologisches Wohlergehen

- *Ökologisches Wohlergehen*:
  - Gibt es potenzielle negative Auswirkungen auf die Umwelt?
  - Gibt es Mechanismen zur Bewertung der Umweltauswirkungen der Entwicklung, des Einsatzes und/oder der Nutzung (z. B. Energieverbrauch und Kohlenstoffemissionen)?
- *Auswirkungen auf Arbeit und Qualifikationen*:
  - Gibt es Auswirkungen auf die menschliche Arbeit und die Arbeitsgestaltung?
  - Wurden vor der Einführung des KI-Systems in Ihrer Organisation die betroffenen Arbeitnehmer und ihre Vertreter (Gewerkschaften, Betriebsräte usw.) im Vorfeld informiert und konsultiert?
  - Wurden Maßnahmen ergriffen, um die Auswirkungen des KI-Systems auf die menschliche Arbeit gut zu verstehen?
  - Könnte das KI-System das Risiko einer Dequalifizierung der Arbeitskräfte mit sich bringen?
  - Fördert oder erfordert das System neue (digitale) Fähigkeiten?
- *Auswirkungen auf die Gesellschaft im Allgemeinen oder die Demokratie*:
  - Könnte das KI-System negative Auswirkungen auf die Gesellschaft im Allgemeinen oder die Demokratie haben?

7. Rechenschaftspflicht

- *Nachprüfbarkeit*:
  - Gibt es Mechanismen, die die Überprüfbarkeit des KI-Systems erleichtern (z. B. Nachvollziehbarkeit des Entwicklungsprozesses, der Beschaffung von Trainingsdaten und der Protokollierung der Prozesse, der Ergebnisse, der positiven und negativen Auswirkungen des KI-Systems)?
  - Wurde sichergestellt, dass das KI-System von unabhängigen Dritten überprüft werden kann?

- *Risikomanagement*:
  - Wurden externe Beratung oder Prüfungsverfahren durch Dritte vorgesehen, um ethische Bedenken und Maßnahmen zur Rechenschaftspflicht zu überwachen?
  - Wurden Risikoschulungen organisiert, und wenn ja, informieren diese auch über den potenziellen rechtlichen Rahmen?
  - Gibt es ein KI-Ethikprüfungsgremium oder einen ähnlichen Mechanismus, um die gesamte Rechenschaftspflicht und die ethischen Praktiken, einschließlich potenzieller unklarer Grauzonen, zu erörtern?
  - Gibt es einen Prozess, um die Einhaltung dieser Bewertungsliste für vertrauenswürdige KI (ALTAI) durch das KI-System zu erörtern und kontinuierlich zu überwachen und zu bewerten?
  - Wurde ein Verfahren für Dritte (z. B. Lieferanten, Endnutzer, Probanden, Händler/Anbieter oder Arbeitnehmer) eingeführt, um potenzielle Schwachstellen, Risiken oder Verzerrungen zu melden?
  - Wurden für Anwendungen, die sich nachteilig auf Einzelpersonen auswirken können, Mechanismen zur Wiedergutmachung eingeführt?

Methoden und Tools zur ethischen Reflexion in der agilen Entwicklung von Künstlicher Intelligenz

Sebastian Dennerlein, Christof Wolf-Brenner, Robert Gutounig,
Stefan Schweiger und Viktoria Pammer-Schindler

1. Keine ethisch verantwortungsvolle KI ohne Reflexion

Die öffentliche Debatte über Künstliche Intelligenz (KI) ist geprägt von zwei kontroversen Perspektiven: Einerseits von der **Tendenz zur Vermenschlichung** und andererseits von einer **rein technischen Sichtweise auf KI-Systeme** (Dennerlein u. a. 2020b). Vermenschlichende Darstellungen (vgl. die Filmfigur Terminator) oder Zuschreibungen menschlicher Charakteristika (z. B. Gut- oder Bösartigkeit) lenken auf der einen Seite davon ab, dass es sich um technische Systeme handelt. Auf der anderen Seite verschleiern rein technische Perspektiven das Mitwirken von Menschen. Zum Beispiel treffen Entwickler:innen Entscheidungen über das Design eines Systems oder Anwender:innen über die Art des Einsatzes.

Die Mitwirkung des Menschen spielt daher in der **Genese ethischer Probleme mit KI sowohl in der Systementwicklung als auch in der Anwendung** eine entscheidende Rolle (Cahill 2020b; Dennerlein u. a. 2020a). Versteht man KI als soziotechnisches System (Ropohl 2009), also eine in die menschliche Gesellschaft eingebettete Technologie, so können positive wie auch negative Auswirkungen nur durch die Interaktion von Mensch und Maschine zustande kommen. Angenommen, Entwickler:innen verwenden zum Training eines KI-Systems unbedachterweise Datensätze, die gesellschaftlich inzwischen unerwünschte Szenarien beschreiben (z. B. Diskriminierung nach Alter, Geschlecht oder Hautfarbe). Wird dieses KI-System dann in der Praxis verwendet, werden alle Probleme, die in den Daten bereits enthalten sind, gleichermaßen in der Gegenwart auf neue Anwendungsfälle übertragen. Geschulte oder aufmerksame Anwender:innen können zu diesem Zeitpunkt meist nur noch kritisch die Ergebnisse des

Systems und nicht deren Genese hinterfragen. Sie können aber bedacht mit den Ergebnissen umgehen.

Es ist also **nicht die Technologie bzw. KI an sich gefährlich**, **sondern** vor allem der unbedachte oder – genauer gesagt – **unreflektierte Umgang** mit dieser. Hieraus resultiert die Notwendigkeit der Erörterung möglicher ethischer Probleme sowohl in der Entwicklung als auch in der Anwendung. Bei der Entwicklung von KI sind in der Regel nicht nur Techniker:innen, sondern beispielsweise auch Personen beteiligt, die die wirtschaftlichen Interessen von Unternehmen und ihren Kund:innen repräsentieren. Ebenso wäre es zu eng gefasst, bei der Anwendung von KI davon auszugehen, dass nur die Anwender:innen, die direkt mit dem System interagieren, von den Auswirkungen betroffen sind und keine nachgelagerten Personengruppen (Dennerlein u. a. 2020a). Um ethisch verantwortungsvolle Entwicklung und Anwendung von KI zu fördern, müssen relevante Interessenvertreter:innen aufeinander eingehen, ethische Probleme durch Reflexion identifizieren und Lösungsansätze partizipativ und iterativ entwickeln.

In diesem Beitrag gehen wir auf Methoden und Tools zur Reflexion in der KI-Entwicklung ein und fokussieren soweit möglich auf Unterstützungsmechanismen, die entweder aus dem Bereich des Gesundheitswesens stammen oder zur Anwendung in diesem geeignet scheinen. Wir versuchen, ein Verständnis von relevanten Konzepten wie ethischer Reflexion, agiler Softwareentwicklung sowie ethischen Prinzipien in der Praxis herzustellen. Im Anschluss stellen wir sieben, anhand von Kriterien ausgewählte Methoden und Tools zur ethisch reflektierten Gestaltung von KI vor und diskutieren offene Herausforderungen in der Entwicklung von Unterstützungsmechanismen.

2. Zum Verständnis von ethischer Reflexion und relevanten Charakteristiken

Für **Reflexion**, oder alltagssprachlich „über etwas nachdenken", sind in der vorliegenden Arbeit zwei Aspekte zentral. Wir können einerseits über Erlebtes nachdenken, oder wir nehmen andererseits unsere geistigen (Lern-) Prozesse wahr und denken über diese nach. Dieses Denken und Lernen findet immer im Kontext von Person und Umwelt statt (Kolb 1984; Schön 1983). Die **Intention der Lernenden lenkt die Aufmerksamkeit** bei Lernaktivitäten sowohl auf den jeweiligen Kontext, d. h. die Lernerfahrung, als auch auf Introspektion, also die geistigen Vorgänge innerhalb der Lernenden.

Beim **Nachdenken über Erlebtes** wird Wissen durch Transformation von Lernerfahrungen aufgebaut. Hierbei legen Lernende ihre Aufmerksamkeit auf äußere Ereignisse und extrahieren **durch Reflexion Bedeutung aus den Erfahrungen** (Kolb 1984). Dabei werden auftretende Konflikte zwischen der Innen- und Außenwelt aufgelöst, also dem Erfahrenen und dem bestehenden Wissen, womit sich der Lernende der Welt anpasst und lernt (Boud / Keogh / Walker 1985). Wenn es also darum geht, das Lernen durch Erfahrungen zu stärken, ist für Boud, Keogh und Walker (1985) Reflexion der wichtigste Hebel.

Das **Nachdenken über das Denken und den Lernprozess** ermöglicht Lernenden hingegen, sich selbst und ihre Umwelt zu beeinflussen (Knowles u. a. 2015; Zimmerman 2002). Dabei reflektieren sie innere Vorgänge und die eigenen Interventionen in ihrer Umwelt. Viele Lerntheorien sehen Reflexion daher auch als Prozess an, durch den zukünftige Ziele erreicht werden sollen (Panadero 2017; Sitzmann / Ely 2011). In diesem Prozess evaluieren Lernende ihre Aktivitäten fortwährend, um zu prüfen, ob sie korrigierend eingreifen sollen oder ob die gewählte Strategie zur Zielerreichung erfolgreich ist (Panadero 2017; Sitzmann / Ely, 2011). Prominente Theorien gehen von drei sich wiederholenden Schritten der **Planung**, **Überwachung** und **Bewertung** aus und bezeichnen diesen kritisch-korrektiven, selbstbezogenen und -motivierten Prozess als „**self-regulated learning**" (Panadero 2017; Sitzmann / Ely 2011; Zimmerman 2002). Diese Form des Lernens ist auch in sozialen Kontexten möglich, indem beispielsweise das Ziel und die Lernaktivitäten gemeinsam im Team abgestimmt werden (vgl. team reflexivity; social regulation) (Panadero 2017; Sitzmann / Ely, 2011).

Zusammenfassend lässt sich festhalten, dass Reflexion entweder auf eine konkrete Erfahrung oder den Lernprozess bezogen sein kann und im individuellen oder sozialen Kontext stattfindet. Wir nutzen diese Charakteristiken, um bestehende Methoden und Tools zur Reflexion sowohl in der KI-Entwicklung als auch in der KI-Verwendung zu verstehen.

3. Zur Verortung ethischer Reflexion im Entwicklungsprozess

In der Software-Entwicklung, und damit auch in der Entwicklung von KI, bestehen zwei zentrale Prozessparadigmen. Traditionelle Software-Entwicklungsmodelle, wie das **Wasserfallmodell**, sind starr, stark durchgeplant und konzentrieren sich auf umfangreiche Dokumentation. Diese Modelle bieten inhärent wenig Flexibilität, um Änderungen der Spezifikationen in späteren Entwicklungsphasen zu berücksichtigen. Bei Projektstart muss also bereits klar sein, welche Anforderungen die zu entwickelnde Software exakt erfüllen muss (Biju 2010).

Als Gegenkonzept begann im Jahr 2001 die Erfolgsgeschichte der **agilen Softwareentwicklungsmethoden** mit der Veröffentlichung des Manifesto for Agile Software Development (Beck u. a. 2001). Es postuliert, dass Menschen und Interaktionen wichtiger sind als Prozesse und Werkzeuge und dass funktionierende Software wichtiger ist als eine umfassende Dokumentation. Des Weiteren betont es die Zusammenarbeit mit Kund:innen, das Reagieren auf Veränderungen gegenüber dem starren Befolgen eines Plans und fördert so einen flexibleren und kund:innenorientierten Ansatz bei der Softwareentwicklung (Beck u. a. 2001). Unternehmen verwenden agile Entwicklungsmethoden wie beispielsweise SCRUM oder KANBAN[1] jedoch nicht ausschließlich nach dem Lehrbuch. Vielmehr ist es so, dass Unternehmen in Abhängigkeit von Projektanforderungen unterschiedliche Praktiken aus beiden Prozessparadigmen anwenden (State of Agile 2022).

Unabhängig von der konkreten Methode wird in der agilen Softwareentwicklung in **iterativen und inkrementellen Zyklen**, sog. „**Sprints**", gearbeitet. Größere Problemstellungen werden dazu in funktionsübergreifenden Teams in kleinere, verständliche und schätzbare Einheiten von Kund:innenanforderungen heruntergebrochen, aufgeteilt und kollaborativ in diesen Sprints umgesetzt. So werden Stück für Stück funktionierende Software-Inkremente geliefert, Feedback gesammelt und auf sich ändernde Anforderungen reagiert. Die Teammitglieder lernen dabei kontinuierlich, ob z. B. die ihnen bekannten Anforderungen, Software-Architektur und zeitliche Planung angemessen waren oder angepasst werden müssen. Damit soll sichergestellt werden, dass die Entwicklung immer auf die Kundenbedürfnisse abgestimmt ist und schnell einen messbaren Mehrwert liefert (Biju 2010).

1 Weitere populäre Beispiele finden sich in State of Agile (2022).

Ethische Reflexion kann im agilen Softwareentwicklungsprozess beispielsweise an jenen Stellen eingesetzt bzw. gefördert werden, an denen bereits auf Erfahrung zurückgegriffen wird, um Neues zu lernen, oder Raum geschaffen wurde, um etwas über den Fortschritt, den zugrundeliegenden Prozess oder kommende Herausforderungen zu lernen. Beispielsweise kann **Reflexion individuell durch aufmerksames und kritisches Arbeiten an einem zugewiesenen Task in einem Sprint** passieren bzw. in der anschließenden Reflexion. Letztere findet in der agilen Entwicklung aber zumeist – außer in Administrations- und Koordinationstools wie beispielsweise Requirements-Management-Systemen – keine explizite Unterstützung.

Von der eigentlichen Programmierarbeit entkoppelte Aktivitäten eignen sich für ein Nachdenken über zurückliegende und zukünftige Ereignisse. Insbesondere die **Sprint-Planung, tägliche Stand-Up-Meetings** und **Sprint-Reviews eignen sich für soziale Reflexion** über den Entwicklungsprozess. Die Sprint-Planung hat einen prospektiven und der Sprint-Review einen retrospektiven Charakter auf den oder die nächsten Sprints im Sinne von Entwicklungsiterationen. Die täglichen Stand-Up-Meetings hingegen fokussieren primär auf aktuelle Themen inklusive der nahen Vergangenheit und nahen Zukunft innerhalb des laufenden Sprints.

Grundsätzlich führt die **iterative Herangehensweise im agilen Softwareentwicklungsprozess** naturgemäß **zu einem höheren Maß an Reflexion**, da Anforderungen schrittweise umgesetzt und Entwickler:innen regelmäßig mit Änderungswünschen konfrontiert werden. Außerdem wendet man sich in den individuellen und sozialen Aktivitäten der agilen Entwicklung nicht nur spezifischen Vorkommnissen wie identifizierten Problemen zu, sondern denkt über Kollaboration an sich nach und passt diese an. Wir können also durchaus sagen, dass durch agiles Vorgehen sowohl Reflexion über konkrete Erfahrungen als auch über den Lern- und Arbeitsprozess ermöglicht bzw. erleichtert wird. Was jedoch fehlt, ist das ethische Reflektieren und entsprechende Unterstützungsmechanismen. Mit diesem Wissen über agile Entwicklung stimmen wir die Suche nach Methoden und Tools zur Reflexion ab, um spezifisch entwickelte Unterstützungsmechanismen für ethische Reflexion zu finden oder die Passung von bestehenden Mechanismen für die agile Entwicklung zu verstehen.

4. Von ethischen Prinzipien zu deren Berücksichtigung in der Praxis

Für die Reflexion ethischer Fragestellungen wurde in der Vergangenheit vor allem eine Fülle ethischer Grundsätze (*ethical principles*), also Kriterien, denen eine KI genügen muss, vorgeschlagen. Ungeachtet der unterschiedlichen Interpretationen, Begründungen und Domänenrelevanz solcher Prinzipien, hat eine Analyse von Richtlinien für ethisch verantwortungsvolle KI eine Konvergenz auf die fünf häufigst genannten ethischen Prinzipien **Transparenz**, **Gerechtigkeit / Fairness**, **Nichtschädigung**, **Verantwortung** und **Privatsphäre** ergeben (Jobin / Ienca / Vayena 2019). Ergänzungen durch weitere ethische Prinzipien – etwa der **Steigerung des Wohls** und vor allem der **Autonomie** und **Selbstbestimmung** – sind jedoch möglich und sinnvoll. Woran es aber bisher immer noch mangelt, ist das Verständnis darüber, wie Fachleute verschiedener Disziplinen in ihren verschiedenen Rollen und Verantwortlichkeiten mit ethischen Fragestellungen als Teil ihrer Arbeit und ihres Lernens in agilen Softwareentwicklungsteams umgehen; dies schließt den Austausch mit direkten und indirekten Nutzer:innen als Teil dieses Prozesses ein (Chatila / Havens 2019; Dennerlein u. a. 2020a; Knight / Shibani / Buckingham Shum 2023; Krijger u. a. 2023; Vakkuri / Kemell 2019).

Dieses Auseinanderklaffen der Betonung der Einhaltung von ethischen Prinzipien und dem Mangel an Unterstützung in deren Adressierung in der Praxis wird in der Forschung auch als „**gap between principles and practice**" beschrieben (Morley u. a. 2021). Dies schränkt die Anwendung ethischer Prinzipien entlang von Unternehmensprozessen ein (Krijger u. a. 2023). Nur wenn wir den Prozess der und die Fähigkeit zur Reflexion über ethisch verantwortungsvolle KI unterstützen, können wir helfen, die Frage zu beantworten, wie agile Entwicklungsteams ethische Prinzipien einhalten können. Die **Befähigung von agilen Entwicklungsteams zu verantwortungsvoller Innovation im täglichen Handeln** (vgl. *Empowerment*) ist damit die Voraussetzung für mehr ethisch verantwortungsvolle KI auf dem Markt und die Reduktion künftiger ethischer Probleme durch reflexive Praktiken wie beispielsweise Antizipation (prospektiv). Daher möchte dieser Artikel einige ausgewählte Methoden und Tools vorstellen, die für den Einsatz in der Praxis geeignet scheinen.

5. Darstellung und Illustration von sieben Methoden und Tools zur ethischen Reflexion

Unser Interesse liegt in der **Darstellung von technisch gestützten sowie rein methodischen Herangehensweisen zur ethischen Reflexion** in der agilen Entwicklung. Werden Methoden und Tools zur Diskussion von ethischen Fragestellungen situationsbezogen in der Praxis thematisiert, so sind sie Fälle von „*ethics-in-practice*" (Guillemin / Gillam 2004). Ethics-in-practice betont den Einfluss von Ethik auf unser Handeln und Gestalten, welche über verfahrensorientierte Ansätze hinausgeht und den Austausch über Erfolge wie auch Misserfolge im Umgang mit ethischen Prinzipien und Problemen anregt. Möchte man darüber hinaus den iterativen und design-basierten Entwicklungsprozess betonen, so spricht man von „*ethical-by-design*" (Mulvenna / Boger / Bond 2017).

Welche Art von ethics-in-practice- bzw. ethical-by-design-Methoden und -Tools bei der Unterstützung von agilen Entwicklungsteams in der ethischen Reflexion in Betracht gezogen werden, kann über **Inklusions- und Exklusionskriterien** geklärt werden. In Übereinstimmung mit ethics-in-practice nennen Vakkuri, Kemell und Abrahamsson (2019; Vakkuri / Kemell 2019) die **Relevanz zur Adressierung von arbeitsbezogenen Anliegen als zentrales Kriterium** und weisen darüber hinaus auf die Wertschätzung von einfachen und ressourcenschonenden Methoden und Tools hin. Wir stimmen diesem Kriterium als Grundlage für die weitere Begriffsklärung bzw. Auswahl von relevanten Methoden und Tools zu, da ein agiles Entwicklungsteam nur unter dieser Bedingung im beruflichen Alltag zu ethischer Reflexion befähigt werden kann. Zudem sehen wir folgende Kriterien als entscheidend an:

- **Relevanz für Reflexion**: Expliziter oder impliziter Bezug zur Adressierung von ethischen Fragestellungen und Problemen, individuell oder im Team; Ausschluss rein technischer Lösungsansätze (z. B. automatisierte Bereinigung von Datensätzen).
- **Empfehlung durch anerkannte Stellen**: Entwicklung, Förderung oder Anerkennung durch nationale, europäische und internationale Institutionen oder Organisationen, vor allem mit Bezug zum Gesundheitswesen.
- **Anwendbarkeit im KI-Design**: Praktische Anleitung im Umgang mit ethischen Prinzipien und Problemen in agiler Entwicklung; Ausschluss von Lösungsansätzen mit Einschränkung auf eine bestimmte Domäne

bzw. Technologie, und Ausschluss von Lösungsansätzen, die nicht flexibel auf ethische Prinzipien anwendbar sind (z. B. ausschließlicher Fokus auf Transparenz).
- **Zugänglichkeit**: Kostenfreie Anwendung im professionellen Kontext durch freie Lizenzierung (z. B. Creative Commons) oder offener Zugriff (z. B. Open Access); zudem muss der Entwicklungsstand des Tools für eine praktische Anwendung hoch genug sein.

Methoden und Tools im Zusammenhang von Zulassungsverfahren und Health Technology Assessment (HTA) schließen wir aus, da diese dem agilen Entwicklungsprozess nachgelagert sind, stark standardisiert sind und nicht auf die Unterstützung der Reflexion abzielen.

Aktuell findet man zwei prominente Werke (Vandemeulebroucke u. a. 2022; Ayling / Chapman 2022), die systematisch Literatur zu Methoden und Tools für ethisch verantwortungsvolle Technologie ausgewertet haben (Literature Review). Während sich Vandemeulebroucke u. a. auf das Screening und die Evaluation von Health Technology Innovations mit ethischen Frameworks beziehen, fokussieren Ayling und Chapman ausschließlich auf AI-Ethics-Tools zur Entwicklung von ethisch verantwortungsvoller KI. Trotz dieser beiden strukturierten Erhebungen von Methoden bleibt **unklar, welche Methoden und Tools für ethische Reflexion im agilen Entwicklungsprozess von KI für den Gesundheitsbereich angewandt werden können**. Dies trifft im Besonderen auf Tools zu, die relevante Interessenvertreter:innen aktiv in deren Reflexion anleiten. Daher haben wir, ausgehend von den beiden vorhandenen Literature Reviews sowie weiterer Fachliteratur auf nationaler, europäischer und internationaler Ebene und Empfehlungen von Gesundheitsinstitutionen **57 Methoden und Tools** exploriert und auf Basis der zuvor definierten Inklusions- und Exklusionskriterien selektiert.

In Folge stellen wir **sieben Methoden und Tools** vor, die zur ethischen Reflexion in der agilen Softwareentwicklung angewandt werden können. Die Beschreibung geht zuerst in aller Kürze auf die **Gründe der Auswahl** ein, bevor **die Methode bzw. das Tool sowie deren Ergebnis oder Nutzen erklärt** werden. Daraufhin gehen wir auf die **Anwendungsmöglichkeiten im agilen Entwicklungsprozess** und auf die **Rolle der Reflexion** ein, wobei wir hier so dicht wie möglich bei der zur Verfügung stehenden Literatur und den Online-Ressourcen bleiben. Abschließend werden die **Limitationen des selektierten Beispiels und verwandte Ansätze** besprochen. Diese Exploration kann allerdings nicht mit einem systematischen Literature Review verglichen werden und keine Vollständigkeit beanspruchen. Die Idee ist allerdings, verschiedene Arten von Methoden vorzustellen und diese mit bekannten oder besonders relevanten Beispielen zu illustrieren, um damit erste Ansätze zur Unterstützung für die Praxis und eine Diskussionsgrundlage bereitzustellen.

5.1 Methoden und Tools 1: Data Skills Framework

Das Data Skills Framework versteht sich als **Werkzeug zur Analyse der Datenkompetenzen** von Individuen und Gruppen. Es zielt dabei primär auf das Arbeiten mit Daten ab, versucht ein so breites Publikum wie möglich anzusprechen und ist dementsprechend nicht auf eine bestimmte fachliche Domäne ausgerichtet. Das Framework wurde vom Open Data Institut (ODI), einem von Sir Tim Berners-Lee und Sir Nigel Shadbolt 2012 gegründeten Non-Profit-Unternehmen, entwickelt.

Das Data Skills Framework ist ein **simples Instrument zur Exploration und Entwicklung von Datenkompetenzen in einer Organisation**. Es unterstreicht die Bedeutung eines ausgewogenen Verhältnisses zwischen technischen und nichttechnischen Skills in Teams, wie beispielsweise Service Design, Innovations- oder Change-Management. Mit diesem Tool können Organisationen Kompetenzbereiche identifizieren, die zur Unterstützung und Umsetzung ihrer Strategie benötigt werden. Darauf basierend werden vorhandene Datenkompetenzen und Schulungsangebote analysiert und Lücken in Bezug auf die Bedarfe identifiziert. Mit diesen Erkenntnissen werden Verbesserungsvorschläge für Initiativen zur Kompetenzentwicklung erarbeitet, um darin zusätzlich zu erlernende Skills zu integrieren (Open Data Institute 2020).

Dieses auf Personal- und Teamentwicklung ausgerichtete Tool hilft dabei auf einer abstrakten Ebene, Schwächen, aber vor allem Weiterentwicklungspotenziale in Bezug auf die Datenkompetenzen der Personalressourcen zu identifizieren. Der Fokus liegt dementsprechend auf der Förderung der professionellen Entwicklung von Expert:innen, die gemeinsam als Team beispielsweise datenzentrierte KI-Systeme entwickeln.

Nachdem dieser Ansatz sich nicht auf die Entwicklung von Software-Systemen fokussiert, ist eine **Anwendung im Design-Prozess selbst als unwahrscheinlich** zu betrachten. Jedoch wird jede Erweiterung der Kompetenzen von Individuen, die am Design-Prozess teilnehmen, die Qualität der Entwicklungsteams beeinflussen und so einen indirekten Beitrag zum Entwicklungsprozess leisten.

Die **Reflexion spielt im Data Skills Framework eine entscheidende Rolle**, obwohl sie als Methode nicht explizit angeführt wird. Einzelpersonen und Teams werden dazu angeregt innezuhalten, ihre derzeitigen Praktiken bzw. Kompetenzen kritisch zu bewerten sowie darauf basierend die Weiterentwicklung von Mitarbeiter:innen zu planen. Insbesondere werden sechs zentrale Reflexionsfragen formuliert, die als Leitlinie durch das Data Skills Framework begleiten.

Das Framework umfasst eine **fixe Menge an Kompetenzen**, die möglicherweise nicht das gesamte Spektrum abdecken und (lediglich) aktuell als relevant angesehen werden. Aufgrund der sich schnell entwickelnden KI-Domäne müssen diese Kompetenzen entweder regelmäßig seitens ODI oder durch Organisationen selbst aktualisiert und erweitert werden, um relevant zu bleiben. Zusätzlich werden **ausschließlich individuelle Fähigkeiten** in den Fokus gerückt. Systemische Faktoren, die die Datenkompetenz beeinflussen, wie Data Governance, Datenschutz und ethische Überlegungen, werden dabei nicht explizit inkludiert. Des Weiteren wird implizit angenommen, dass man Fähigkeiten entweder hat oder nicht. Dass man aber sowohl Anfänger:in als auch Expert:in in einem Gebiet sein kann, wird ignoriert. Schlussendlich hängt die **Wirksamkeit des Tools sehr stark von einer subjektiven Einschätzung** ab, welche nicht angeleitet wird (z. B. keine Kompetenzgrade mit Indikatoren oder Instrumenten zur Messung) und daher ungenau und mit Vorurteilen behaftet sein kann.

In eine ähnliche Kerbe wie das Data Skills Framework schlägt das ebenfalls von ODI entwickelte **Trustworthy Data Stewardship Handbook** (2021). Hierbei wird ebenso der Fokus auf die Entwicklung von Organisationen gelegt, um als vertrauenswürdige Partner zur Verarbeitung von Daten zu werden. Data Stewardship definiert sich dabei als die Sammlung, Pflege und gemeinsame Nutzung von Daten. Der Ansatz hebt **zehn Elemente** einer vertrauenswürdigen Datenverwaltung hervor, die Organisationen nutzen können, um ihre Vertrauenswürdigkeit zu bewerten, dieses mit Außenwirkung aufzubauen und ihre Vertrauenswürdigkeit gegenüber anderen zu demonstrieren (Open Data Institute 2021).

5.2 Methoden und Tools 2: Data Ethics Maturity Model

Neben dem Benchmarking und Monitoring von personellen Rahmenbedingungen schlägt das ODI zusätzlich das Data Ethics Maturity Model zur Bewertung der Reife der ethischen Datenpraktiken einer Organisation bzw. der Etablierung einer Kultur der Datenethik vor.

Das Data Ethics Maturity Model (Yates / Maddison / Burton 2022) erlaubt den **Reifegrad einer Organisation** sowie deren Ambitionen **hinsichtlich der Umsetzung der ethischen Erfassung**, **Nutzung** und **Weitergabe von Daten in sechs Bereichen** abzuklären: 1) Unternehmensführung und interne Aufsicht, 2) Fähigkeiten und Kenntnisse, 3) Datenmanagement-Risikoprozesse, 4) Finanzierung und Beschaffung, 5) Einbeziehung von Interessengruppen und Mitarbeiter:innen und 6) rechtliche Stellung und Compliance. Der Reifegrad jeder dieser Bereiche kann auf 5 Stufen umstandslos bewertet werden: 1) Initial – wünschenswerte Prozesse nicht vorhanden, 2) Wiederholbar – Prozesse werden verfeinert, 3) Definiert – Prozesse sind standardisiert, 4) Verwaltet – Übernahme von Standardprozessen und Monitoring und 5) Optimierend – Versuch der Verfeinerung von Prozessen. Die Anwendung kann vor allem für Führungskräfte, technische Teams, Mitarbeiter:innen und Datenexpert:innen nützlich sein.

Das Data Ethics Maturity Model soll eine „Kultur der Diskussion, des Bewusstseins und des Interesses an ethischen Entscheidungen innerhalb des Datenlebenszyklus schaffen und verankern“ (Yates / Maddison / Burton 2022). Das Wissen über die organisationale Reife in der ethisch verantwortungsbewussten Erfassung, Nutzung und Weitergabe von Daten kann daher helfen, eine Kultur der Datenethik in der Organisation aufzubauen. Das Ergebnis der Reifegradmessung kann genutzt werden, um **Stärken und Schwächen einer ganzen Organisation oder einer bestimmten Abteilung zu identifizieren**, Ziele für den Reifegrad zu vereinbaren und die Organisation zielgerichtet weiterzuentwickeln. Auf diese Art und Weise kann das Data Ethics Maturity Model auch dazu beitragen, das Vertrauen der Kund:innen, Mitarbeiter:innen, Partner:innen und Interessenvertreter:innen in den ethisch verantwortungsvollen Umgang der Organisation mit Daten zu stärken.

Das Data Ethics Maturity Model stellt als Benchmarking- und Monitoring-Instrument keine direkte Verbindung zu agilen Entwicklungsprozessen her. Es werden aber drei parallele oder ergänzende Anwendungsmöglichkeiten genannt:

- Anstoß von **Gesprächen zur Kultur der Datenethik** – strukturierendes Hilfsmittel in Diskussion von bestimmten Bereichen der Datenethik oder aktuellen Praktiken und Richtlinien mit Teams und bestimmten Interessengruppen.
- **Benchmarking** von Abteilungen (oder Teams) – Chance zur Erstellung eines organisationalen Gesamtprofils des Reifegrades der Datenethik durch die Erhebung der Stärken und Schwächen.
- **Entwicklung eines Aktionsplans** – Unterstützung bei der Verankerung ethischer Datenpraktiken in einer Abteilung oder Organisation.

Auch wenn die Rolle der Reflexion im Benchmarking des Reifegrades der Datenethik nicht explizit angesprochen wird, so legen die genannten Anwendungsmöglichkeiten einen Bezug zum Nachdenken über professionelles Lernen und Entwickeln im Kontext der ethischen Datenpraktiken nahe. Verschiedene Rollen der Organisation werden angehalten, die Kultur der Datenethik in der Abteilung bzw. Organisation zu erheben, zu diskutieren und daraus konkrete Schlussfolgerungen abzuleiten.

Das ODI sieht die Reifegradmessung mit dem Data Maturity Model nur als initialen Schritt an. Für den größtmöglichen Nutzen wird empfohlen, **Nachweise** für die Erfüllung einer Stufe **anzufordern** (z. B. Kopien von Richtlinien, Prozessen und Rollenprofilen), dem Führungsteam oder Interessengruppen den **derzeitigen Reifegrad mit Stärken und Schwächen mitzuteilen**, **Ziele mit bestimmtem Reifegrad** in den sechs Bereichen **festzulegen**, und einen **Aktionsplan** inklusive Ressourcenplanung **darzulegen**. Des Weiteren ist als Limitation des einfach gehaltenen Reifegradmodells die nicht weiter spezifizierte Form des Benchmarkings zu nennen, die kein konkretes Prozedere vorschlägt und keine externe Evaluation (extern zur selektierten Abteilung oder Organisation) berücksichtigt. Final muss man anmerken, dass ein solches Reifegradmodell stark vom aktuellen Stand und Verständnis der zugrundeliegenden Technologie abhängt und damit auch Gefahr läuft, zu veralten und nicht mehr angemessen die Reife zu messen.

Das Tool baut auf dem Data Ethics Canvas des Open Data Institute auf (Tarrant / Maddison / Thereaux 2021). Als überlappender Ansatz kann das **AI Ethics Maturity Model** (Krijger u. a. 2023) genannt werden, welches durch den Fokus auf AI Ethics im Generellen und die organisationale Praxis im Speziellen eine breitere Anwendbarkeit jenseits von NGOs oder Aufsichtsbehörden beansprucht. Die Ergebnisse der Reifegradmessung können in einem Spider Diagramm[2] dargestellt werden, die Durchführung selbst wird allerdings auch hier nicht weiter detailliert. Als leichtgewichtige Alternative kann noch das **4-stufige Reifegradmodell** des AI Ethics Readiness Framework (IEEE SA 2019) genannt werden, welches zusätzliche spannende Dimensionen wie etwa „Leadership buy-in“ sowie „Metrics and KPIs“ vorschlägt.

5.3 Methoden und Tools 3: Assessment List for Trustworthy AI (ALTAI)

Die Bewertungsliste für vertrauenswürdige Künstliche Intelligenz (Assessment List for Trustworthy AI, ALTAI) hilft Organisationen, die **Vertrauenswürdigkeit ihrer KI-Systeme unabhängig von der Domäne selbst zu bewerten**. Ursprünglich durch die High Level Expert Group der EU im Jahr 2020 präsentiert, werden damit KI-Grundsätze in eine zugängliche **Checkliste** übersetzt, die Entwickler:innen und Anwender:innen von KI bei der Umsetzung dieser Grundsätze in die Praxis unterstützt (Independent High Level Expert Group on Artificial Intelligence Setup By the European Commission 2020).

Mithilfe von ALTAI können Organisationen ihre KI-Systeme auf der Grundlage der sieben wichtigsten Anforderungen an vertrauenswürdige KI, die wiederum aus vorgelagerten ethischen Prinzipien resultieren, bewerten: **menschliches Handeln und Aufsicht**, **technische Robustheit und Sicherheit**, **Datenschutz und Datenverwaltung**, **Transparenz**, **Vielfalt**, **Nichtdiskriminierung und Fairness**, **ökologisches und gesellschaftliches Wohlergehen** und **Rechenschaftspflicht**. Das Ergebnis der Anwendung von ALTAI ist eine Selbsteinschätzung der Vertrauenswürdigkeit der in Entwicklung befindlichen KI-Systeme eines Unternehmens. Der Nutzen der Durchführung des ALTAI-Screenings ist, dass man neben der Vertrauenswürdigkeit von KI-Systemen auch das Alignment mit den Werten der EU als Stifterin von ALTAI prüfen kann.

Die Fragen der Checkliste können zu jedem Zeitpunkt des Entwurfsprozesses von allen Beteiligten angewendet werden. All jene Fragen, die negativ beantwortet wurden, können als Empfehlungen zur Weiterentwicklung des Systems interpretiert werden und so wieder einen Input für den Ent-

---

2 Spider Diagramm: https://media.springernature.com/lw685/springer-static/image/art%3A10.1007%2Fs43681-022-00228-7/MediaObjects/43681_2022_228_Fig2_HTML.png.

wicklungsprozess liefern. Aufgrund des dichotomischen Charakters von Checklisten, die überwiegend auf Ja- oder Nein-Fragen aufgebaut sind, wird Reflexion in diesen implizit eingeschränkt. Es steht den Anwender:innen frei, ALTAI als Anleitung zur Reflexion zu verstehen und tatsächlich tiefer über die vorliegenden Fragestellungen nachzudenken oder es auf eine reine Checkliste zu reduzieren. Die Schöpfer:innen von ALTAI betonen jedoch, dass ALTAI zum Reflektieren anregen soll, um angemessene Maßnahmen zu initiieren und eine Organisationskultur zu fördern, die sich für die Entwicklung und Pflege vertrauenswürdiger KI-Systeme einsetzt.

Der Vorteil einer Reduktion auf eine Checkliste mit Ja-/Nein-Fragen oder Werteskalen ist die einfache Auswertbarkeit. Hierzu ist jedoch anzumerken, dass es **keine definierten Grenzen gibt, ab wann ein bewertetes System die Definition der Vertrauenswürdigkeit erfüllt**. In der Praxis wird davon ausgegangen, dass das System teilweise vertrauenswürdig ist, wenn einige der Kriterien erfüllt sind, aber es gibt keine fixen Grenzwerte für die Vertrauenswürdigkeit eines KI-Systems. Des Weiteren werden keine dezidierten Empfehlungen abgegeben, was getan werden kann, um das System zu verbessern bzw. welche Verbesserungen den meisten Mehrwert erbringen. Vielmehr wird implizit über die Fragestellungen ein Entwicklungspfad vorgezeichnet: Damit ein KI-System gemäß ALTAI maximal vertrauenswürdig ist, müssen alle in den Fragen abgefragten Kriterien erfüllt werden. Schließlich sei angemerkt, dass ALTAI seitens der EU nicht aktiv weiterentwickelt wird.

Das **Artificial Intelligence Impact Assessment** (AIIA) ist ein alternativer Ansatz, der eine strukturierte Methode zur Bewertung der ethischen und rechtlichen Auswirkungen von KI-Anwendungen bietet. Es bringt sowohl eine Roadmap mit Reflexionsfragen sowie einen Verhaltenskodex. Es fördert die frühzeitige Abwägung von Chancen und Risiken, beugt Problemen vor und gewährleistet einen ethisch und rechtlich vertretbaren Einsatz von KI. Durch den Dialog mit den Interessenvertreter:innen erleichtert das AIIA eine breitere Diskussion über die ethischen Auswirkungen von KI auf Systemebene (ECP | Platform for the Information Society Netherlands 2019). In diesem Zusammenhang muss auch auf das unter demselben Namen firmierende AI Impact Assessment Tool (Ministry of Infrastructure and Water Management 2023) der niederländischen Regierung verwiesen werden, welches mit 100 Fragen eine umfassende Bewertung eines KI-Systems erlaubt und die Auftraggeber:innen national zur Anwendung verpflichtet.

5.4 Methoden und Tools 4: MEESTAR - Modell zur Ethischen Evaluierung Soziotechnischer Arrangements

Finanziert durch das deutsche Bundesministerium für Bildung und Forschung[3] wurde das MEESTAR-Modell für die **ethische Evaluation sozio-technischer Arrangements** und im Speziellen für altersgerechte Assistenzsysteme (vgl. Ambient Assisted Living – AAL) entwickelt und stellt im deutschsprachigen Raum ein im Gesundheitswesen bekanntes Instrument zur ethischen Reflexion dar. Die zugrunde liegende Technologie kann in AAL ein KI-System darstellen. Nach Anpassung der ethischen Dimensionen wird MEESTAR von dessen Entwicklern eine Übertragbarkeit auf andere Kontexte und Technologien attestiert.

Die ethische Evaluation von AAL-Systemen berücksichtigt laut MEESTAR (Manzeschke u. a. 2013; Weber 2015; 2016) sieben ethische Dimensionen (**Fürsorge**, **Selbstbestimmung**, **Sicherheit**, **Gerechtigkeit**, **Privatheit**, **Teilhabe** und **Selbstverständnis**) aus der individuellen, organisationalen und gesellschaftlichen Perspektive, und bewertet diese auf 4 Stufen (Anwendung ist ethisch unbedenklich, sensibel, äußerst sensibel und nicht akzeptabel).

Zur Durchführung werden **Fokusgruppen** bestehend aus allen relevanten Interessenvertreter:innen (*Stakeholder*, z. B. Technologie-Entwickler:innen, Angestellte von Pflegediensten, Anwender:innen und deren Angehörige) vorgeschlagen, in welchen ein bestimmtes AAL-System unter Zuhilfenahme eines Szenarios ethisch reflektiert werden soll. Darüber hinaus enthält das MEESTAR-Modell **fünfzehn Leitlinien** (Manzeschke u. a. 2013) wie beispielsweise die Erhaltung der Autonomie von hochbetagten „fitten" Personen sowie auch deren Autonomieeinschränkung im Falle von kognitiv beeinträchtigten Personen. Diese Leitlinien können im Sinne einer Gebrauchsethik für Technologieentwicklung und -anwendung verstanden werden.

MEESTAR zielt auf ein Empowerment aller in die Entwicklung, Implementierung und Anwendung eines AAL-Systems involvierten Interessenvertreter:innen ab. Es erlaubt, das **AAL-System bzw. die Dienstleistung** und die erbrachte Pflege- und Gesundheitsversorgung **auf normative Konfliktpotenziale hin zu hinterfragen**. Diese Explikation von Chancen

3 Siehe: https://www.bmbf.de/bmbf/de/forschung/soziale-innovationen-und-zukunftsanalyse/insight/innovations-und-technikanalyse/ita-vorhaben/ita-vorhaben.html.

und Risiken, Vor- und Nachteilen, Gewinn und Verlust etc. soll in Folge informierte und verantwortungsvolle Entscheidungen ermöglichen.

MEESTAR spricht sich gegen das klassische Wasserfallmodell aus, und rät, die vorgeschlagene ethische Evaluation von AAL-Systemen nicht nur zu Beginn, sondern iterativ während der Technikentwicklung einzusetzen[4] (Weber 2018). MEESTAR stellt also den Anspruch, auch die Auswirkungen von unfertigen, in Entwicklung befindlichen KI-Systemen abschätzbar zu machen und entsprechende Reflexionsprozesse anzustoßen. Allerdings wird die Art und Weise der Teilhabe der Stakeholder:innen am partizipativen bzw. agilen Entwicklungsprozess nicht genauer spezifiziert. Das MEESTAR-Modell geht nicht näher auf die Umsetzung der Reflexion der ethischen Probleme in AAL-Systemen in den Fokusgruppen ein. Es wird nur eine Tabelle vorgeschlagen (Manzeschke u. a. 2013), welche die ethischen Dimensionen den Betrachtungsperspektiven oder Bewertungsstufen gegenübergestellt und auf mögliche Reflexionsfragen hinweist.[5]

MEESTAR ist **nicht für die endgültige normative Bewertung** aller AAL-Systeme bzw. eines AAL-Systems in allen Anwendungsfällen geeignet (Weber 2015). Es legt die subjektiven Bewertungen der Interessenvertreter:innen offen, wodurch auch deren gleichförmige Interpretation der Bewertungsdimensionen (v. a. professionelles Selbstverständnis) nicht selbstverständlich ist bzw. persönlichen normativen Vorstellungen folgt (Weber 2016). Die MEESTAR-Dimensionen fußen in der Medizinethik. In spezifischen Anwendungsfällen könnte es jedoch nötig sein, diese mittels *Value-Sensitive-Design* anzupassen oder zu erweitern und für den jeweiligen Anwendungskontext zu begründen[6] (Weber 2018).

Das MEESTAR-Modell baut auf dem **Eskalationsmodell** zur Bewertung biomedizinischer Eingriffe am Menschen auf (Hacker 2009) und integriert die vorgeschlagenen vier Bewertungsstufen und Vorgehensweisen aus diesem. Hinsichtlich der methodischen Umsetzung kann dazu das generische **akzeptanzbasierte Vorgehensmodell „Human-centered Evaluation of Acceptance and Risk criteria for Technology“** (HEART)

---

4 Siehe dazu die grafische Darstellung unter: https://media.springernature.com/full/springer-static/image/chp%3A10.1007%2F978-3-030-01836-8_25/MediaObjects/460792_1_En_25_Fig1_HTML.png.

5 Die Tabelle findet sich unter: https://www.researchgate.net/profile/Karsten-Weber/publication/304743219/figure/fig2/AS:379696236777474@1467538045265/figure-fig2_W640.jpg.

6 Siehe dazu die Anm. 4.

(Schmitt-Rüth / Simon 2020) herangezogen werden, welches überlappende sozio-technische Themenbereiche und Betrachtungsebenen in der ethischen Evaluation enthält. HEART schlägt ein konkretes und gut illustriertes zweistufiges Verfahren vor, bestehend aus einem Akzeptanz-Risiko-Workshop (Fokusgruppe) und einem nachgelagerten Bewertungsfragebogen, welches in der agilen Entwicklung oder Design-Thinking zur Identifikation sozialer, ethischer und rechtlicher Chancen, Probleme und Konflikte zusätzlich genutzt werden kann.

5.5 Methoden und Tools 5: DEDA - Data Ethics Decision Aid

DEDA – Data Ethics Decision Aid wurde von der Data School der Universität Utrecht in Zusammenarbeit mit der Stadt Utrecht entwickelt. Das Framework stellt einen Versuch dar, dem Bedarf an ethischer Reflexion in der zunehmenden Anzahl von datenintensiven Projekten am Schnittpunkt von Softwareentwicklung und öffentlicher Verwaltung gerecht zu werden. Es handelt sich um ein Beispiel eines **werteorientierten Frameworks**, das vor allem in den Niederlanden von öffentlichen Gebietskörperschaften eingesetzt wird (Franzke / Muis / Schäfer 2021). Der Einsatz in einer Gesundheitsorganisation wurde von van Wijk (2019) evaluiert und zur Weiterentwicklung des Frameworks in seiner nun vorliegenden Form benutzt.

DEDA ist unmittelbar in einschlägigen Projekten anwendbar und versucht, den spezifischen Kontext von datenintensiven Projekten mithilfe von Dialogführung zu berücksichtigen. Dadurch soll die praktische Anwendung von Ethik erleichtert werden. Ziel der Methode ist es, im Vorhinein das **Bewusstsein für ethische Fragestellungen bei Datenprojekten** zu schärfen und den Wert von datenethischen Fallberatungen herauszustellen (Utrecht Data School 2022). Ein **DEDA-Workshop mit den Mitgliedern der Projektgruppe** soll Antworten auf verschiedene ethisch-moralische, aber auch rechtlich relevante Aspekte eines Datenprojekts generieren und diese zugleich dokumentieren. Beantwortet werden von den Teilnehmer:innen u. a. Fragen zu verschiedenen Kategorien wie dem Zugang zu Daten (z. B. Wer hat Zugang zu den Datensätzen? Wie wird der Zugang überwacht?), der Verantwortung, der Transparenz etc. Im Rahmen des Workshops erfolgt ein Abgleich zwischen den im Projekt ausgewählten Werten bzw. Wertorientierungen und den gegebenen Antworten. Daraus sollen sich für die Teilnehmer:innen klare Aktionspunkte für den weiteren Projektverlauf ergeben. Die Antworten können beispielsweise auch für die

Rechtfertigung des Projekts gegenüber Stakeholder:innen bzw. für einen Projektbericht genutzt werden (Utrecht Data School 2022).

Die schriftliche Dokumentation des DEDA-Workshops (in Form eines Arbeitsblatts) kann für den Entwicklungsprozess verwendet werden. Bei Bedarf kann der Workshop auch wiederholt werden. Er beginnt damit, dass Werte und Praktiken der Organisation explizit gemacht werden, und es wird über den Kontext nachgedacht, in dem die Organisation tätig ist und in dem die Datenpraktiken eingesetzt werden sollen (Franzke / Muis / Schäfer 2021). Die **Methode** kann daher als sowohl **reflexiv als auch partizipativ** beschrieben werden (Schäfer / Clausen 2021).

DEDA wurde für datenintensive Projekte im Rahmen der öffentlichen Verwaltung entwickelt. Es gibt auch nicht normativ vor, was zu tun ist, vielmehr vertraut es im Prozess der Reflexion der Teilnehmenden und oftmals auf ihr bloßes Bauchgefühl (Franzke / Muis / Schäfer 2021).

Einen ähnlichen Zugang bietet der **Data Ethics Canvas** (Tarrant / Maddison / Thereaux 2021). Es handelt sich dabei um ein einfach handzuhabendes Werkzeug für alle Projekte, bei denen Daten gesammelt, weitergegeben oder genutzt werden. Basierend auf erprobten Methoden (Business Model Canvas & Ethics Canvas[7]) wird man als Teilnehmer:in anhand einer vorgefertigten visuellen Struktur an potenzielle Problembereiche herangeführt. Der so erarbeitete Data Ethics Canvas bietet einen Rahmen für die Entwicklung ethischer Empfehlungen, die für jeden Kontext geeignet sind, unabhängig von der Größe oder dem Umfang des Projekts. Darüber hinaus kann noch der **Human Factors and Ethics Canvas** angeführt werden, welcher eine soziotechnische Perspektive auf Daten- und KI-Ethik wirft (Cahill 2020a; 2020b). Hierzu wird zum Beispiel ein Persona-/Szenario-basierter Designansatz in einen Ethik-Canvas integriert, um die menschlichen und ethischen Dimensionen dieser Technologien zu berücksichtigen.

5.6 Methoden und Tools 6: Ethics in Tech Practice – A Toolkit

Das Markkula Center für Angewandte Ethik an der Santa Clara University hat mit finanzieller Unterstützung des Omidyar Networks – einer philanthropischen Stiftung und Investmentfirma – ein Toolkit entwickelt, das speziell an der konkreten Entwicklung von Software in der Tech-Industrie

7 Siehe: https://www.adaptcentre.ie/case-studies/ethics-canvas/ bzw. https://www.theodi.org/article/the-data-ethics-canvas-2021/.

orientiert ist. Es soll Inputs von möglichst vielen Stakeholder:innen in allen unterschiedlichen Phasen des Designprozesses generieren.

Das **Toolkit mit einem Set an Materialien für praxisorientierte Ethik-Trainings in der Technologiebranche** ist in Workshops anwendbar. Integriert sind u. a. Instrumente zur ethischen Risikoüberprüfung, Ex-ante- und Ex-post-Analysen von Projekten aus ethischer Sicht sowie auch explizit die Aufforderung, über den Benefit von kreativer Arbeit nachzudenken. Die Risikoüberprüfung beispielsweise verläuft in vier Phasen, (1) bei der initialen Phase der Produktidee, (2) in der Prototypenphase, (3) der Beta-Test-Phase und (4) der Qualitätssicherungs-Phase nach der Auslieferung. In jeder dieser Phasen treffen sich Mitglieder des Projektteams und die Ergebnisse werden in einem Protokoll festgehalten (Vallor 2018). Als Ergebnis des Prozesses sollen dokumentierte Hilfestellungen für konkrete Entscheidungen im Entwicklungsprozess zur Verfügung stehen. Durch wiederholte Anwendung sollten Entwickler:innen und Designer:innen ihre Fähigkeiten zur ethischen Analyse und Beurteilung schrittweise verbessern.

Die **Materialien sind so entwickelt worden, dass sie sich in das professionelle technische Umfeld integrieren** und als natürlicher Teil der Arbeit „guter" Ingenieur:innen und Designer:innen gesehen werden können. Ein Tool des Toolkits fokussiert speziell auf das Thema ethisches Feedback und Iterationen (Vallor 2018). Ethische Reflexion, Analyse und Urteilsvermögen bilden somit essenzielle Elemente eines guten Designs und einer guten Technikentwicklung. Das Toolkit bietet somit konkrete Möglichkeiten, Reflexion in Form des Nachdenkens über ethische Problemstellungen in die Arbeitsabläufe der Technik- und Designbranche zu integrieren. Das Toolkit wurde nicht speziell mit einem Fokus auf KI entwickelt, es existieren aber bereits Fallbeispiele aus diesem Bereich.

Einen verwandten Ansatz bietet das **RESOLVEDD-Framework** (Pfeiffer / Forsberg 2012; Vakkuri / Kemell 2019). Die ursprünglich aus der akademischen Lehre stammende Methode hilft denjenigen, die keine Vorkenntnisse in Ethik oder Philosophie besitzen, ethische Prinzipien in der Praxis anzuwenden. Das Framework besteht aus neun konkreten Schritten, die den rationalen ethischen Entscheidungsprozess repräsentieren. Die Methode ermöglicht es, ethische Probleme und entsprechende Lösungsansätze zu erheben und abzuwägen, und den folgenden Entscheidungsprozess zu rechtfertigen bzw. zu erklären. Es soll seinen Anwender:innen helfen, die ethischen Fragen besser zu verstehen, die in ihrer Arbeit auftreten, und ermutigt sie, diese auf die von ihnen gewählte Art und Weise anzugehen.

5.7 Methoden und Tools 7: Artificial Intelligence Incident Database (AIID)

Die AIID ist eine Datenbank, die **ethisch bedenkliche Vorfälle in der Entwicklung von KI dokumentiert** (Simonite 2021). Sie wurde in einer Kollaboration entwickelt, bestehend aus Georgetown's Center for Security and Emerging Technology, bnh.ai – einem KI- und Datenanalyse-Unternehmen – und dem Startup Syntiant – einem auf KI fokussierten Unternehmen. Sponsoren sind Mozilla, Partnership on AI und die Waking up Foundation.

Es handelt sich um eine **Datenbank**, in der man über eine Weboberfläche (http://www.incidentdatabase.ai) mittels Volltextsuche **nach in ethischer Hinsicht relevanten Vorfällen suchen** kann. Mittels einer Taxonomie kann die Suche auf ein spezielles Anwendungsgebiet eingegrenzt werden. Verschiedenste Kriterien, darunter Lang- und Kurzbeschreibungen, Schweregrad, Entwickler:innen, Einsatzgebiet, KI-Funktionen und eingesetzte KI-Technologien, stehen den Anwender:innen zur Verfügung. Die Datenbank erlaubt es diversen Stakeholder:innen, die oben angeführte Taxonomie zu durchsuchen, um beispielsweise bei der Entwicklung ähnlicher Technologien mögliche Probleme im Vorhinein zu identifizieren. Im Design-Prozess hat dies den Vorteil, auf vorhandenes Wissen zurückgreifen zu können, um ethische Probleme vorab zu entschärfen.

Reflexion wird zwar nicht explizit angeleitet, die Datenbank kann jedoch konkreten Input für das Nachdenken über Geschehnissen aus der Praxis der Web-Community liefern. Da es sich um eine Datenbank handelt, wird auch die ethische Problemlösung nicht strukturiert angeleitet. Es bleibt der Eigenverantwortung der Anwender:innen überlassen, hier aktiv zu werden.

Will man auf bestehende Erfahrungen zugreifen, die im Rahmen von Gesundheitsprojekten gesammelt wurden, so sei auf die **AI Ethics Initiative** verwiesen (The AI Ethics Initiative o. J.). Die Initiative sammelt und erforscht praktische Interventionen, die eine ethische Umsetzung und Implementierung von künstlicher Intelligenz im Gesundheitsbereich unterstützen soll.

6. Diskussion offener Herausforderungen in der ethisch reflektierten Gestaltung von KI

Die Exploration, Illustration und Analyse von Methoden und Tools zur Gestaltung von ethisch verantwortungsvoller KI unterstreicht, dass die **Anwendung,** aber auch die **Entwicklung** von Software **sozio-technischer**

Natur ist. Besonders in der agilen Entwicklung und zu Zeiten von *perpetual betas* (d. h. eine Software für unbestimmte Zeit im „Beta"-Entwicklungsstatus zu halten), interagieren Anwender:innen und Entwickler:innen mit der sich entwickelnden Software oder lernenden KI. Dabei wird in einer nutzenden Rolle beispielsweise hinterfragt, wie Software zielgerichtet angewendet werden kann und welche ethischen Anforderungen an diese gestellt werden. In einer entwickelnden Rolle wird im Gegensatz dazu z. B. ergründet, welche Design-Entscheidungen das ethisch verantwortungsvolle technische Funktionieren sicherstellen.

Für die **Ausgestaltung dieser sozio-technischen Interaktionen reicht es nicht** aus, **auf einer generellen Ebene zu bleiben**. Es gibt keinen allgemeingültigen Schlüssel zur Lösung ethischer Probleme, weder für Entwicklung noch für Anwendung. Je nach Anwendungsfeld, Rolle, Situation, Technologie etc. muss daher immer kontext- und situationsspezifisch angemessen reagiert werden. Das **Mittel zum Zweck**, um unbedachte Entwicklung und Nutzung zu vermeiden, **ist** daher, **einen kritisch reflektierten Zugang als Standard zu wählen**. Ethisch relevante Fragestellungen und Beantwortungen können von keiner Technologie übernommen werden, sondern erfordern das kritische Nachdenken über ethisch relevante Risiken und Lösungsansätze sowie über den Weg dorthin, um den Anforderungen an die Software und KI-Entwicklung auf nationaler und europäischer Ebene nachzukommen. Bei der Entwicklung von KI, insbesondere im Gesundheitswesen, muss nicht nur rein technischen Anforderungen, sondern vor allem gesellschaftlichen Herausforderungen im Sinne von Ethik und Moral Rechnung getragen werden.

Effektive Methoden und Tools zur Entwicklung von ethisch verantwortungsvoller KI **setzen** also die **ethische Reflexion aller involvierten Interessenvertreter:innen entlang der agilen Entwicklung voraus**. Die vorliegende Exploration und Analyse von Methoden und Tools zur Entwicklung von ethisch verantwortungsvoller KI und Software im Gesundheitswesen deutet auf die folgenden **Entwicklungspotenziale zur Unterstützung der ethischen Reflexion in der agilen Entwicklung** hin:

- **Spezifikation der Methoden für das Gesundheitswesen**: Die meisten Methoden und Tools sind nicht spezifisch für das Gesundheitswesen entwickelt, sondern domänen-agnostisch – sie lassen sich zur Entwicklung ethisch verantwortungsvoller KI oder Software im Gesundheitswesen anwenden, die Selektion der ethischen Prinzipien muss aber beispielsweise oft auf die Domäne angepasst werden; zudem besteht generell Bedarf zur Evaluation der Unterstützungsmechanismen in der Praktik (Vakkuri / Kemell / Abrahamsson 2019), vor allem im Gesundheitswesen.

- **Integration von Methoden und Tools in agilen Entwicklungsprozess**: Viele Methoden und Tools sind laut Autor:innen mit der agilen Entwicklung im Einklang, der iterative Prozess ist aber oft nur oberflächlich berücksichtigt und es wird nicht explizit auf entsprechende Aktivitäten sowie Rollen eingegangen; für die Anwendung durch Entwickler:innen und damit den Erfolg in der Praxis ist jedoch die Integration in den Entwicklungsprozess und die direkte Unterstützung bei arbeitsrelevanten Anliegen ausschlaggebend (Vakkuri / Kemmell / Abrahamsson 2019; Vakkuri / Kemell 2019).
- **Klarstellung der Rolle der Reflexion**: Beinahe alle Methoden und Tools haben Reflexion als zentralen Bestandteil, geben aber nur marginal Anleitung hinsichtlich des Nachdenkens über Erfahrungen und Lernprozess in der agilen Entwicklung. Es fehlt beispielsweise die Klärung der Verantwortungs- und Aufgabenverteilung in der Reflexion, und wann Planung, Überwachung und Evaluation selbstständig oder im sozialen Kontext stattfinden. Ebenfalls ungeklärt bleibt, wie direkte und indirekte Anwender:innen systematisch in den Reflexionsprozess entlang des agilen Entwicklungsprozesses eingebunden werden können. Darüber hinaus sollte die Entwicklung der Kompetenz zur ethischen Reflexion auch in der Personalentwicklung explizit Unterstützung finden, was aktuell nur in der Schaffung von personellen Rahmenbedingungen initial angedacht wird.
- **Integration von Ethik und Collaborative / Human-centered Design**: Methoden und Tools beider Bereiche konvergieren aufgrund der Einbindung von Stakeholder:innen, Berücksichtigung derer Anforderungen, Analyse von Auswirkungen etc. (Cahill 2020a) und können sich gegenseitig inspirieren; Reflexion soll bei der Mensch-Maschine-Interaktion auf spezifisch ethische Probleme fokussieren, und eine „micro-ethics"-Perspektive auf ethisch relevante Momente und Situationen ist im Technologie-Design anzuraten (Guillemin / Gillam 2004; Knight / Shibani / Buckingham Shum 2023).
- **Verlass auf interne Evaluation und Vorgehen nach bestem Wissen und Gewissen**: Zumeist ist in den Methoden und Tools keine

externe Kontrolle vorgesehen, obwohl dies anzuraten ist; die Einbindung einer externen Perspektive ist nicht nur durch Audits, sondern auch durch Peers / Community möglich und könnte ethische Reflexion in der agilen Entwicklung unterstützen – in der Datenbank für ethische Risiken (AIID) ist ein erster organisationsübergreifender und ressourcenschonender Ansatz ersichtlich.

Vor dem Hintergrund der rasanten Entstehung und Anwendung von KI im **Gesundheitswesen** gibt es laut unserer Exploration noch **Handlungsbedarf** zur Unterstützung der ethischen Reflexion in der agilen Entwicklung. Entsprechende Methoden und Tools werden keine Verbreitung finden, wenn Sie nicht an die Praxis der Softwareentwicklung angepasst sind, konkrete Hilfestellung leisten, eine hohe Benutzerfreundlichkeit bieten und fürs Gesundheitswesen entwickelt oder adaptiert sind. Entwickelt man die Methoden nicht weiter und stellt sich nicht den offenen Herausforderungen, wird man auch den resultierenden Nutzen nicht ausschöpfen können. Die ethisch verantwortungsvolle Entwicklung von KI stellt zumindest viele positive Auswirkungen in Aussicht, wie beispielsweise die Reduktion potenzieller Risiken und daraus entstehender Kosten (ECP | Platform for the Information Society Netherlands 2019), die Entwicklung tatsächlich benötigter und anwendbarer KI bzw. Software (Cahill 2020b) und die Vorbereitung für potenziell nachgelagerte Health Technology Assessments, Audits oder Zulassungsverfahren.

7. Reflexionsfragen

- Warum kann eine KI nie allein für ethische Probleme verantwortlich gemacht werden?
- Was ist Reflexion, wie kann man diese charakterisieren und was zeichnet sie im Kontext ethischer Fragestellungen aus?
- Was sind Charakteristiken und Elemente des agilen Softwareentwicklungsprozesses?
- Woran scheitert aktuell die Entwicklung ethisch verantwortungsvoller KI in der Praxis?
- Was sind ethische Ansätze und Kriterien, die für die Anwendbarkeit von Methoden und Tools für die ethische Reflexion in agiler Entwicklung sprechen?

- Welche Methoden und Tools stehen beispielsweise zur ethischen Reflexion in der agilen Entwicklung von KI-Systemen zur Verfügung?
- Welche offenen Herausforderungen stellen sich in der Entwicklung von Methoden und Tools zur Reflexion in der agilen Entwicklung?

Literatur

Ayling, Jacqui / Chapman, Adriane (2022): Putting AI ethics to work: Are the tools fit for purpose? AI and Ethics 2(3), 405-429. doi: https://doi.org/10.1007/s43681-021-00084-x.

Beck, Kent u. a. (2001): Manifesto for Agile Software Development, abrufbar unter: http://agilemanifesto.org/ (zuletzt abgerufen: 8.10.2023).

Biju, Soly Mathew (2010): Agile Software Development Methods and its Advantages. in: Elleithy, Khaled u. a. (Hg.): Technological Developments in Networking, Education and Automation, Heidelberg / London / New York, 603-607. doi: https://doi.org/10.1007/978-90-481-9151-2_105.

Boud, David / Keogh, Rosemary / Walker, David (1985): Promoting Reflections in Learning: a Model, in: Boud, David / Keogh, Rosemary / Walker, David (Hg.): Turning experience into learning, London / New York, 18-40.

Cahill, Joan (2020a): Embedding Ethics in Human Factors Design and Evaluation Methodologies, in: Duffy, Vincent G. (Hg.): Digital Human Modeling and Applications in Health, Safety, Ergonomics and Risk Management. Human Communication, Organization and Work, LNISA 12199, Cham, 217-227. doi: https://doi.org/10.1007/978-3-030-49907-5_15.

- (2020b): The Specification of a ‚Human Factors and Ethics' Canvas for Socio-technical Systems, Centre for Innovative Human Systems (CIHS), School of Psychology, Trinity College Dublin, abrufbar unter: https://www.tcd.ie/cihs/assets/pdf/ethicscanvaswhitepaper.pdf (zuletzt abgerufen: 10.8.2023).

Chatila, Raja / Havens, John C. (2019): The IEEE Global Initiative on Ethics of Autonomous and Intelligent Systems, in: Aldinhas Ferreira, Maria Isabel u. a. (Hg.): Robotics and Well-Being, Intelligent Systems, Control and Automation: Science and Engineering 95, Cham, 11-16. doi: https://doi.org/10.1007/978-3-030-12524-0_2.

Dennerlein, Sebastian u. a. (2020a): Guiding Socio-Technical Reflection of Ethical Principles in TEL Software Development: The SREP Framework, in: Alario-Hoyos, Carlos u. a. (Hg.): Addressing Global Challenges and Quality Educa-

tion, LNCS 12315, Cham, 386-391. doi: https://doi.org/10.1007/978-3-030-57717-9_32.
- (2020b, 21.10.): Ist ein Algorithmus böse? Terminatoren oder unfaire Technik: Beide Sichtweisen behindern die Debatte über ethische KI, Falter – Heureka, abrufbar unter: https://www.falter.at/heureka/20201021/ist-ein-algorithmus-boese/_82950f5199 (zuletzt abgerufen: 10.8.2023).
ECP | Platform for the Information Society Netherlands (2019): AI Impact Assessment, abrufbar unter: https://futurium.ec.europa.eu/en/european-ai-alliance/best-practices/ai-impact-assessment-code-conduct (zuletzt abgerufen: 10.8.2023).
IEEE SA (2019): A Call to Action for Businesses Using AI. Ethically Aligned Design for Business, abrufbar unter: https://sagroups.ieee.org/global-initiative/wp-content/uploads/sites/542/2023/01/ead-for-business.pdf (zuletzt abgerufen: 10.8.2023).
Franzke, Aline Shakti / Muis, Iris / Schäfer, Mirko Tobias (2021): Data Ethics Decision Aid (DEDA): A dialogical framework for ethical inquiry of AI and data projects in the Netherlands, Ethics and Information Technology 23(3), 551-567. doi: https://doi.org/10.1007/s10676-020-09577-5.
Guillemin, Marilys / Gillam, Lynn (2004): Ethics, Reflexivity, and „Ethically Important Moments“ in Research, Qualitative Inquiry, 10(2), 261-280. doi: https://doi.org/10.1177/1077800403262360.
Hacker, Jörg u. a. (Hg.) (2009): Biomedizinische Eingriffe am Menschen. Ein Stufenmodell zur ethischen Bewertung von Gen- und Zelltherapie, Berlin / New York.
Independent High Level Expert Group on Artificial Intelligence Setup by the European Commission (2020): Assessment List for Trustworthy Artificial Intelligence (ALTAI) for self-assessment.
Jobin, Anna / Ienca, Marcello / Vayena, Effy (2019): The global landscape of AI ethics guidelines. Nature Machine Intelligence 1(9), 389-399. doi: https://doi.org/10.1038/s42256-019-0088-2.
Knight, Simon / Shibani, Antonette / Buckingham Shum, Simon (2023): A reflective design case of practical micro-ethics in learning analytics, BJET 00, 1-21. doi: https://doi.org/10.1111/bjet.13323.
Knowles, Malcolm S. u. a. (^{8}2015): The adult learner: The definitive classic in adult education and human resource development, London / New York.
Kolb, David A. (1984): The experiential learning theory of development. Experiential Learning: Experience as the Source of Learning and Development, Englewood Cliffs.
Krijger, Joris u. a. (2023): The AI ethics maturity model: A holistic approach to advancing ethical data science in organizations. AI Ethics 3(2), 355-367. https://doi.org/10.1007/s43681-022-00228-7.

Manzeschke, Arne u. a. (2013): Ergebnisse der Studie „Ethische Fragen im Bereich Altersgerechter Assistenzsysteme“ (Stand: Januar 2013), VDI/VDE Innovation + Technik, München (abrufbar unter: https://www.researchgate.net/publication/256474089_Ethische_Fragen_im_Bereich_altersgerechter_Assistenzsysteme_Ergebnisse_der_Studie#fullTextFileContent; zuletzt abgerufen: 10.8.2023).

Ministry of Infrastructure and Water Management (Hg.) (2023): AI Impact Assessment. A tool to set up responsible AI projects, abrufbar unter: https://www.government.nl/binaries/government/documenten/publications/2023/03/02/ai-impact-assessment/AI+Impact+Assessment.pdf (zuletzt abgerufen: 6.9.2023).

Morley, Jessica u. a. (2021): Operationalising AI ethics: Barriers, enablers and next steps. AI & SOCIETY 38, 411-423. doi: https://doi.org/10.1007/s00146-021-01308-8.

Mulvenna, Maurice / Boger, Jennifer / Bond, Raymond (2017): Ethical by Design: A Manifesto, ECCE ’17: Proceedings of the European Conference on Cognitive Ergonomics, 51-54. doi: https://doi.org/10.1145/3121283.3121300.

Open Data Institute (2020): Data Skills Framework, abrufbar unter: https://theodi.org/wp-content/uploads/2020/05/2020-05-Data-Skills-Framework.pdf (zuletzt abgerufen: 10.8.2023).

- (2021): Data Stewardship Handbook. https://open-data-institute.gitbook.io/p22-trustworthy-data-stewardship-guidebook/-MW92wuAXMrYPE7sgA-M/.

Panadero, Ernesto (2017): A Review of Self-regulated Learning: Six Models and Four Directions for Research, Front. Psychol. 8, 1-28. doi: https://doi.org/10.3389/fpsyg.2017.00422.

Pfeiffer, Raymond S. / Forsberg, Ralph P. ([4]2012): Ethics on the job: Cases and strategies, Boston.

Ropohl, Günter (2009): Allgemeine Technologie. Eine Systemtheorie der Technik, Karlsruhe.

Schäfer, Mirko Tobias / Clausen, Nelly (2021): Participatory Data Ethics, Mensch und Computer 21 – Workshopband, Bonn. doi: https://dl.gi.de/items/305ac504-1576-408c-ad07-f411fbb09863.

Schmitt-Rüth, Stephanie / Simon, Martina (2020): Sozio-ethische Betrachtungen in Technikentwicklungsprojekten – Zeitverschwendung oder Erfolgsfaktor für Nutzerakzeptanz?, HMD Praxis der Wirtschaftsinformatik 57(3), 541-557. doi: https://doi.org/10.1365/s40702-020-00607-w.

Schön, Donald A. (1983): The Reflective Practitioner. How Professionals think in Action, London / New York.

Simonite, Tom (3.6.2021): Don't End Up on This Artificial Intelligence Hall of Shame, Wired, abrufbar unter: https://www.wired.com/story/artificial-intelligence-hall-shame/ (zuletzt abgerufen: 18.10.2023).

Sitzmann, Traci / Ely, Katherine (2011): A meta-analysis of self-regulated learning in work-related training and educational attainment: What we know and where we need to go. Psychological Bulletin 137(3), 421-442. doi: https://doi.org/10.1037/a0022777.

State of Agile (2022): State of Agile Report, abrufbar unter: https://info.digital.ai/rs/981-LQX-968/images/SOA16.pdf (zuletzt abgerufen: 30.8.2023).

Tarrant, Dave / Maddison, James / Thereaux, Olivier (2021): The Data Ethics Canvas, Open Data Institute, abrufbar unter: https://www.theodi.org/article/the-data-ethics-canvas-2021/ (zuletzt abgerufen: 10.8.2023).

The AI Ethics Initiative (o. J.): NHS Transformation Directorate, abrufbar unter: https://transform.england.nhs.uk/ai-lab/ai-lab-programmes/ethics/ (zuletzt abgerufen: 20.9.2023).

Utrecht Data School (Hg.) (2022): Handbook. Assessing ethical issues with regard to governmental data projects, abrufbar unter: https://deda.dataschool.nl/en/handbook/ (zuletzt abgerufen: 6.9.2023).

Vakkuri, Ville / Kemell, Kai-Kristian (2019): Implementing AI Ethics in Practice: An Empirical Evaluation of the RESOLVEDD Strategy, in: Hyrynsalmi, Sami u. a. (Hg.): Software Business. 10th International Conference – ICSOB 2019, LNBIP 370, Cham, 260-275. doi: https://doi.org/10.1007/978-3-030-33742-1_21.

Vakkuri, Ville / Kemell, Kai-Kristian / Abrahamsson, Pekka (2019): Ethically Aligned Design: An Empirical Evaluation of the RESOLVEDD-Strategy in Software and Systems Development Context, 2019 45th Euromicro Conference on Software Engineering and Advanced Applications (SEAA), 46-50. doi: https://doi.org/10.1109/SEAA.2019.00015.

Vallor, Shannon (2018): An ethical toolkit for engineering/design practice. Markkula Center for Applied Ethics, Santa Clara University, abrufbar unter: https://www.scu.edu/ethics-in-technology-practice/ethical-toolkit/ (zuletzt abgerufen: 10.8.2023).

van Wijk, Hans (2019): Gezocht: Ethisch Data Assistent (Fulltime, Publieke Sector). Een onderzoek naar de bijdrage van DEDA aan verantwoord datagebruik bij overheidsorganisaties, Rotterdam (abrufbar unter: https://thesis.eur.nl/pub/47341; zuletzt abgerufen: 10.8.2023).

Vandemeulebroucke, Tijs u. a. (2022): Which Framework to Use? A Systematic Review of Ethical Frameworks for the Screening or Evaluation of Health Technology

Innovations, Science and Engineering Ethics 28, 26. doi: https://doi.org/10.1007/s11948-022-00377-2.

Weber, Karsten (2015): MEESTAR: Ein Modell zur ethischen Evaluierung sozio-technischer Arrangements in der Pflege- und Gesundheitsversorgung, in: Weber, Karsten u. a. (Hg.): Technisierung des Alltags – Beitrag für ein gutes Leben?, Kulturanamnesen 7, Stuttgart, 247-262 (abrufbar unter: https://opus4.kobv.de/opus4-oth-regensburg/frontdoor/index/index/docId/602; zuletzt abgerufen: 10.8.2023).

- (2016): MEESTAR² – Ein erweitertes Modell zur ethischen Evaluierung soziotechnischer Arrangements, in: Weidner, Robert (Hg.): Zweite transdisziplinäre Konferenz zum Thema „Technische Unterstützungssysteme, die die Menschen wirklich wollen", Hamburg, 317-326 (abrufbar unter: https://www.ost.ch/fileadmin/dateiliste/3_forschung_dienstleistung/institute/iaf/publikationen/band-zur-zweiten-transdisziplinaeren-konferenz-technische-unterstuetzungssysteme-die-die-menschen-wirklich-wollen-2016_komprimiert.pdf; zuletzt abgerufen: 10.8.2023).

- (2018): Extended Model for Ethical Evaluation, in: Karafillidis, Athanasios / Weidner, Robert (Hg.): Developing Support Technologies. Integrating Multiple Perspectives to Create Assistance that People Really Want, BIOSYSROB 23, Cham, 257-263. doi: https://doi.org/10.1007/978-3-030-01836-8_25.

Yates, Deborah / Maddison, James / Burton, John (2022): Data Ethics Maturity Model, Open Data Institut, abrufbar unter: https://www.theodi.org/article/data-ethics-maturity-model-benchmarking-your-approach-to-data-ethics/ (zuletzt abgerufen: 10.8.2023).

Zimmerman, Barry J. (2002): Becoming a Self-Regulated Learner: An Overview, Theory Into Practice 41(2), 64-70. doi: https://doi.org/10.1207/s15430421tip4102_2.

Künstliche Intelligenz in der Medizin

Rechtsrahmen, Haftung und ethische Grundlagen

Matthias Wendland

1. Einleitung

Der Bereich der Medizin ist eines der zentralen Wachstumsfelder Künstlicher Intelligenz (KI). Wie kaum einen anderen Sektor hat der Einsatz von KI die Medizin regelrecht revolutioniert. Von der Diagnostik über individualisierte Therapien bis zum Gesundheitsmanagement eröffnen KI-basierte Anwendungen Möglichkeiten, die bislang kaum vorstellbar waren. Die Kernfähigkeiten von KI-Systemen – Mustererkennung, Vorhersageanalyse und Prozessautomatisierung – treffen in der Medizin dabei auf einen Bereich, der sensibler nicht sein könnte. Fehlfunktionen, insbesondere wenn sie unerkannt bleiben, können hier sehr rasch zu erheblichen Schäden führen.

Der Einsatz von KI in der Medizin ist daher immer gleichsam eine „Operation am offenen Herzen". Entsprechend sind KI-Systeme zunehmend in den Mittelpunkt europarechtlich harmonisierter Regulierung gerückt. Neben der europäischen KI-Verordnung (*AI Act*) hat die Europäische Kommission darüber hinaus bereits den Entwurf einer KI-Haftungsrichtlinie vorgelegt. Diese beiden Rechtsakte treten, sofern das Gesetzgebungsverfahren erfolgreich abgeschlossen wird, neben eine ganze Reihe europäischer und nationaler Regulierungsinstrumente, die bereits den Einsatz von KI in der Medizin regeln. Dazu gehören neben der Medizingeräteverordnung (*Medical Device Directive – MDR*) und der Verordnung über In-vitro-Diagnostika (*In-Vitro Diagnostic Medical Device Regulation – IVDR*) auch die Datenschutzgrundverordnung (*DSGVO*) und das österreichische Datenschutzgesetz (DSG). In welchem Verhältnis die bestehenden Regulierungsinstrumente zu den geplanten KI-spezifischen Regulierungsinstrumenten stehen und wie bereits erkennbare Kollisionen zwischen unterschiedlichen Anforderungen dieser Instrumente aufzulösen sind, ist bislang noch unklar. Im Folgenden soll daher ein Überblick über die bestehenden geplanten Regulierungsinstrumente für den Einsatz von KI in der Medizin gegeben werden. Dabei werden jeweils die tragenden Gestaltungsprinzipien der einzelnen Rechtsakte vorgestellt und die ethischen Grundlagen des Einsatzes der KI in der Medizin diskutiert.

2. Anwendungsgebiete der KI in der Medizin

KI-basierte Anwendungen kommen in nahezu allen Bereichen der Medizin zum Einsatz. Der Einsatz von KI erweist sich dabei durchgehend als positiv-disruptiv.

1. Diagnostik
In der Diagnostik kommt KI vor allem als analytisches Instrument bei bildgebenden Verfahren zum Einsatz. Hier unterstützt KI die Analyse von MRT-, CT- und Röntgenbildern und ermöglicht eine schnellere und häufig auch präzisere Diagnose. Im Bereich der MRT-Untersuchungen kann KI darüber hinaus bereits bei der Bild-Akquisition zum Einsatz kommen und hier über eine Verbesserung des Signal-Rausch-Verhältnisses (SNR) bei gleichbleibender Messzeit zu einer deutlich besseren Bildqualität beitragen (z. B. Siemens Deep Resolve Gain). In der Pathologie kann KI etwa im Rahmen der automatisierten Analyse von Gewebeproben eingesetzt werden und erreicht bei feingliedrigen Strukturen dabei eine Erkennungsgenauigkeit, die jene manueller Analysetechniken deutlich übertrifft.

2. Therapie
Als systemischer „Game Changer" erweist sich der Einsatz von KI im Bereich der Therapie. Hier eröffnet etwa die Kombination KI-gestützter predictive analytics mit Echtzeit-Befunddaten völlig neue Möglichkeiten der individualisierten Therapie (*personalisierte Medizin*). So lassen sich KI-Systeme etwa zur Erstellung personalisierter Behandlungspläne auf der Grundlage genetischer Informationen heranziehen (*Genomik*). KI- und datenbasierte Anwendungen können darüber hinaus genutzt werden, um die individuellen Reaktionen von Patient:innen auf bestimmte Medikamente oder den Erfolg bestimmter Therapieoptionen vorherzusagen (*Prognostik*). Schließlich kann die Vorhersage von Krankheitsverläufen, die Abschätzung des Risikos für die Entwicklung bestimmter Krankheiten sowie die Prognose von Behandlungsverläufen genutzt werden, um Ärzt:innen geeignete Behandlungsoptionen vorzuschlagen (klinische Entscheidungsunterstützung). Auch bei der Operationsplanung oder der robotergestützten Chirurgie kommt KI zum

Einsatz, etwa um eine präzise Instrumentenführung insbesondere bei minimalinvasiven Eingriffen zu ermöglichen. In der Pflege können KI-gestützte Anwendungen etwa zur Überwachung von Patient:innen im häuslichen Umfeld eingesetzt werden (z. B. Sturzerkennung).

3. Gesundheitsmanagement und -vorsorge
Im Bereich des Gesundheitsmanagements werden KI-Systeme vor allem zur Optimierung der Ressourcen-Allokation, der Verwaltung sowie im Patientendatenmanagement eingesetzt. Zugleich kommt KI-basierten Anwendungen zunehmend eine Schlüsselfunktion im Bereich der Gesundheitsvorsorge zu. So wird KI etwa zur Identifizierung von krankheitsfördernden Risikofaktoren und Anomalien eingesetzt. Virtuelle Gesundheitsassistenten unterstützen Patient:innen bei der Überwachung gesundheitsrelevanter Parameter und der Förderung gesunder Lebensweisen. Der Anwendungsbereich reicht dabei bis in die Psychologie hinein, wenn etwa durch das Monitoring von Emotionen psychische Erkrankungen frühzeitig erkannt werden. Selbst die Früherkennung epidemischer Entwicklungen ist durch den Einsatz KI-basierter Technologien möglich, indem etwa Sensordaten von *wearables* analysiert und auf Anomalien hin untersucht werden.

3. Spezifische Risiken der KI in der Medizin

Der Einsatz von KI in der Medizin ist mit spezifischen Risiken verbunden, die von den anwendbaren Regulierungsinstrumenten in unterschiedlichem Umfang adressiert werden.

3.1 Fehlerhafte Diagnostik und Therapieentscheidungen

Die Anwendung von KI in der Medizin birgt stets das potenzielle Risiko fehlerhafter Diagnostik und Therapieentscheidungen. Dieses Risiko kann durch Inkonsistenzen in der Datenverarbeitung wie auch Fehler im Training der Algorithmen bedingt sein. Die Folgen fehlerhafter KI-Entscheidungen sind in diesem Bereich besonders schwerwiegend und schadensträchtig, da sie unmittelbar die Gesundheit und das Leben von Patient:innen betreffen können.

AI Act: Der AI Act begegnet diesem Risiko, indem er für sog. Hochrisiko-KI-Systeme besonders strenge Anforderungen vorsieht (Art. 8). Neben Robustheit, Sicherheit und Genauigkeit (Art. 15) und dem Vorhalten eines

Risikomanagementsystems (Art. 9) verlangt der AI Act hier insbesondere eine angemessene menschliche Aufsicht (Art. 14). So soll gewährleistet werden, dass KI-gestützte klinische Diagnosen und Empfehlungen stets einer Überprüfung durch Ärzt:innen unterzogen und im Kontext des gesamten klinischen Bildes bewertet werden.

MDR: Darüber hinaus müssen medizinische KI-Systeme wie alle Medizinprodukte gem. Art. 61 Abs. 1 MDR einer klinischen Konformitätsbewertung durch eine modifizierte Stelle unterzogen werden, um ihre Sicherheit und Leistungsfähigkeit nachzuweisen. Dadurch wird sichergestellt, dass medizinische KI-Anwendungen auf ihre Genauigkeit und Zuverlässigkeit hin geprüft werden, bevor sie in der klinischen Praxis eingesetzt werden dürfen.

DSGVO: Ergänzt wird dieses regulatorische „Sicherungsnetz" durch Art. 22 DSGVO. Danach sind Entscheidungen, die ausschließlich auf einer automatisierten Verarbeitung beruhen, einer menschlichen Bewertung zu unterziehen. Patient:innen haben damit das Recht, nicht einer ausschließlich auf einer automatisierten Verarbeitung beruhenden Entscheidung unterworfen zu werden. Dadurch soll gewährleistet werden, dass die finalen Entscheidungen über Diagnose und Therapie von menschlichen Ärzt:innen getroffen und verantwortet werden, was die Gefahr von Fehlentscheidungen durch KI verringert.

3.2 Verzerrungen (Biases)

Biases in KI-Systemen bilden eine der zentralen Herausforderungen beim Einsatz von KI in der Medizin. Verzerrungen können auf verschiedenen Ebenen medizinischer KI-Anwendungen problematisch relevant werden.

- **Diskriminierung**: Wenn die Daten, mit denen ein KI-System trainiert wird, nicht repräsentativ für die gesamte Bevölkerung sind oder systematische Verzerrungen aufweisen, kann die KI diskriminierende Entscheidungen treffen. Dies könnte bedeuten, dass bestimmte demografische Gruppen, wie Minderheiten oder Personen mit seltenen Krankheiten, schlechter diagnostiziert oder behandelt werden.
- **Fehldiagnosen**: Verzerrte KI-Modelle können zu Fehldiagnosen führen. Wenn zum Beispiel Hautkrankheiten hauptsächlich mit Daten von hellhäutigen Personen trainiert wurden, könnte die KI Schwierigkeiten haben, diese Zustände bei dunkelhäutigen Personen zu erkennen.

- **Behandlungsqualität**: Biases können dazu führen, dass etwa falsche Diagnosen gestellt oder ungeeignete Therapien vorgeschlagen werden. Die Qualität der medizinischen Behandlung ist dann nicht mehr in hinreichender Weise gewährleistet. Im Extremfall kann dies dazu führen, dass Patient:innen sogar geschädigt werden, etwa wenn das KI-System eine falsche Dosierung verschriebener Medikamente vorschlägt.

AI Act: Der AI Act adressiert diese Problematik, indem er Hersteller von KI-Systemen dazu verpflichtet, aktive Maßnahmen zu ergreifen, um mögliche Verzerrungen schon im Entwicklungsprozess zu identifizieren und zu beseitigen (Art. 10). Dies schließt ein, dass bei der Auswahl und Aufbereitung von Trainingsdaten Repräsentativität und Unvoreingenommenheit zu gewährleisten ist. Darüber hinaus erfordert der AI Act menschliche Aufsicht, um sicherzustellen, dass Entscheidungen von KI-Systemen stets von Ärzten überprüft und bestätigt werden können (Art. 14). Dadurch soll gewährleistet werden, dass Verzerrungen vermieden und diskriminierende Muster effektiv unterbunden werden.

MDR und **IVDR**: Die Medizinprodukte-Verordnung (MDR) und die Verordnung über In-vitro-Diagnostika (IVDR) ergänzen diese Anforderungen, indem sie eine konsequente Risikobewertung und klinische Bewertung für medizinische Software erfordern, die potenziell als Hochrisiko-KI-System eingestuft wird (Art. 61 MDR und Art. 56 IVDR). Diese Verordnungen tragen dazu bei, dass KI-Anwendungen im medizinischen Bereich nicht nur technisch robust, sondern auch klinisch wirksam und sicher sind, bevor sie an Patient:innen angewendet werden dürfen.

3.3 Datenschutz und Datenmissbrauch

Datenschutz und der verantwortungsvolle Umgang mit personenbezogenen Daten sind in der medizinischen Versorgung und Forschung essenziell. Trust is key! Wenn es einen gesellschaftlichen Bereich gibt, in dem die Sensibilität für datenschutzrechtliche Risiken, die Ängste und auch die bisweilen durchaus irrational anmutenden Bedenken, unbeabsichtigt strenge datenschutzrechtliche Anforderungen zu verletzen, besonders stark ausgeprägt sind, so ist dies zweifellos der Bereich des Gesundheitswesens. Nichts mag dies plastischer illustrieren als die häufig zitierte und zuletzt wieder bestätigte Praxis, Gesundheitsdaten zwischen Krankenhäusern eher durch einen Fahrradkurier übermitteln zu lassen, als über ein gut abgesichertes VPN.

Hinter einer solchen Praxis steht zum einen das rundum anerkennenswerte Bemühen um den notwendigen Schutz hochsensibler Gesundheitsdaten. Auf der anderen Seite zeigt dieses Beispiel jedoch zugleich, wie Unsicherheiten im Umgang mit datenschutzrechtlichen Anforderungen, unzureichende interne Richtlinien sowie das Fehlen effektiver datenschutzgewährleistender Systeme (Privacy by Design) zu einer übermäßig restriktiven, weit über die Anforderungen der DSGVO hinausreichenden Praxis im Umgang mit Gesundheitsdaten führt, die innovative Entwicklungen hemmt und in Teilen sogar verunmöglicht. Hier ist ein ausgewogener Umgang mit den tatsächlichen Anforderungen der DSGVO geboten, damit europäische Institutionen nicht den Anschluss an die internationale Entwicklung im Bereich der KI verlieren.

3.3.1 AI Act (KI-spezifische datenschutzrechtliche Anforderungen)

In Ergänzung zu den datenschutzrechtlichen Vorgaben der DSGVO enthält der AI Act eine ganze Reihe spezifischer Vorgaben zum Schutz personenbezogener Daten, die im Folgenden im Überblick vorgestellt werden.

1. Risikobewertung und -klassifizierung (Art. 9)

Das zentrale Instrument des AI Act zur Implementierung eines effektiven Datenschutzregimes bildet die Klassifizierung. Funktional ist diese Anforderung am ehesten mit der Datenschutz-Folgenabschätzung nach Art. 35 DSGVO vergleichbar. Bevor Hochrisiko-KI-Systeme in den Verkehr gebracht werden, sind sie nach Art. 10 AI Act einer umfassenden Risikobewertung und-Klassifizierung zu unterziehen. Dies umfasst eine Beurteilung der Compliance mit bestehenden Datenschutzvorschriften, insbesondere der DSGVO, und der möglichen Auswirkungen des Einsatzes des KI-Systems auf den Schutz personenbezogener Daten.

2. Daten-Governance und Privacy by Design (Art. 10)

Art. 10 enthält darüber hinaus datenschutzrechtliche Anforderungen an die verwendeten Trainingsdaten. So müssen KI-Systeme unter Berücksichtigung der Datenschutzgrundsätze entwickelt werden, was bedeutet, dass der Datenschutz von Anfang an in das Design einfließen und durch Voreinstellungen gewährleistet sein muss (Privacy by Design). Betroffene müssen die Kontrolle über ihre personenbezogenen Daten ausüben können. Zudem dürfen nur die für den Zweck der Verarbeitung unbedingt erforderlichen Daten erhoben werden (Grundsatz der Datensparsamkeit).

3. Transparenz der Datenverwendung (Art. 13)

Betreiber von KI-Systemen sind darüber hinaus verpflichtet, Betroffene klar und verständlich darüber zu informieren, dass sie mit einem KI-System interagieren, welcher Logik das KI-System folgt und welche Auswirkungen auf den Schutz personenbezogener Daten, aber auch sonstiger Rechte der Betroffenen sich daraus ergeben könnten. Dies erhöht die Transparenz und ermöglicht es den Betroffenen, informierte Entscheidungen über ihre Einwilligung zur Verarbeitung ihrer personenbezogenen Daten sowie zur Nutzung des KI-Systems zu treffen.

4. Datensparsamkeit (Art. 10)

Wie bereits die DSGVO, so statuiert auch der AI Act einen umfassend geltenden Grundsatz der Datensparsamkeit. Das Sammeln und Speichern von Daten ist dabei auf das für den vorgesehenen Zweck unbedingt notwendige Maß zu beschränken. Dies trägt zur Vermeidung einer übermäßigen Akkumulation personenbezogener Daten bei und minimiert das Risiko von Datenschutzverletzungen. Allerdings steht das Gebot der Datensparsamkeit zunehmend im Widerspruch zum Grundparadigma der Datenökonomie, die gerade auf der Generierung und Analyse großer Datenmengen beruht. KI und das Gebot der Datensparsamkeit scheinen vor diesem Hintergrund diskussionsbedürftig, wenn nicht in Teilen sogar inkompatibel. Vor allem angesichts der Tatsache, dass die Grundzüge des geltenden Datenschutzrechts, insbesondere der DSGVO, noch in den 1990er-Jahren und damit lange vor dem Siegeszug der KI formuliert worden sind, scheint eine Neubestimmung des Verhältnisses zwischen Datensparsamkeit und Big Data dringend erforderlich. Freilich lässt sich das Spannungsverhältnis in der Praxis durch eine hinreichende Anonymisierung und Pseudonymisierung personenbezogener Daten entschärfen. Richtig angewendet lässt sich auf diese Weise ein Großteil des bestehenden Konfliktpotenzials zwischen Datensparsamkeit und der Notwendigkeit von Big Data als Trainingsdaten entschärfen. Für das Training von KI-Systemen ist ein Personenbezug nicht erforderlich.

5. Cybersicherheit (Art. 15)

Datenschutz setzt Datensicherheit voraus! Entsprechend unterwirft Art. 15 Entwickler und Anbieter von KI-Systemen einer umfassenden Verpflichtung, angemessene technische und organisatorische Maßnahmen (sog. TOM's) zu treffen und aufrechtzuerhalten, um die Sicherheit der verarbeiteten personenbezogenen Daten zu gewährleisten. Eine entsprechende Verpflichtung ergibt sich zwar bereits aus der DSGVO, hier insbesondere aus Art. 32 (Sicherheit der Verarbeitung), Art. 33 (Meldepflicht bei datenschutzverstoß) und Art. 34 (Benachrichtigung Betroffener). Im spezifischen Kontext des AI Act werden Anbieter von KI-Systemen jedoch zu umfassenderen Sicherheitsmaßnahmen auf der Grundlage einer spezifischen Risikobewertung verpflichtet, um Schwachstellen und Cyberrisiken zu identifizieren und zu mindern.

So müssen Anbieter von KI-Systemen, die als Hochrisiko-System klassifiziert werden, nach Art. 15 I geeignete technische und organisatorische Maßnahmen (TOM) ergreifen, um ein hinreichendes Niveau an Cybersicherheit der Systeme zu gewährleisten. Diese Maßnahmen müssen über den gesamten Lebenszyklus des KI-Systems aufrechterhalten werden, was im Kern eine fortlaufende Überwachung und gegebenenfalls Nachjustierung des KI-Systems erfordert. Cybersicherheit ist daher nicht nur während der Entwicklung, sondern auch beim Einsatz und der Wartung der Systeme zu gewährleisten und zu überwachen.

Konkretisiert wird die Überwachungs- und Aktualisierungspflicht in Art. 15 II. Danach sind Anbieter von Hochrisiko-KI-Systemen verpflichtet, ihre Cybersicherheitsmaßnahmen regelmäßig zu aktualisieren und die ständige Weiterentwicklung der Risiken im Bereich der Cybersicherheit zu berücksichtigen. Dies ist eine fortlaufende Verpflichtung, die eine ständige Überwachung und Anpassung der Sicherheitsmaßnahmen im Licht neuer Bedrohungen und Schwachstellen erfordert.

Art. 15 III unterwirft – ähnlich zu den §§ 32-34 DSGVO – Anbieter von Hochrisiko-Systemen einer umfassenden Informations- und Meldepflicht. Erlangt der Anbieter von einem Cybersicherheitsvorfall Kenntnis, so ist er verpflichtet, entsprechende Abwehrmaßnahmen zu treffen. Darüber hinaus sind zudem die zuständigen Behörden und gegebenenfalls die Öffentlichkeit zu informieren, sofern sich aus dem Vorfall hohe Risiken für geschützte Rechtsgüter betroffener Personen ergeben.

3.3.2 DSGOV (Allgemeine datenschutzrechtliche Anforderungen)

Da beim Einsatz von KI regelmäßig große Mengen hochsensibler Gesundheitsdaten verarbeitet werden, sind KI-Systeme besonders datenschutzsensibel auszugestalten. Das betrifft insbesondere die Notwendigkeit angemessener technischer und organisatorischer Maßnahmen (sog. TOM, Art. 25 DSGVO), um ein dem Risiko angemessenes Schutzniveau zu gewährleisten. Für KI-Anwendungen bedeutet dies unter anderem die Implementierung von Verfahren zur Pseudonymisierung und Verschlüsselung, die Gewährleistung der dauerhaften Vertraulichkeit, Integrität, Verfügbarkeit und Resilienz der Systeme sowie Verfahren für die regelmäßige Überprüfung der Wirksamkeit dieser Schutzmaßnahmen.

Darüber hinaus verlangt die DSGVO nach Art. 35 eine Datenschutz-Folgenabschätzung für Verarbeitungsvorgänge, die mit einem hohen Risiko für die personenbezogenen Daten der Betroffenen verbunden sind. Bei KI-Systemen im Gesundheitsbereich ist dies typischerweise regelmäßig der Fall, da Befunddaten stets einen Personenbezug aufweisen und damit in den Anwendungsbereich der DSGVO fallen. Art. 25 DSGVO sieht darüber hinaus vor, dass bei der Verarbeitung von Daten das Konzept des „Privacy by Design“ anzuwenden ist, das sicherstellt, dass der Datenschutz bereits bei der Konzeption von KI-Systemen berücksichtigt wird. Dies erfordert eine durchdachte Architektur von KI-Anwendungen, die Datenschutz nicht als nachträglichen Zusatz, sondern als integralen Bestandteil der Entwicklung sieht.

Schließlich ergibt sich aus den in der DSGVO vorgesehenen Betroffenenrechten die Notwendigkeit, technische und organisatorische Maßnahmen zur Bearbeitung von Löschungs- und Informationsbegehren vorzusehen. Denn zum Schutz personenbezogener Daten gewährt die DSGVO den Betroffenen eine ganze Reihe spezifischer Rechte (Art. 12-22). Das umfasst das Recht auf Information (Art. 13 und 14), Auskunft (Art. 15), Berichtigung (Art. 16), Löschung („Recht auf Vergessenwerden“, Art. 17), Einschränkung der (Art. 18) und Widerspruch gegen die Verarbeitung (Art. 21). Insbesondere sind Patient:innen rechtzeitig und umfassend über die Art und Weise der Verarbeitung ihrer Daten zu informieren. Eine Verarbeitung personenbezogener Daten ist zudem nur mit der Einwilligung der Betroffenen (Art. 6 Abs. 1 lit. a) oder auf der Grundlage eines gesetzlichen Erlaubnistatbestandes (Art. 6 Abs. 1 lit. b-f) möglich. Zu den gesetzlichen Erlaubnistatbeständen gehört insbesondere die Verarbeitung personenbezogener Daten aufgrund der

Notwendigkeit der Vertragserfüllung (Art. 6 Abs. 1 lit. b), die Erfüllung einer rechtlichen Verpflichtung (Art. 6 Abs. 1 lit. c), der Schutz lebenswichtiger Interessen (Art. 6 Abs. 1 lit. d), die Verarbeitung im öffentlichen Interesse (Art. 6 Abs. 1 lit. e) sowie die Wahrung berechtigter Interessen (Art. 6 Abs. 1 lit. f).

3.3.3 Verhältnis zwischen AI Act und DSGVO

Wie schon mit Blick auf das Verhältnis zwischen AI Act und MDR, so stellt sich auch hinsichtlich der DSGVO die Frage, wie sich beide Regulierungsinstrumente zueinander verhalten. Dies ist vor allem für die Auflösung möglicher Kollisionen von Bedeutung. Im Kern stehen beide Regelungssysteme trotz des höheren Konkretisierungsgrades des AI Act nicht im Verhältnis spezialgesetzlicher Konkurrenz, sondern nebeneinander. Das bedeutet konkret, dass der AI Act die Regelungen der DSGVO nicht als *lex specialis* verdrängt, sondern diese lediglich konkretisiert und ergänzt. Während die DSGVO einen allgemeinen Rahmen für den Datenschutz innerhalb der EU setzt, buchstabiert der AI Act gleichsam konkretisiert aus, wie sich diese Anforderungen im konkreten Fall des Einsatzes von KI unter besonderer Berücksichtigung des Schutzes personenbezogener Daten darstellen. Die Besonderheiten des AI Act im Vergleich zur DGVO betreffen vor allem vier Ebenen: Konkretisierung, Komplementarität, Konkurrenz und Effektuierung der Betroffenenrechte.

Konkretisierung: Der AI Act adressiert im Gegensatz zur DSGVO spezifische Risiken, die mit KI-Systemen verbunden sind, und formuliert hiervon ausgehend besondere Anforderungen für Entwickler und Anbieter von KI-Systemen. Dies umfasst unter anderem die Risikobewertung, Transparenzmaßnahmen und Überwachungsmechanismen, die über die allgemeinen Anforderungen der DSGVO hinausgehen.

Komplementarität: Der AI Act ergänzt die Anforderungen der DSGVO, wo diese mit Blick auf die spezifischen Besonderheiten von KI-Systemen Lücken aufweist. Auf diese Weise stärkt und unterstützt das Regulierungsregime des AI Act die DSGVO auf systemischer Ebene, indem er Klarheit über die Anwendung ihrer Anforderungen in Bezug auf KI-Systeme schafft. So soll sichergestellt werden, dass KI-Systeme datenschutzkonform ausgestaltet und genutzt werden, was etwa eine auf KI-Systeme zugeschnittene Umsetzung der Grundsätze der Zweckbindung, Datenminimierung und Datensicherheit umfasst. Mit anderen Worten: Was die DSGVO konkret mit Blick auf KI-Systeme erfordert, beantwortet der AI Act durch die Formulierung spezifischer Anforderungen.

Kohärenz: Darüber hinaus wird durch die funktionale Verschränkung der Anforderungen des AI Act mit denen der DSGVO eine kohärente Anwendung der Datenschutzstandards ermöglicht. Der AI Act ist damit kein von der DSGVO losgelöstes Regelwerk, sondern integraler Bestandteil des europäischen Datenschutzrechts. Er zielt in seiner Konzeption darauf ab, bestehende Lücken zu schließen, die sich aus den spezifischen Eigenschaften von KI-Systemen und den damit korrespondierenden Risiken ergeben.

Effektuierung der Betroffenenrechte: Indem er im Kern die Anforderung des „Privacy by Design" für KI-Systeme formuliert und bis ins Technische hinein ausbuchstabiert, effektuiert und stärkt der AI Act die Durchsetzung von Betroffenenrechten. Zusätzlich werden Pflichten der Anbieter gegenüber den Betroffenen geschaffen, wie z. B. spezifische Informationspflichten bei der Nutzung von KI-Systemen.

In ihrer Ausgestaltung folgen sowohl der AI Act als auch die DSGVO dem Grundsatz der Technologieneutralität. Der AI Act ergänzt dabei die DSGVO, ohne sich auf spezifische Technologien oder Verarbeitungsprozesse festzulegen, was eine flexible Anwendung auf zukünftige Entwicklungen in der KI ermöglicht. Darüber hinaus betont der AI Act analog zur DSGVO das Konzept des „Privacy by Design", d. h. der datenschutzkonformen Technologiegestaltung. Er verlangt, dass KI-Systeme so konzipiert werden, dass sie bereits in ihrer Grundkonfiguration personenbezogene Daten auf einer technischen Ebene effektiv schützen. Insgesamt ergänzt und konkretisiert der AI Act die Vorgaben der DSGVO, indem er sicherstellt, dass KI-Systeme den hohen Datenschutzstandards der EU genügen. Beide Regelwerke gehen damit Hand in Hand, um einen robusten rechtlichen Rahmen für den Schutz personenbezogener Daten auch beim Einsatz von KI in hochsensiblen Bereichen der Medizin zu gewährleisten.

Regulatorische Rahmenbedingungen für KI-basierte Medizinprodukte

Grundlagen und Wissenswertes für Akteure aus dem Gesundheitsbereich

Sabrina Linzer, Christoph Matoschitz und Klaus Donsa

1. Einleitung

1.1 Hintergrund und Bedeutung der regulatorischen Rahmenbedingungen

In den letzten Jahren haben sich die regulatorischen Anforderungen für die Herstellung von Medizinprodukten signifikant erhöht. Auslöser dafür war ein bedeutender europäischer Wirtschaftsskandal. Der sogenannte PIP-Skandal war ein Fall von Betrug und Gesundheitsgefährdung durch die französische Firma Poly Implant Prothèse (PIP), die zwischen 2001 und 2010 minderwertiges Industriesilikon zur Herstellung von Brustimplantaten verwendete. Die Implantate hatten eine erhöhte Rissgefahr und konnten Entzündungen, Schmerzen und andere Komplikationen verursachen. In einigen Fällen wurde auch ein erhöhtes Risiko für Brustkrebs festgestellt (Hibbler 2012).

Weltweit waren schätzungsweise 300.000 bis 400.000 Frauen von dem Skandal betroffen, die sich die Implantate aus verschiedenen Gründen einsetzen ließen, wie zum Beispiel nach einer Brustkrebsoperation oder aus ästhetischen Gründen (Goldwert 2012). Die betroffenen Frauen wurden aufgefordert, sich an ihre Ärzt:innen zu wenden und sich gegebenenfalls die Implantate entfernen zu lassen.

Der Skandal wurde 2010 aufgedeckt und führte zu weltweiten Rückrufaktionen, Klagen und Strafverfahren. Die Firma PIP wurde 2013 für schuldig befunden und zu Schadenersatz und Haftstrafen verurteilt. Der TÜV Rheinland, der die Implantate zertifiziert hatte, wurde ebenfalls verklagt, konnte sich aber teilweise vor Gericht entlasten (Zeitung 2017).

Das damalige Versagen bei der Marktüberwachung und dem Überwachen der Herstellungsprozesse haben in der Europäischen Union zu einer signifikanten Verschärfung der Regulierung von Medizinprodukten geführt, mit derzeit spürbaren Konsequenzen am Markt, wie z. B. Medizinprodukteengpässen in bestimmten Bereichen (Klöckner 2022). Auch die Herstellung von Software als Medizinprodukt ist von dieser Verschärfung maßgeblich betroffen, und die Konsequenz sind signifikant höhere Aufwände bei der Zulassung und vermehrter Bedarf für die Involvierung von sog. Benannten Stellen (s. unten).

1.2 Zielsetzung des Kapitels

Die Herstellung von Medizinprodukten ist zu Recht streng reguliert. Der immer häufigere Einsatz von KI und relevante Entwicklungen bei dessen Regulierung bringen weitere Unsicherheiten für Hersteller und Anwender von Medizinprodukten. Die Orientierung in diesem Bereich ist mit der damit verbundenen steigenden Komplexität herausfordernd und zeitintensiv. Dieses Kapitel adressiert die für diesen Bereich notwendigen Grundlagen und bietet speziell für Akteure aus dem Gesundheitsbereich Orientierung, um sich in diesem komplexen Umfeld zurechtzufinden.

Wir gehen in diesem Kapitel allgemeinverständlich auf die regulatorischen Rahmenbedingungen ein und erklären u. a. Konzepte zur Klassifizierung von Medizinprodukten, was z. B. eine Konformitätsbewertung bedeutet und wie man diese durchführt oder gehen auf das Thema der Haftung bei Medizinprodukten ein.

Dieses Kapitel ist eng verwoben mit dem Kapitel „Medizinprodukte mit KI in der klinischen Praxis", wo die im vorliegenden Beitrag vorgestellten Grundlagen an expliziten Beispielen verdeutlicht werden.

2. Regulatorische Anforderungen für Medizinprodukte mit KI

2.1 Medizinprodukteverordnung

Die Entwicklung, Herstellung sowie das Inverkehrbringen von Medizinprodukten sind strengen regulatorischen Vorschriften unterworfen. In Europa sind diese Vorschriften in der **EU-Verordnungen 2017/745 über Medizin-**

produkte MDR (**Medical Device Regulation**) und in der EU-Verordnung 2017/746 über In-vitro-Diagnostika IVDR (In-vitro-Diagnostic Device Regulation) festgelegt.

Hersteller, die ihre Medizinprodukte auch in anderen Märkten wie den USA, Kanada, Japan, Australien, Brasilien, usw. in Verkehr bringen möchten, müssen die spezifischen regulatorischen Anforderungen dieser Märkte beachten. Die Zulassungsverfahren sowie die regulatorischen Anforderungen können erheblich von den europäischen Anforderungen abweichen. Es ist daher ratsam, dass sich Hersteller von Medizinprodukten bereits frühzeitig über die regulatorischen Bestimmungen der Zielmärkte informieren, um diese sowohl im Qualitätsmanagement als auch in der Auslegung der Medizinprodukte zu berücksichtigen und umzusetzen. Im vorliegenden Beitrag fokussieren sich die Darlegungen ausschließlich auf die geltenden Bestimmungen für Medizinprodukte am europäischen Markt.

Vor Inkrafttreten der EU-Verordnungen wurden Medizinprodukte entsprechend den EU-Richtlinien zwischen aktiven implantierbaren medizinischen Geräten (Richtlinie 90/385/EWG, AIMDD), Medizinprodukten (Richtlinie 93/42/EWG, MDD) und In-vitro-Diagnostika (Richtlinie 98/79/EG, IVDD) unterschieden. 2017 wurden die Richtlinien MDD und AIMDD durch die MDR ersetzt. Seit 26. Mai 2022 ist nach einer erweiterten Übergangsfrist ausschließlich die MDR anzuwenden.

Von einer regulatorischen Perspektive aus betrachtet, **besitzen EU-Verordnungen unmittelbare und bindende Rechtswirkung**. Im Gegensatz dazu müssen EU-Richtlinien erst innerhalb einer festgelegten Übergangsfrist in den Mitgliedsstaaten in nationales Recht umgesetzt werden, wie zum Beispiel die MDD durch das österreichisches Medizinproduktegesetzt MPG.

Es ist jedoch wichtig zu beachten, dass EU-Verordnungen den Mitgliedsstaaten nationale Freiräume gewähren, die in der Regel in den Artikeln der Verordnung festgelegt sind. Dies ermöglicht den Mitgliedstaaten, nationale Vorschriften zu erlassen. Beispielsweise Sprachanforderungen an die zu bereitstellende Information, Aufbereitung von Einmalprodukten etc. Es ist daher notwendig, nicht nur die EU-Verordnungen zu beachten, sondern auch die nationalen Gesetze der jeweiligen Mitgliedsstaaten, in denen das Medizinprodukt in Verkehr gebracht werden soll.

Die MDR umfasst 123 Artikel und 17 Anhänge, die die Inverkehrbringung, Bereitstellung und Inbetriebnahme von Medizinprodukte für den menschlichen Gebrauch einschließlich deren Zubehör auf dem europäischen Unionsmarkt regeln. Im Unterschied zur vorherigen EU-Richtlinie (MDD) legt die MDR sowohl in den Artikeln als auch in den Anhängen konkrete Anforderungen an die Wirtschaftsakteure (Hersteller, Bevollmächtigter, Importeur, Händler) fest. Die MDR bringt daher nicht nur technische Herausforderungen für Hersteller von Medizinprodukten mit sich, sondern stellt sie auch vor neue regulatorische Hürden. Eine **zentrale Frage**, die sich Hersteller zu Beginn stellen sollten, ist daher: **„Handelt es sich bei meinem Produkt um ein Medizinprodukt?"**

Diese Frage muss in erster Linie vom Hersteller selbst beantwortet werden. Ein Produkt mit Bezug zu Medizin und Pflege ist nicht automatisch ein Medizinprodukt. Die Einordnung als Medizinprodukt hängt von der **Zweckbestimmung** des Produkts ab, insbesondere von seinem medizinischen Zweck. Um die hier relevante Zweckbestimmung klar zu definieren und festzustellen, ist es ratsam, die Definition eines Medizinprodukts gemäß Artikel 2 Absatz 1 der MDR (Abbildung 1) heranzuziehen. Zusätzlich empfiehlt es sich, Leitlinien-Dokumente der MDCG (Medical Device Coordination Group) oder anderer Organisationen (z. B. IMDRF – International Medical Device Regulators Forum) zu berücksichtigen. Für die Qualifizierung von Software als Medizinprodukt (Software as a Medical Device) ist es für Hersteller ratsam, das Leitlinien-Dokument MDCG 2019-11 heranzuziehen. Weitere Informationen zu Leitlinien-Dokumente und Orientierungshilfen sind in unserem Abschnitt 3 zu finden.

1. „Medizinprodukt" bezeichnet ein Instrument, einen Apparat, ein Gerät, eine Software, ein Implantat, ein Reagenz, ein Material oder einen anderen Gegenstand, das dem Hersteller zufolge für Menschen bestimmt ist und allein oder in Kombination einen oder mehrere der folgenden spezifischen medizinischen Zwecke erfüllen soll:

   — Diagnose, Verhütung, Überwachung, Vorhersage, Prognose, Behandlung oder Linderung von Krankheiten,

   — Diagnose, Überwachung, Behandlung, Linderung von oder Kompensierung von Verletzungen oder Behinderungen,

   — Untersuchung, Ersatz oder Veränderung der Anatomie oder eines physiologischen oder pathologischen Vorgangs oder Zustands,

   — Gewinnung von Informationen durch die *In-vitro*-Untersuchung von aus dem menschlichen Körper — auch aus Organ-, Blut- und Gewebespenden — stammenden Proben

   und dessen bestimmungsgemäße Hauptwirkung im oder am menschlichen Körper weder durch pharmakologische oder immunologische Mittel noch metabolisch erreicht wird, dessen Wirkungsweise aber durch solche Mittel unterstützt werden kann.

   Die folgenden Produkte gelten ebenfalls als Medizinprodukte:

   — Produkte zur Empfängnisverhütung oder -förderung,

   — Produkte, die speziell für die Reinigung, Desinfektion oder Sterilisation der in Artikel 1 Absatz 4 genannten Produkte und der in Absatz 1 dieses Spiegelstrichs genannten Produkte bestimmt sind.

Abb. 1: Definition eines Medizinprodukts (Qualifizierung) gemäß MDR. Auszug aus der EU-Verordnung 2017/745 (PDF Export).

2.2 Klassifizierung von Medizinprodukten

Nach erfolgreicher Qualifizierung als Medizinprodukt und Festlegung seiner Zweckbestimmung erfolgt die Klassifizierung des Medizinprodukts. Die Klassifizierung von Medizinprodukten erfolgt je nach ihrer Zweckbestimmung in die Klassen I, IIa, IIb und III. Die Klassifizierung wird nicht allein durch dessen **Zweckbestimmung** beeinflusst, sondern auch Aspekte wie **methodisches Risiko**, **Invasivität**, **Anwendungsdauer** und die **Art der Wechselwirkung** des Medizinprodukts mit dem **menschlichen Körper**, wie beispielsweise dem zentralen Nervensystem oder dem zentralen Kreislaufsystem. Die Klassifizierung von Medizinprodukten erfolgt gemäß 22 Regeln des Anhangs VIII der MDR. Dieser Anhang enthält auch Vorschriften zur Klassifizierung von Zubehör zu einem Medizinprodukt sowie von Software. Gemäß den Klassifizierungsvorschriften im Anhang VIII der MDR wird Software, die das Medizinprodukt steuert oder dessen Anwendung beeinflusst (z. B. Firmware), der gleichen Klasse wie dem Medizinprodukt selbst zugeordnet. Hingegen muss eigenständige Software („Stand-Alone"), die unabhängig von einem Produkt existiert, separat klassifiziert werden. Das Leitlinien-Dokument MDCG 2019-11 bietet relevante Informationen für die **Qualifizierung** und **Klassifizierung** von Software und Abgrenzung zur IVDR. Die Darstellung in Anhang III des Leitlinien-Dokuments 2019-11 bietet wichtige Informationen zur Einschätzung der Risikoklasse für die Regel 11, basierend auf den Einfluss der bereitgestellten Information und des Patient:innenzustandes (Abbildung 2).

Neben der Klassifizierung des Medizinprodukts ist die **Abgrenzung zu anderen Produkten** wie Arzneimittel, persönliche Schutzausrüstung, Kosmetika, elektronische Betriebsmittel etc. von wesentlicher Bedeutung. Je nach Zweckbestimmung des Medizinproduktes müssen weitere regulatorischen Anforderungen erfüllt werden. Beispielsweise müssen OP-/Laborhandschuhe neben Anforderungen nach MDR auch die Anforderungen für persönliche Schutzausrüstung erfüllen.

2.3 Konformitätsbewertungsverfahren und CE-Kennzeichnung

Vor der Markteinführung von Medizinprodukten am europäischen Markt müssen diese den regulatorischen Anforderungen entsprechen, insbesondere den **grundlegenden Sicherheits- und Leistungsanforderungen**

		Significance of Information provided by the MDSW to a healthcare situation related to diagnosis/therapy		
		High Treat or diagnose *~ IMDRF 5.1.1*	**Medium** Drives clinical management *~ IMDRF 5.1.2*	**Low** Informs clinical management *(everything else)*
State of Healthcare situation or patient condition	**Critical** situation or patient condition *~ IMDRF 5.2.1*	**Class III** *Category IV.i*	**Class IIb** *Category III.i*	**Class IIa** *Category II.i*
	Serious situation or patient condition *~ IMDRF 5.2.2*	**Class IIb** *Category III.ii*	**Class IIa** *Category II.ii*	**Class IIa** *Category I.ii*
	Non-serious situation or patient condition *(everything else)*	**Class IIa** *Category II.iii*	**Class IIa** *Category I.iii*	**Class IIa** *Category I.i*

Abb. 2: Orientierungshilfe bei der Klassifizierung von SaMD (Software as Medical Device) gemäß Regel 11 unter Einbezug des Einflusses der bereitgestellten Information durch die Software und der Situation bzw. des Zustands des/der Patient:in (Quelle MDCG 2019-11 Annex III).

(GRUSULA). Die GRUSULA sind im Anhang I der MDR aufgeführt und unterteilen sich in drei Kapitel: i) Allgemeine Anforderungen (Kapitel 1), ii) Anforderungen an Auslegung und Herstellung (Kapitel 2) und iii) Anforderungen an Kennzeichnung und Gebrauchsanweisung (Kapitel 3). Um eine große Anzahl von Medizinprodukten zu erfassen, sind die GRUSULA sehr allgemein formuliert. Sie beschreiben, welche Kriterien erfüllt werden sollen, also das „**WAS**", während der Nachweis der konkreten Umsetzung dieser Anforderung – also das „**WIE**" – Aufgabe des Herstellers ist. Dabei muss der Hersteller angemessene Methoden, idealerweise durch harmonisierte Normen oder gemeinsame Spezifikationen, zur Erfüllung der GRUSULA heranziehen.

Für den Nachweis der Konformität werden die GRUSULA üblicherweise in Form einer Checkliste, Punkt für Punkt, für das jeweilige Produkt in Bezug auf seine Zweckbestimmung überprüft. Falls eine GRUSULA nicht auf das Medizinprodukt anwendbar ist, muss diese Nichtanwendbarkeit nachvollziehbar begründet und dokumentiert werden. Zur Erfüllung der anwendbaren GRUSULA müssen Hersteller gemäß Anhang II Abschnitt 4 die gewählten **Methoden dokumentierten und objektive Nachweise** als Beweisführung anführen. Dazu zählen beispielsweise Risikomanagementakte, Gebrauchstauglichkeitsakte, Prüfberichte und Zertifikate von akkreditierten Prüfstellen (z. B. EN 60601-Typprüfungen), Evaluierungsberichte (z. B. Biocompatibility Evaluation Report – BER, Clinical Evaluation Report – CER), Gutachten, interne Testungen oder Prüfungen. Die Bewertung der GRUSULA erfolgt typischerweise anhand einer Checkliste, die auch Bestandteil der Technischen Dokumentation, gemäß Anforderung Anhang II (Abschnitt X), ist.

Die Konformität mit den GRUSULA erfolgt durch das Durchlaufen eines **Konformitätsbewertungsverfahrens**. Je nach Klassifizierung des Medizinprodukts stehen den Herstellern verschiedene Konformitätsbewertungsverfahren zur Auswahl. Eine Übersicht der möglichen Konformitätsbewertungsverfahren nach Anhang IX bis XI der MDR ist in Abbildung 3 graphisch dargestellt.

Für medizinische Software als Medizinprodukt ist das häufigste Konformitätsbewertungsverfahren eine Zulassung auf Grundlage eines Qualitätsmanagementsystems und einer Bewertung der Technischen Dokumentation (Anhang IX, MDR). Dazu muss der Hersteller ein **Qualitätsmanagementsystem gemäß EN ISO 13485** aufbauen und zertifizieren. Dieses repräsentiert die Erfordernisse für ein umfassendes Qualitätsmanagementsystem für das Design und die Herstellung von Medizinprodukten.

Eine spezifische Neuerung der MDR zu den bisherigen Konformitätsbewertungsverfahren ist das sog. Scrutiny oder Konsultationsverfahren (MDR, Artikel 54). Dieses Verfahren betrifft insbesondere implantierbare Produkte der Klasse III sowie aktive Produkte der Klasse IIb, die dazu bestimmt sind, ein Arzneimittel an den Körper abzugeben. Im Rahmen des Konsultationsverfahren wird ein Expert:innengremium von der Benannten Stelle im Konformitätsbewertungsverfahren miteinbezogen.

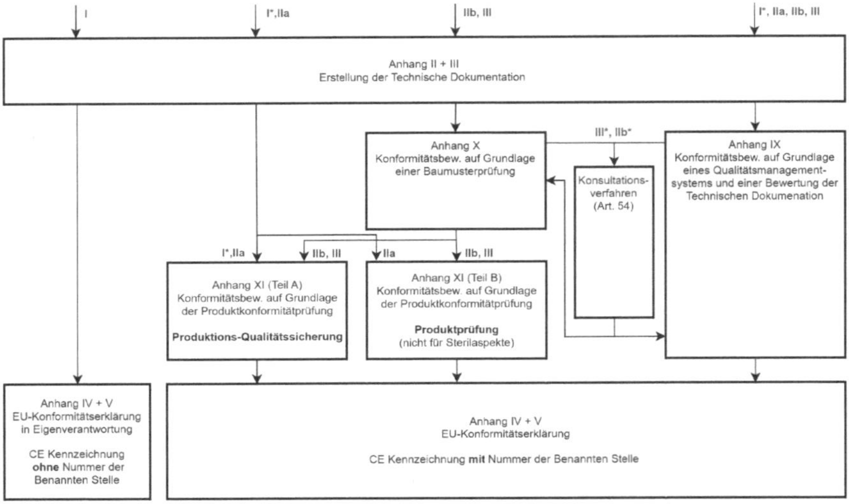

Abb. 3: Übersicht der Konformitätsbewertungsverfahren für Medizinprodukte gemäß MDR (in Anlehnung an Johner 2023).

Die Einbeziehung einer Benannten Stelle in den Prozess der Konformitätsbewertungsverfahren ist bis auf Medizinprodukte der Klasse I verpflichtend. **Benannte Stellen** sind von der Europäischen Union ausgewiesene Organisatoren, die speziell für die Umsetzung der MDR und/oder IVDR benannt werden. Sie führen Konformitätsbewertungen nach einheitlichen Maßstäben durch. Im Gegensatz zu den USA, wo die Food and Drug Administration (FDA) zentral für die Zulassung von Medizinprodukten zuständig ist, gibt es in der EU keine vergleichbare zentrale Behörde. In der EU liegt es in der Verantwortung des Herstellers, eine geeignete Benannte Stelle für sein Produkt auszuwählen. Hierbei muss auf den Anwendungsbereich (Scope) des Medizinprodukts geachtet werden (siehe dazu MDCG 2019-4). Eine Liste der sog. Benannten Stellen einschließlich deren Scopes sind z. B. in der NANDO[1] Datenbank veröffentlicht.

1 Europäische Kommission, https://webgate.ec.europa.eu/single-market-compliance-space/#/notified-bodies/by-legislation, zuletzt abgerufen: 6.6.2023.

2.4 Anforderungen an die Technische Dokumentation

Für alle Medizinprodukte, unabhängig von der Risikoklasse gemäß Anhang VIII der MDR, muss der Hersteller eine Technische Dokumentation zum Nachweis der Erfüllung der GRUSULA (Anhang I der MDR) und anwendbaren Normen erstellen. Im Gegensatz zur MDD sind die Anforderungen an den Inhalt der Technischen Dokumentation in der MDR, insbesondere in den Anhängen II und III, klar und ausführlich festgelegt. Die **Technische Dokumentation** umfasst unter anderem eine Produktbeschreibung, Angaben zur Kennzeichnung, Herstellervorgaben präklinische und klinische Bewertungen, Risikomanagementakte, Gebrauchstauglichkeitsakte, als auch Dokumente zur Überwachung nach dem Inverkehrbringen (Post Market Surveillance). Hersteller sollten beim Verfassen der technischen Dokumente sicherstellen, dass sie für Dritte, insbesondere von Gutachtern, leicht verständlich und übersichtlich sind. Somit können Hersteller Missverständnissen bzw. unangenehmen Rückfragen vorbeugen sowie finanzielle Ressourcen sparen.

2.5 Entwicklung von KI-basierter Software als Medizinprodukt

Neben den Anforderungen an die Entwicklung von Medizinprodukten gemäß EN ISO 13485 werden die Anforderungen der **IEC 62304** und **EN ISO 82304**, als anerkannter Stand der Technik zur Entwicklung von medizinischer Software angesehen. Spezifisch für die IEC 62304 ist eine weitere Einführung einer sog. Sicherheitsklasse, die maßgeblich für die Aufwände bei der Entwicklung und der damit zusammenhängenden Dokumentation ist. Diese **Sicherheitsklasse** bezieht sich auf den Schweregrad einer Gefährdung und ist in die **Klassen** A, B und C eingeteilt. In der höchsten Klasse C ist z. B. der Tod bzw. eine schwere Verletzung möglich.

Diese Normen legen die Grundlagen für die Entwicklung von Software fest, ohne zwischen „klassischer" Software und Software mit KI zu unterscheiden. In Bezug auf die Entwicklung von KI sei an dieser Stelle erwähnt, dass es aktuell keine normativen Anforderungen gibt. Jedoch ist zu beachten, dass künftig KI-Anwendungen innerhalb der EU durch den EU AI-Act branchenunabhängig geregelt werden.

In der EU sind derzeit aufgrund der regulatorischen Anforderungen der MDR **nur Medizinprodukte mit statischer, nicht kontinuierlich ler-**

nender KI zertifizierbar. Für die Entwicklung von Medizinprodukten mit KI-Anwendung sind anwendungsspezifische Anforderungen vom Hersteller für das Produkt als auch an die Prozesse zu identifizieren. Hierbei können bereits einige Leitliniendokumente von Organisationen wie der IG-NB, IMDRF, BSI, usw. (siehe 3.1: Praktische Umsetzung: Normen, Spezifikationen und Leitfäden) hilfreich sein. Diese Leitliniendokumente bieten Herstellern nützliche Hinweise in Bezug auf einheitliche Definitionen sowie KI-spezifische Anforderungen an den Inhalt der Technischen Dokumentation. Besonders hervorzuheben ist das Dokument der Interessengemeinschaft der Benannten Stellen für Medizinprodukte in Deutschland (IG-NB) „Questionnaire Artificial Intelligence (AI) in medial device“. Dieses Dokument behandelt spezifische Fragen in Bezug auf Verantwortlichkeiten, Kompetenzen, spezifische Softwareanforderungen, Datenmanagement (einschließlich der Auswahl von Datensätzen für das Training und die Verifizierung von KI-Anwendungen), Risikomanagement und klinische Bewertung.

Speziell für Hersteller, die KI in ihren Medizinprodukten einsetzen, stellt sich die relevante Frage, ob und wann beim Einsatz von KI klinische Studien notwendig sind. Klinische Studien sind ein wesentlicher Kostenfaktor und bestimmen auch maßgeblich die Dauer für eine Markzulassung. In den meisten Fällen wird es den Herstellern jedoch nicht gelingen, anhand von bereits veröffentlichten klinischen Daten die Konformität mit den regulatorischen Anforderungen (z. B. an die Leistungsfähigkeit oder Sicherheit) nachzuweisen. Das liegt daran, dass sich die Äquivalenz der Vergleichsprodukte bzw. KI-Modelle, mit denen die Daten gewonnen wurden, in den allermeisten Fällen nicht ausreichend darlegen lässt. Es besteht aber häufig die Möglichkeit, durch retrospektive Analysen auf kostenintensive prospektive klinische Studien bei Produkten mit KI zu verzichten.

3. Wertvolle Orientierungshilfen bei der Entwicklung und beim Einsatz in der klinischen Praxis

3.1 Praktische Umsetzung: Normen, Spezifikationen und Leitfäden

Durch die in Europa geltenden Richtlinien und Verordnungen soll in erster Linie die **Sicherheit für Patienten**, **Anwender** und **Dritte** gewährleistet werden. Ob eine Software, die im Gesundheitsbereich eingesetzt wird bzw.

werden soll, als Medizinprodukt einzuordnen ist, bestimmt in erster Instanz der Hersteller.

Die MDR verweist auf die **Anwendung harmonisierter Normen**. Eine harmonisierte Norm ist eine Norm, die von den europäischen Normungsorganisationen (CEN, CENELEC, oder ETSI) entwickelt und von der EU anerkannt und veröffentlicht wurde. Diese harmonisierten Normen enthalten im Konsens erarbeitete Lösungen für die Einhaltung von rechtlichen Bestimmungen der einschlägigen Harmonisierungsgesetze der EU. Diese Normen spielen eine wichtige Rolle bei der Schaffung eines einheitlichen rechtlichen und technischen Rahmens für Produkte und Dienstleistungen. Die Hersteller von Medizinprodukten nutzen harmonisierte Normen und gemeinsame Spezifikationen (Common Specifications), um den Nachweis zu erbringen, dass ein Produkt die GRUSULA erfüllt. Normen machen konkretere Umsetzungsvorgaben zu den oft abstrakten rechtlichen Forderungen. Die wichtigsten harmonisierten Prozessnormen in der Medizintechnik sind ISO 14971 (Risikomanagement), ISO 13485 (Qualitätsmanagement), IEC 62304 (Software-Lebenszyklus) und IEC 62366-1 (Usability). Diese Normen referenzieren sich zum Teil gegenseitig. Aus dem Zusammenspiel der Normen ergibt sich ein Prozess zur Entwicklung sicherer und leistungsfähiger Medizinprodukte.

EU-Verordnungen, wie die MDR und IVDR, haben unmittelbare und bindende Rechtswirkung. Diese Verordnungen werden im europäischen Wirtschaftsraum durch nationale Gesetze ergänzt. Diese regeln z. B., welche Behörden im jeweiligen Land zuständig sind, die Höhe von Strafen bzw. Bußgelder oder legen gegebenenfalls zusätzliche Anforderungen an die Gebrauchsinformation und Kennzeichnung fest. Das Zusammenspiel zwischen der nationalen Gesetzgebung in Österreich, der MDR und der Normenlandschaft ist in der nachstehenden Abbildung 4. illustriert.

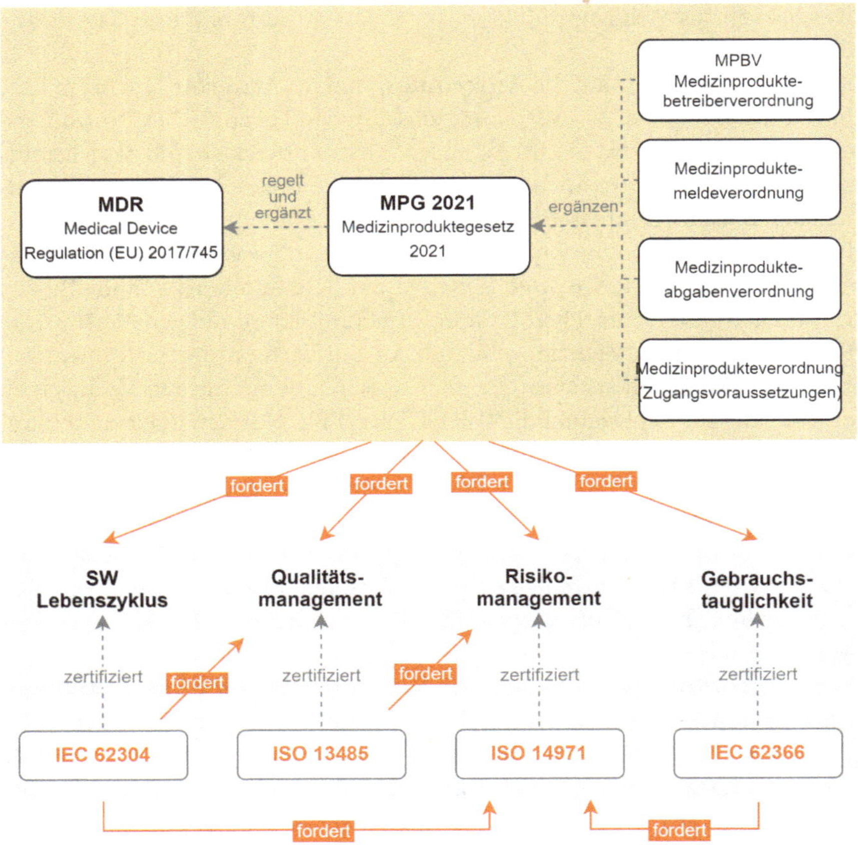

Abb. 4: Geltende Gesetzgebung in Österreich, Verordnungen und (harmonisierte) Normen und deren Zusammenhang (eigene Darstellung).

In Europa sind neben den harmonisierten Normen und gemeinsamen Spezifikationen die Leitlinien der EU-Kommission vorherrschend, welche in den MDCG-Dokumenten (früher MEDDEV-Dokumente) niedergeschrieben sind.

MDCG[2]

Die Medical Device Coordination Group (MDCG) – Koordinierungsgruppe Medizinprodukte – ist ein von der MDR und IVDR gefordertes Expertengremium. Die MDCG befasst sich mit wichtigen Fragen aus dem Bereich der Medizinprodukte, z. B. Beaufsichtigung der Benannten Stellen, Normung, Marktüberwachung, internationale Angelegenheiten, neue Technologien oder klinische Prüfungen. Dreizehn nach Themen geordnete Untergruppen bieten Beratung an und erstellen Leitlinien zu ihren Fachgebieten. Die von der MDCG veröffentlichten Guidance Dokumente sind zwar nicht rechtlich bindend, dienen jedoch Gerichten und Behörden als Auslegungshilfe und werden seitens der Benannten Stellen als „state-of-the-art" angesehen.

IMDRF[3]

Mit dem Ziel, die weltweite Harmonisierung der Regularien für Medizinprodukten zu fördern und voranzutreiben, haben sich im Jahr 2011 mehrere Regulierungsbehörden zum International Medical Device Regulators Forum (IMDRF) zusammengeschlossen. Ihre Mitglieder sind:

- Australien (Therapeutic Goods Administration, TGA)
- Brasilien (National Health Surveillance Agency, ANVISA)
- Kanada (Health Canada, HC)
- China (National Medical Products Administration, NMPA)
- Europa (EU-Kommission)
- Japan (Pharmaceuticals and Medical Devices Agency, PMDA, sowie Ministry of Health, Labour and Welfare, MHLW)
- Russland (Russian Minstry of Health, Minzdrav)
- Singapur (Health Sciences Authority, HSA)
- Südkorea, (Ministry of Food and Drug Safety, MFDS)
- USA (US Food and Drug Administration, FDA)

Innerhalb verschiedener Arbeitsgruppen erarbeitet das IMDRF Dokumente, die auf der starken Grundlagenarbeit der Global Harmonization Task Force on Medical Devices (GHTF) aufbauen und die dazu dienen, ein einheitli-

2 Europäische Kommission, https://health.ec.europa.eu/medical-devices-dialogue-between-interested-parties/medical-device-coordination-group-working-groups_de; zuletzt abgerufen: 31.7.2023.

3 https://www.imdrf.org/about, zuletzt abgerufen: 30.9.2023.

ches Verständnis von regulatorischen Themen im Bereich medizinischer Produkte zu schaffen.

Im Rahmen des vorliegenden Beitrags ist insbesondere die Arbeitsgruppe „Software as a Medical Device (SaMD)“ der IMDRF mit folgenden Dokumenten zu erwähnen (IMDRF SaMD Working Group, 2013, 2014, 2015, 2017):

- SaMD: Key Definitions (N10)
- SaMD: Possible Framework for Risk Categorisation and Considerations (N12)
- SaMD: Application of Quality Management System (N23) 2015
- SaMD: Clinical Evaluation (N41) 2017

Koordinationsgruppen der Benannten Stellen

Neben den oben erwähnten Arbeitsgruppen existieren noch Leitfäden und Beschlüsse des nationalen Erfahrungsaustauschkreises der für Medizinprodukte Benannten Stellen, wie z. B. Notified Bodies Operation Group NBOG[4], das mit seinen NBOG-Dokumenten Bekanntheit erreicht hat. Eine weitere Koordinationsgruppe von Benannten Stellen ist Team NB[5] und seine NB-MED-Dokumente.

Sonstige Orientierungshilfen

„Blue Guide“: Ist ein von der EU-Kommission erstellter Leitfaden für die Umsetzung der Produktvorschriften (Europäische Kommission 2022). Dieser Leitfaden beschreibt das EU-Rahmenwerk und soll zum besseren Verständnis der Produktvorschriften der EU beitragen. Der Geltungsbereich umfasst Non-Food-Produkte und nichtlandwirtschaftliche Erzeugnisse. Der Blue Guide ist nicht spezifisch für Medizinprodukte, regelt aber zentrale Konzepte wie:

- Inverkehrbringung, Installation und Inbetriebnahme
- Akteure der Lieferketten und deren Verpflichtungen
- Produktanforderungen und Produkthaftung
- Konformitätsbewertung und CE-Kennzeichnung
- Benannte Stellen

---

4 http://www.nbog.eu/, zuletzt abgerufen: 30.9.2023.
5 https://www.team-nb.org/, zuletzt abgerufen: 30.9.2023.

- Marktüberwachung
- Umgang mit Drittländern (auch MRA mit der Schweiz)

Medizinprodukte-Glossar 2022: Die Gesundheit Österreich GmbH (GÖG) wurde vom Bundesministerium für Soziales, Gesundheit, Pflege und Konsumentenschutz (BMSGPK) beauftragt, ein Glossar für Medizinprodukte (inkl. Invitro-Diagnostika) zu erstellen. Das Medizinprodukte-Glossar 2022 hat das Ziel, die Terminologie dieses Themas zu erfassen, ein gemeinsames Verständnis in diesem Bereich zu schaffen und als Entscheidungsgrundlage für Wirtschaft, Politik und Forschung zu dienen. Medizinprodukte sind für alle Bereiche des Gesundheitswesens unverzichtbar und werden in der Prävention, Diagnostik, Therapie und Rehabilitation eingesetzt. Das Glossar besteht aus den drei Glossarteilen Abkürzungsverzeichnis (Glossar A), Begriffsverzeichnis (Glossar B) sowie Symbolverzeichnis (Glossar C). Alle Abkürzungen, Begriffe, Definitionen und Symbole sind in deutscher und englischer Sprache angeführt bzw. erklärt (Windisch 2022).

3.2 Verantwortung von Herstellern und Anwendern von Medizinprodukten

Die Pflichten der verschiedenen Akteure und ihre Beziehungen werden in der MDR nun eindeutig festgelegt. Gemäß Artikel 10 richten die Hersteller ein **Risikomanagementsystem** (Absatz 2) sowie ein **Qualitätsmanagementsystem** (Absatz 9) ein, führen **klinische Bewertungen** durch (Absatz 3), verfassen eine **Technische Dokumentation** (Absatz 4) und wenden ein **Konformitätsbewertungsverfahren** an (Absatz 6). Die Hersteller sind zudem für ihre Produkte verantwortlich, sobald diese in Verkehr gebracht wurden (Absätze 12-14). Sie müssen weiters über Systeme zur **Deckung ihrer finanziellen Haftung** für Schäden durch fehlerhafte Produkte verfügen (Abschnitt 16). Jeder Hersteller muss eine Person benennen, die für die Einhaltung der Regulierungsvorschriften verantwortlich ist (Artikel 15).

Wenn all diese Pflichten erfüllt sind, erstellen die Hersteller eine **Konformitätserklärung** (Artikel 19) und versehen ihre Produkte mit der **CE-Kennzeichnung** (Artikel 20). Die Pflichten der Bevollmächtigten (Artikel 11), der Importeure (Artikel 13) und der Händler (Artikel 14) werden ebenfalls eindeutig dargelegt.

Meldepflichten in Österreich

In Österreich wird die MDR durch das Medizinproduktegesetz 2021 ergänzt. Die Meldepflichten von Medizinprodukten in Österreich (Medizinproduktegesetz 2021) werden entsprechend folgender Rechtsgrundlagen bestimmt:

- §§ 40 bis 47 des Medizinproduktegesetz 2021
- §§ 87 bis 89 der MDR

Informationen im Hinblick auf jedes **schwerwiegende Vorkommnis** von Medizinprodukten, die auf Grund der beruflichen Tätigkeit bekanntgeworden sind, **sind unverzüglich** dem Bundesamt für Sicherheit im Gesundheitswesen (BASG, Österreich) **zu melden**, sowie alle Beobachtungen und Daten mitzuteilen, die für die Medizinproduktesicherheit von Bedeutung sein können. Darüber hinaus sind auch Hersteller des Produktes oder gegebenenfalls deren Bevollmächtigte zu informieren. Meldepflichtig sind:

- Angehörige eines gesetzlich geregelten Gesundheitsberufes
- Personen, die berufs- oder gewerbsmäßig Medizinprodukte anwenden oder betreiben
- Leiter von einschlägigen Prüf-, Inspektions- und Zertifizierungsstellen
- natürliche oder juristische Personen, die Systeme oder Behandlungseinheiten gemäß Art. 2 Z 10 und 11 der Verordnung (EU) Nr. 745/2017 zusammenstellen
- technische Sicherheitsbeauftragte von Krankenanstalten

3.3 Haftungsfragen bei Fehlern oder Schäden durch KI-Anwendungen

Die EU verfügt in den Bereichen Sicherheit und Produkthaftung über einen robusten und zuverlässigen Rechtsrahmen und einen soliden Bestand an Sicherheitsstandards, die durch nationale, nicht harmonisierte Haftungsvorschriften ergänzt werden. Im europäischen Kontext besteht das vorrangige Ziel des Sicherheits- und Haftungsrahmens darin, sicherzustellen, dass sämtliche Produkte und Dienstleistungen, auch jene, die innovative digitale Technologien einbinden, **zuverlässig**, **sicher** und **kontinuierlich funktionsfähig** sind sowie **auftretende Schäden effektiv behoben werden** (Europäische Kommission 2020).

Dieser Sicherheits- und Haftungsrahmens wird im Europäischen Wirtschaftsraum durch die Produkthaftungsrichtlinie (Richtlinie 85/374/EWG) und die Produktsicherheitsrichtlinie (Richtlinie 2001/95/EG) gebildet. Im Gegensatz zu Verordnungen, die unmittelbar nach Inkrafttreten in den Mitgliedstaaten gelten, sind Richtlinien nicht unmittelbar in den Mitgliedstaaten gültig. Sie müssen zunächst von den einzelnen Mitgliedstaaten in nationales Recht umgesetzt werden.

Die **Haftung für Medizinprodukte** ist auf verschiedene, in der MDR beschriebene Akteure (Hersteller, Bevollmächtigte, Importeure und Händler) anwendbar. Bei Medizinprodukten sind speziellere Sicherheitsanforderungen vorgegeben, da hier die **Gesundheit und körperliche Unversehrtheit** der Patient:innen direkt betroffen sind. Der Hersteller hat dafür zu sorgen, dass die Produkte sicher sind, um die Menschen vor Sachschäden und Schäden in der körperlichen Integrität zu schützen. Das Produkt muss eine Sicherheit gewährleisten, die von der Gesellschaft unter korrekter Verwendung des Produkts erwartet werden darf (vgl. Produkthaftungs-RL 85/374/EWG 1991). Zudem ist dem Hersteller die Pflicht auferlegt, über allfällige Risiken der Produkte aufzuklären und etwaige Schutzhinweise an die Verbraucher zu erteilen (vgl. Produktsicherheits-RL 2001/95/EG, ABl L 11 2021).

Haftungsbestimmungen in Österreich

Die MDR und IVDR stellen die übergeordneten europäischen Anforderungen dar, während das Medizinproduktegesetzt (MPG 2021), das Produkthaftungsgesetz (PHG) und das Allgemeine Bürgerliche Gesetzbuch (ABGB) auf nationaler Ebene in Österreich spezifische Regelungen und Haftungsaspekte behandeln. Diese verschiedenen Rechtsquellen ergänzen einander, um einen umfassenden rechtlichen Rahmen für die Medizinprodukthaftung im EWR und in Österreich zu schaffen.

Medizinprodukterecht (MPG 2021): In § 42 MPG ist eine Haftungsbestimmung vorgesehen. Der Anwendungsbereich ist jedoch als eher gering einzustufen, da sie sich primär auf die Meldepflicht bezieht. Es sollen bei fehlerhaften Medizinprodukten, bei denen der Verdacht von Gesundheitsschäden besteht, die Rechtsposition der Patient:innen im Hinblick auf Meldepflichten für die Durchsetzung allfälliger Haftungsansprüche gewahrt werden (WKO 2023).

Produkthaftungsgesetz (PHG): Das PHG regelt die Haftung für fehlerhafte Produkte, einschließlich Medizinprodukte, in Österreich. Es setzt die europäische Produkthaftungsrichtlinie (Richtlinie 85/374/EWG) um. Das PHG legt fest, dass der Hersteller für Schäden haftet, die durch Mängel in seinen Produkten verursacht werden.

Allgemeines Bürgerliches Gesetzbuch (ABGB): Das ABGB ist das österreichische **Zivilrecht** und enthält allgemeine Bestimmungen zur Vertragshaftung und Deliktshaftung, die auf Schäden im Zusammenhang mit Medizinprodukten angewendet werden können. Es ist eine allgemeine Rechtsgrundlage, die in Fällen von Streitigkeiten oder Schadensfällen relevant sein kann.

3.4 Datenschutz und Datensicherheit

Bei der Entwicklung und Anwendung von KI-Systemen, die personenbezogene Daten verarbeiten, sind die Bestimmungen der **Europäischen Datenschutzgrundverordnung (DSGVO)** maßgeblich. Die DSGVO hat einen erheblichen Einfluss auf KI-Systeme und erfordert von Herstellern und Anwendern die Einhaltung der in Artikel 5 der DSGVO festgelegten Grundsätze zur Datenverarbeitung. Darüber hinaus müssen Hersteller bereits in der Entwicklungsphase geeignete technische und organisatorische Datenschutzmaßnahmen gemäß Artikel 25 der DSGVO implementieren. Da Artikel 22 der DSGVO im Wesentlichen die automatisierte Entscheidungsfindung einschließlich Profiling reguliert, sind Hersteller autonomer KI-Systeme dazu verpflichtet, die gesetzlich vorgesehenen Maßnahmen zu ergreifen. Insbesondere für neue Technologien wie KI, die ein erhebliches Risiko für die Rechte und Freiheiten natürlicher Personen darstellen, ist zudem eine **Datenschutzfolgenabschätzung** gemäß Artikel 35 Absatz 1 der DSGVO erforderlich.

Hersteller sind per se nicht an die Vorgaben der DSGVO gebunden. Die Verordnung adressiert sie lediglich in dem Erwägungsgrund 78, wonach Hersteller „ermutigt" werden, „das Recht auf Datenschutz bei der Entwicklung und Gestaltung der Produkte, Dienste und Anwendungen zu berücksichtigen und unter gebührender Berücksichtigung des Stands der Technik sicherzustellen". Dass die DSGVO die Hersteller nicht direkt verpflichtet, liegt am Anwendungsbereich der DSGVO. Dieser greift erst dann, wenn personenbezogene Daten tatsächlich verarbeitet werden. Das geschieht nicht durch den Hersteller, sondern erst durch den Betreiber der KI-Anwendung, also die verantwortliche Stelle, die über Zweck und Mittel der Verarbeitung letztendlich entscheidet. Nichtsdestotrotz sollten Hersteller bereits in der Entwicklung und Herstellung die Datenschutzgrundsätze beachten, da die späteren Betreiber das Produkt andernfalls nicht datenschutzkonform einsetzen können. Die DSGVO gilt daher zumindest mittelbar auch für die Hersteller (Hessel 2023).

4. Fazit

Die Hersteller von KI-gestützten Medizinprodukten müssen sich den Herausforderungen bei der Anwendung regulatorischer Rahmenbedingungen über den gesamten Lebenszyklus eines Produkts stellen – von der Produktidee bis zum Ausscheiden aus dem Markt. Folglich müssen Medizinprodukte, die KI einsetzen, sämtlichen relevanten Entwicklungsanforderungen genügen. Dies betrifft nicht nur Aspekte des Qualitätsmanagements, sondern auch Fragen der Cyber-Sicherheit. Um die Sicherheit, den Nutzen und die Leistungsfähigkeit dieser Systeme zu gewährleisten, müssen entsprechende Nachweise erbracht werden. Die konkreten Anforderungen richten sich nach der Risikoklasse des Produkts und basieren auf geeigneten klinischen Daten. Zum Zeitpunkt der Verfassung dieses Beitrags existieren, abgesehen von einigen Initiativen und Entwürfen, keine speziellen harmonisierten Normen für die Zulassung von KI-gestützten Medizinprodukten. Dies stellt jedoch ein aktuelles Problem für Hersteller von Medizinprodukten dar. Aufgrund des Mangels an gesetzlichen Regelungen und Normen, die die Rahmenbedingungen für den Umgang mit KI-gestützten Medizinprodukten festlegen, sind die Hersteller darauf angewiesen, selbst Nachweise für die Konformität ihrer Produkte zu erbringen.

Die EU hat Ende Dezember 2023 eine Verordnung beschlossen, den sog. **Artificial Intelligence Act (AI Act)**, welche eine rechtliche Grundlage für die Entwicklung und den Einsatz von KI schaffen soll, um potenzielle Schäden durch KI zu verhindern oder zu minimieren. Im April 2021 veröffentlichte die EU „Neue Vorschriften für künstliche Intelligenz – Fragen und Antworten". Darin kündigt sie an, KI in allen Branchen risikobasiert zu regulieren und die Einhaltung der Vorschriften überwachen (lassen) zu wollen. Der ursprüngliche Entwurf des AI Act wurde als Grundlage für Verhandlungen zwischen dem EU-Parlament und dem EU-Rat verwendet. Ende 2022 verabschiedete der Rat seine Version des AI Act, bekannt als die „allgemeine Ausrichtung". Im Juni 2023 einigten sich die Mitglieder des EU-Parlaments auf eine gemeinsame Position. Daraufhin begannen die sog. Trilog-Verhandlungen zwischen den drei Institutionen, woraufhin Ende 2023 eine endgültige Fassung des Gesetzes hervorgegangen ist.

Für Hersteller von KI-gestützten Medizinprodukten empfiehlt sich gerade in dieser Phase, die Entwicklung dieses Gesetzesvorhabens weiter zu beobachten und frühzeitig die Anpassung der regulatorischen Prozesse im Unternehmen anzugehen. Eine enge Zusammenarbeit des Medizinprodukteherstellers mit den Aufsichtsbehörden und den Benannten Stellen kann bei der Umsetzung neuer regulatorischer Anforderungen ratsam sein.

Für Gesundheitsberufe ist es wichtig, mit dem derzeit raschen Fortschreiten der technologischen Entwicklungen und neuen Möglichkeiten Schritt zu halten. Hierzu sind regelmäßige Fortbildungen zu den artverwandten Themenbereichen in der Einsatzdomäne sinnvoll, eine Verankerung von grundlegenden KI-Inhalten in Curricula der Ausbildung sollte zukünftig aber auch eine hohe Priorität beigemessen werden. Dies stellt sicher, dass sowohl ethische Aspekte, Nutzerakzeptanz aber auch regulatorische Grundlagen reflektiert werden können. Das Wissen hinsichtlich der Meldepflichten von Vorfällen oder Fehlfunktionen von Medizinprodukten an die entsprechenden Behörden stellt hier nur einen ausgewählten von vielen wichtigen Aspekten dar.

Literatur

Europäische Kommission (2020): Bericht über die Auswirkungen künstlicher Intelligenz, des Internets der Dinge und der Robotik in Hinblick auf Sicherheit und Haftung, abrufbar unter: https://eur-lex.europa.eu/legal-content/DE/TXT/?uri=CELEX%3A52020DC0064 (zuletzt abgerufen: 16.10.2023).

Goldwert, Lindsay (10.1.2019): Men received banned silicone in chest, testicle implants, French PIP scandal grows, New York Daily News, abrufbar unter: https://www.nydailynews.com/2012/01/05/men-received-banned-silicone-in-chest-testicle-implants-french-pip-scandal-grows/ (zuletzt abgerufen: 16.10.2023).

Hessel, Stefan (2023): Das EU-U.S. Data Privacy Framework auf der Zielgeraden. Reuschlaw, abrufbar unter: https://www.reuschlaw.de/news/datenschutz-und-die-europaeische-ki-verordnung-neue-rechtliche-herausforderungen-fuer-intelligente-medizinprodukte/ (zuletzt abgerufen: 16.10.2023).

Hibbeler, Birgit (2012): Skandal um Brustimplantate: Die unsichtbare Gefahr. Dtsch Arztebl International 8(2), 22, abrufbar unter: https://www.aerzteblatt.de/pdf.asp?id=124347 (zuletzt abgerufen: 16.10.2023).

IMDRF SaMD Working Group (9.9.2013): Software as a Medical Device (SaMD): Key Definitions, abrufbar unter: https://www.imdrf.org/sites/default/files/docs/imdrf

/final/technical/imdrf-tech-131209-samd-key-definitions-140901.pdf (zuletzt abgerufen: 16.10.2023).

IMDRF SaMD Working Group (9.9.2014): Software as a medical device: possible framework for risk categorization and corresponding considerations, International Medical Device Regulators Forum (IMDRF), abrufbar unter: http://www.imdrf.org/docs/imdrf/final/technical/imdrf-tech-140918-samd-framework-risk-categorization-141013.pdf (zuletzt abgerufen: 16.10.2023).

IMDRF SaMD Working Group. (2.10.2015): Software as a Medical Device (SaMD): Application of Quality Management System, abrufbar unter: http://www.imdrf.org/docs/imdrf/final/technical/imdrf-tech-151002-samd-qms.pdf (zuletzt abgerufen: 16.10.2023).

IMDRF SaMD Working Group (21.9.2017): Software as a Medical Device (SaMD): Clinical Evaluation, abrufbar unter: http://www.imdrf.org/docs/imdrf/final/technical/imdrf-tech-170921-samd-n41-clinical-evaluation_1.pdf (zuletzt abgerufen: 16.10.2023).

Johner, Christian (2023): Konformitätsbewertungsverfahren für Medizinprodukte, Johner Institut GmbH, abrufbar unter: https://www.johner-institut.de/blog/tag/konformitatsbewertung/ (zuletzt abgerufen: 16.10.2023).

Klöckner, Jürgen (12.12.2022): Engpässe bei Medizinprodukten: Brüssel will umstrittenes Zulassungsverfahren anpassen, Handelsblatt, abrufbar unter: https://www.handelsblatt.com/politik/deutschland/neue-eu-verordnung-engpaesse-bei-medizinprodukten-bruessel-will-umstrittenes-zulassungsverfahren-anpassen/28867170.html (zuletzt abgerufen: 16.10.2023).

Medizinproduktegesetz (2021): Bundesgesetz betreffend Medizinprodukte 2021 (Medizinproduktegesetz 2021 – MPG 2021) StF: BGBl. I Nr. 122/2021 (NR: GP XXVII IA 1663/A AB 884 S. 113. BR: AB 10668 S. 927.), abrufbar unter: https://www.ris.bka.gv.at/GeltendeFassung.wxe?Abfrage=Bundesnormen&Gesetzesnummer=20011580 (zuletzt abgerufen: 16.10.2023).

Produkthaftungs-RL 85/374/EWG (1991): RICHTLINIE DES RATES vom 25. Juli 1985 zur Angleichung der Rechts- und Verwaltungsvorschriften der Mitgliedstaaten über die Haftung für fehlerhafte Produkte (85/374/EWG) (ABl.L210vom7.8.1985, 29), abrufbar unter: https://eur-lex.europa.eu/legal-content/DE/TXT/PDF/?uri=CELEX:01985L0374-19990604 (zuletzt abgerufen: 16.10.2023).

Produktsicherheits-RL 2001/95/EG, ABl L 11, 4 (2021): RICHTLINIE 2001/95/EG DES EUROPÄISCHEN PARLAMENTS UND DES RATES vom 3. Dezember 2001 über die allgemeine Produktsicherheit (Text von Bedeutung für den EWR) (ABl. L 011, 15.1.2002, 4), abrufbar unter: https://eur-lex.europa.eu/LexUriServ/LexUriServ.do?uri=OJ:L:2002:011:0004:0017:de:PDF (zuletzt abgerufen: 16.10.2023).

Windisch, Friederike (2022): Medizinprodukte-Glossar 2022, Gesundheit Österreich GmbH, abrufbar unter: https://jasmin.goeg.at/2734/ (zuletzt abgerufen: 16.10.2023).

WKO (2023): Haftung nach MDR und MPG 2021, abrufbar unter: https://www.wko.at/branchen/gewerbe-handwerk/gesundheitsberufe/haftung-nach-mdr-und-mpg-2021.html (zuletzt abgerufen: 16.10.2023).

Zeitung, Frankfurter Allgemeine (16.5.2017): Folgen für weitere Verfahren, Frankfurter Allgemeine Zeitung, 9.

Abschnitt 4: Konsequenzen von KI für die Gesundheitsversorgung. Transformation der Handlungsfelder in Gesundheitsberufen

Einbettung von KI und Ethik in Curricula der Gesundheitsberufe am Beispiel eines cMOOCs

Helmut Ritschl, Waltraud Jelinek-Krickl, Rupert Beinhauer, Julia Tomanek, Bianca Buchgraber-Schnalzer und Marco Tilli

Der vorliegende Beitrag beschäftigt sich mit der Einbettung neuer Inhalte im beruflichen Handlungsfeld der Gesundheitsberufe. AI-Literacy (KI-Kompetenz) für Gesundheitsberufe wird exemplarisch auf verschiedenen Kompetenzleveln dargestellt, und es werden potenzielle Themenfelder für eine spezifische Lehrveranstaltung in einem Gesundheitsberuf erläutert. Beispielhaft wird ein cMOOC zur Einführung in die Künstliche Intelligenz und Ethik für Gesundheitsberufe am Beispiel des Handlungsfeldes Radiologietechnologie konzipiert und Erfolgsfaktoren angeführt.

1. Einbettung neuer inhaltlicher Entwicklungen im beruflichen Handlungsfeld der Gesundheitsberufe

Wir wenden uns im vorliegenden Artikel an **Personen, die für die Weiterentwicklung von Gesundheitsstudiengängen verantwortlich sind** oder dabei sind, eine Lehrveranstaltung zum Thema AI und Ethik aus der Sicht von Gesundheitsberufen entwickeln zu wollen. Grundsätzlich orientiert sich der Lehrveranstaltungs**aufbau** und der Lehrveranstaltungs**umfang** zum Thema **AI und Ethik** an der **Relevanz im jeweiligen Gesundheitsberuf**. Die Lehrveranstaltungs**ziele** ergeben sich aus den für die konkreten Handlungsfelder erforderlichen Kompetenzen. Die **Höhe des Kompetenzlevels** bzw. die erforderliche **inhaltliche Tiefe (Workload)** stehen im Zusammenhang mit den tatsächlichen **Tätigkeiten in der klinischen Praxis**. Neue Inhalte, wie beispielsweise das Thema KI, unterliegen unterschiedlichen **Diffusionsprozessen** und entfalten sich im Curriculum des jeweiligen Gesundheitsberufs möglicherweise über mehrere Phasen (siehe Abbildung 1).

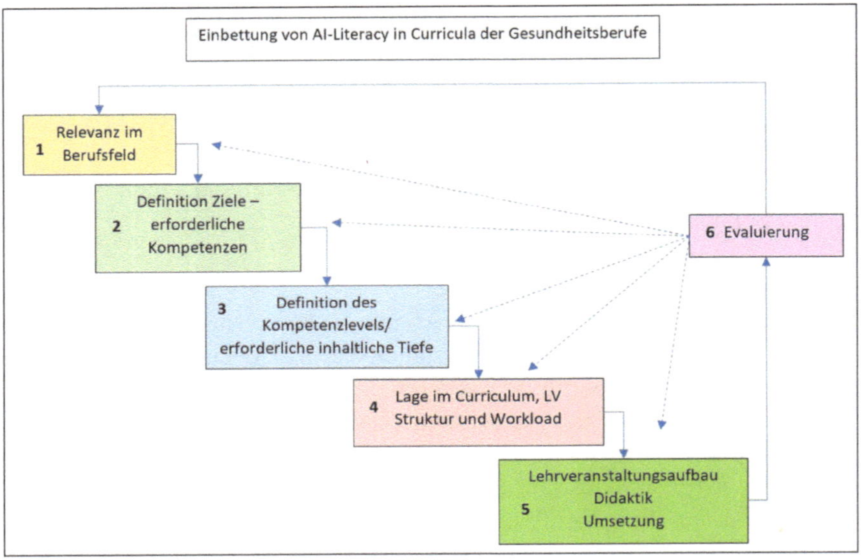

Abb. 1: Einbettung von AI in Curricula der Gesundheitsberufe

Durch maßgebliche Veränderungen wie beispielsweise (A) die Demografie einer Gesellschaft, (B) die regionalen gesundheitspolitischen Aufgabenstellungen eines Staates oder (C) die weltweiten digitalen Transformationskräfte, durchlaufen neue Themen in den Gesundheitsberufen einen Entwicklungsprozess. Aus **einem bestehenden kleinen Wahlfach kann eine größere Pflicht-Lehrveranstaltung** werden. Aus einer Pflicht-Lehrveranstaltung wird eine thematisch zusammenhängende Lehrveranstaltungsgruppe (**Modul**). So kann sich unter Umständen das Thema „KI-Anwendung und Ethik" in Zukunft über mehrere Module hinweg oder durch eine Reihe von Lehrveranstaltungen erstrecken, ähnlich wie es sich bei der Radiologietechnologie in der Entwicklung von der analogen zur digitalen Bildgebung zugetragen hat.

Neue Inhalte eines Curriculums durchlaufen also in Abhängigkeit von der Relevanz im Rahmen eines Handlungsfeldes eines Gesundheitsberufs einen **Diffusionsprozess**. Dies spiegelt sich in einem Curriculum wider (A) im erforderlichen **Zeitpunkt,** in der die **Inhalte im Curriculum** stattfinden (das **[I] Wann**), und (B) in welchem **Umfang** die Themen im Curriculum abgearbeitet werden (das **[II] Wieviel**). Der Diffusionsprozess neuer Inhalte im Curriculum ist dynamisch und hängt davon ab, wie wichtig diese Inhalte für das berufliche Umfeld sind. **Eine kontinuierliche Überprüfung und Anpassung** des Curriculums (Iteration) ermöglicht es, auf Veränderungen in den Anforderungen des Gesundheitswesens und der Gesellschaft zeitnah zu reagieren und sicherzustellen, dass die Ausbildung der zukünftigen Fachkräfte relevant und aktuell bleibt.

Anschaulich lässt sich retrospektiv dieser Diffusionsprozess im Gesundheitsberuf der Radiologietechnologie betrachten:

> **Phase 1**: In der gehobenen Ausbildung zur Radiologietechnologie in Österreich wurde die digitale Bildwiedergabe Anfang der 1990er-Jahre in Teilen von einzelnen Lehrveranstaltungen zum Thema „Neue Entwicklungen in der Radiologietechnologie" präsentiert.
> **Phase 2**: Das Thema der digitalen Bildwiedergabe erstreckt sich seit 2005 im Rahmen von **Bachelorstudiengängen** der Radiologietechnologie über alle Handlungsfelder (Röntgendiagnostik, Nuklearmedizin und Strahlentherapie) und erstreckt sich über die gesamte Ausbildungsdauer von 3 Jahren.
> **Phase 3**: In Österreich wurden bereits 2008 **Masterstudiengänge/Masterlehrgänge** entwickelt, die sich erneut mit der Vertiefung der Thematik der digitalen Bildwiedergabe und Bildverarbeitung beschäftigen.[1]

Unter der Annahme, dass das Thema KI eine ähnliche Relevanz wie die digitale Transformation der medizinischen Bildgebung einnimmt, was derzeit als wahrscheinlich angesehen wird, wird die Integration dieses Themenfeldes in die Curricula – auch im Gesundheitswesen – einen vergleichbaren Prozess durchlaufen. Dies impliziert, dass die Einführung und Integration von KI in den Lehrplänen eine schrittweise und sich entwickelnde Dynamik aufweisen werden.

Trotz allem wäre KI eine essenzielle Technologie, die das Potenzial hat, die medizinische Praxis und deren Prozesse neu zu gestalten. Wichtig erscheint daher, dass die zukünftigen Fachkräfte angemessen auf die Anforderungen

---

1 Ein konkretes Beispiel ist der MedTech Master an der FH Wiener Neustadt unter (abgerufen: https://www.fhwn.ac.at/studiengang/med-tech#top; 24.8.2023.

und Chancen der digitalen und immer stärker von technologischen Innovationen geprägte Gesundheitslandschaft vorbereitet sind.

Fazit: Das Thema KI und deren Anwendungsfelder in den Gesundheitsberufen kann **(A)** in einer **isolierten Veranstaltung** stattfinden oder **(B)** in einem aufbauenden System von mehreren Lehrveranstaltungen **innerhalb eines Moduls** oder **(C)** in unterschiedlichen Lehrveranstaltungen **über die Modulgrenzen hinweg**, die sich über die gesamte Ausbildung erstrecken. Die **Lage im Curriculum** und der **Umfang des Workload** sollen in den einzelnen Handlungsfelder der unterschiedlichen Gesundheitsberufe autonom bewertet durch mehrere Iterationen angepasst werden.

2. Beschreibung der neuen Modulkonstruktion: Didaktik, Kompetenz, Kompetenzlevels, Lernziele

Das didaktische Konzept richtet sich unter anderem nach (A) der **Zielgruppe** (Alter, Vorwissen, Lernkultur, Lernziele, ...), (B) den zu erreichenden **Kompetenzen**, aber auch (C) nach der **Form** des Studiengangs (zum Beispiel Vollzeit, berufsbegleitendes Studium, ...).

Technologie gestützte Lehre (Technology Enhanced Learning) wird besonders bei berufsbegleitenden Studiengängen gerne eingesetzt (Regmi / Jones 2020). Moderne Lehre **fördert Kollaboration** zwischen Studierenden und **unterstützt die Vernetzung** von Wissensstrukturen und Kompetenzen in einer offenen Lernumgebung. Zentrale Schlagworte sind (I) **soziale Lerntheorie**, (II) **Konstruktivismus** sowie (III) **Konnektivismus** (Khushk u. a. 2022).

Berufsausbildungen sind in der Regel gekennzeichnet durch ein definiertes Handlungsfeld und damit ein Repertoire an erforderlichen Kompetenzen. Diese sind in Gesundheitsberufen in Österreich durch Berufsgesetze geregelt. Diese sollen größtmögliche **Sicherheit** und **Wirksamkeit** u. a. von **pflegerischen** oder **medizinisch-technischen Handlungen** an Patient:innen gewährleisten. Basis dafür ist häufig eine **kompetenzbasierte Ausbildung** (Competency-Based Education, CBE) (Wu / Martin / Ni 2019; Gruppen / Mangrulkar / Kolars 2012). Handlungskompetenzen im Gesundheitsberuf sind konkrete, klar definierte Fähigkeiten und Fertigkeiten zur Bewältigung von Handlungsaufgaben im beruflichen Alltag. **Bausteine** sind neben der **Fachkompetenz** und der **Methodenkompetenz** die **Selbstkompetenz** und die **Sozialkompetenz** (Fernandez u. a. 2012). Eine häufig verwendete Einteilung von **Kompetenzlevels** ist die **Bloom'sche Taxonomie** für die **kognitive Tiefe**. Die Einteilung erfolgt nach steigender Komplexität des kognitiven Prozesses und erstreckt sich über **Wiedererkennen**, **Verstehen**, **Anwenden**, **Analysieren**, **Bewerten** und **Erschaffen** (Adams 2015) (siehe Abbildung 2).

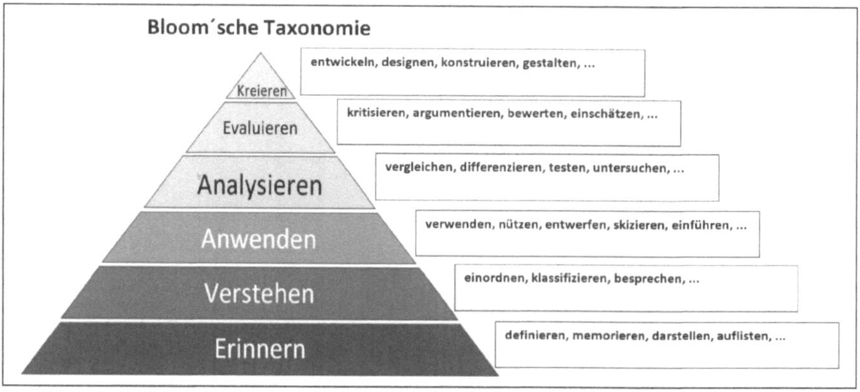

Abb. 2: Bloom'sche Taxonomie (Adams 2015)

Mittels **Aktionsverben** werden die einzelnen Kompetenzlevels beschrieben. „Erinnern" wird beispielsweise mit den Verben „identifizieren", „wiederaufrufen", „abrufen", „reproduzieren" beschrieben.

Anmerkung: Auch dieses Modell kann und soll kritisch hinterfragt werden, ist aber aus Sicht der Autor:innen ein hilfreiches Element, um Stufen der Komplexität von kognitiven Prozessen auszudrücken. Es scheint wichtig, dass die Systematik in der Praxis hilfreich und nicht hinderlich ist und dass sie kulturelle Rahmenbedingungen berücksichtigt.

In Bezug auf die Einführung in die Grundlagen der „KI und Ethik im Gesundheitswesen" können **Kompetenzen** wie folgt definiert werden:

1. Studierende *verstehen* **Begriffe**, **Definitionen** und **Modelle der KI** im Handlungsfeld des Gesundheitswesens.
2. Studierende *können* das Thema **KI im Gesundheitswesen in einen historischen Kontext** einordnen.
3. Studierende *verstehen* **naturwissenschaftlich-mathematische Ansätze** der KI in Bezug auf das Gesundheitswesen und können einfache Algorithmen anwenden.
4. Studierende *verstehen* **ethisch-rechtliche Problemstellungen der KI** im Handlungsfeld des Gesundheitswesens und können diese in einem Werte- und Rechtssystem einordnen bzw. reflektieren.
5. Studierende *verstehen* die Prozesse einer **Technologie-Folgen-Abschätzung** und deren Herausforderung für die Gesellschaft.
6. Studierende *kennen* **einfache Anwendungstools für KI** im Handlungsfeld des Gesundheitswesens und können diese anwenden.
7. …

Ein Beispiel zur Beschreibung der Kompetenzen zum Thema „Einführung in die Grundlagen der Künstlichen Intelligenz und Ethik im Gesundheitswesen – Einstiegslevel

Dies führt zu **vier unterschiedlichen Wissensarten**, die im Rahmen einer Lehrveranstaltung verfolgt werden (Adams 2015):

1. Faktisches Wissen (Wissen über Begriffe und Fakten)
2. Konzeptuelles Wissen (Wissen über Theorien und Modelle)
3. Prozedurales Wissen (Wissen über einen Vorgang bzw. einer Methode)
4. Metakognitives Wissen (Wissen über die eigenen Lernfähigkeiten und -techniken)

Je nach den Möglichkeiten und Rahmenbedingungen eines Gesundheitsberufs können unterschiedliche Wissensarten adressiert werden. In unserem Beispiel wäre faktisches und konzeptuelles Wissen dominierend. Es ist wichtig, den Studierenden ein aktuelles, fundiertes und solides Grundgerüst zu vermitteln, auf dem sich die Absolvent:innen individuell nach ihren eigenen Bedürfnissen weiter entwickeln können. Die Einbettung von KI und Ethik in Curricula der Gesundheitsberufe könnte folgende Lernziele umfassen: (1) eine historische Entwicklungssicht des Themas KI allgemein, aber auch mit dem Fokus auf Themen im Gesundheitswesen; (2) ein deklaratives Wissen über Grundbegriffe, Definitionen und Modelle der KI im Handlungsfeld des Gesundheitswesens; (3) Grundlagen der Programmierung; (4) eine ethisch-rechtliche Perspektive und (5) eine sozial-kritische Auseinandersetzung im Sinne einer Technologie-Folgen-Abschätzung (HTA – Health Technology Assessment)[2]. Bereits ein höheres Lernziel wäre (6) ein prozedurales Wissen über einfache Anwendung von Programmen zur Testung unterschiedlicher standardisierter Datensätze (aus dem Gesundheitsbereich) zur Veranschaulichung von Phänomenen in der KI.

Umfang und die erforderliche inhaltliche Tiefe stehen in direktem Zusammenhang mit den Lernzielen bzw. mit dem Level der Lernziele.

- **Anmerkung**: Besonders zu Beginn einer Umstellung des Curriculums ist es ratsam, den Level an Lernzielen nicht allzu hoch anzusetzen, da oftmals weitere didaktische, inhaltliche oder organisatorische Anpassungen benötigt werden. Das Nichterreichen von Lernzielen verursacht sowohl bei Studierenden als auch bei Lehrenden negative Emotionen.

Besonders in **technologie-getriebenen Gesundheitsberufen** (zum Beispiel Radiologietechnologie oder Biomedizinische Analytik) kommt es permanent vor, dass sich durch neue technische Entwicklungen bestehende Prozesse im Handlungsfeld ändern oder auch komplett neu aufgesetzt werden. Diese veränderten Prozesse sollten bereits in der Ausbildung fortwährend berücksichtigt werden (**Aktualitätsproblem**). Am **Beispiel der Radiologietechnologie** ist gut nachzuvollziehen, dass die Entwicklungen von **neuen bildgebenden Verfahren** oder **neuen Detektorsystemen** eine **hohe Dynamik in den Bildungsinhalten** nach sich ziehen. Bildungseinrichtungen sind daher aus berufsethischer Sicht verpflichtet, die Berufsausbildung auf dem aktuellen Stand der Technik zu halten. **Herausforderung** dabei ist, dass (A) Lehrende des Fachbereichs stets auf dem Laufenden bezüglich neuer Entwicklungen sein müssen (**Zeitproblem der Lehrenden**), dass (B) Lehrende an Bildungseinrichtungen oftmals gar nicht in den

2 HTA (Health Technology Assessment) kann wie folgt definiert werden: „HTA ist ein transparentes und rechenschaftspflichtiges Verfahren, das von Entscheidungsträgern und anderen Interessengruppen genutzt werden kann, um den Entscheidungsprozess im Gesundheitswesen auf politischer Ebene zu unterstützen, indem es Erkenntnisse über bestimmte Technologien liefert“ (Bertram / Dhaene / Tan-Torres Edejer 2021: 4).

neuen Technologien ausgebildet wurden (**Wissenstransferproblem**) und dass oftmals (C) die erforderliche Infrastruktur der Bildungseinrichtung nicht vorhanden ist (**Infrastrukturproblem**) (Vazhayil u. a. 2019).

Trotz dieser Herausforderungen sollte das Ziel jeder Bildungseinrichtung sein, entsprechend ihrem eigenen Rahmen, die Entwicklung von Kompetenzen im Umfeld der KI für Studierende von Gesundheitsberufen voranzutreiben. Diese KI-Kompetenz (AI-Literacy) wird von Laupichler u. a. (2022) wie folgt definiert: „Die Fähigkeit, KI-Anwendungen zu verstehen, zu nutzen, zu überwachen und kritisch zu reflektieren, ohne notwendigerweise selbst KI-Modelle entwickeln zu können, wird gemeinhin als 'KI-Kompetenz' bezeichnet."

Ein weiteres Spannungsfeld besteht oftmals darin, dass bereits bestehende Curricula mit vielen Inhalten „überfrachtet" sind, die letztendlich eine Studierbarkeit für die Studierenden immer schwieriger machen.

Tipp: Es kann hilfreich sein, im Curriculum Lehrveranstaltungen zu verankern, die sich bereits grundsätzlich mit dem Thema „Neue Entwicklungen im Berufsfeld" auseinandersetzen. Des Weiteren können **Freifächer** oder **Wahlfächer** in einem geringen Stundenausmaß den ersten Schritt darstellen, neue Themen in Angriff zu nehmen.

Die Curricula in den Gesundheitsberufen sind eng mit Emotionen verbunden und bestehende Strukturen ebenso wie liebgewonnene Gewohnheiten möchten beibehalten werden. Dies bedeutet für Personen in Leitungsfunktionen, dass ein wertschätzender Dialog mit allen beteiligten Personen über die Bedeutung einzelner Themenfelder in der jeweiligen Ausbildung erforderlich ist. Es ist notwendig, dass (I) Entscheidungsträger:innen kritikfähig sind, wenn es um neue Inhalte geht, (II) Respekt besteht für traditionelle Themen und (III) Sorgen und Ängste der Beteiligten ernst genommen werden.

3. Strategie zur Identifikation von Themen und Inhalten zu KI-Anwendungen in einer konkreten Lehrveranstaltung

Wie bereits erwähnt, beschreiben Laupichler u. a. (2022) KI-Kompetenz als eine Fähigkeit, (1) KI-Anwendungen in Ihrem Aufbau zu **verstehen**,

(2) **anzuwenden**, (3) zu **bewerten** und (4) **kritisch einzuordnen**.[3] Die Definition der KI-Kompetenz ist in einem ersten Schritt der Ankerpunkt, um Themenkreise innerhalb einer ersten Lehrveranstaltung zu identifizieren.

Ad (1) **KI-Verstehen**: In der Lehrveranstaltungsplanung stehen zu Beginn der Lehrveranstaltung Begriffsbestimmungen zum Themengebiet der KI im Fokus. Dabei werden unter anderem Begriffe wie Künstliche Intelligenz, neuronale Netze, Deep Learning, Deep Fake, Natural Language Processing, Supervised und Unsupervised Learning, Reinforcement Learning, Generative Adversarial Networks usw. behandelt.

Ad (2) **KI-Anwenden:** KI-Anwenden kann unterteilt werden in (a) die **direkte Testung** konkreter KI-Applikationen, die frei zugänglich sind und (b) Analyse von Ergebnissen anhand von **Forschungsberichten** (indirekte Beobachtung).

- **KI-Anwenden – direkte Testung**: Das Programm DALLE2[4] von Open AI kann beispielsweise Bilder oder Grafiken durch eine Textbeschreibung erstellen. Es kann unterschiedliche Techniken, Konzepte, Attribute und Stile kombinieren. Das Programm Overdub[5] von Descript ermöglicht es, seine eigene Stimme zu klonen. Das stellt beispielsweise die Cyber-Kriminalität vor neue Herausforderungen.
- **KI-Anwenden – indirekte Beobachtung**: Zum Themenkomplex KI-Anwendungen können wissenschaftliche Forschungsberichte in den einzelnen Handlungsfeldern herangezogen werden. Beispiele für die Domäne der Radiologietechnologie sind KI-Anwendungen zur Tumordetektion oder zur Unterstützung von Therapiekonzepten in der Onkologie (Elemento u. a. 2021).

Ad (3) **KI-Bewerten:** Das Einordnen von KI-Anwendungen bedingt unterschiedliche Aspekte. Diese Bewertung kann u. a. (I) eine klinische, (II) eine legistische, (III) eine ethisch-soziale, (IV) eine ökonomische oder (V) eine sozio-kulturelle Perspektive umfassen.

- **KI-Bewerten – klinisch**: Die Regulierung der Medizinproduktezulassung auf europäischer Ebene ist u. a. abgebildet in den Verordnungen

---

3 Vergleicht man die Anwendung der KI mit der digitalen Medien-Kommunikation, so findet man von Dieter Baake (in Vollbrecht 2001: 53-98) bereits 1997 eine ähnliche Definition für Medienkompetenz: verstehen, anwenden, bewerten und einordnen.

4 https://openai.com/dall-e-2 (abgerufen: 21.06.2023).

5 https://www.descript.com/overdub (abgerufen: 21.06.2023).

2017/745 und 2017/746.[6] Die europäische Arzneimittelbehörde behandelt grundsätzliche Regulierungen für die klinische Prüfung von Arzneimitteln.[7]

- **KI-Bewerten – legistisch**: Die Europäische Union hat mittlerweile eine Verordnung zum Thema KI beschlossen (sog. AI Act).[8] Es geht unter anderem um **Transparenzpflichten** für bestimmte KI-Systeme, **verbotenen Praktiken** im Zusammenhang mit KI-Systemen, die **Klassifizierung** von **Hochrisiko-KI-Systemen**, **Pflichten** von Anbietern, zuständige **Behörden**, Normen, Konformitätsbewertungen, **Verhaltenskodizes** oder der Marktüberwachung.
- **KI-Bewerten – ethisch-sozial**: Säulen der ethisch-sozialen Bewertung sind beispielsweise die **Menschenrechte** (EMRK, EU-Grundrechtecharta: EU-GRC, WHO[9]), die **Helsinki Deklaration** der World Medical Association (WMA) zu den Grundsätzen der medizinischen Forschung am Menschen[10] oder der **Kodex zur medizinischen Ethik**[11] sowie die **Deklaration zu Patientenrechten**[12].
- **KI-Bewerten – ökonomisch**: Voets u. a. (2022) betrachten Publikationen zum Thema KI aus der Sicht der Gesundheitsökonomie (HEE [**H**ealth **E**conomics **E**valuation]-Forschung) zwischen 2015 und 2021. Dabei wird von der Gruppe die Qualität der Studien kritisiert, u. a. die enge Sicht auf Kosten ohne Bezug auf die Gesundheit, sowie das Fehlen von Modellen zur Beobachtung über längere oder kürzere Zeitfenster.
- **KI-Bewerten – sozio-kulturell**: Studien mit sozio-kulturellen Betrachtungen von KI (SCAI [Socio-Cultural AI]-Forschung) beschäftigen sich beispielsweise mit SMART Cities, der Human Robotik oder Industrie 4.0. Es geht aber auch um Unterstützung von Entscheidungspro-

---

6 https://health.ec.europa.eu/medical-devices-sector_en (abgerufen: 21.06.2023).

7 https://www.ema.europa.eu/en/human-medicines-regulatory-information (abgerufen: 21.06.2023).

8 https://eur-lex.europa.eu/legal-content/DE/TXT/HTML/?uri=CELEX:52021PC0206 (abgerufen: 21.06.2023).

9 https://www.who.int/news-room/fact-sheets/detail/human-rights-and-health#:~:text=Human%20rights%20are%20universal%20and,degrading%20treatment%20%E2%80%93%20are%20also%20interrelated (abgerufen: 21.06.2023).

10 https://www.wma.net/policies-post/wma-declaration-of-helsinki-ethical-principles-for-medical-research-involving-human-subjects/ (abgerufen: 21.06.2023).

11 https://www.wma.net/policies-post/wma-international-code-of-medical-ethics/ (abgerufen: 21.06.2023).

12 https://www.wma.net/policies-post/wma-declaration-of-lisbon-on-the-rights-of-the-patient/ (abgerufen: 21.06.2023).

zessen in der Gesundheitspolitik. Feher und Kantona (2021) stellen einen Wendepunkt im Jahr 2018 fest, da seitdem Veröffentlichungen zur SCAI-Forschung enorm angestiegen sind.

Ad (4) **KI-Reflexion:** Ähnlich der Bewertung von KI kann die Reflexion unter anderem eine klinische, eine legistische, eine ethisch-soziale, eine ökonomische oder eine sozio-kulturelle Dimension umfassen. Hier können beispielsweise Vergleiche zwischen unterschiedlichen Anwendungsdomänen, zwischen unterschiedlichen Ländern, zwischen unterschiedlichen Kontinenten oder unterschiedlichen politisch-kulturellen Einflussgrößen vorgenommen werden.

Die zuvor genannten Bausteine der AI-Literacy (KI-Kompetenz) sollen Individuen ermöglichen, sich eine eigene Meinung zu bilden bzw. die Möglichkeit bieten, am Diskurs in der Gesellschaft teilzunehmen. Für diese Teilhabe ist die eigene kreative Entwicklung von Algorithmen, die eigene Erstellung von komplexen Programmen aus der Sicht der Autor:innen per se nicht erforderlich, ein vorsichtiges Kennenlernen dieser Kompetenzen kann aber durchaus hilfreich sein und sollte für Angehörige der Gesundheitsberufe nicht a priori ausgeschlossen werden.

4. Diskussion der Tiefe und der Methode der Wissensvermittlung – didaktische Reduktion

Zur **Tiefe** der zu vermittelnden Inhalte am Beispiel der Radiologietechnologie eine Anmerkung: In der klinischen Praxis sind beispielsweise Parameter der medizinischen digitalen Bildgebung (Bildverarbeitung bzw. Bildaufbereitung) durch sicherheitstechnische Verfahren nicht oder nur in definierter oder vorgegebener Weise zu verändern. Der Grund dafür liegt darin, dass durch eine unkontrollierte, ungewollte oder unbewusste Änderung einzelner Bildparameter die diagnostische Bewertung von medizinischen Bildern durch den Facharzt erschwert bzw. sogar unmöglich gemacht wird. Diese **technische Einschränkung von Medizinprodukten in der klinischen Praxis** wird im jeweiligen berufspolitischen Diskurs oftmals als Argument verwendet, sich in der Ausbildung nicht im vollen Umfang mit dem Thema der Bildverarbeitung beschäftigen zu müssen (Berufsausbildung/Praxisrelevanz). Ähnlich verhält es sich bei der berufspolitischen Auseinandersetzung mit dem Thema der KI in der diagnostischen Bildverarbeitung. Dieses Argument ist nachvollziehbar vor dem Hintergrund, dass aufgrund der inhaltlichen Überfrachtung, Curricula der Gesundheitsberufe die eigentlich zentralen Ausbildungsziele nicht mehr erreichen können.

Eine Anmerkung zur **Methode** der zu vermittelnden Inhalte: In der Ausbildung von Gesundheitsberufen in Bezug auf naturwissenschaftliche Lehrfächer, wie beispielsweise die Physik, gibt es unterschiedliche Lehransätze: (A) die Beschreibung von Phänomenen mittels mathematischer **Formeln** oder (B) die **Beschreibung** mittels anschaulicher, auf das Wesentliche reduzierte Erklär-Modelle/Erklär-Bilder (**didaktische Reduktion**). Entsprechend ist ein unterschiedliches Maß an Vorwissen aber auch an abstraktem Denken der Studierenden erforderlich. Auch eine Kombination beider Vermittlungsansätze kann hilfreich sein. Tatsächlich ist in der konkreten Lehrveranstaltung der zeitliche Rahmen der Wissensvermittlung oft wesentlich für die Methodenentscheidung. Ziel sollte es dennoch sein, den Studierenden zu ermöglichen, die wesentlichen Wissensziele in der vorgegebenen Zeit zu erreichen (**erfolgreicher Wissenstransfer**).

Fazit zu Themen und Inhalten für eine Lehrveranstaltung zum Thema KI und Ethik: In Bezug auf das Thema KI sollte nicht vergessen werden, dass die Auseinandersetzung mit Data Science in der klassischen (Grund-) Ausbildung eines Gesundheitsberufs primär nur Grundlagen umfassen wird. Wertvoll kann dennoch sein, Expert:innen aus der Domäne Gesundheit durch Zusatzausbildungen oder Weiterbildungen auf ein höheres Kompetenzlevel zu bringen. Das Lehrkonzept muss auf jeden Fall das Vorwissen der jeweiligen Zielgruppe berücksichtigen und die Abstraktionsgrade der Erklär-Modelle wohl überlegen, um eine Überforderung der Studierenden zu vermeiden und einen Rückgang der Motivation zu verhindern (**Cognitive Load Theory**) und damit die Motivation sinkt. Cognitive Load Theory definieren Chandler und Sweller (1991) wie folgt: „Cognitive load theory suggests that effective instructional material facilitates learning by directing cognitive resources toward activities that are relevant to learning rather than toward preliminaries to learning."[13]

13 „Die Theorie der kognitiven Belastung besagt, dass effektives Lehrmaterial das Lernen erleichtert, indem es die kognitiven Ressourcen auf Aktivitäten lenkt, die für das Lernen relevant sind, und nicht auf vorbereitende Tätigkeiten."

5. Mögliche Erfolgsfaktoren zur Einbettung der neuen Lehrinhalte zum Thema KI und Ethik

Insbesondere bei neuen Lehrveranstaltungen ist es von großer Bedeutung, mit einem erfolgreichen Auftakt zu beginnen: (1) Eine **positive Kosten-Nutzen-Abschätzung** der Studierenden, (2) eine **freundliche/offene Fehlerkultur**, die Lehrende entlastet bzw. ermutigt, (3) die **empathische Begegnung von Ängsten** sowie (4) das **Bewusstsein für die individuelle Mitverantwortung** der einzelnen Teilnehmenden für das Gelingen der Lehrveranstaltung tragen hoffentlich zum Erfolg bei.

(1) Die **positive Kosten-Nutzen-Abschätzung der Rezipient:innen** fördern: Studierende in einer Berufsausbildung sind oftmals gezwungen, lernökonomische Entscheidungen zu treffen. Sie bewerten u. a. die Relevanz des Themas in Bezug auf (1a) die damit verbundene unmittelbare Lernentwicklung (Prüfung) und (1b) auf die subjektiv wahrgenommene Praxisrelevanz.

(1a) Eine abschließende **Prüfung** (falls dies in dieser Form im Curriculum geplant ist) oder andere Formen der Feststellung von Lernleistung soll dem angegebenen Workload (angegeben in ECTS [European Credit Transfer and Accumulation System]) entsprechen. Es ist in der Regel hilfreich, Evaluationsgespräche mit den Studierenden durchzuführen. Hier erfährt man, wie viel Lernaufwand tatsächlich mit einer abschließenden Prüfung verbunden ist. Es lohnt sich besonders bei neuen Lehrveranstaltungen, alternative Formen zur Feststellung der Wissensentwicklung von Individuen ins Auge zu fassen. Hier empfehlen sich Gruppenarbeiten in Form von kurzen Aufsätzen, gefolgt von einem gegenseitigen Feedback (Peer Review), die gemeinsame Erstellung von Quizze usw. Dies fördert die Kollaboration zwischen den Studierenden und reduziert den allgemeinen Prüfungsstress.

(1b) Die **subjektiv wahrgenommene Praxisrelevanz** im Allgemeinen kann beispielsweise durch die Anzahl an Entwicklungen von KI-Anwendungen in den letzten Jahren verdeutlich werden. Genauso kann die Betrachtung der Anzahl an veröffentlichten wissenschaftlichen Publikationen über einen längeren Zeitraum hilfreich sein. Beispiele aus der Entwicklung und Forschung, die unmittelbar ins Handlungsfeld der einzelnen Gesundheitsberufe einwirken, sind ebenfalls hilfreich. Als Beispiel für die Gesundheits- und Krankenpflege wären etwa Systeme zur Prognose der Wundheilung bei Diabetes Typ 2 bei älteren Patient:innen zu nennen (Anisuzzaman u. a. 2022).

Dies ist ein ausgezeichnetes Anwendungsfeld der KI und zeigt die steigende Relevanz in diesem Bereich.

(2) **Fehlerkultur** in der didaktischen Umsetzung: Im Rahmen der Einbettung von neuen Inhalten in das Curriculum kann es vorkommen, dass die Art der bisherigen didaktischen Lehrgewohnheiten nicht adäquat ist und neue Formen der Didaktik erforderlich werden. Damit steigt das Risiko, dass eine Lehrveranstaltung nicht optimal verläuft. Die Lehrenden brauchen Mut, Neues zu entwickeln und Verständnis und Rückhalt sowohl von den Vorgesetzten der Lehrenden als auch von den Studierenden selbst.

(3) **Ängste** vor komplexen naturwissenschaftlichen Prozessen **abbauen**: Das Vorwissen der Zielgruppe kann durchaus sehr unterschiedlich sein. Dies erfordert viel Einfühlungsvermögen der Lehrenden, um die Lernenden richtig abzuholen. Einfache Erklär-Modelle, einfache didaktische Bilder können den Einstieg in das Themenfeld erleichtern, das Interesse wecken und die Motivation fördern. Bei sehr unterschiedlichem Vorwissen der Studierenden kann es hilfreich sein, Personen mit größerem Vorwissen als Tutor:innen in die Lehrveranstaltung einzubinden. Zur Förderung der Motivation sollte die Leistung der Tutor:innen in der Bewertung der Lernentwicklung berücksichtigt werden dürfen.

(4) Lehrende und Lernende tragen **Mitverantwortung** am Gelingen von Lehrveranstaltungen. In der Lernbeziehung sind eine wertschätzende Kommunikation, Reibepunkte zur Entwicklung, ein Aufeinander-Zugehen essenziell. Besonders bei komplexen Lernthemen wird der Lernbeziehung ein besonders hoher Wert beigemessen.

6. Muster eines cMOOCs zur Einführung in die KI für Gesundheitsberufe am Beispiel des Handlungsfeldes Radiologietechnologie

Der folgende Abschnitt beschäftigt sich mit der Entwicklung eines **connective Massive Open Online Courses** (cMOOCs) zur Wissensvermittlung zum Thema „KI und Ethik im Gesundheitswesen – eine Einführung“. Dieses Beispiel soll Lehrenden helfen bzw. als Muster zu einer möglichen Umsetzung dienen.

cMOOCs sind ein beliebtes Element des E-Learnings an Hochschulen, die besonders aktuelle Themen aufgreifen, wodurch Bildungseinrichtungen sich besser in den gesellschaftlichen Kontext einbinden können (Yuan / Powell 2013; Kusumawati u. a. 2021). cMOOCs sind frei zugänglich und lassen eine große Teilnehmer:innenzahl zu. Das „c" steht für „connective" und verweist auf „**Connectivism**", eine Lerntheorie von George Siemens, der Lernen im Lichte der sozialen Vernetzung betrachtet. Neues Wissen wird durch die soziale Vernetzung innerhalb der Teilnehmer:innen ermöglicht (Siemens 2004; Goldie 2016). Diese Art der Kurse wird auf E-Learning-Plattformen wie beispielsweise Moodle erstellt, die sehr häufig von Bildungseinrichtungen verwendet werden. Die Anwendung kann natürlich auf jeder beliebigen E-Learning-Plattform durchgeführt werden, die den Anforderungen des Bildungsanbieters entspricht.

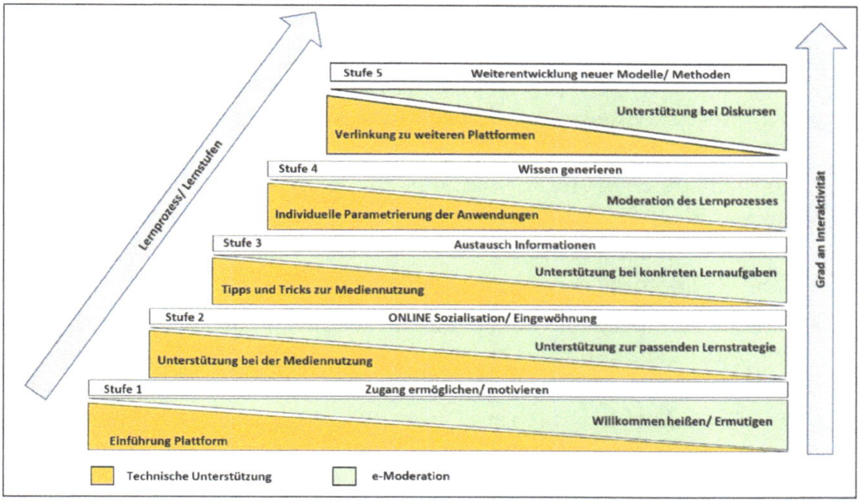

Abb. 3: Fünf-Stufen-Modell von Gilly Salmon für aktives Lernen (Salmon u. a. 2015)

Eine besondere Rolle kommt der **E-Moderation** zu, die u. a. besonders zu Beginn das Kennenlernen untereinander unterstützt, die Ziele und den Ablauf des Kurses erklärt, Hilfestellungen leistet, um Informationen zu teilen, Wissen zu generieren und neue Konzepte zu entwickeln. Ein bewährtes Modell zur Orientierung für einzelne Phasen der E-Moderation ist das **5-Stufen-Modell** von Gilly Salmon für aktives Lernen (Gregory / Salmon 2013; Salmon u. a. 2015) (siehe Abbildung 3).

Die Rolle der Lehrenden ist also die der unterstützenden Moderation. Im Zentrum des Konzepts steht das Miteinander- und Voneinander-Lernen. Das vorliegende cMOOC-Konzept geht von Teilnehmer:innen aus, die sich in einem Studium eines Gesundheitsberufs befindet (tertiäres Bildungslevel). Spezielle Vorkenntnisse sind für die Lehrveranstaltung nicht erforderlich. Der Kursumfang beträgt 1 ECTS mit 25 Stunden Workload (Rahmen), erstreckt sich über ein Zeitfenster von 10 Wochen und geht von einer Lernbelastung von ca. 2,5 Stunden pro Woche aus (Zeitplan). In jeder Woche soll ein Thema aus dem Bereich KI aus der Sicht von Gesundheitsexpert:innen erarbeitet werden. Ein Beispiel für Themengebiete aus Sicht der Radiologietechnologie wird wie folgt angeführt:

Themengebiete des cMOOCs am Beispiel der Radiotechnologie
Woche 1: Definitionen und Begriffe zu Data Science, Künstliche Intelligenz (KI) und Machine Learning (ML) im Gesundheitswesen.
Woche 2: Grundkonzepte und Modelle zu Anwendungen der KI und ML im Gesundheitswesen.
Woche 3: Historische Entwicklungen von KI und ML in unterschiedlichen Fachbereichen und Anwendungsfeldern des Gesundheitswesens.
Woche 4: Identifizierung von KI-Anwendungen in der Nuklearmedizin, speziell in der Positronen-Emissions-Tomographie (PET)
Woche 5: Identifizierung von KI-Anwendungen in der Röntgendiagnostik, einschließlich Mammographie, Digitalradiographie (DR), Computertomographie (CT) und Magnetresonanztomographie (MRT)
Woche 6: KI-Anwendungen in der Strahlentherapie.
Woche 7: KI-Anwendungen zur Dosisoptimierung in Röntgendiagnostik und Strahlentherapie.
Woche 8: KI-Anwendungen im Gesundheitswesen außerhalb der Radiologie/Nuklearmedizin/Strahlentherapie.
Woche 9: Ethische und rechtliche Fragen/Herausforderungen von KI und ML im Gesundheitswesen.
Woche 10: Diskussion KI-Anwendungen: Wie verändert KI das Gesundheitswesen? Wie verändert KI Handlungsfelder der Gesundheitsberufe? Was müsste in Zukunft in Ausbildungen von Gesundheitsberufen berücksichtigt werden?

Ein Beispiel für Themengebiete eines cMOOCs am Beispiel der Radiologietechnologie

Wöchentlich werden Aufgaben gestellt, die in Form von Gruppenarbeiten abgearbeitet werden sollen. Diese Aufgabenstellungen können beispielsweise sein (1) die Erstellung eines Glossars mit unterschiedlichen Begriffen und Definitionen zur Erklärung verschiedener Modelle, (2) die Identifikation von speziellen Anwendungsbereichen in den Handlungsfeldern (am Beispiel der Radiologietechnologie), (3) die Auseinandersetzung mit ethischen und rechtlichen Dimensionen der KI-gestützten Modelle oder (4) die Reflexion zur Auswirkung von KI-Anwendungen im Kontext des eigenen Berufsbildes.

Erster Schritt: Auseinandersetzung mit dem Thema: Die Aufgabenstellung kann in Kleingruppen bis zu drei Personen in Form von Dokumentenabgaben, Foreneinträgen zu Diskussionen oder Feedbacks zu Postings und Abgaben erfolgen. Zur Gruppeneinteilung lassen sich zahlreiche kreative Verfahren mit der Schlagwortkombination „Spiele zur Gruppeneinteilung; Kennenlernen, Erwachsene, Online-Kurse" in den gängigen Suchmaschinen identifizieren. Bezüglich der Schaffung einer Kursübersicht erscheint es wichtig, dass am Beginn des Online-Kurses eine Art Übersichtstabelle für die Teilnehmer:innen vorliegt, damit Sie sich einen individuellen Zeitplan in den Gruppen – aber auch für sich selbst – erstellen können (siehe Abbildung 4):

Woche	Thema	Aufgabe 1	Abgabetermin Aufgabe 1	Aufgabe 2 Beurteilung Peer Review	Abgabetermin Aufgabe 2	Beurteilende Gruppe	Mögliche Prozentpunkte	Erhaltene Prozentpunkte
1	Definitionen und Begriffe ...	Erstellung eines Glossars – mindestens 3 Einträge					10	
2	Grundkonzepte und Modelle ...	Erarbeiten und beschreiben Sie drei Konzepte bzw. Modelle					10	
...								
10	Diskussion KI-Anwendungen						10	
					Summen		100	

Abb. 4: Übersichtstabelle für die Teilnehmer:innen zur Arbeitsplanung

Hilfreich für die Teilnehmer:innen sind klare Vorgaben zur Erstellung von Dokumenten. Templates mit Vorgaben zur Formatierung (Schriftgröße, Zeilenabstand, etc.), zum genauen Umfang und die Form der Quellenangaben erleichtern den Teilnehmer:innen die Einschätzung für den konkreten Arbeitsaufwand.

Zweiter Schritt: Peer Review zu Abgaben weiterer Gruppen: Die wöchentlichen Abgaben, Foreneinträge etc. werden von Partnergruppen bewertet. Das erfordert klare Beurteilungskriterien wie zum Beispiel die klare Ausdrucksweise, roter Faden, Verständlichkeit, Sprache, Umfang und Tiefe der Ausarbeitung, korrekte Quellenangaben, Einbettung von Abbildungen, etc.

Bezüglich Beurteilung sind im Beispielkurs pro Abgabe 10 Prozentpunkte zu erreichen. Entsprechend lässt sich eine Beurteilungsmatrix definieren:

Beurteilungsformen			
Bestanden	100 %-60 %	Sehr gut	100 %-91 %
Nicht bestanden	59 %-0 %	Gut	90 %-81 %
		Befriedigend	80 %-71 %
		Genügend	70 %-60 %
		Nicht genügend	59 %-0 %

Wesentlich für den Erfolg des cMOOC ist, dass Ziele, Struktur, Aufgabenstellungen und Beurteilung den Teilnehmer:innen zu Beginn mitgeteilt werden. Venega und Maciel (2021) empfehlen des Weiteren im MOOC (1) das **Gemeinschaftsgefühl** zu stärken. Je größer die Community im Kurs ist, desto schwieriger wird es, das Wir-Gefühl zu entwickeln. Die Gruppen sollen sich zu **Dreamteams** formieren. Personen aus unterschiedlichen Bereichen in einer Gruppe können sich gegenseitig durch unterschiedliche Sichtweisen und Herangehensweisen weiterbringen. Ein **Anerkennungssystem** (Reputationssystem) kann die Motivation der Teilnehmer:innen unter Umständen erhöhen. Um Moderator:innen zu entlasten, empfiehlt es sich, zusätzliche **Moderationsassistent:innen** in den Kurs einzubinden. Damit wird die Reaktionszeit auf Fragen oder Problemstellungen reduziert. Die Studierenden sollen aktiv den Kurs mitgestalten können (**Mitgestaltung** erhöhen). Beispielsweise gibt man fünf der zehn Themenblöcke vor. Am Ende dieser Blöcke müssen die Studierenden die letzten fünf Themenblöcke selbst vorgeben. Damit steigt die Erfolgsquote der Teilnehmer:innen und die Anzahl der Kursabbrecher:innen sinkt.

Wichtig ist, dass es bereits zum Thema „KI und Ethik im Gesundheitswesen" zahlreiche offene Bildungsressourcen (**Open Educational Resources** – OER[14]) gibt. Es muss also der Content, mit dem gearbeitet wird, nicht

---

14 OER sind Lern-, Lehrmaterialien u. a. (1) in unterschiedlichen Formaten, (2) frei zugänglich, (3) unter einer offenen Lizenz, (4) frei zur Wiederverwendung und individuellen Anpassung und (5) die Weiterverbreitung durch andere ist explizit erlaubt.

im vollen Umfang neu erstellt werden. Bei der Suche nach Publikationen zum Thema „Open Educational Resources, AI, HealthCare“ finden sich auf Google Scholar eingeschränkt zwischen 2019 und 2023 über 17.000 Publikationen (Stand 27.07.2023). YouTube bietet ein enormes Repository an Erklärvideos mit der Sucheingabe „Fundamentals Artificial Intelligence“. Bei der Verwendung von Inhalten, die nicht selbst erstellt wurden, muss immer genau abgeklärt werden, inwieweit **Werknutzungsrechte** und **Urheberrechte** zu berücksichtigen sind.

Abschließend soll angemerkt werden, dass besonders in der Radiologietechnologie die technologische Entwicklung ständig gegenwärtig ist. Eine aktuelle Lehre, die dem Stand der Technik entspricht, ist das zentrale Fundament, welches den Studierenden auf ihrem beruflichen Werdegang mitgeben werden soll. Die Patient:innen bleiben trotz allem im Zentrum unseres Handelns. Die Verpflichtung gegenüber den Patient:innen gehört zum Wesen der Gesundheitsberufe und gibt ihnen Daseinsberechtigung. Die Dualität „Mensch / Technik“ gehört zur „Schönheit“ dieser Handlungsdomäne.

Literatur

Adams, Nancy E. (2015): Bloom's taxonomy of cognitive learning objectives. JMLA 103(3), 152-53. doi: 10.3163/1536-5050.103.3.010.

Anisuzzaman, D.M. u. a. (2022): Image-Based Artificial Intelligence in Wound Assessment: A Systematic Review. Advances in Wound Care 11(12), 687-709. doi: 10.1089/wound.2021.0091.

Bertram, Melanie / Dhaene, Gwenaël / Tan-Torres Edejer, Tessa (2021): Institutionalizing Health Technology Assessment Mechanisms: A how to Guide, hg. v. WHO (abrufbar unter: https://apps.who.int/iris/bitstream/handle/10665/340722/9789240020665-eng.pdf?sequence=1&isAllowed=y; zuletzt abgerufen: 7.8.2023).

Chandler, Paul / Sweller, John (1991): Cognitive Load Theory and the Format of Instruction. Cognition and Instruction 8(4), 293-332. doi: 10.1207/s1532690xci0804_2.

Elemento, Olivier u. a. (2021): Artificial Intelligence in Cancer Research, Diagnosis and Therapy. Nature Reviews Cancer 21(12), 747-752. doi: 10.1038/s41568-021-00399-1.

Feher, Katalin / Katona, Attila I. (2021): Fifteen Shadows of Socio-Cultural AI: A Systematic Review and Future Perspectives. Futures 132, 102817. doi: 10.1016/j.futures.2021.102817.

Fernandez, Nicolas u. a. (2012): Varying Conceptions of Competence: An Analysis of How Health Sciences Educators Define Competence. Medical Education 46(4), 357-365. doi: 10.1111/j.1365-2923.2011.04183.x.

Goldie, John Gerard Scott (2016): Connectivism: A knowledge learning theory for the digital age? Medical Teacher 38(10), 1064-1069. doi: 10.3109/0142159X.2016.1173661.

Gregory, Janet / Salmon, Gilly (2013): Professional development for online university teaching. Distance Education 34(3), 256-270. doi: 10.1080/01587919.2013.835771.

Gruppen, Larry D. / Mangrulkar, Rajesh S. / Kolars, Joseph C. (2012): The promise of competency-based education in the health professions for improving global health. Human Resources for Health 10(1), 43. doi: 10.1186/1478-4491-10-43.

Khushk, Amir u. a. (2022): Social Learning Theory in Clinical Setting: Connectivism, Constructivism, and Role Modeling Approach. Health Economics and Management Review 3, 40-50. doi: https://doi.org/10.21272/hem.2022.3-04.

Kusumawati, Ririen u. a. (2021): Designing a CMOOC for Academic Communities to Support Awareness of Scaffolding Procedure on Sharing Knowledge. JESTEC 16(4), 3576-3587.

Laupichler, Matthias Carl u. a. (2022): Artificial Intelligence Literacy in Higher and Adult Education: A Scoping Literature Review. Computers and Education: Artificial Intelligence 3, 100101. doi: 10.1016/j.caeai.2022.100101.

Regmi, Krishna / Jones, Linda (2020): A systematic review of the factors – enablers and barriers – affecting e-learning in health sciences education. BMC Medical Education 20(1), 91. doi: 10.1186/s12909-020-02007-6.

Salmon, Gilly u. a. (2015): Experiential Online Development for Educators: The Example of the Carpe Diem MOOC. British Journal of Educational Technology 46(3), 542-556. doi: 10.1111/bjet.12256.

Siemens, Georg (2004): Connectivism: A Learning Theory for the Digital Age. ITDL 2 (abrufbar unter: https://jotamac.typepad.com/jotamacs_weblog/files/connectivism.pdf; zuletzt abgerufen: 7.8.2023).

Vazhayil, Anu u. a. (2019): Focusing on Teacher Education to Introduce AI in Schools: Perspectives and Illustrative Findings. IEEE Tenth International Conference on Technology for Education (T4E), 71-77. doi: 10.1109/T4E.2019.00021.

Venega, Virginia de S. / Pitangueira Maciel, Rita Suzana (2021): Requirements for Development of cMOOC Platforms from the Professional's Perspective. in: Anais do XXXII Simpósio Brasileiro de Informática na Educação, Porto Alegre, 80-90. doi: 10.5753/sbie.2021.218413.

Voets, Madelon M. u. a. (2022): Systematic Review of Health Economic Evaluations Focused on Artificial Intelligence in Healthcare: The Tortoise and the Cheetah. Value in Health 25(3), 340-349. doi: 10.1016/j.jval.2021.11.1362.

Vollbrecht, Ralf (2001): Einführung in die Medienpädagogik, Weinheim und Basel.

Wu, Wenxia / Martin, Brian C. / Ni, Chen (2019): A Systematic Review of Competency-Based Education Effort in the Health Professions: Seeking Order Out of Chaos, in: Information Resources Management Association, IGI Global (Hg.): Healthcare Policy and Reform: Concepts, Methodologies, Tools, and Applications. IGI Global, 1410-1436. doi: 10.4018/978-1-5225-6915-2.ch064.

Yuan, Li / Powell, Stephen (2013): MOOCs and Open Education: Implications for Higher Education. JISC Cetis, Report. doi: 10.13140/2.1.5072.8320.

Veränderung des Berufsbildes für Fachärzt:innen der Radiologie

Erich Sorantin, Ariane Hemmelmayr und Michael Georg Grasser

1. Hinführung und erste Überlegungen

Bildgebung ist ein essenzieller Teil der medizinischen Diagnostik. Technologische Entwicklungen haben seit der Entdeckung der Röntgenstrahlen das diagnostische Armamentarium (Rüstzeug) bedeutend erweitert und die Bildakquisition blieb auch nicht auf die Verwendung von Röntgenstrahlen beschränkt. Allerdings blieb das Setting für die Radiolog:innen weitgehend das Gleiche: (1) es wurden Bilder akquiriert, (2) in der Entwicklungsmaschine die Filme entwickelt und (3) letztlich auf dem Schaukasten befundet. Daran hatte dann auch die Einführung digitaler Verfahren nichts geändert, weil der Einsatz digitaler Techniken auf der Stufe der Bildakquisition stattfand – als Beispiele wären hier die digitale Subtraktionsangiographie oder die Computertomographie zu nennen.

Die zunehmender Bildanzahl in der Computertomographie infolge der Mehrzeilentechnologie beschleunigte die Transformation von der Röntgenschaukasten-Befundung zu „Softcopy Reading" – änderte aber nichts Grundsätzliches am Setting; es wurde lediglich die Entwicklungsmaschine gegen die digitale Bildakquisition/-verarbeitung ausgetauscht. Eine grundlegende Veränderung des radiologischen Arbeitsplatzes fand durch diese Digitalisierungsprozesse nicht statt. Anders scheint sich dies durch die Anwendung der KI zu entwickeln.

Das Interesse an KI existiert in den Ingenieurswissenschaften seit Mitte des 20. Jahrhunderts. In der Medizin wurde bereits 1959 von den Autoren Ledley and Lusted ein „probabilistic logic-based approach" postuliert, um medizinische Entscheidungen auf Grund von Wahrscheinlichkeitsbewertungen nachzuvollziehen (Ledley / Lusted 1959).

Ein historischer Überblick über die Entwicklung von KI und deren Anwendung in der Medizin findet sich unter El Naqa u. a. (2020). Viele dieser „**Expertensysteme**" wurden nur von „Expert:innen" benutzt und schafften es nicht, als Routineanwendung zertifiziert zu werden. Erst die Einführung von „**Deep Learning**" änderte schlagartig die Situation – im Gegensatz zu bisherigen Entwicklungen waren nun unzählige Anwendungen möglich (ein Überblick findet sich bei Briganti / Le Moine 2020 und bei AI in radiology: top 10 use cases and best practices 2023). Die Mächtigkeit der KI-Anwendungen wird von der radiologischen Community sehr differenziert aufgenommen, teilweise mit Befürchtungen um den Arbeitsplatz, andererseits mit der Hoffnung, die in den letzten Jahrzehnten gestiegene Arbeitslast durch KI-Einsatz zu reduzieren (European Society of Radiology [ESR] 2019). KI induzierte Veränderungen für Radiolog:innen kann man systematisch unter verschiedenen, sich teilweise überlappenden Kriterien einteilen.

Eine Möglichkeit ist die **Verwendung des 4P Models: Predictive, Preventive, Personalized, and Participatory** (Alonso u. a. 2019). Eine für die Radiologie bessere Möglichkeit ist die **Orientierung am Workflow** (siehe Abbildung 1). Eine Systematik unter anderen Gesichtspunkten ist in Abbildung 1 dargestellt und ist als „roter Faden" für diesen Beitrag zu sehen. Zusätzlich werden noch Sicherheitsaspekte sowie datenschutzrechtliche Sicherheitsaspekte beleuchtet.

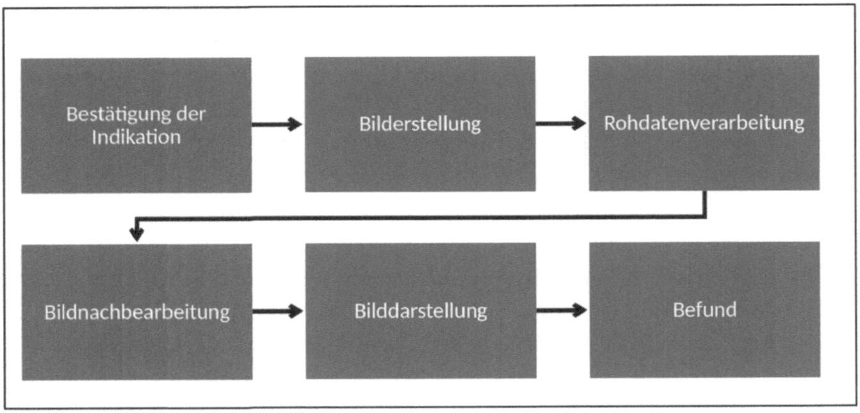

Abb. 1: „Imaging Chain" – Ablauf einer radiologischen Untersuchung (modifiziert nach Sorantin u. a. 2021).

2. Der Workflow in der Radiologie als Ausgangspunkt möglicher Transformationen

Heute ist die Verfügbarkeit menschlicher Arbeitskraft der limitierende Faktor (Bruls / Kwee 2020; Kwee / Kwee 2021; Royal College of Radiologists 2019). Dies gilt auch für die Radiologie, wobei die Befundlast jährlich steigt und natürlich die Berufsgruppen Radiolog:innen und Radiologietechnolog:innen betrifft, aber auch das administrative und IT-Personal. Bekannt ist auch, dass über 40 % der Untersuchungen das Patient:innenmanagement nicht beeinflussen (Kwee / Kwee 2021). Das bedeutet, dass mit jeder Workflowverbesserung eine Ressourcenersparnis verbunden ist, allein bei den Zuweisungen ergibt sich hier ein **Einsparungspotential im zweistelligen Prozentbereich**.

Untenstehend finden sich mögliche KI-Einsatzmöglichkeiten – allen gemeinsam ist ein KI gestützter „**persönlicher digitaler Assistent**" (**PDA**) als Grundlage für „**smart tools**".

2.1 Veränderung des Arbeitsfeldes „Clincial Decision Support"

Eine Effizienzsteigerung kann schon in der Unterstützung der Zuweisenden bei der Auswahl der am besten geeigneten Untersuchung erreicht werden und damit jene zu vermeiden, die keinen „**Impact on Patient Management**" haben. Derzeitige „**Clinical Decision Support Systems**" orientieren sich jedoch an den häufigsten, einzelnen Fragestellungen ohne Beachtung der Begleiterkrankungen. Im Sinne einer „**Personalized Medicine**" würde der PDA bereits im Vorfeld Daten über den/die Patient:in sammeln und für die Verdachtsdiagnose die entsprechenden Informationen aus publizierten Richtlinien aggregieren und damit die Zuweisenden unterstützen – das würde bei der **Indikationsprüfung** viele Rückfragen ersparen und sich auf die Strahlenexposition der Patient:innen positiv auswirken (siehe Abb.2).

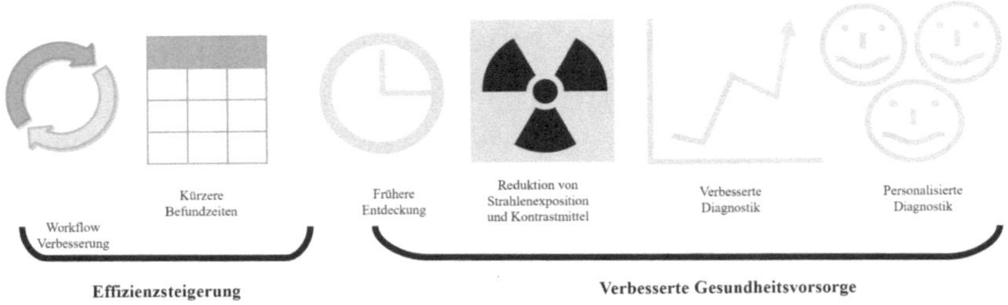

Abb. 2: Potenzielle Einflussmöglichkeiten von KI im Ablauf der radiologischen Untersuchung – Verbesserung (modifiziert nach Van Leeuwen u. a. 2022).

2.2 Veränderung des Arbeitsfeldes in der Bildakquisition und Rekonstruktion

Es ist zu erwarten, dass es zukünftig mehr multimodale, bildgebende Modalitäten geben bzw. die Bildfusion durch untengenannte Werkzeuge zur Routine wird.

Smart Shape: Die automatische Erfassung der Körperstatur (z. B. durch Stereofotographie) als Grundlage für die KI-gestützte Auswahl der Expositions- und Nachverarbeitungsparameter würde für alle Patient:innen die optimale Bildqualität sowohl garantieren und auch die Strahlenexposition verringern.

Smart Positioning: Dieses KI-Werkzeug würde einerseits helfen, Patient:innen richtig am Untersuchungsgerät zu positionieren (beispielsweise im CT auf das Iso-Center achten) als auch die Position als Grundlage für automatisierte Ebenenwahl in der Magnetresonanztomographie (MRT) übernehmen, oder die Planung der entsprechenden multiplanaren Rekonstruktionen in der Computertomographie (CT) verwenden.

Smart Ultrasound: „Smart Shape“ und „Smart Positioning“ könnten auch für einen Ultraschallroboter verwendet werden. Ein KI-gesteuerter Roboter würde den Schallkopf über den Körper bewegen und die entsprechenden Schnittbilder akquirieren. Selbstverständlich würde der Roboter mit Hilfe der biometrischen Überwachung Inspirationsänderungen etc. erkennen und die entsprechenden Gegenmaßnahmen ergreifen – z. B. Einatmungskommandos dem Patienten/der Patientin ansagen, um die Bildqualität zu verbessern. Durch entsprechenden Vergleich der Bilder mit

Ultraschall-Atlanten würde im Hintergrund eine Qualitätssicherung durchgeführt werden und qualitativ nicht entsprechende Bilder wiederholt, die Schnittebene geändert oder auch alternative Schallköpfe verwendet werden.

Das Endprodukt der Untersuchung wären nicht nur die Ultraschallbilder in den Standardschnitten, bzw. der Pathologie angepassten Schnitten, sondern die Daten würden auch in ein kartesisches Koordinatensystem übergeführt werden können, um dann später für eine allfällige Bildüberlagerung zur Verfügung zu stehen. Die Skoliose-Diagnostik mittels Roboter-gesteuerter, spezieller Ultraschallköpfe könnte neue Einblicke ermöglichen – denkbar wären auch dynamische Untersuchungen bei verschiedenen Körperbewegungen.

Smart Image Reconstruction: Bereits heute werden im Bereich der CT und der MRT Bilder mit KI-Hilfe rekonstruiert (Canon AICE 2020; General Electric Inc. 2021). Das Ziel ist, die Untersuchung zu beschleunigen bzw. im CT die Strahlenexposition zu reduzieren. Es ist zu erwarten, dass hier durch besser trainierte KIs noch lange nicht ihre maximale Leistungsfähigkeit erreicht ist. Das gilt vor allem für pädiatrische Patienten und Patientinnen, die bisher bei derartigen Systemen nicht ausreichend berücksichtigt wurden (persönliche Ansicht des Erstautors). Die Bildüberlagerung mit Hilfe KI-unterstützter, nicht rigider Registrierung wird neue Einblicke in die Patho-Physiologie ermöglichen. Zusätzlich werden neue, bildgebende Verfahren vom KI-Einsatz profitieren.

Smart Quality-Control: Entsprechend trainierte KI-Systeme könnten auch in der Qualitätskontrolle eingesetzt werden, um beispielsweise Einstellungsfehler oder auch Belichtungsfehler automatisch, quantitativ zu erfassen und damit den Führungskräften entsprechende Berichte zur Verfügung stellen.

Smart Postprocessing: Die Bildsegmentierung ist die Basis für jegliche Quantifizierung und wird auch bereits für die Konturerfassung von einigen Firmen eingesetzt (Circle Cardiovascular Imaging 2021.) oder auch zur Schlaganfallquantifizierung (Mallon u. a. 2022). Zukünftig werden durch Einsatz der KI auch beispielsweise Atemlagen bei Verlaufsuntersuchungen von Thorax- und Abdomen-CT-Untersuchungen normalisiert werden – vorstellbar wäre das unter anderem durch die Erfassung des Tracheo-Bronchial-Winkels und dies wäre ebenfalls eine Hilfe bei möglichen Bildfusionen. Die Bildsegmentierung in einer virtuellen 4D-Umgebung durchführen zu können, wäre da ein neuer Ansatzpunkt (siehe Abb. 3).

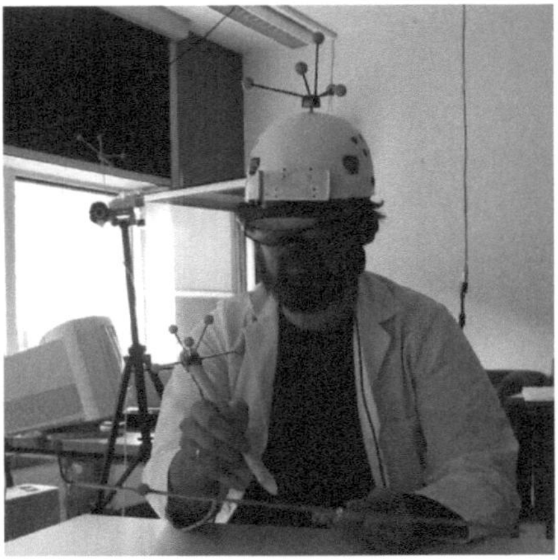

Abb. 3: Erstautor (Facharzt für Radiologie und Kinderheilkunde) bei Forschungsarbeiten in einer virtuellen 4D-Umgebung zur Befundung von 4D-Datensätzen.

Als weitere, potenzielle KI-Anwendungen wäre die automatische Vermessung der Gefäßwanddicke, die Stenosen-Erfassung, Fettleber-Quantifizierung in Kombination mit Elastographie (in Anlehnung an der manuellen Palpation zum Beispiel die Messung der Viskoelastizität von Tumoren bei Ultraschalluntersuchungen) und vieles mehr denkbar.

Smart GUI: Seit mehr als 100 Jahren ist das GUI gleichbleibend – es gibt eine Tastatur und ein Sichtgerät, früher Blatt Papier, heute Farbmonitor, der natürlich mehr Möglichkeiten bietet. Nur die Erfindung der Computermaus stellte in den 80er-Jahren des letzten Jahrhunderts eine wirkliche Weiterentwicklung im Mensch-Maschine-Interaktionsdesign dar. Gesten, „Wischen" und Sprachsteuerung sind Teil der Interaktion bei Smartphones, Tablets und bei Laptops mit Touchscreen-Funktion. Allerdings haben derartige Interaktionsmöglichkeiten bisher keinen Einzug in den heutigen Arbeitsplatz von radiologischem Personal gefunden.

Der selbstlernende PDA könnte auch für das Bildschirmlayout, „**Hanging Protocols**" (Technik/Konzept zur Anzeige von Softcopy-Bildern auf einer PACS-Workstation) etc. verantwortlich sein – nicht der Mensch sollte sich der Maschine, aber die Maschine dem Menschen anpassen.

3. Veränderung des radiologischen Befund-Arbeitsplatzes und der Befunderstellung

Der KI-unterstützte PDA sammelt Informationen über den/die zu befundende/n Patient:in, aktualisiert diese Informationen beim Befunddiktat mittels „**Speech Recognition**“ – beispielsweise bei der Nennung des Wortes „Leberruptur“: der PDA hat zum Zeitpunkt der Erkennung des Begriffs bereits (1) die Klassifikation derselben parat, inklusive Beispielabbildungen, (2) bereitet Checkliste der zu findenden Veränderungen vor und (3) hat eine Liste möglicher, erreichbarer Expert:innen (national, international) zur Befunddiskussion bereit.

Smart Reporting: Das Diktat erfolgt in Schlagworten wie z. B. „Hydrocephalus infolge Medulloblastom“ und der PDA erstellt den ausführlichen Befund und erinnert den/die befundende/n Radiolog:in daran, dass die gesamte Neuroachse des/der Patient:in untersucht werden muss. Weiters zeigt der PDA auch den Zusammenhang zu assoziierten Krankheiten und weiteren Veränderungen auf. Selbstverständlich muss der/die Radiolog:in den Befund bestätigen.

Smart Communication: Der PDA ist auch für das Kommunikationsmanagement am Arbeitsplatz von Radiolog:innen im Hintergrund verantwortlich. Er blockiert während Phasen der hohen Konzentration auf den medizinischen Fall die Konzentration störende Telefonanrufe, Teleanfragen etc., sammelt die Nachrichten einschließlich Namen, Institution und macht eine automatische Priorisierung – und erstellt dem/der Radiolog:in terminliche Vorschläge für Rückruf-Slots entsprechend dem eigenen Terminplan.

Fazit: Alle diese „Smart Tools“ sollten effizienzsteigernd wirken und den befundenden/untersuchenden Radiolog:innen unterstützen, sich auf Ihre Kernaufgaben zu konzentrieren. Ziel ist eine hohe Sicherheit und Wirksamkeit des radiologischen Prozesses im Sinne der Patient:innen.

4. Der blinde Fleck – Cybersicherheit und Datenschutz in der Radiologie – ein neues Handlungsfeld rückt immer näher

Für Cyberangriffe ist das Gesundheitswesen aufgrund der umfangreichen, wertvollen Datenbestände in Kombination mit möglichen inhärenten Schwächen in den IT-Sicherheitsvorkehrungen ein interessantes Angriffsziel. Im Zusammenhang mit dem in Österreich hohen Grad an Digitalisierung, wie zum Beispiel (1) bei der digitalen Patientenakte, (2) der elektronischen Fieberkurve oder (3) volldigitalen Bildaufnahme, -übertragung und -speicherung, wird eine bessere Sicherung sowie ein sensiblerer Umgang mit den oft plattformunabhängig verfügbaren Datenquellen dringend benötigt.

Cybersicherheit ist in den letzten Jahren zu einem hoch relevanten Thema der Gesundheitsdienstleister geworden, da immer mehr digitale Technologien zur Verbesserung der Qualität in der Patientenversorgung eingesetzt werden. Neben Cyberangriffen, die auf die Schwachstellen von IT-Infrastrukturen abzielen, gibt es eine neue Form von Cyberangriffen, die auf die Ausnutzung menschlicher Schwachstellen abzielen. Dieser Angriffstyp wird als **Social-Engineering-Angriff** bezeichnet (Wang u. a. 2020). Die Häufigkeit und Komplexität von Angriffen auf Gesundheitsdienstleister steigt und zielt darauf ab, den wesentlichen Dienst zu stören oder vollständig zu unterbrechen. Vor diesem Hintergrund ist es besonders relevant, die Inhalte der Sensibilisierungsprogramme und Schulungsmaßnahmen für Mitarbeiter:innen von Gesundheitsdienstleistern umfänglich und prägnant auszugestalten, mit dem Ziel, eine solide Sicherheit der Daten und IT-Strukturen zu gewährleisten.

Nifakos u. a. (2021) führten im Jahr 2021 ein systematisches Review von 695 Artikeln aus Journalen und Konferenzbeiträgen durch. Die in diesem Artikel vorgenommene Überprüfung diente der Untersuchung der Rolle des Personals in Medizin, Pflege, Verwaltung und IT bei der Stärkung der Cybersicherheitsabwehr. Ein Ergebnis der Untersuchung war, dass (1) die Entwicklung von Schulungsprogrammen, (2) Sensibilisierungskampagnen und (3) der Informationsaustausch über die Art und den Typ von Cyberangriffen erforderlich ist, um die Gesundheitsdienstleister gegen die ständig zunehmenden Cyberbedrohungen besser zu stärken.

Auch Coventry und Branley (2018) beschreiben 2018 in ihrer Arbeit, dass Informationstechnologien bei Gesundheitsdienstleistern zwar eine relevante Rolle in der Versorgung der Bevölkerung spielt (Schlagwörter: Mobile Computing und Gamification), jedoch aufgrund (1) vernetzter, leicht zugänglicher Zugangspunkte, (2) veralteter Systeme und (3) eines mangelnden Schwerpunkts auf der Cybersicherheit anfälliger für Sicherheitsbedrohungen sein könnten.

Die sog. Schutzziele wurden 1983 zuerst im „Orange Book" zur Bewertung und Zertifizierung der Sicherheit von Computersystemen formuliert und 1996 dann in die ISO/IEC 15408 übergeführt. Diese stellen einen normativen Anker auch für medizinische sowie patientenbezogene Daten dar und stammen aus dem IT-Grundschutz-Kompendium des Bundesamtes für Sicherheit in der Informationstechnik, und lauten (1) Verfügbarkeit, (2) Integrität und (3) Vertraulichkeit (BSI 2018).

Das Konzept der **Verfügbarkeit** wird durch die Verhinderung von Systemausfällen sowie die Ermöglichung des Zugriffs auf patientenbezogene Daten innerhalb eines vereinbarten Zeitrahmens (24 Stunden pro Tag und 7 Tage pro Woche) umgesetzt. Ergänzend dazu beschreibt die **Integrität**, dass Daten nicht unbemerkt verändert werden dürfen und nachvollziehbar sein müssen. Für diese beiden Schutzziele zeigen sich die IT-Spezialist:innen von Gesundheitsdienstleistern verantwortlich. Für die Erreichung des Schutzziels **Vertraulichkeit** ist jedoch die Verantwortung von Fachärzt:innen sowie IT-Spezialist:innen nötig. Die Vertraulichkeit beschreibt, dass Daten lediglich von autorisierten Benutzer:innen gelesen bzw. verändert werden dürfen. Dies gilt sowohl beim Zugriff auf patientenbezogene Daten am radiologischen Arbeitsplatz (Erstellen von Fotos, Betrachten von Daten durch unbefugte Personen), als auch während der Übertragung über entsprechende Datenleitungen.

Es gibt eine Vielzahl an technologischen Möglichkeiten, um die genannten Schutzziele zu erreichen. Die **Verfügbarkeit** kann vor allem durch die redundante Auslegung von IT-Infrastrukturen und IT-Systemen gewährleistet werden. Um die **Integrität** sicherzustellen, können die Daten und auch die Übertragungswege zertifikatsbasiert verschlüsselt werden. Ein **Zertifikat** eines Datums in der IT-Welt ist mit einem Personalausweis vergleichbar, mit dem die Identität einer Person eindeutig festgestellt werden kann. In webbasierten Umgebungen werden **Secure Sockets Layer (SSL) Zertifikate** verwendet, um die Integrität des Providers und der darin enthaltenen Daten zu bestätigen. Damit würde sofort auffallen, wenn beispielsweise ein:e Fachärzt:in auf die Website von PubMed zugreifen möchte, jedoch fälschlicherweise auf einem **Fake Server** landet. Des Weiteren wird durch den Einsatz eines gezielten Außenschutzes (z. B. durch Next-Generation-Firewalls) verhindert, dass Cyberangreifer Daten oder KI-Anwendungen im Unternehmen beeinflussen bzw. manipulieren können.

Davon abgeleitet ist die Frage zu klären, inwieweit die genannten technologischen und sozialen Sicherheitsaspekte das **Berufsbild für Fachärzt:innen der Radiologie** verändern werden. Einerseits ist klar abzugrenzen, dass Radiolog:innen neben ihrer Tätigkeit als Fachärzt:innen nicht auch Cyber Security Spezialist:innen sein können. Unabhängig davon sollte die **Awareness** beispielsweise über (1) IT-Ausfälle, (2) unbemerkt veränderte patientenrelevante Daten oder (3) suspekte Untersuchungsergebnisse aufgrund von **Cyber-Attacken** in die universitäre Ausbildung von Mediziner:innen sowie in das gelebte Berufsbild einfließen. Die technische **Prävention** sowie **Behebung von Cyber-Attacken** kann dennoch nur von speziell ausgebildeten IT-Spezialist:innen bei den Gesundheitsdienstleistern **im intramuralen Bereich** erfolgen. **Für den extramuralen Bereich** sind, aufgrund von meist fehlenden eigenen Cyber Security Spezialist:innen, entsprechende **Verträge mit IT-Dienstleistern** abzuschließen.

Um die Gewährleistung der **Qualifikation des Personals von IT-Dienstleistern** sicherzustellen, können unterschiedliche Benchmarks herangezogen werden. Neben den bekannten internationalen Standards, wie z. B. ISO 27001, wurde speziell für den Bereich Cyber Security vom **International Information System Security Certification Consortium (ISC2)** eine weltweit anerkannte und herstellerunabhängige Security-Zertifizierung als **Certified Information Systems Security Professional (CISSP)** entwickelt. Diese Zertifizierungen garantieren den Reifegrad im Design und in der Analyse von Sicherheitslösungen.

4.1 Datenschutzrechtliche Sicherheitsaspekte

Neben der oben aufgezeigten **technisch-organisatorischen Datensicherheit** werden nachfolgend Inhalte aus der Perspektive der **datenschutzrechtlichen Sicherheit** behandelt. Idealerweise werden diese beiden Bereiche organisatorisch gesamtheitlich abgewickelt. Auch die Vorgaben des Datenschutzes haben – maßgeblich durch die Geltung der **Datenschutzgrundverordnung (DSGVO)** seit 25. Mai 2018 (Datenschutz-Grundverordnung 2016) – einen gewissen Einfluss auf das Berufsbild für Fachärzt:innen der Radiologie ausgeübt. Rechte und Pflichten im Bereich des Datenschutzes richten sich stets nach der jeweiligen Rolle, welche einer Person im Datenverarbeitungsprozess zukommt (Jahnel 2021a: Rz 1: 61). Wie bereits hinsichtlich des Einsatzes von IT-Security Werkzeugen skizziert, kann auch die Verarbeitung von Patient:innen-Daten entweder aus der Sicht von Radiolog:innen im intramuralen Bereich oder extramuralen Bereich erfolgen, weshalb nachfolgend erörtert wird, wie eine Differenzierung in Bezug auf Verpflichtungen bezüglich der Datensicherheit zu erfolgen hat.

Gemäß Art. 4 Z 7 DSGVO wird als **Verantwortlicher** jene natürliche oder juristische Person, Behörde, Einrichtung oder andere Stelle betrachtet, die allein oder gemeinsam mit anderen über die Zwecke und Mittel der Verarbeitung personenbezogener Daten entscheidet. Demzufolge hat dieser dafür zu sorgen, dass eine Verarbeitung personenbezogener Daten – konkret **Gesundheitsdaten** (Art. 4 Z 15 DSGVO), **genetische Daten** (Art. 4 Z 13 DSGVO) oder **biometrische Daten** (Art. 4 Z 14 DSGVO) – unter Einhaltung der DSGVO erfolgt (Europäischer Datenschutzausschuss 2021: 11ff). Um dies umzusetzen, hat der Verantwortliche laut Art. 24 Abs. 1 DSGVO unter Berücksichtigung der **Art**, des **Umfangs**, der **Umstände** und der **Zwecke der Verarbeitung** sowie der unterschiedlichen Eintrittswahrscheinlichkeit und Schwere der **Risiken** für die Rechte und Freiheiten natürlicher Personen **geeignete technische und organisatorische Maßnahmen** umzusetzen, um sicherzustellen und nachweisen zu können, dass die Verarbeitung entsprechend der DSGVO erfolgt ist. Diese Maßnahmen werden abgekürzt als sogenannte TOMs bezeichnet (Bergauer 2021: Rz 7: 448).

Gemeinsam für die Verarbeitung Verantwortliche sind laut Art. 26 DSGVO zwei oder mehr Verantwortliche, die gemeinsam **Zweck und Mittel der datenschutzrechtlichen Verarbeitung** festlegen. Nach Art. 26 DSGVO Abs. 1 haben diese in einer **Vereinbarung** nachvollziehbar festzulegen, wer jeweils welcher Verpflichtung nachkommt, insbesondere in Bezug auf **Informationspflichten** und **Betroffenenrechte**. Abgesehen davon kann eine betroffene Person laut Art. 26 Abs. 3 DSGVO ihre Rechte gegenüber jedem Verantwortlichen geltend machen.

Der in Art. 4 Z 8 DSGVO definierte **Auftragsverarbeiter** stellt jene datenschutzrechtliche Rolle dar, die im Auftrag des Verantwortlichen tätig wird. Als Fälle einer Auftragsverarbeitung zählen beispielsweise das Heranziehen eines **Cloud Service-Providers**, eines **externen IT-Supports** oder eines **Anbieters von Telekommunikationsdienstleistungen** (Jahnel 2021b: Rz 11: 73). Wie bereits hinsichtlich der technischen Datensicherheit angeführt, werden externe Dienstleister in diesem Rahmen oftmals herangezogen, da ein spezifisches Spezialwissen bzw. entsprechende Ressourcen benötigt werden. Der Auftragsverarbeiter muss gemäß Art. 28 Abs. 1 DSGVO in hinreichender Weise garantieren, dass geeignete technische und organisatorische Maßnahmen vorgenommen werden, um die Verarbeitungen rechtskonform zu gewährleisten. Der Nachweis dieser Garantien kann gemäß Abs. 5 durch die Einhaltung genehmigter Verhaltensregeln nach Art. 40 DSGVO oder eines genehmigten Zertifizierungsverfahrens nach Art. 42 DSGVO erfolgen. Nach Art. 28 Abs. 3 DSGVO erfolgt die Verarbeitung auf Basis eines Vertrages, in dem (1) Gegenstand und Dauer sowie (2) Art und Zweck der Verarbeitung, (3) die Art der personenbezogenen Daten, (4) die Kategorien betroffener Personen und (5) die Pflichten und Rechte des Verantwortlichen festgelegt sind. Der Auftragsverarbeiter verarbeitet laut Art. 28 Abs. 3 lit. a DSGVO personenbezogene Daten nur auf dokumentierte Weisung des Verantwortlichen und hat überdies nach lit. b zu gewährleisten, dass hierfür **Verpflichtungserklärungen** bezüglich der **Vertraulichkeit** bzw. **Verschwiegenheitspflichten** vorliegen.

Art. 32 DSGVO bestimmt die **Sicherheit der Verarbeitung** personenbezogener Daten. Demnach haben sowohl Verantwortliche als auch Auftragsverarbeiter unter Berücksichtigung (1) des Stands der Technik, (2) der erforderlichen Implementierungskosten und (3) der Art, des Umfangs, der Umstände und der Zwecke der Verarbeitung sowie (4) der unterschiedlichen Eintrittswahrscheinlichkeit und Schwere des Risikos für die Rechte und Freiheiten natürlicher Personen **geeignete technische und organisatorische Maßnahmen** zu treffen, um ein dem Risiko **angemessenes Schutzniveau** zu gewährleisten.

Derartige **Maßnahmen** schließen unter anderem Folgendes ein: (1) Pseudonymisierung und Verschlüsselung, (2) die Möglichkeit der Sicherstellung der Vertraulichkeit, Integrität, Verfügbarkeit und Belastbarkeit von Systemen und Diensten sowie (3) der raschen Verfügbarkeit bei einem physischen oder technischen Zwischenfall, sowie (4) ein Verfahren zur **regelmäßigen Überprüfung, Bewertung und Evaluierung** der Wirksamkeit der technischen und organisatorischen Maßnahmen zur Gewährleistung der Sicherheit der Verarbeitung.

Zur Beurteilung des angemessenen Schutzniveaus sind nach Art. 32 Abs. 2 DGSVO insbesondere jene Risiken miteinzubeziehen, welche mit der Verarbeitung verbunden sind (z. B. hinsichtlich Vernichtung, Verlust, Veränderung oder einer unbefugten Offenlegung im Rahmen von Übermittlungen, Speichervorgängen oder anderen Verarbeitungsvorgängen).

Ergänzend zur wesentlichsten Regelung betreffend die Sicherheit der Verarbeitung dienen jedoch auch die anderen Verpflichtungen, welche die DSGVO dem Verantwortlichen oder Auftragsverarbeiter auferlegt, dem Ziel, personenbezogene Daten in der Organisation zu schützen. Diese sind in Kapitel IV – Abschnitt 1 der DSGVO enthalten, wie etwa die Etablierung des **Datenschutzes durch Technikgestaltung** und durch **datenschutzfreundliche Voreinstellungen** (Art. 25 DSGVO), die Erstellung eines Verzeichnisses von Verarbeitungstätigkeiten (Art. 30 DSGVO) oder die Durchführung von **Datenschutz-Folgenabschätzungen** (Art. 35 DSGVO). Des Weiteren trägt der Einsatz einer/eines (in den Fällen des Art. 37 Abs. 1 DSGVO verpflichtend zu benennenden) **Datenschutzbeauftragten** dazu bei, datenschutzkonforme Verarbeitungsvorgänge in der Organisation durchzuführen. Die Stellung und Aufgaben der/des Datenschutzbeauftragten sind in Art. 38 und Art. 39 DSGVO festgelegt.

5. Zusammenfassung

Insgesamt kann erwartet werden, dass sich das Berufsumfeld der Radiologie für alle beteiligten Berufsgruppen gravierend ändert. Die fortschreitende, technische Entwicklung wird neue Möglichkeiten der Bildakquisition und Darstellung ermöglichen, die multimodale, multidimensionale Untersuchung und Befundung wird Routine sein. „**Smart Tools**" werden helfen, den Workflow zu beschleunigen. Da immer noch 40 % der bildgebenden Untersuchungen den Verlauf von Patient:innen nicht beeinflussen, ist hier ein großes **Einsparungspotential** gegeben. Inhärent würden damit auch zeitraubende Rückrufe, die zumindest zwei, meistens aber mehrere Personen synchron involvieren, vermieden werden. Ob es damit möglich sein wird, die, teilweise durch die demographische Entwicklung bestehende **Personalknappheit** zu kompensieren, bleibt offen.

Der Fortschritt erzeugt aber auch neue Verantwortlichkeiten, wie im Abschnitt Cyber-Security beschrieben; das bedeutet, dass der/die freiberuflich tätige Radiolog:in entsprechend qualifizierte Teammitglieder und Dienstleister engagieren muss, um alle Erfordernisse zu erfüllen.

Literatur

AI in radiology: Top 10 use cases and best practices (29.9.2023): AI in radiology: top 10 use cases and best practices, abrufbar unter: https://www.itransition.com/ai/radiology (zuletzt abgerufen: 16.10.2023).

Alonso, Susel Góngora / De La Torre Díez, Isabel / Zapiraín, Begoña García (2019): Predictive, Personalized, Preventive and Participatory (4P) Medicine Applied to Telemedicine and eHealth in the Literature, Journal of Medical Systems 43(5), 140. doi: https://doi.org/10.1007/s10916-019-1279-4.

Bergauer, Christian (2021): Art. 24: Verantwortung des für die Verarbeitung Verantwortlichen, in: Jahnel, Dietmar: Kommentar zur Datenschutz-Grundverordnung (DSGVO): Wien, 445-457.

Briganti, Giovanni / Le Moine, Olivier (2020): Artificial Intelligence in Medicine: Today and Tomorrow, Frontiers in Medicine 7, 27. doi: https://doi.org/10.3389/fmed.2020.00027.

Bruls, Rick J.M. / Kwee, Robert M. (2020): Workload for radiologists during on-call hours: Dramatic increase in the past 15 years, Insights into Imaging 11(1), 121. doi: https://doi.org/10.1186/s13244-020-00925-z.

BSI (2018): Bundesamt für Sicherheit in der Informationstechnik (BSI), IT-Grundschutz-Kompendium, Stand 2023, Köln.

Canon AICE (2020): Cardiovascular Imaging (2021), https://global.medical.canon/products/computed-tomography/aice, Circle Cardiovascular Imaging, https://www.circlecvi.com/ (zuletzt abgerufen: 16.10.2023).

Coventry, Lynne / Branley, Dawn (2018): Cybersecurity in healthcare: A narrative review of trends, threats and ways forward, Maturitas 113, 48-52. doi: https://doi.org/10.1016/j.maturitas.2018.04.008.

El Naqa, Issam u. a. (2020): Artificial Intelligence: Reshaping the practice of radiological sciences in the 21st century, The British Journal of Radiology 93(1106), 20190855. doi: https://doi.org/10.1259/bjr.20190855.

Europäischer Datenschutzausschuss (2021): Leitlinien 07/2020 zu den Begriffen „Verantwortlicher“ und „Auftragsverarbeiter“ in der DSGVO. Version 2.0.

European Society of Radiology (ESR) (2019): Impact of artificial intelligence on radiology: A EuroAIM survey among members of the European Society of Radiology, Insights into Imaging 10(1), 105. doi: https://doi.org/10.1186/s13244-019-0798-3.

General Electric Inc. (2021): GE True Fidelity, abrufbar unter: https://www.gehealthcare.de/products/computed-tomography/truefidelity (zuletzt abgerufen: 16.10.2023).

Jahnel, Dietmar (2021a): Art. 4 Z 7: Verantwortlicher, in: Jahnel, Dietmar: Kommentar zur Datenschutz-Grundverordnung (DSGVO), Wien, 59-69.

- (2021b): Art. 4 Z 8: Auftragsverarbeiter, in: Jahnel, Dietmar: Kommentar zur Datenschutz-Grundverordnung (DSGVO), Wien, 70-73.

Kwee, Thomas C. / Kwee, Robert M. (2021): Workload of diagnostic radiologists in the foreseeable future based on recent scientific advances: Growth expectations and role of artificial intelligence, Insights into Imaging 12(1), 88. doi: https://doi.org/10.1186/s13244-021-01031-4.

Ledley, Robert S. / Lusted, Lee B. (1959): Reasoning Foundations of Medical Diagnosis: Symbolic logic, probability, and value theory aid our understanding of how physicians reason, Science 130(3366), 9-21. doi: https://doi.org/10.1126/science.130.3366.9.

Mallon Dermot H. u. a. (2022): Comparison of automated ASPECTS, large vessel occlusion detection and CTP analysis provided by Brainomix and RapidAI in patients with suspected ischaemic stroke, Journal of Stroke and Cerebrovascular Diseases 31(10), 106702. doi: https://doi.org/10.1016/j.jstrokecerebrovasdis.2022.106702.

Nifakos, Sokratis u. a. (2021): Influence of Human Factors on Cyber Security within Healthcare Organisations: A Systematic Review, Sensors 21(15), 5119. doi: https://doi.org/10.3390/s21155119.

Royal College of Radiologists (2019): Clinical radiology UK workforce census report 2018, abrufbar unter: https://www.rcr.ac.uk/publication/clinical-radiology-uk-workforce-census-report-2018 (zuletzt abgerufen: 16.10.2023).

Sorantin, Erich u. a. (2022): The augmented radiologist: Artificial intelligence in the practice of radiology, Pediatric Radiology 52(11), 2074-2086. doi: https://doi.org/10.1007/s00247-021-05177-7.

Van Leeuwen, Kicky G. u. a. (2022): How does artificial intelligence in radiology improve efficiency and health outcomes?, Pediatric Radiology 52(11), 2087-2093. doi: https://doi.org/10.1007/s00247-021-05114-8.

Verordnung (EU) 2016/679 des Europäischen Parlaments und des Rates vom 27. April 2016 zum Schutz natürlicher Personen bei der Verarbeitung personenbezogener Daten, zum freien Datenverkehr und zur Aufhebung der Richtlinie 95/46/EG (Datenschutz-Grundverordnung), ABl 2016 L 119/1 idF ABl 2018 L 127/2.

Wang, Zuoguang / Sun, Limin / Zhu, Hongsong (2020): Defining Social Engineering in Cybersecurity, IEEE Access 8, 85094-85115. doi: 10.1109/ACCESS.2020.2992807.

Künstliche Intelligenz und die Veränderung der Handlungsfelder von nicht-ärztlichen Gesundheitsberufen

Eine Zusammenschau von Beispielen aus wissenschaftlichen Veröffentlichungen und Diskussion

Helmut Ritschl, Andreas Jocham, Wolfgang Staubmann, Dalibor Jeremic, Eva Mircic, Felix Mühlensiepen und Lucia Ransmayr

Hinführung: Künstliche Intelligenz (KI) ist eine aufstrebende Technologie, die alle Bereiche unserer Gesellschaft durchdringt, beeinflusst und verändert, so auch die verschiedenen Berufsfelder im Gesundheitswesen. Der vorliegende Artikel beschäftigt sich mit möglichen Entwicklungen und Veränderungen von nicht-ärztlichen Gesundheitsberufen durch den Einsatz von KI. Bestehende Handlungsfelder der nicht-ärztlichen Gesundheitsberufe können beispielsweise durch deren Anwendungen (I) teilweise oder zur Gänze automatisiert werden, (II) im Ablauf verändert werden oder (III) schlicht nicht mehr erforderlich sein. Möglicherweise werden neue Handlungsfelder für einzelne Berufsgruppen im Umfeld der KI identifiziert, die bisher noch nicht relevant waren, wie etwa (1) der strukturierte Umgang mit Daten, (2) deren Zusammenführung oder (3) deren Visualisierung.

Problemstellung: Gesundheitsberufe unterliegen, wie andere Berufsgruppen auch, einem kontinuierlichen Wandel durch Forschung, Entwicklung und Innovation. Um sich in den neuen Rahmenbedingungen positionieren zu können, müssen Bildungseinrichtungen auf diese Veränderungen zeitnah reagieren und ihre Curricula entsprechend adaptieren.

Zentrale Fragestellung: Wie verändern KI-Anwendungen das Handlungsfeld der nicht-ärztlichen Gesundheitsberufe am Beispiel der Gesundheits- und Krankenpflege, Diätologie, Radiologietechnologie, biomedizinischer Analytik, Logopädie und der Physiotherapie?

Methode: Die Identifikation einzuschließender wissenschaftlicher Artikel erfolgt durch die Suche (1) Berufsname und KI und/oder (2) Prozesse der Gesundheitsberufe und KI. Parameter waren Aktualität und Aussagekraft für die einzelne Domäne. Die Betrachtung erfolgte durch sechs

Angehörige der nicht-ärztlichen Gesundheitsberufe der FH JOANNEUM Graz (Österreich). Darunter werden der gehobene Dienst für Gesundheits- und Krankenpflege, die gehobenen medizinisch-technischen Dienste sowie das Hebammenwesen gezählt. Im vorliegenden Artikel werden folgende nicht-ärztliche Gesundheitsberufe **exemplarisch** betrachtet: (I) Gesundheits- und Krankenpflege, (II) Diätologie, (III) Radiologietechnologie, (IV) biomedizinische Analytik, (V) Logopädie und (VI) Physiotherapie (siehe Abbildung 1).

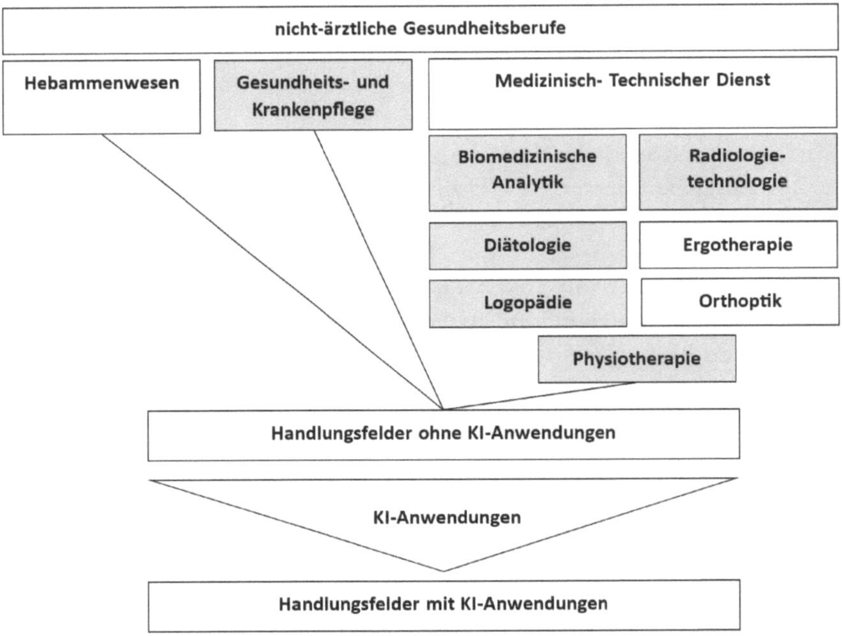

Abbildung 1: Veränderungen im Handlungsfeld der nicht-ärztlichen Gesundheitsberufe durch KI-Anwendungen

Ziel der Arbeit ist es, anhand einer Literaturrecherche und Inhaltsanalyse Beispiele von KI-Anwendungen zu identifizieren, die auf mögliche Veränderungsprozesse in den Handlungsfeldern der nicht-ärztlichen Gesundheitsberufe hinweisen.

Ad (I): Exemplarische Entwicklungen der Gesundheits- und Krankenpflege durch KI-Anwendungen

In der Gesundheits- und Krankenpflege werden im Folgenden drei Fallbeispiele erläutert, in denen KI-Anwendungen zunehmend Einfluss in Prozesse nimmt. Die Fallbeispiele betreffen (I) das praktische Training für Aufklärungsgespräche in der Ausbildung, (II) das Wundmanagement sowie (III) die Unterstützung von Frühwarnsystemen bei Hochrisikopatient:innen.

Praktisches Training in der Gesundheitskommunikation ist für Personen im Pflegebereich wesentlich. Das Üben unter möglichst realen Bedingungen in einem sicheren Setting ist aufwendig und bindet hohe zeitliche und finanzielle Ressourcen. Eine mögliche Lösung mit Chatbot und virtuellen Avataren (virtuelle Patient:innen) wurde an der Alice Lee Centre for Nursing Studies der National University of Singapore (NUS) mit Studierenden des dritten und vierten Ausbildungsjahrs getestet. Es wurde Google Cloud's Dialogflow verwendet, um Dialoge zu vier konkreten Szenarien zu trainieren. Szenarien waren (I) die Einschätzung und Bewertung von Schmerzen bei schwangeren Frauen, (II) die Erhebung des Gesundheitszustandes einer Patientin mit Depression, (III) eine Beschwerdesituation einer Patientin nach einer Operation und (IV) das einfühlsame Gespräch mit gestressten Personen. Ziel war es, (A) die Entwicklung der individuellen Selbstwirksamkeitsüberzeugung und (B) die subjektive Einschätzung der eigenen Kommunikationsfähigkeit über die Zeit zu beobachten und zu dokumentieren. Obwohl der Prototyp noch nicht ganz ausgereift war, bieten die ersten Beobachtungen Hinweise darauf, dass durch die Simulationsgespräche die Selbstwirksamkeitsüberzeugung und die subjektive Einschätzung der eigenen Kommunikationsfähigkeit durchaus verbessert werden konnten (Shorey u. a. 2019).

Der Wundmanagementprozess erstreckt sich von der Feststellung der medizinischen Vorgeschichte (der Anamnese), der Diagnostik bis hin zur Therapie. Der Wundmanagementprozess erfordert ein multiprofessionelles Versorgungsteam wie beispielsweise das Zusammenspiel zwischen Dermatolog:innen, Allgemeinmediziner:innen und der (mobilen) Pflege. In der Pflege ist in Österreich neben dem Diplom zur gehobenen Gesundheits- und Krankenpflege eine Zusatzausbildung erforderlich. Diese Spezialausbildung ist gesetzlich geregelt. In diesen zum Teil akademisch-universitären Lehrgängen wird Wissen über die Pathogenese von i. d. R. chronischen Wunden und deren fachgerechte Wundbehandlung in Abhängigkeit des Wundstadiums (Exsudationsphase, Granulationsphase, Epithelisierungsphase) vermittelt. Eine praktische Ausbildung ist ebenfalls erforderlich. Zentrales Element in der Ausbildung ist der Soll-Ist-Vergleich in den unterschiedlichen Phasen des Wundheilungsprozesses. Im Soll-Ist-Vergleich des Wundheilungsprozesses unterstützen bereits sogenannte smarte Wundverbände die Wundmanager:innen (Kalasin / Sangnuang / Surareungchai 2022). Diese Wundauflagen sind mit speziellen Sensoren ausgestattet, die den pH-Wert in der Wunde messen, dokumentieren und einordnen. Der Chip misst Spannungsänderungen auf Grund der sich ändernden pH-Werte im Heilungsprozess. Die Konfusionsmatrix (Wahrheitsmatrix) einer Deep-Learning-Applikation bewertet die Cluster-Analyse mit einer Treffsicherheit von 94,6 %. Mit dieser hohen Treffsicherheit zur Beurteilung des Heilungszustandes wird das multiprofessionelle Team im Wundmanagement vor Ort bei Methoden-Entscheidungen oder zur Beurteilung von Medikationen unterstützt (Kalasin u. a. 2022).

Krankenhäuser profitieren von Frühwarnsystemen, wenn sich anbahnende Herzstillstände oder Atemstillstände rechtzeitig erkannt werden können. Der **Modified Early Warning Score** (**MEWS**) gehört zu solchen **Frühwarnsystemen**, aber auch der KI-basierende Rothman Index (RI). Entscheidend für diese Frühwarnsysteme sind die Genauigkeit der Vorhersage bzw. die Fehlerrate dieser Systeme. Es überrascht kaum, dass durch die KI die Fehlerrate um rund 50 % reduziert hat (Finlay / Rothman / Smith 2014; Robert 2019). MEWS basiert auf vier Vitalparametern (Finlay u. a. 2014), der RI basiert auf 16 Variablen der elektronischen Krankenakte und 11 Pflegebeurteilungs-Metriken (Robert 2019). Daraus wird ein Pflege-Akuität-Score (Score = Messwert) erstellt. Akuität beschreibt in diesem Zusammenhang die Schwere und die Geschwindigkeit eines Krankheitsverlaufs. Dies wirkt sich auf SWAT-Teams im Krankenhaus aus. **SWAT** steht hier für **Supplemental Work and Transition**, also für unterstützende Arbeit und Übergänge. Im beschriebenen Fall von Robert (2019) handelt es sich um Spezialist:innen unter anderem aus der Intensiv- oder Trauma-Pflege, die hier den einzelnen Abteilungen zur Verfügung stehen. Entscheidend für die Akzeptanz dieser Tools ist zum einen die exakte und zeitnahe Eingabe von Beurteilungsparametern und zum anderen ein „Aha-Effekt“, der durch eine zeitgerechte Frühwarnung ausgelöst wurde und den Mehrwert klar macht (Robert 2019).

Ad (II): Exemplarische Entwicklungen der Diätologie durch KI-Anwendungen

Im Bereich der ernährungsmedizinischen und diätologischen Forschung wurden in den letzten Jahren Studien durchgeführt, die zum Zwecke **einer „personalisierten Ernährung“** komplexe und große Datenmengen erhoben haben – wie zum Beispiel in der PREDICT (Personalized Responses to Dietary Composition Trial) 1 Studie (Berry u. a. 2020) oder auch in der Studie von Zeevi u. a. (2015) zur **Vorhersage** der glykämischen Antwort auf Nahrung. Um diese erhobenen **Daten besser zu verstehen, zu interpretieren und zu erklären**, kommen vermehrt KI- und Machine-Learning(ML)-Modelle zum Einsatz (Thomas u. a. 2022).

Einem aktuellen Review zufolge (Limketkai u. a. 2021) sind die heutigen Anwendungsgebiete von KI und ML im Bereich der Ernährungsforschung sehr breit gestreut und reichen dabei von der **Optimierung der eigenen Ernährung** (Personalized Nutrition) (Zeevi u. a. 2015), über die automatisierte **Erkennung von Essensbildern** (Food Image Recognition) zur Aufzeichnung des eigenen Ernährungsverhaltens (Limketkai u. a. 2021) bis hin **zur Analyse und Erkennen von Ernährungsmustern** in bestimmten Kohorten (Diet Patterns Analysis) (Bodnar u. a. 2020).

Ein weiteres sehr vielversprechendes Anwendungsgebiet ist der Einsatz von KI im Rahmen der Diabetesbehandlung und -prävention. Durch den Einsatz von KI könnte die globale Diabetesprävalenz um 8,8 % gesenkt werden (Ellahham 2020). Essen und Ernährung spielen eine Schlüsselrolle im erfolgreichen **Blutglukosemanagement**. Der Ansatz einer personalisierten Ernährung zur optimalen Kontrolle der Blutglukose wurde auch durch die fortgeschrittene Technologie der Blutglukosemessung weiter unterstützt – hierzu zählen beispielsweise Geräte, die eine kontinuierliche Blutglukosemessung (CGM – Continuous Glucose Monitoring) erlauben (Chen / Chen 2022). Um eine umfassende personalisierte Ernährung zur optimalen Blutglukosekontrolle zu gewährleisten, gilt es aber, neben der Nahrung eine Reihe an weiteren Faktoren zu berücksichtigen: Kulturelle, soziale und ökonomische Faktoren, Umweltfaktoren, das Mikrobiom und dessen Interaktion mit Nährstoffen, Medikamente und anderen Stoffwechselgegebenheiten (siehe Abbildung 2).

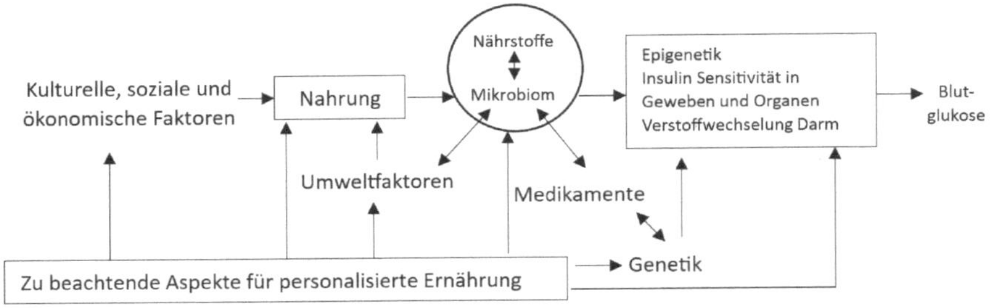

Abbildung 2: In Betracht zu ziehende Punkte zur Umsetzung einer personalisierten Ernährung (adaptiert nach Chen / Chen 2022)

Dies ergibt eine Fülle an notwendigen Daten unterschiedlichster Provenienz – und bedingt damit auch den Einsatz von KI und konsequenterweise ML. Die Komplexität der Zusammenhänge und der Erhebungs-Methodiken der verschiedenen Variablen wird es aber erst in Zukunft erlauben, dieses umfassende Bild vollständig unter Zuhilfenahme von KI zu erfassen (Ellahham 2020).

Neben dem komplexen, aber zukunftsweisenden Aspekt der personalisierten Ernährung im Diabetesmanagement spielt der Einsatz von KI laut Ellahham (2020) auch in der **Diabetesprävention und -diagnostik** eine größer werdende Rolle. Beispielsweise ist ML zur **Generierung von Risiko- und Vorhersagemodellen** in Bezug auf die zukünftige Entwicklung einer Diabetes-Erkrankung einsetzbar. Hierzu wurden verschiedenste ML-Methoden (wie z. B. Regression oder Bayes Classifier) eingesetzt (Maniruzzaman u. a. 2018).

In der Studie von Zou u. a. (2018) wurden Daten (Lifestyle, physische und mentale Gesundheit und soziale Faktoren) von 68.994 gesunden Personen und Patient:innen mit Diabetes als Trainingsset zur **Vorhersage einer möglichen Entwicklung von Diabetes** eingesetzt und es konnte eine hohe Vorhersagegenauigkeit (Genauigkeit = 0.8084 bei allen Attributen) gezeigt werden. In einer weiteren Studie konnten ML-Programme auf Basis von Stoffwechsel- und genetischen Faktoren Personen mit besonders hohem Diabetesrisiko identifizieren (Buch / Varughese / Maruthappu 2018).

Im Rahmen des **Clinical Decision Support** konnten Tools entwickelt werden, die helfen, eine Vorhersage auf die kurz- und langfristige Entwicklung des HbA1c-Wertes bei Einführung von Insulin bei Typ-2-Diabetiker:innen zu treffen (Nagaraj u. a. 2019).

Im Bereich der **Diabetes-Schulungen** von Patient:innen als auch im Tele-Health-Bereich bestehen Ansätze zur Verwendung von KI. So reduziert etwa die Fern-Überwachung von Diabetes-spezifischen Parametern (z. B. real-time glykämischer Status) die Zahl engmaschiger aufwändiger Kontrolluntersuchungen in den Ambulanzen (Ellahham 2020).

Diabetes-Schulungen und **Selbst-Management-Kompetenzen** der Patient:innen sind essenzielle Erfolgsfaktoren der Diabetestherapie. Dazu zählen primär Ernährung und Bewegung, die Administration von Insulin und Pen, als auch Fragen zu Hyper- und Hypoglykämie, wobei der Einsatz von mobilen Endgeräten und KI immer mehr an Bedeutung gewinnt (Li u. a. 2020).

In einer rezenten Studie von Sng u. a. (2023) wurden die Anwendbarkeit und mögliche Fallstricke in der **Anwendung von generativen Sprachmodellen** wie ChatGPT in der Beantwortung von „typischen" Fragen von Diabetes-Betroffenen untersucht. Ziel war es, die Qualität und den Wahrheitsgehalt der durch ChatGPT generierten Antworten zu untersuchen. Es wurden dabei Fragen an ChatGPT zu den Themen Ernährung und Bewegung, Umgang mit Insulin und das Hyper- und Hypoglykämie-Management gestellt. Empfehlungen zur Ernährung wurden beispielweise zufriedenstellend auf Basis der Leitlinien der American Diabetes Association gegeben. Andererseits konnte ChatGPT keine zufriedenstellende Antwort auf die Frage nach „Snacks" bei Insulingabe geben, da das Sprachenmodell nicht den Unterschied der unterschiedlichen Insulin-Regime berücksichtigte. Die Autor:innen kamen zu dem Schluss, dass ärztliches Personal und Gesundheitsprofessionen hier derzeit sensibilisiert sein müssen, dass immer mehr Diabetes-Betroffene auf diese Informationsquelle zurückgreifen werden. Sie merken aber auch an, dass in Zukunft, wenn diese Unwägbarkeiten überwunden sind, diese Sprachmodelle einen völlig neuartigen Zugang für Patient:innen hinsichtlich medizinscher Fragen ergeben werden (Sng u. a. 2023).

Trotz der immensen Vorteile, die der Einsatz von KI und ML im Bereich des Diabetesmanagements bringt und noch bringen wird, bestehen aber auch **Limitationen**: Auf technischer Seite ergeben sich Limitierungen z. B. durch ungenügende Implementierung und Verfügbarkeit von Datensätzen; zusätzlich ist sie durch den hohen Komplexitätsgrad personalintensiv, und es birgt auch die Gefahr, dass ärztliches Personal dem Ergebnis der KI zu sehr vertrauen, die Genauigkeit der KI aber abnimmt, wenn sie nicht regelmäßig durch Expert:innen „nachjustiert" wird und sich dadurch ein **circulus vitiosus** ergibt (Ellahham 2020).

Ein abschließender wichtiger Punkt ist der richtige Einsatz dieser neuen Werkzeuge: Wenn deren Einsatz nicht umsichtig erfolgt oder nicht wohl überlegten Prozessen unterliegt, können diese zu **Missinterpretation der Ergebnisse** und Bedenken hinsichtlich ethischer Gesichtspunkte oder sogar zu Bias führen (Thomas u. a. 2022).

Ad (III): Exemplarische Entwicklungen in der Radiologietechnologie durch KI-Anwendungen

Gibt man in die Suchmaschine Google Scholar die Begriffe „**Artificial Intelligence**, **Radiation Protection**, **Computed Tomography**" ein, eingegrenzt ab 2019, so erhält man bereits über 17.000 Einträge (Stand 3.3.2023). Die technischen Entwicklungen (KI und Deep Learning) ermöglichen in der medizinischen Bildgebung komplett neue Entwicklungen u. a. von der Bildgenerierung bis hin zur Bildnachbearbeitung und Bildinterpretation (Seah u. a. 2021). Ein wesentlicher Aspekt bei der Erstellung von medizinischen Bildern mittels ionisierender Strahlung ist der **Strahlenschutz**. Ziel des medizinischen Strahlenschutzes ist es, mit möglichst geringer Dosis das optimale Bild für die Erstellung der Diagnose zu generieren, mit einem klinischen Mehrwert für Patient:innen. **Der klinische Mehrwert** ergibt sich darin, dass mögliche Erkrankungen durch Fachärzt:innen identifiziert oder ausgeschlossen werden können.

Der Strahlenschutz ist ein zentrales Element der Berufsgruppe der Radiologietechnologie und impliziert, dass die durchgeführte Bildgebung mit möglichst geringer Strahlenenergie erfolgt. Mit anderen Worten waren es bislang „gute" Radiologietechnolog:innen, die es verstanden haben, mit **möglichst wenig Strahlendosis** ein optimales Bild zu erstellen. Besonders bei nicht standardisierten Prozessen, wie beispielsweise in der **Pädiatrie** (hohe Strahlenempfindlichkeit von Kleinkindern) oder im Bereich des Unfallröntgens (Immobilität von Patient:innen) gibt es häufig Situationen, in denen Standardaufnahmeprotokolle zwar eine ausreichende Bildqualität erbracht haben, die Strahlendosis unter Umständen aber viel zu hoch war. Aus berufsethischer Sicht war und ist es die Verpflichtung verantwortungsvoller Radiologietechnolog:innen, die Dosiswerte von Untersuchungen anhand strahlentechnischer Überlegungen sowie Erfahrungswissen möglichst gering zu halten.

Seah u. a. (2021) beschreiben die herkömmliche **Bildrekonstruktion** der Computertomographie (CT) oder der Positronen-Emissions-Tomographie (PET) via gefilterter Rückprojektion, iterativer Bildrekonstruktion und neuer Ansätze zur Bildrekonstruktion basierend auf **Deep-Learning-Algorithmen**. Wesentlich ist bei den neuen Ansätzen, dass unter anderem aus „verrauschten“ Bilddaten oder aus lückenhaften Sinogramm-Daten, die mit einem Niedrigdosis-Verfahren erzeugt wurden, Rekonstruktionsdaten ergänzt bzw. vorhergesagt werden. Dabei wurde festgestellt, dass in einem Test bei CT-Untersuchungen der Leber die Dosis um 75 % reduziert werden konnte und dennoch von Radiolog:innen alle Läsionen identifiziert werden konnten. Bei PET-Untersuchungen wurde die erforderliche **Dosis um den Faktor 200 reduziert**. KI-Algorithmen werden ebenfalls zur Positionierung der Patient:innen im Iso-Zentrum verwendet. Dies ist die Voraussetzung für die optimale und dosissparende Aufnahmen in der CT. Diese KI-Algorithmen werden laut Autor:innen bereits erfolgreich in der Praxis verwendet (Seah u. a. 2021).

> Hervorzuheben ist folgender Schlusssatz des Artikels (Seah u. a. 2021): „As the field continues to advance, the radiology community should embrace new developments to improve patient radiation safety, while remaining vigilant and conducting studies to ensure that actual pathology is not obscured.“

Mit anderen Worten sind Fachexpert:innen dazu aufgefordert, **Ergebnisse stets zu hinterfragen** bzw. nachzuprüfen, ob eine Pathologie durch die KI-Vorhersagen möglicherweise übersehen wurde. Mindestens genauso gravierend wären falsch positiv identifizierte Patholgien. Hierfür sind laufende **Validierungsstudien** erforderlich.

Es ist davon auszugehen, dass diese KI-Anwendung sich in den kommenden Jahren noch weiterentwickeln wird. Dies bewirkt eine Reduktion der Strahlenbelastung (Sicherheit steigt), eine Verbesserung der Bildqualität sowie der Einsatz von **Clinical Decision Support Systemen** (CDS-Systemen) bzw. einer automatischen Bildanalyse wie beispielsweise **Radiomics** (Shaikh u. a. 2021), was insgesamt eine Verbesserung der Wirksamkeit dieser diagnostischen Untersuchungen bedeutet.

Radiologietechnolog:innen sehen sich selbst in ihrer beruflichen Identität als Mitglieder eines interdisziplinären Teams, dem es darum geht, Patien:innen die bestmögliche Versorgung zukommen zu lassen. In den

Handlungsfeldern der radiologischen Diagnostik (El Naqa u. a. 2020), der Nuklearmedizin (Seifert u. a. 2021) und der Radioonkologie (Huynh u. a. 2020) befinden sich zahlreiche Programme im Einsatz, die KI erfolgreich nützen. Diese fallen u. a. in den Bereich der Medizinphysik oder der einzelnen ärztlichen Fachrichtungen sowie Radiologietechnolog:innen. Hier kann ein enormer Einfluss auf die gesamte Prozesskette gesehen werden.

Ad (IV): Exemplarische Entwicklungen in der biomedizinischen Analytik durch KI-Anwendungen

Der Einsatz von ML in der biomedizinischen Analytik hat die Möglichkeit eröffnet, **komplexe medizinische Daten zu analysieren**, **Muster** zu **identifizieren** und **medizinische Entscheidungen** zu **unterstützen**. ML-Algorithmen können große Mengen von Patient:innendaten, Genomsequenzen, Bildern, Laborwerten und anderen klinischen Informationen verarbeiten, um medizinische Diagnosen zu verbessern, personalisierte Behandlungspläne zu entwickeln und die Patient:innenversorgung zu optimieren. Zwei Fachgebiete der biomedizinischen Analytik sollen hier hervorgehoben werden: (I) die **Hämatologie** und (II) die **Histopathologie**. Es werden Beispiele gegeben, wie Machine Learning (ML) in diesen Bereichen behilflich sein kann, sowie offene Probleme und Zukunftsaussichten diskutiert.

Machine Learning in der Hämatologie (Wissenschaft der Blutlehre): Ein faszinierendes Beispiel für den Einsatz von ML in der Hämatologie ist die Erkennung von Leukämien und Lymphomen über Blutpräparate. Traditionell wird Blutkrebs durch manuelle Untersuchung von Blutproben durch erfahrene Hämatolog:innen diagnostiziert. ML-Algorithmen können jedoch große Mengen an Daten analysieren und Muster erkennen, die für das menschliche Auge schwer erkennbar sind (Klang 2018).

Mohlman u. a. (2020) zeigen ein Beispiel eines Modelles, das erfolgreich (ROC AUC=0,92) (**Receiver Operator Charachteristic Area under the Curve**) zwischen diffus großzelligem B-Zell Lymphom (DDLBCL) und Burkitt Lymphom unterscheiden kann.

Ein weiteres Beispiel ist etwa die Differenzial-Zellzählung von Knochenmarksaspirationspräparaten. Wegen der großen Komplexität der Proben, stellen diese eine große Herausforderung dar. Sie sind mitunter zeitintensiv und fehlerbehaftet. Chandradevan und Kolleg:innen entwickelten ein CNN (**Convolutional Neural Network**) mit einer ROC AUC von 0,92. Derartige

Modelle könnten dem Team im Labor helfen, schnellere und genauere Diagnosen zu stellen, was zu einer verbesserten Patientenversorgung führt (Chandradevan u. a. 2020).

Machine Learning in der Histopathologie: Ein weiteres vielversprechendes Anwendungsgebiet von ML in der biomedizinischen Analytik ist die Histopathologie, insbesondere die Erkennung von Tumorgeweben. Bei der histopathologischen Analyse von Gewebeproben spielen Fachärzt:innen für Pathologie eine entscheidende Rolle bei der Diagnose von Krebs. Durch den Einsatz von ML können Algorithmen Gewebeproben analysieren und Anomalien oder Muster identifizieren, die auf Krebs hinweisen könnten.

In einem Review von Sultan u. a. (2020) wird etwa die Effektivität eines ML-Modells bei der Erkennung von Brustkrebs aus histopathologischen Bildern demonstriert. In einem Beispiel, bei dem Mensch und Maschine direkt gegeneinander antreten, um Brustkrebs aus mikroskopischen Aufnahmen zu erkennen, wurde gezeigt, dass ML-Modelle die gleiche bzw. sogar genauere **Vorhersagen** treffen konnten und das in einem Bruchteil der bisher dafür erforderlichen Zeit. Weitere Algorithmen waren etwa im Stande, Lungenkrebszellen mit einer Genauigkeit von 97,3 % zu diagnostizieren (Sultan u. a. 2020).

Mögliche Probleme und Zukunftsaussichten: Obwohl ML in der biomedizinischen Analytik bereits vielversprechende Ergebnisse erzielt hat, sind auch kritische Fragen zu erörtern, die es zu beantworten gilt. Eine der größten Herausforderungen besteht darin, **verlässliche** und **qualitativ hochwertige Datensätze für das Training** von ML-Modellen zu erhalten und diese zu validieren. Zudem müssen **ethische und rechtliche Aspekte** im Umgang mit sensiblen medizinischen Daten sorgfältig berücksichtigt werden. Trotz dieser Herausforderungen bieten ML-Techniken ein enormes Potenzial, die Prozesse der biomedizinischen Analytik zu unterstützen, schnellere und genauere Diagnosen zu stellen, personalisierte Behandlungspläne zu entwickeln und die Patient:innenversorgung insgesamt zu verbessern. Die Kombination von menschlicher Expertise und maschinellem Lernen kann zu einer verbesserten Diagnosegenauigkeit und Effizienz führen.

Ad (V): Exemplarische Entwicklungen der Logopädie durch KI-Anwendungen

Im Arbeitsfeld der Logopädie haben KI-basierte Lösungen ein großes Potenzial, dem Versorgungsengpass durch Unterstützung der Logopäd:innen bei Diagnostik, Therapie, Beratung und Prävention entgegenzuwirken. So beschäftigen sich derzeit diverse Arbeitsgruppen mit dem Einsatz eines KI-basierten, nicht-invasiven Tools zur automatischen **Diskriminierung** (Unterscheidung) **pathologischer von physiologischen Schluckmustern** anhand von zervikaler Auskultation (Mao u. a. 2019; Rebrion u. a. 2019; Sabry u. a. 2020; Suzuki u. a. 2022): Die Analyse der z. B. per digitalem Stethoskop abgenommenen auditiven Korrelate der einzelnen Schluckakte ist ein Musterbeispiel dafür, inwiefern Prozesse der Mustererkennung gewinnbringend eingesetzt werden können. **Tonaufnahmen physiologischer Schluckakte** folgen der Orchestrierung der am Schluckakt beteiligten Strukturen. Ist dieses Muster verändert oder aufgehoben, kann eine Schluckstörung vorliegen (Bacher 2022).

Einen anderen Ansatz für ein **KI-basiertes Dysphagie-Screening-Tool** stellen Martin-Martinez u. a. (2022) vor: Ein auf ML basierendes System errechnet in ihrer Arbeit anhand der zur Verfügung stehenden elektronischen Gesundheitsdaten das Risiko für eine Dysphagie. Das Alter selbst oder überstandene Schlaganfälle haben bspw. einen prädiktiven Wert. Die Suffizienz dieses Verfahrens erfordert eine umfangreiche und aktuelle Datenbasis. In weiterer Folge, nach ethischer, medizinscher und juristischer Bewertung und Ermöglichung, wäre nachzudenken, inwiefern Nutzer bspw. der ELGA (Elektronische Gesundheitsakte) ihr **individuelles Dysphagie-Risiko** selbstständig abrufen können, verbunden mit Informationen zum weiteren Vorgehen. Derartige niederschwellig einsetzbare Screening-Instrumente zeigen perspektivisch großes Potenzial, Logopäd:innen in ihrem Arbeitsalltag zu entlasten, die Anzahl unerkannter Dysphagien aber durch den gezielten, großflächigen Einsatz eines KI-basierten Instrumentes maßgeblich zu senken.

Mit Hilfe von KI-Technologien könnten zukünftig im Bereich der **Stimmdiagnostik** pathologische Veränderungen und Auffälligkeiten automatisch erkannt und die **Klassifikation der Stimmstörung** ermöglicht werden (Chen u. a. 2023; Hegde u. a. 2019; Wang u. a. 2016). Ein Vorteil der automatisierten Diagnostik liegt in der einheitlichen und objektiven Beurteilung von stimmlichen Auffälligkeiten, die bis dato vorwiegend über einen subjektiven Hörbefund erfolgt und somit einer hohen Validität unterliegt.

Im Bereich der **Aphasiologie** (Sprachstörungen nach Schlaganfall) berichten erste Untersuchungen über Versuche zur KI-unterstützten Detektion sprachlicher Auffälligkeiten, deren Klassifikation in Aphasie-Syndrome sowie zu der Schweregradfeststellung (Axer, Jantzen / Graf Von Keyserlingk 2000; Le / Licata / Mower Provost 2018; Mahmoud u. a. 2020; Qin / Lee / Kong 2020).

In der klinischen Praxis scheinen derartige Systeme jedoch noch keine Anwendung zu finden (Adikari u. a. 2023), da die automatische **Erfassung pathologischer Sprache** nach wie vor herausfordernd ist. Eine auf einzelne Wörter reduzierte Sprache verhindert die Nutzung der Wortkombinationsfrequenz zur Erhöhung der Worterkennung und semantische Paraphasien kommen erschwerend hinzu. Begleitende phonologische und/oder artikulatorische Beeinträchtigungen verzerren die einzelnen Laute, Silbenstruktur und Betonung. Sprache ist kein trivial zu verstehendes Zeichensystem, es ist Ausdruck unserer Gedanken und bedingt ein hohes Maß an Kognition.

Neben der Entwicklung automatisierter Diagnostikprozesse müssen zukünftig neue Formen der therapeutischen Versorgung geschaffen werden. Dies kann über Verlagerung der face-to-face-Therapie in **KI-geleitetes und KI-überwachtes Heimtraining** erreicht werden, mittels der Patient:innen selbstständig an ihren Schwierigkeiten arbeiten können. Auch hier bietet sich die Technologie der automatischen Spracherkennung an, mit Hilfe derer das häusliche Üben mündlicher Sprachproduktion über ein Feedback-System erfolgen kann (Adikari u. a. 2023).

Durch künstliche neuronale Netze werden komplexe Prozesse und Abläufe der Sprachverarbeitung besser beobachtbar werden. So könnten beispielsweise tageszeitabhängige Veränderungen der Sprachleistungen (**temporäre Remissionsprozesse**) oder temporäre und räumliche Bahnungs-Effekte (**Priming-Effekte**) in einem dynamischen Modell abgebildet werden. Damit würden kritische Parameter für den Rehabilitationsprozess besser sichtbar bzw. der **Mehrwert der sprachtherapeutischen Intervention** besser einschätzbar werden.

Erste Arbeiten zu KI-gestützter Modellierung aphasischer Sprachverarbeitung und mitunter zur **Vorhersage des Therapieerfolgs** existieren bereits (Grasemann u. a. 2021; Järvelin / Juhola / Laine 2006; Juhola / Vauhkonen / Laine 1995; Peñaloza u. a. 2020).

Über die genannten Anwendungsszenarien und Unterstützungsmöglichkeiten hinaus, werden auch zunehmend KI-basierte digitale Gesundheitsanwendungen der Bevölkerung zur Verfügung stehen, die den Zugang zu **Selbstdi-**

agnosen über sogenannte „**Symptom-Checker**" (Hennemann u. a. 2022) oder fachspezifisches Wissen über Chatbots erleichtern (Ford u. a. 2023).

Ad (VI): Exemplarische Entwicklungen der Physiotherapie durch KI-Anwendungen

KI hat das Potenzial, physiotherapeutische Prozesse in der klinischen Praxis nachhaltig zu beeinflussen bzw. zu verändern. Zentrale Aspekte der Physiotherapie sind die Fähigkeiten, (I) **Fragen** zum persönlichen Gesundheitszustand zu stellen, (II) Menschen zu **berühren** und zu **beobachten**, (III) zu **diagnostizieren** und (IV) zu **bewerten**, um aus diesen Informationen adäquate Interventionen abzuleiten (Rowe / Nicholls / Shaw 2022). Nachfolgend wird dargestellt, in welcher Form KI in diese Tätigkeiten und Fähigkeiten eingreifen kann.

Einen wesentlichen Bereich der Physiotherapie stellt die Beurteilung von Patient:innen anhand von **Beobachtung** dar. In die Beurteilung fließen dabei neben der Durchführung von bestimmten Bewegungsabläufen, wie Gehen oder Stiegen steigen, auch die Gestik und Mimik ein, anhand derer auf die Stimmungslage oder allfällige andere Symptome wie z. B. Schmerzen rückgeschlossen werden kann. Gerade bei der **Analyse von Videos** haben Anwendungen des maschinellen Lernens in den letzten Jahren große Fortschritte gemacht (Sethi / Bharti / Prakash 2022). So konnte etwa gezeigt werden, dass **Gangauffälligkeiten** automatisiert identifiziert werden können (Kidziński u. a. 2020). Darüber hinaus ist es möglich, Individuen anhand ihres Gangmusters zu identifizieren (Ramzan u. a. 2017). Zukünftig könnten solche Ansätze genutzt werden, um bei flächendeckender Videoüberwachung in Krankenanstalten **Veränderungen im Bewegungsablauf**, die auf eine erhöhte **Sturzgefahr** hindeuten, zu identifizieren und dem zuständigen Personal zu melden (Rowe / Nicholls / Shaw 2022).

Des Weiteren können Bewegungsdaten, die mittels der Inertial-Sensorik in **Wearables** erfasst werden, als Grundlage für KI-unterstützte Auswertungen genutzt werden (Tack 2019). Solche Daten können einerseits im **Monitoring** von Personen mit chronischen Erkrankungen genutzt werden. Anderseits kann die **Adhärenz** (Therapietreue) sowie Bewegungsqualität bei der Durchführung von Heimübungsprogrammen überwacht werden (Ravali u. a. 2022).

Die Entwicklung sensibler, weicher **Roboterhände**, die unterschiedlichste Objekte erfassen können (Choi u. a. 2018), deutet darauf hin, dass diese zukünftig in der Lage sein könnten, einfache Techniken zur **Gelenkmobilisierung** und **Weichteilmassage** anzuwenden. Eingebettete Sensoren in diesen robotischen Systemen könnten in der Lage sein, anatomische Strukturen und physiologischen Prozesse genauer zu analysieren als menschliche Therapeut:innen. Darüber hinaus gibt es keinen Grund zur Annahme, dass zwei (menschliche) Hände mit zehn Fingern eine optimale Konfiguration für den Patient:innenkontakt darstellen, und es scheint wahrscheinlich, dass zumindest einige Aspekte der manuellen Therapie von immer leistungsfähigeren Robotern durchgeführt werden könnten (Rowe / Nicholls / Shaw 2022).

In der **Gesprächsführung** mit Patient:innen könnte künftig sogenanntes Natural Language Processing zum Einsatz kommen (Rowe / Nicholls / Shaw 2022). Darunter versteht man Software, die mithilfe der Verarbeitung natürlicher Sprache menschliche Interaktion nachahmen. In der therapeutischen Arbeit könnten solche Ansätze angewendet werden, um aus unstrukturierten klinischen Gesprächsaufzeichnungen automatisiert Symptome, Medikamente und andere klinisch relevante Informationen zu erfassen und auszuwerten, wodurch das Risiko von Fehlern bei der Datenerfassung gesenkt werden könnte. Des Weiteren hat sich gezeigt, dass mittels KI klinisch relevante Entscheidungen genauer und sicherer getroffen werden können, indem z. B. notwendige von nicht notwendigen Behandlungen differenziert werden können (Weng u. a. 2017). Für die Physiotherapie könnte dies bedeuten, dass die **Befunderhebung** sowie **klinische Beurteilung** zukünftig KI-unterstützt ablaufen könnte (Rowe / Nicholls / Shaw 2022)

Fazit und Schlussfolgerung aus den Betrachtungen der nicht-ärztlichen Gesundheitsberufe

Die Recherche hat eine überwältigende Anzahl an KI-Anwendungen in den unterschiedlichsten Handlungsfeldern des Gesundheitswesens hervorgebracht. Nicht-ärztliche Gesundheitsberufe werden demnach **direkt** und **indirekt** von KI-Anwendungen **beeinflusst**.

Erläuterung:
Ein Beispiel für den **direkten Einfluss** ist die Anwendung von KI-Algorithmen zur Reduktion von Strahlendosen, eine zentrale Domäne im Berufsfeld der Radiologietechnologie.
Der **indirekte Einfluss** aus Sicht der Berufsgruppe der Radiologietechnog:innen sind Clinical Decision Support Systeme, die den Befund der Fachärzt:innen für Radiologie unterstützen, also nicht unmittelbar das Handlungsfeld der Radiologietechnologie ändern.

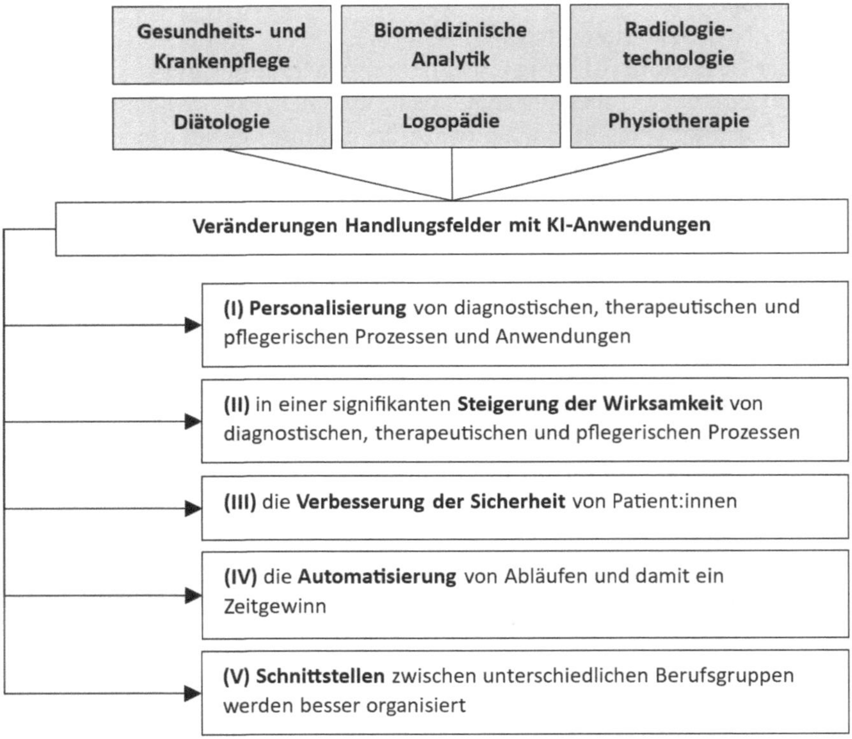

Abbildung 3: Veränderungen der Handlungsfelder mit KI-Anwendungen bei nicht-ärztlichen Gesundheitsberufen

Zentrale Elemente der Veränderung der Handlungsfelder liegen (1) in der **Personalisierung** von diagnostischen, therapeutischen und pflegerischen

Prozessen und Anwendungen, (2) in einer signifikanten **Steigerung der Wirksamkeit** von diagnostischen, therapeutischen und pflegerischen Prozessen, (3) der Verbesserung der **Sicherheit** von Patient:innen, (4) der **Automatisierung** von Abläufen sowie (5) der besseren **Organisation von Schnittstellen** zwischen unterschiedlichen Berufsgruppen. Manche Handlungsfelder treten in den Hintergrund oder fallen schlicht weg (zum Beispiel der Strahlenschutz) (siehe Abbildung 3).

Durch die enorme Präsenz von KI-Anwendungen im direkten und indirekten Umfeld von nicht-ärztlichen Gesundheitsberufen wird eine Einbettung von KI-Kompetenzen (in Anlehnung an Laupichler u. a. 2022) in die **Ausbildungscurricula** möglicherweise unumgänglich.

> **Definition KI-Kompetenz**: „Die Fähigkeit, KI-Anwendungen zu verstehen, zu nutzen, zu überwachen und kritisch zu reflektieren, ohne notwendigerweise selbst KI-Modelle entwickeln zu können, wird gemeinhin als 'KI-Kompetenz' bezeichnet“ (Laupichler u. a. 2022).

Möglicherweise entwickeln sich neue Berufsfelder wie „**Health Data Literacy**“ und „**Health Data Management**“ oder „**Data Analytics in Healthcare**“. Es braucht jedenfalls einen offenen und konstruktiven Diskurs, um diese enormen technologischen Entwicklungen optimal für die Herausforderungen unserer Zeit und unserer Gesellschaft in Bezug auf das Gesundheitswesen nützlich einzusetzen. Die vorliegenden Ergebnisse zeigen lediglich eine eingeschränkte Sichtweise, weitere strukturierte Untersuchungen und kritische Reflexionen sind erforderlich, um ein klares Bild zu erhalten.

Literatur

Adikari, Achini u. a. (2023a): From Concept to Practice: A Scoping Review of the Application of AI to Aphasia Diagnosis and Management, Disabil Rehabil. May 12, 1-10. doi: 10.1080/09638288.2023.2199463.

Axer, Hubertus / Jantzen, Jan / Graf Von Keyserlingk, Diedrich (2000): An Aphasia Database on the Internet: A Model for Computer-Assisted Analysis in Aphasiology, Brain and Language 75(3), 390-398. doi: 10.1006/brln.2000.2362.

Bacher, Karolin (2022): Zervikale Auskultation im Dysphagiediagnostikprozess, BA-Arbeit, Bachelorstudiengang Logopädie, FH JOANNEUM University of Applied Sciences, Graz.

Berry, Sarah E. u. a. (2020): Human Postprandial Re-sponses to Food and Potential for Precision Nutrition, Nature Medicine 26(6), 964-973. doi: 10.1038/s41591-020-0934-0.

Bodnar, Lisa M. u. a. (2020): Machine Learning as a Strategy to Account for Dietary Synergy: An Il-lustration Based on Dietary Intake and Adverse Pregnancy Outcomes, The American Journal of Clinical Nutrition 111(6), 1235-1243. doi: 10.1093/ajcn/nqaa027.

Buch, Varun / Varughese, George / Maruthappu, Mahiben (2018): Artificial Intelligence in Diabetes Care, Diabet Med 35(4), 495-497. doi: 10.1111/dme.13587.

Chandradevan, Ramraj u. a. (2020): Machine-Based Detection and Classification for Bone Marrow Aspirate Differential Counts: Initial Development Focusing on Nonneoplastic Cells, Laboratory Investigation 100(1), 98-109. doi: 10.1038/s41374-019-0325-7.

Chen, Raymond / Chen, Guoxun (2022): Personalized Nutrition for People with Diabetes and at Risk of Diabetes Has Begun, Journal of Future Foods 2(3), 193-202. doi: 10.1016/j.jfutfo.2022.06.001.

Chen, Zhen u. a. (2023): Deep Learning in Automatic Detection of Dysphonia: Comparing Acoustic Features and Developing a Generalizable Framework, International Journal of Language & Communication Disorders 58(2), 279-294. doi: 10.1111/1460-6984.12783.

Choi, Changhyun u. a. (2018): Learning Object Grasping for Soft Robot Hands, IEEE Robotics and Automation Letters 3(3), 2370-2377. doi: 10.1109/LRA.2018.2810544.

El Naqa, Issam u. a. (2020): Artificial Intelligence: reshaping the practice of radiological sciences in the 21st century, The British Journal of Radiology 93(1106), 20190855. doi: 10.1259/bjr.20190855.

Ellahham, Samer (2020): Artificial Intelligence: The Future for Diabetes Care, The American Journal of Medicine 133(8), 895-900. doi: 10.1016/j.amjmed.2020.03.033.

Finlay, G. Duncan u. a. (2014): Measuring the modified early warning score and the Rothman Index: Advantages of utilizing the electronic medical record in an early warning system, Journal of Hospital Medicine 9(2), 116-119. doi: 10.1002/jhm.2132.

Ford, Simon u. a. (2023): Delivering Patient Support with Connected Chatbots: Lessons from BC Cancer, abrufbar unter: https://www.researchgate.net/publication/370522263_Delivering_Patient_Support_with_Connected_Chatbots_Lessons_from_BC_Cancer (zuletzt abgerufen: 28.8.2023).

Grasemann, Uli u. a. (2021): Predicting Language Treatment Response in Bilingual Aphasia Using Neural Network-Based Pa-tient Models, Scientific Reports 11(1), 10497. doi: 10.1038/s41598-021-89443-6.

Hegde, Sarika u. a. (2019): A Survey on Machine Learning Approaches for Automatic Detection of Voice Disorders, Journal of Voice 33(6), 947.e11-947.e33. doi: 10.1016/j.jvoice.2018.07.014.

Hennemann, Severin u. a. (2022): Diagnostic Performance of an App-Based Symptom Checker in Mental Disorders: Comparative Study in Psychotherapy Outpatients, JMIR Mental Health 9(1), e32832. doi: 10.2196/32832.

Huynh, Elizabeth u. a. (2020): Artificial Intelligence in Radiation Oncology, Nature Reviews Clinical Oncology 17(12), 771-81. doi: 10.1038/s41571-020-0417-8.

Järvelin, Antti (Juhola, Martti / Laine, Matti (2006): A Neural Network Mordel For The Simulation Of Word Production Errors Of Finnish Nouns, International Journal of Neural Systems 16(04), 241-254. doi: 10.1142/S0129065706000652.

Juhola, Martti / Vauhkonen, Antti / Laine, Matti (1995): Simulation of Aphasic Naming Errors in Finnish Language with Neural Networks, Neural Networks 8(1), 1-9. doi: 10.1016/0893-6080(94)00066-U.

Kalasin, Surachate / Sangnuang, Pantawan / Surareungchai, Werasak (2022): Intelligent Wearable Sensors Interconnected with Advanced Wound Dressing Bandages for Contactless Chronic Skin Monitoring: Artificial Intelligence for Predicting Tissue Regeneration, Analytical Chemistry 94(18), 6842-6852. doi: 10.1021/acs.analchem.2c00782.

Kidziński, Łukasz u. a. (2020): Deep Neural Networks Enable Quantitative Movement Analysis Using Single-Camera Videos, Nature Communications 11(1), 4054. doi: 10.1038/s41467-020-17807-z.

Klang, Eyal (2018): Deep Learning and Medical Imaging, Journal of Thoracic Disease 10(3). doi: 10.21037/jtd.2018.02.76.

Laupichler, Matthias Carl u. a. (2022): Artificial Intelligence Literacy in Higher and Adult Education: A Scoping Literature Review, Computers and Education: Artificial Intelligence 3, 100101. doi: 10.1016/j.caeai.2022.100101.

Le, Duc / Licata, Keli / Mower Provost, Emily (2018): Automatic Quantitative Analysis of Spontaneous Aphasic Speech, Speech Communication 100, 1-12. doi: 10.1016/j.specom.2018.04.001.

Li, Juan u. a. (2020): Application of Artificial Intelligence in Diabetes Education and Management: Present Status and Promising Prospect, Frontiers in Public Health 8.

Limketkai, Berkeley N. u. a. (2021): The Age of Artificial Intelligence: Use of Digital Technology in Clinical Nutrition, Current Surgery Reports 9(7), 20. doi: 10.1007/s40137-021-00297-3.

Mahmoud, Seedahmed S. u. a. (2020): An Efficient Deep Learning Based Method for Speech Assessment of Mandarin-Speaking Aphasic Patients, IEEE Journal of Biomedical and Health Informatics 24(11), 3191-3202. doi: 10.1109/JBHI.2020.3011104.

Maniruzzaman, Md. (2018): Accurate Diabetes Risk Stratification Using Machine Learning: Role of Missing Value and Outliers, Journal of Medical Systems 42(5):92. doi: 10.1007/s10916-018-0940-7.

Mao, Shitong u. a. (2019): Neck Sensor-Supported Hyoid Bone Movement Tracking during Swallowing, Royal Society Open Science 6(7), 181982. doi: 10.1098/rsos.181982.

Martin-Martinez, Alberto u. a. (2022) A Systematic and Universal Artificial Intelligence Screening Method for Oropharyngeal Dysphagia: Improving Diagnosis Through Risk Management, Dysphagia 38(4), 1224-1237. doi: 10.1007/s00455-022-10547-w.

Mohlman, Jeffrey S. u. a. (2020): Improving Augmented Human Intelligence to Distinguish Burkitt Lymphoma From Diffuse Large B-Cell Lymphoma Cases, American Journal of Clinical Pathology 153(6), 743-759. doi: 10.1093/ajcp/aqaa001.

Nagaraj, Sunil B. u. a. (2019): Predicting Short- and Long-Term Glycated Haemoglobin Response after Insulin Initiation in Patients with Type 2 Diabetes Mellitus Using Machine-Learning Algorithms, Diabetes, Obesity & Metabolism 21(12), 2704-2711. doi: 10.1111/dom.13860.

Peñaloza, Claudia u. a. (2020): Predicting Treatment Outcomes for Bilinguals with Aphasia Using Computational Modeling: Study Protocol for the PROCoM Randomised Controlled Trial, BMJ Open 10(11), e040495. doi: 10.1136/bmjopen-2020-040495.

Qin, Ying / Lee, Tan / Kong, Anthony Pak Hin (2020): Automatic Assessment of Speech Impairment in Cantonese-Speaking People with Aphasia, IEEE Journal of Selected Topics in Signal Processing 14(2), 331-345. doi: 10.1109/JSTSP.2019.2956371.

Ramzan, Muhammad u. a. (2017): Gait Identification Using Neural Network, International Journal of Advanced Computer Science and Applications 8(9). doi: 10.14569/IJACSA.2017.080909.

Ravali, Ravula Sahithya (2022): A Systematic Review of Artificial Intelligence for Pediatric Physiotherapy Practice: Past, Present, and Future, Neuroscience Informatics 2(4), 100045. doi: 10.1016/j.neuri.2022.100045.

Rebrion, Cedrine u. a. (2019): High-Resolution Cervical Auscultation Signal Features Reflect Vertical and Horizontal Displacements of the Hyoid Bone During Swallowing, IEEE Journal of Translational Engineering in Health and Medicine 7, 1-9. doi: 10.1109/JTEHM.2018.2881468.

Robert, Nancy (2019): How artificial intelligence is changing nursing, Nursing Management 50(9), 30-39. doi: 10.1097/01.NUMA.0000578988.56622.21.

Rowe, Michael / Nicholls, David A. / Shaw, James (2022): How to Replace a Physiotherapist: Artificial Intelligence and the Redistribution of Expertise, Physiotherapy Theory and Practice 38(13), 2275-2283. doi: 10.1080/09593985.2021.1934924.

Sabry, Aliaa u. a. (2020): Automatic Estimation of Laryngeal Vestibule Closure Duration Using High-Resolution Cervical Auscultation Signals, Perspectives of the ASHA Special Interest Groups 5(6), 1647-1656. doi: 10.1044/2020_PERSP-20-00073.

Seah, Jarrel u. a. (2021): Artificial intelligence in medical imaging: implications for patient radiation safety, The British Journal of Radiology 94(1126), 20210406. doi: 10.1259/bjr.20210406.

Seifert, Robert u. a. (2021): Artificial Intelligence and Machine Learning in Nuclear Medicine: Future Perspectives, Seminars in Nuclear Medicine 51(2), 170-177. doi: 10.1053/j.semnuclmed.2020.08.003.

Sethi, Dimple / Bharti, Sourabh / Prakash, Chandra (2022): A Comprehensive Survey on Gait Analysis: History, Parameters, Approaches, Pose Estimation, and Future Work, Artificial Intelligence in Medicine 129, 102314. doi: 10.1016/j.artmed.2022.102314.

Shaikh, Faiq u. a. (2021): Artificial Intelligence-Based Clinical Decision Support Systems Using Advanced Medical Imaging and Radiomics, Current Problems in Diagnostic Radiology 50(2), 262-267. doi: 10.1067/j.cpradiol.2020.05.006.

Shorey, Shefaly u. a. (2019): A Virtual Counseling Application Using Artificial Intelligence for Communication Skills Training in Nursing Education: Development Study, Journal of Medical Internet Research 21(10), e14658. doi: 10.2196/14658.

Sng, Gerald Gui Ren u. a. (2023): Potential and Pitfalls of ChatGPT and Natural-Language Artificial Intelligence Models for Diabetes Education, Diabetes Care 46(5), e103-105. doi: 10.2337/dc23-0197.

Sultan, Ahmed S. u. a. (2020): The Use of Artificial Intelligence, Machine Learning and Deep Learning in Oncologic Histopathology, Journal of Oral Pathology & Medicine 49(9), 849-856. doi: 10.1111/jop.13042.

Suzuki, Kazuma u. a. (2022): Real-time Assessment of Swal-lowing Sound Using an Electronic Stethoscope and an Artificial Intelligence System, Clinical and Experimental Dental Research 8(1), 225-230. doi: 10.1002/cre2.531.

Tack, Christopher (2019): Artificial Intelligence and Machine Learning | Applications in Musculoskeletal Physiotherapy, Musculoskeletal Science and Practice 39, 164-169. doi: 10.1016/j.msksp.2018.11.012.

Thomas, Diana M. u. a. (2022): Machine Learning Modeling Practices to Support the Principles of AI and Ethics in Nutrition Research, Nutrition & Diabetes 12(1), 48. doi: 10.1038/s41387-022-00226-y.

Wang, Zhijian u. a. (2016): Automatic Assessment of Pathological Voice Quality Using Multidimensional Acoustic Analysis Based on the GRBAS Scale, Journal of Signal Processing Systems 82(2), 241-251. doi: 10.1007/s11265-015-1016-2.

Weng, Stephen F. u. a. (2017): Can Machine-Learning Improve Cardiovascular Risk Prediction Using Routine Clinical Data?, PLoS One 12(4), e0174944. doi: 10.1371/journal.pone.0174944.

Zeevi, David u. a. (2015): Personalized Nutrition by Prediction of Glycemic Responses, Cell 163(5), 1079-1094. doi: 10.1016/j.cell.2015.11.001.

Zou, Quan u. a. (2018): Predicting Diabetes Mellitus with Machine Learning Techniques, Frontiers in Genetics 9. doi: https://doi.org/10.3389/fgene.2018.00515.

Was wollen wir von dem, was wir technisch können, realisieren?

Perspektiven auf eine KI-gestützte Gesundheitsversorgung von morgen am Beispiel der Patientenaufnahme in einem Krankenhaus

Christof Wolf-Brenner, Nina Wolf-Brenner und Martin Semmelrock

1. Einführung

„Die Gesundheit ist das höchste Gut des Menschen.“ Bereits Arthur Schopenhauer erkannte Mitte des 19ten Jahrhunderts die Gesundheit als zentralen Aspekt des menschlichen Daseins an. Je weiter das Wissen um die Notwendigkeit der körperlichen Integrität voranschritt, desto mehr wurde die Gesundheitsversorgung sozialpolitisches Aufgabengebiet.

Im 21ten Jahrhundert angekommen, spiegelt sich dieser Stellenwert in der österreichischen Gesundheitsversorgung durch 260 Spitäler wider, die für die Aufrechterhaltung dieses wertvollen Guts verantwortlich sind. Zwei Fünftel dieser Krankenanstalten sind in die Akutversorgung integriert (Öffentliches Gesundheitsportal Österreichs 2021). Während die Bevölkerung stetig wächst, werden periphere Krankenhäuser aufgrund von Personalmangel und politischer Strukturplanung[1] geschlossen und der Fokus auf Ärztezentren und ambulante Versorgung gelegt. Wie können die diskrepanten Punkte Bevölkerungswachstum und adäquates Gesundheitsmanagement im ambulanten Bereich zusammengeführt werden?

Ziel dieses Kapitels ist es, ausgehend von den 2023 vorliegenden Problemen, potenzielle Anwendungsfälle für Künstliche Intelligenz (KI) in der Gesundheitsversorgung, insbesondere durch Krankenanstalten zu skizzieren. Darauf basierend wird ein visionäres, fiktives Szenario vorgestellt, in

1 Siehe dazu auch Berichte in den Medien, beispielsweise unter https://kurier.at/chronik/oesterreich/salzburger-spital-weist-steirer-ab-es-hat-keine-warnung-gegeben/402328032 oder auch https://www.diepresse.com/642571/wiener-spitaeler-nur-noch-sieben-standorte-bis-2030.

dem KI in diesem Bereich weitflächig eingesetzt wird. Schlussendlich wird diskutiert, welche Aspekte des genannten Szenarios mit unseren einhelligen westlichen Moralvorstellungen vereinbar sind und welche Anwendungen, obwohl technisch möglich, moralisch nicht vertretbar scheinen.

Der vorliegende Beitrag beschäftigt sich primär mit den ethischen Aspekten und Herausforderungen, die sich für die Gesellschaft insgesamt, aber auch für das Gesundheitswesen aus diesen neuen Entwicklungen ergeben. In einem zweiten Artikel wird auf spezifische Themenfelder im Rahmen von Bildungs- und Forschungsprozessen eingegangen.

1.1 Eine typische Aufnahme

Ein klassischer Aufnahmeprozess von Patient:innen in einer Krankenanstalt in Österreich startet in der Regel entweder nach Selbstzuweisung oder Einweisung durch Hausärztin, Rettungs- oder Notarztdienst am Aufnahmeschalter. Es erfolgt die Identifikation der Person über die e-Card, die Basisauskunft über den/die Patient:in gibt. Nach der personellen Überprüfung beginnt der eigentliche Aufnahmeprozess durch das Pflegepersonal.

Die meisten österreichischen Notaufnahmen verwenden seit 2009 das **Manchester Triage System (MTS)** zur Ersteinschätzung ihrer Patient:innen. Durch ein standardisiertes Verfahren erfolgt eine Sichtung der Patient:innen durch das Pflegepersonal mit anschließender Einteilung nach Behandlungspriorität. Diese wird, wie in Tabelle 1 ersichtlich, in Zahlen und Farben ausgedrückt und ist mit einer idealen Maximalzeit bis zum Erstkontakt mit der behandelnden Ärzt:in hinterlegt (Manchester Triage Group 2013: 2).

Nummer	Name	Farbe	Max. Zeit
1	Immediate – Sofort	Rot	0 Minuten
2	Very Urgent – Sehr dringend	Orange	10 Minuten
3	Urgent – Dringend	Gelb	30 Minuten
4	Standard – Normal	Grün	90 Minuten
5	Non-Urgent – Nicht dringend	Blau	120 Minuten

Tabelle 1: Klassen der Behandlungspriorität der Patient:innen gemäß MTS (Manchester Triage Group 2013: 2).

Das MTS ist reduktiv. Es wird davon ausgegangen, dass jede Person mit einer lebensbedrohlichen Erkrankung vorstellig wird und diese zuerst ausgeschlossen werden muss, um keine schwerwiegenden Erkrankungen zu übersehen (Manchester Triage Group 2013: 48f). Basierend auf einer Validierungsstudie des Manchester Triage Systems in Österreich kann gesagt werden, dass die überwiegende Mehrheit der Patient:innen, die ungeplant in einer Aufnahme vorstellig werden, normale (4) oder nicht dringende Fälle (5) darstellen.

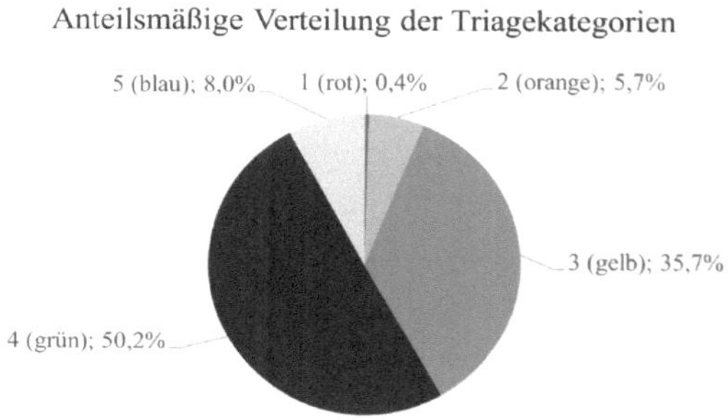

Abb. 1: Anteilsmäßige Verteilung der Triagekategorien; eigene Darstellung basierend auf Mayerhofer u.a. 2022: 2.

Diese erste Einteilung ermöglicht es in weiterer Folge dem/der behandelnden Ärzt:in, sich einen Überblick zu verschaffen und zeigt, wieviel Zeit bis zu dem anstehenden Erstkontakt mit dem/der Patient:in verstreichen darf.

Nach der Triagierung dem/der Patient:in wird diese je nach Klassifizierung und Allgemeinzustand in den Wartebereich gebracht. Während eine 5 eine Wartezeit von bis zu 120 Minuten zum ersten Kontakt mit dem ärztlichen Personal zu erwarten hat, wird eine 1 als Notfall sofort behandelt. Diese Patient:innen werden zumeist direkt durch einen Notarzt oder eine Notärztin in den Schockraum gebracht und dort dem/der Intensivmediziner:in bzw. dem/der verantwortlichen Oberärzt:in der Notaufnahme übergeben. Die meisten Patient:innen, die in einer Notaufnahme behandelt werden, werden zwischen Stufe 3 und 4 triagiert. Hierbei handelt es sich, sofern die Ersteinschätzung durch das Pflegepersonal der Realität entspricht, um Patient:innen, die den Erstkontakt mit einem Arzt oder einer Ärztin zwischen 30-90 Minuten erfahren sollten. In der Realität ist es jedoch mit steigendem Patient:innenaufkommen oft so, dass dieses Zeitkontingent in den meisten Fällen ausgeschöpft, wenn nicht sogar deutlich überschritten wird. Tritt dieser Fall ein, muss eine neuerliche Triage, auch Re-Triage genannt, erfolgen.

Kommt es schließlich zum Erstkontakt, erfolgt die ärztlich erhobene Anamnese. Aufgrund der medizinischen Fachkenntnisse der Ärzt:innen unterscheidet sich diese oftmals von der ursprünglich erhobenen. Damit einhergehend wird ebenso festgestellt, dass die Einstufung in eine andere Traigeklasse korrekt gewesen wäre. Nach Beurteilung der erhobenen Vitalparameter, der Anamnese und der körperlichen Untersuchung durch den Arzt oder die Ärztin werden die von ihr/ihm für notwendig erachteten Laborparameter und Untersuchungen festgelegt und angeordnet. Über die Erfahrung aus einer Vielzahl an Patient:innenaufnahmen haben die meisten Notaufnahmen als sogenanntes Basis- oder Routinelabor ein Set an Laboruntersuchungen als Standard definiert. Proben für dieses Routinelabor werden in unterschiedlichen Ländern je nach Rechtslage durch Ärzt:innen oder Pflegepersonal bereits im Vorfeld abgenommen. Kann das Pflegepersonal dies erledigen, wird wertvolle Zeit gespart, da der/die Ärzt:in so beim ersten Patientenkontakt bereits Zusatzinformationen über den Zustand der Patient:innen vorgelegt werden können. Spezifische Parameter, die zu diesem Zeitpunkt noch nicht erhoben wurden, werden in der Regel nachgefordert.

Der Kontakt zwischen Patient:in und Ärzt:in ist, wie bereits erwähnt, meist die kürzeste Zeitspanne, während die Wartezeit zu Beginn und nach den Untersuchungen bis zum Eintreffen der Laborwerte und Befunde (Röntgen, Sonographie u. a.) länger dauert. Ein wesentlicher Faktor scheint hier das Zusammenspiel mit anderen medizinischen Fachdisziplinen zu sein, wie zum Beispiel der Radiologie. Die Erstellung, Beurteilung und schriftliche Zusammenfassung interdisziplinärer Befunde ist ein zeitraubender, aber unumgänglicher Prozesstreiber.

Erst nach dem Vorliegen aller notwendigen Befunde kann eine vollständige Beurteilung durch das zuständige ärztliche Personal erfolgen. Je nachdem, welches Krankheitsbild und welche Dringlichkeit für eine ärztliche Intervention vorliegt, wird in weiterer Folge für die Behandlung nach der ambulanten Untersuchung einer von drei Pfaden vorgeschlagen:

1. Der/die Patient:in wird mit Arztbrief, Empfehlung und bei Bedarf auch mit Rezept entlassen. Eine weitere Betreuung wird in die Hände der niedergelassenen Fachärzt:innen oder Hausärzt:innen gelegt.

2. Der/die Patient:in wird stationär aufgenommen, falls eine dementsprechende Notwendigkeit besteht. Dies kann der Fall sein, wenn zum Beispiel akute Infekte mittels intravenöser Therapien behandelt werden müssen.
3. Der/die Patient:in wird in die Obhut einer anderen Fachrichtung transferiert, da sich das zentrale Problem als nicht fach-spezifisch herauskristallisiert hat.

1.2 Herausforderungen im Aufnahmeprozess

Der Wunsch zum **Einsatz von KI-Systemen** im klinischen Aufnahmeprozess wird durch die Ziele und Probleme getrieben, die dem Prozess innewohnen. In diesem Abschnitt wird erörtert, welche dies sind und wie diese in Ziele für einen KI-Einsatz umgesetzt werden können. Dabei handelt es sich jedoch keinesfalls um eine vollumfängliche Liste aller Herausforderungen. Vielmehr sollen beispielshaft Probleme angeführt werden, die aller Wahrscheinlichkeit nach in einer Vielzahl von Krankenanstalten respektive (Not-) Aufnahmen zu finden sind.

Grundsätzlich kann gesagt werden, dass die Ziele für den Betrieb einer (Not-) Aufnahme aus Sicht eines Krankenhausbetreibers relativ einfach sind: **Für jede/n Patient:in soll möglichst rasch und ressourcenschonend die korrekte Diagnose gestellt und die weitere Behandlung in die aussichtsreichsten Bahnen geleitet werden**. Ein kontemporärer Ausdruck dieser Ziele ist das Bestreben von Krankenanstalten, möglichst viele Untersuchungen und Therapien soweit möglich ambulant, also ohne stationäre Aufnahme des/der Patient:in, durchzuführen.

Eine große Herausforderung stellt die Ungewissheit über den täglichen Zustrom neuer Patient:innen dar. Die genaue Anzahl der ankommenden Patient:innen ist im Vorhinein weitestgehend unbekannt und führt zu einem potenziellen Ungleichgewicht zwischen Ressourcenangebot und Nachfrage an medizinischen Dienstleistungen im Krankenhaus. Insbesondere die Verfügbarkeit von freien Betten stellt hier eine große Unbekannte dar, da diese Ressource aufgrund von vielen schwer antizipierbaren und oft unerwarteten medizinischen Entwicklungen be- oder entlastet wird. Events wie Patient:innenentlassungen, -verlegungen oder auch Tode können hier als Beispiele für solche oft überraschend eintretenden Vorfälle genannt werden.

Betrachtet man den Aufnahmeprozess in den dargelegten Schritten, so lassen sich vor allem die zeitlichen Herausforderungen nicht von der

Hand weisen. Trotz der Verwendung des Manchester Triage Systems kann es **oftmals** zu **Verzögerungen** bei der Erfüllung der Zeitquoten für den Patient:innenkontakt kommen. Dies kann auf Faktoren wie eine unzureichende Personalressource (beispielsweise Radiolog:innen oder Intensivpflegepersonal), medizinisch-technische Infrastruktur (z. B. Röntgen- oder Ultraschallgeräte, Schockräume, etc.) oder generell ein zu hohes Patient:innenaufkommen zurückgeführt werden.

Eine zusätzliche Schwierigkeit stellt die effiziente Nutzung der Infrastruktur im Krankenhaus dar. Prinzipiell kann davon ausgegangen werden, dass im Sinne der Effizienz nur Untersuchungen gemacht werden sollten, die für eine korrekte Diagnose des/der Patient:in zwingend erforderlich sind. Nachdem Ärzt:innen diese ex ante nicht kennen, liegt es in ihrer Verantwortung, diese zielgenau auszuwählen und anzufordern. Da jedoch nicht alle Patient:innen ihr Leiden offenkundig mit sich herumtragen, ist das Auswählen und Einholen der notwendigen (Labor-) Untersuchungen, vor allem auch im Lichte des Unwohlseins der Patient:innen, eine äußerst schwierige Aufgabe. Eine optimierte Nutzung der diagnostischen Ressourcen ist prinzipiell also wünschenswert, da dadurch (1) Ressourcen und Infrastruktur nicht unnötig belegt werden, (2) die Patient:innen nicht unnötigen Prozeduren unterzogen werden und ihnen (3) schneller Ergebnissen und Entscheidungen präsentiert werden können, da auf Ergebnisse unnötiger Untersuchungen nicht gewartet werden muss.

Die Entscheidung, ob Patient:innen entlassen, stationär aufgenommen oder an einen anderen Fachbereich überwiesen werden sollen, kann ebenso eine Herausforderung darstellen. Einerseits sind die Bettenzahlen in Krankenhäusern stark beschränkt, was dazu führt, dass oft nicht alle Patient:innen, die ein Bett benötigen, dieses auch bekommen. Dementsprechend wichtig sind klare Kriterien sowie eine transparente Kommunikation zwischen Abteilungen in einem Krankenhaus, aber vor allem auch mit anderen Krankenanstalten, um diese sogenannten **Ressourcengrenzfälle** adäquat zu behandeln.

In der Praxis ist es zusätzlich oftmals so, dass **medizinische Grenzfälle** vorliegen. Patient:innen können grundsätzlich ein primäres Erkrankungsbild aufweisen, das nicht für eine stationäre Aufnahme spricht. Nebensächlich erscheinende Faktoren, wie das Alter, generelle Gebrechlichkeit, Komorbiditäten oder auch die häusliche Versorgungssituation können jedoch dafür sprechen, dass Patient:innen in solchen Fällen trotzdem stationär aufgenommen werden sollten. Informationen über die Person und ihre Geschichte abseits der akuten Ätiologie für den Besuch einer Ambulanz spielen dementsprechend für die Entscheidung zur stationären oder ambulanten Behandlung eine gewichtige Rolle.

Um eine korrekte Diagnose stellen zu können, muss das medizinische Fachpersonal **in kurzer Zeit möglichst viel über die einzelnen Patient:innen explorieren. Erschwerend** kommt hinzu, dass die **Verschriftlichung von Befunden**, die **interdisziplinäre Zusammenarbeit** und die stationäre Aufnahme und Verteilung der Patient:innen dem behandelnden Arzt oder der Ärztin sowie dem Pflegepersonal obliegt. Dieser **enorme Zeitaufwand** beansprucht Ressourcen der Fachkompetenz, die dringend für deren eigentliche Arbeit – nämlich Untersuchung und Behandlung von Patient:innen – benötigt werden.

Im folgenden Abschnitt wird nun dargelegt, welche KI-gestützten Optimierungsszenarien im Lichte der genannten Herausforderungen möglich sind und wie der Einsatz dieser in der Praxis aussehen könnte.

2. Eine Vision für KI im Aufnahmeprozess

Die in diesem Abschnitt vorgestellten Anwendungsfälle basieren auf der Prämisse, dass KI das Potential birgt, traditionelle Patientenaufnahmeprozesse in straffe, effiziente und patientenzentrierte Erfahrungen zu transformieren. Mit Fortschritten in der KI-Technologie und der Verfügbarkeit umfassender medizinischer Daten können zahlreiche Herausforderungen im Aufnahmeprozess adressiert werden. Dieser Abschnitt stellt eine nahe Zukunft vor, in der KI-Lösungen die Patient:innenaufnahme nahtlos verbessern und datengestützte Erkenntnisse nutzen, um aktuelle bestehende Herausforderungen zu beseitigen. In diesem Zusammenhang werden **drei anschauliche Beispiele für KI-Anwendungen** vorgestellt, die bereits heute verfügbare Daten und Technologien nutzen könnten.

2.1 Self-Service Triage

Der Anwendungsfall „Self-Service Triage“ nutzt KI, um Patient:innen und Betreuungspersonen eine proaktive Rolle in ihrer eigenen oder der Gesundheitsversorgung ihrer Schützlinge zu ermöglichen. Bevor ein/e Patient:in in der Notaufnahme durch das Personal triagiert wird, werden bereits zu Hause oder am Weg zur Aufnahme, beispielsweise mittels einer App mit einem Fragebogen und potentiell zusätzlich mit einer Smart-Watch und den damit aufzeichenbaren Vitalparametern, die Patient:innen KI-gestützt triagiert. Nachdem die Fragestellungen für den Triageprozess definiert und eine Vielzahl an Beispieldaten in den Datenbanken der Krankenanstalten zu Vitalparametern und Triageergebnissen vorliegen, kann ein dementsprechendes KI-Modell trainiert werden. Auf Basis der historischen Daten kann so bereits auf Grundlage einer Selbsteinschätzung der Patient:innen und der vorliegenden Vitalparameter eine präliminäre Triagierung vor der Ankunft im Krankenhaus erfolgen.

Nach dem Eintreffen des/der Patient:in in der Aufnahme passt das medizinische Personal, zuerst Pflegepersonal, dann Ärzt:innen, den Triage-Score durch den bewährten iterativen Ansatz an, indem es zusätzliche Patientendaten berücksichtigt und Vor-Ort-Untersuchungen durchführt. Dieser kollaborative Prozess zwischen KI und medizinischem Fachpersonal sorgt für eine genauere Klassifizierung der Patient:innen, rationalisiert den Aufnahmeprozess und ermöglicht ein rechtzeitiges Eingreifen auf der Grundlage des sich entwickelnden medizinischen Kontextes. Durch die Kombination von patient:inneninitiierten Daten mit medizinischem Fachwissen **beschleunigt** die „Self-Service Triage" nicht nur **die Versorgung**, sondern gibt den Patient:innen auch die **Möglichkeit**, **aktiv an ihrer Gesundheitsbewertung mitzuwirken**.

2.2 Schätzung des täglichen Zustroms und Abstroms von Patient:innen

Bei diesem Use Case wird mittels KI versucht, die **Unsicherheiten** im Zusammenhang mit den Aufnahme- und Entlassungsraten von Patient:innen in Krankenhäusern zu **verringern**. Durch die Analyse historischer Daten, aktueller Patientenzahlen und weiterer relevanter Faktoren prognostiziert ein KI-gesteuertes System die tägliche Zu- und Abgangsrate von Patient:innen. Zu Beginn jeder Schicht erhält das Aufnahmepersonal in einem Dashboard die voraussichtliche Anzahl der ankommenden Patient:innen, die erwartete Verteilung der Manchester-Triage-Scores und die Verfügbarkeit freier Betten in den verschiedenen Abteilungen übersichtlich dargestellt. Darüber hinaus liefert das System eine ungefähre Spanne für die Anzahl der Betten, die im Laufe des Tages voraussichtlich verfügbar werden. Die Prognosen werden bei jedem Schichtwechsel automatisch neu berechnet und aktualisiert.

Mit dieser Vorausschau kann das Aufnahmepersonal die **Ressourcenzuweisung besser planen**, den **Patientenfluss optimieren** und sicherstellen, dass die **Patient:innennachfrage mit der Bettenverfügbarkeit übereinstimmt**. Dieser datengesteuerte Ansatz verbessert die betriebliche Effizienz, minimiert die Wartezeiten und fördert einen strafferen und patientenzentrierten Aufnahmeprozess.

2.3 Empfehlungen zur Auswahl der Laboruntersuchungen

Dieser Anwendungsfall sieht eine KI-gesteuerte Lösung vor, die den Prozess der **Auswahl von Laboruntersuchungen** bei der Patient:innenaufnahme **optimiert**. Zu Beginn des Aufnahmeprozesses nehmen die Pflegekräfte in der Regel Proben für einen Standardsatz von Labortests. Ein KI-Empfehlungssystem, das historische Aufnahmedaten nutzt und Muster in den durchgeführten Tests erkennt, kann so trainiert werden, dass es dem Pflegepersonal **maßgeschneiderte Vorschläge für zusätzliche Tests** gibt, die für alle Patient:innen auf individueller Basis erforderlich sein könnten. Unter Berücksichtigung der Krankengeschichte, den erhobenen Daten im Zuge der Triage und der sich zeigenden Symptome unterstützt ein solches System das Pflegepersonal bei der Auswahl spezifischer Tests und **spart** so **Zeit und Ressourcen**.

Dieser datengestützte Ansatz stellt sicher, dass die Tests für den Zustand der Patient:innen relevant sind, wodurch die **Informationsqualität für Ärzt:innen beim Erstkontakt verbessert** und **unnötige Ressourcenbelegungen vermieden** werden. Mit der Integration dieses Empfehlungssystems können Krankenhäuser die **Prozesse für Labortests rationalisieren**, die **Patient:innenversorgung** schlussendlich **verbessern** und **Ressourcen effizienter zuweisen**, was die greifbaren Auswirkungen von KI bei der Modernisierung von Patient:innenaufnahmeverfahren verdeutlicht.

3. Ethische Herausforderungen und Erwägungen

Im Kontext einer Verbesserung des Aufnahmeprozesses durch KI wurden drei Anwendungsszenarien vorgestellt. Mit dem daraus erwachsenden Versprechen einer verbesserten Effizienz und Patient:innenbehandlung gehen jedoch auch ethische Herausforderungen und Überlegungen einher, die eine sorgfältige Prüfung erfordern. Dieser Abschnitt befasst sich mit den moralischen Implikationen der drei genannten KI-getriebenen Anwendungsfälle.

Der Anwendungsfall „**Self-Service Triage**" sieht eine Stärkung der Rolle der Patient:innen im Sinne einer nicht medizinisch ausgebildeten Person bei der eigenen Gesundheitsbeurteilung vor. Dadurch ist die Dringlichkeit der Patient:innenbehandlung bereits zu einem weitaus früheren Zeitpunkt zumindest grob bekannt. Dieser Ansatz bietet zwar Bequemlichkeit und Effizienz, doch ergeben sich **Bedenken hinsichtlich der Zugänglichkeit. Nicht alle Patient:innen verfügen über die erforderlichen digitalen Kenntnisse oder Ressourcen**, um sich auf solchen Plattformen zurechtzufinden, was potenziell zu Ungleichheiten in der Gesundheitsversorgung führen kann.

Darüber hinaus sollte von Patient:innen gemeldeten Daten nicht blind vertraut werden. Oftmals können fachspezifische Fragestellungen von Menschen kurz vor der Ankunft in einer Notaufnahme nicht adäquat beantwortet werden. Stresssituationen können dazu führen, dass Fragestellungen bezüglich des eigenen Befindens **fehlinterpretiert** oder aber auch **bewusst nicht wahrheitsgemäß beantwortet** werden, um die Dringlichkeit der Behandlung zu erhöhen. Ist der/die Patient:in beispielsweise bewusstlos, muss eine Dritte Person die Fragestellungen anstatt des/der Patient:in beantworten – was wiederum heikle Konsequenzen nach sich zieht.

Um solche Problemstellung zu vermeiden, könnte versucht werden, alle Formen menschlicher **Voreingenommenheit** in der Triagierung **so weit als möglich zu vermeiden**. Dazu könnten – ähnlich zum gängigen Vorgehen in psychologischen Tests – die Fragestellungen so gewählt werden, dass über Querchecks die Validität vorangegangener Angaben überprüft wird. Zwangsweise würde dies jedoch zu einer längeren und mühsameren Dateneingabe führen. Ein integrativer Ansatz, bei dem Daten aus den digitalisierten Gesundheitsakten zusätzlich automatisiert in die Triagierung einfließen, könnte hierbei zumindest teilweise Abhilfe schaffen. Dazu muss jedoch auch sichergestellt werden, dass alle medizinisch relevanten Daten in diesen Akten für das Self-Triage System verwendet werden können.

Neben der Problemstellung aufgrund von Voreingenommenheit oder Unwissen bei der Dateneingabe zur Selbstriagierung könnte auch bei korrekter und wahrheitsgemäßer Dateneingabe trotzdem die **Genauigkeit der Ergebnisse zu ethischen Herausforderungen** führen. Im Prinzip **wird** bei der Self-Service Triage **die initiale Einschätzung einem KI-Modell überlassen**, dass jedoch rein auf Zahlen und Fakten basiert. Die Feinheiten zwischenmenschlicher Kommunikation, auch non-verbaler Art, werden dadurch natürlich nicht abgedeckt. Das Schmerzempfinden ist beispielsweise sehr subjektiv: Was für die eine ein kleines Stechen ist, sind für den anderen Höllenqualen. Die Interpretation des Schmerzempfindens in Relation zur Person, die den Schmerz verspürt, bleibt bei solchen Modellen auf der Strecke und **führt** dementsprechend **zu Ungenauigkeiten in der Triagierung mittels KI**.

Andere Problemstellungen zeigen sich bei der **Vorhersage von Patientenzu- und -abgängen durch KI-gestützte Analysen**. Diese zielt, wie bereits erwähnt, darauf ab, das Patient:innenaufkommen besser planbar zu machen. Die potenziellen **Fallstricke** liegen hier darin, sich **zu sehr auf diese Prognosen zu verlassen**. Ungenaue Vorhersagen könnten das empfindliche Gleichgewicht zwischen Patient:innennachfrage und verfügbaren Ressourcen stören, was zu betrieblichen Ineffizienzen und in weiterer Folge längeren Wartezeiten und somit schlechterer Behandlungsqualität führt.

Eine weitere ethische Herausforderung besteht darin, dass das **Personal sich zu sehr auf KI-Prognosen verlässt** und dadurch eine potenzielle Minderung der menschlichen Handlungsfähigkeit und des Urteilsvermögens bei der Entscheidungsfindung im Gesundheitswesen stattfindet. Es besteht die Gefahr, dass das Fachwissen, die Anpassungsfähigkeit und das Einfühlungsvermögen, das medizinisches Fachpersonal in die Patient:innenversorgung einbringt, erodiert werden. Es könnten Situationen eintreten, in denen das Wohlbefinden der Betroffenen und eine optimale Versorgung hinter algorithmischen Vorhersagen zurückstehen, was zu verpassten Gelegenheiten für personalisierte, patient:innengerechte medizinische Interventionen führt. Dies wirft also auch **Bedenken in Bezug auf das Patientenwohl** auf, da bei Entscheidungen im Gesundheitswesen **stets die Einzigartigkeit des Einzelfalls berücksichtigt werden sollte**. Es stellt sich die Frage: Wie kann KI das menschliche Urteilsvermögen verbessern, ohne die einfühlsame und anpassungsfähige Natur des medizinischen Personals zu beeinträchtigen?

Schlussendlich soll noch ein zentraler Aspekt von datengetriebenen KI-Systemen anhand der **KI-gestützten Empfehlungen für Labortests** andiskutiert werden. Solche Systeme lernen aus historischen Daten. Alles, was in der Vergangenheit passiert und aufgezeichnet wurde, wird analysiert. Muster und Korrelationen werden darin mit mathematischer Präzision entdeckt und in ein Modell gegossen, das die genannte Vergangenheit in Daten möglichst adäquat abbilden soll.

Hierin versteckt sich jedoch die Krux: Die Welt bewegt sich weiter. Das Klima, die Ernährung, das menschliche Verhalten, all das und vieles mehr verändert sich und entwickelt sich Tag für Tag mit kleinen Schritten in neue ungeahnte Richtungen weiter. Neue Krankheitsbilder tauchen plötzlich in Regionen auf, in denen sie zuvor nur aus Lehrbüchern bekannt waren. Mit ihnen kommt die Notwendigkeit, neue Untersuchungen durchzuführen, neue Tests zu machen, neue Diagnosen zu stellen und neue Behandlungen einzuleiten.

Selbstredend haben KI-Systeme das Potenzial, Diagnoseverfahren zu rationalisieren und Ressourcenverschwendung zu reduzieren. **Das ethische Problem** besteht hier jedoch darin, **das richtige Gleichgewicht zwischen standardisierten Verfahren**, **individueller Betreuung und dem Fortschritt in der Welt zu finden**. Wenn man sich ausschließlich auf KI-Vorschläge verlässt, könnten seltene, komplexe oder schlichtweg neuartige Fälle übersehen werden, die einen differenzierteren Ansatz erfordert hätten. Dies verdeutlicht die moralische **Verpflichtung**, dafür zu sorgen, **dass KI die menschliche Expertise nicht ersetzt**, **sondern ergänzt**, um das Wesen der personalisierten medizinischen Versorgung zu bewahren.

Bei der Integration von KI in das Gesundheitswesen geht es also vor allem darum, ein **Gleichgewicht zwischen technologischem Fortschritt und ethischer Verantwortung** zu finden. Während die aufgezeigten Anwendungsfälle Möglichkeiten für Verbesserungen bieten, erfordern sie auch einen gewissenhaften Ansatz, der vor allem die menschliche Note in der Gesundheitsversorgung aufrechterhält. Die Lösungen müssen die zentrale **Rolle des medizinischen Fachpersonals bei der Entscheidungsfindung stärken**, selbst in Anwesenheit von fortschrittlichen KI-Systemen. Innovatoren in diesem Bereich müssen sich also in heiklen Terrains bewegen und sicherstellen, dass der **Fortschritt harmonisch mit den Werten der patient:innenzentrierten Versorgung** in Einklang gebracht wird.

Literatur

Manchester Triage Group ([3]2013): Emergency Triage. Unter Mitarbeit von Kevin Mackway-Jones, Janet Marsden und Jill Windle, Advanced Life Support Group Ser, Hoboken, online verfügbar unter https://ebookcentral.proquest.com/lib/kxp/detail.action?docID=1498516.

Mayerhofer, Christoph u. a. (2022): Validierungsstudie des deutschsprachigen Manchester Triage Systems, Med Klin Intensivmed Notfmed. 117 (4), 283-288. doi: 10.1007/s00063-021-00813-4.

Öffentliches Gesundheitsportal Österreichs (2021): Die stationäre Versorgung im Spital – das System Krankenhaus, online verfügbar unter https://www.gesundheit.gv.at/gesundheitsleistungen/krankenhausaufenthalt/system-krankenhaus.html, zuletzt aktualisiert am 14.4.2023, zuletzt geprüft am 7.7.2023.

KI zur Optimierung von Patient:innen-Flüssen im Gesundheitswesen

Daniel Pölzl, Robert Darkow, Susann May, Gernot Reishofer und Helmut Ritschl

1. Hintergrund / Ausgangssituation

Der Patient:innen-Fluss ist eine hoch komplexe **Einflussgröße**, die unterschiedliche Variablen wie die Personal-Bereitstellung, die Bereitstellung und Dimensionierung von Infrastruktur, die Kosten oder den klinischen Outcome selbst mitgestalten. In Österreich wird dies durch verschiedene „**Gesundheitslogistiker:innen**" choreographiert. Unter anderem sind dies Dispatcher (Einsatzkoordinator:innen) für Transport- und Rettungsdienste, Ordinationshilfen, Case- und Care-Manager:innen und Angehörige der ärztlichen und nicht-ärztlichen Gesundheitsberufe.

Beispielsweise sind Ordinationshilfen oftmals erster Dreh- und Angelpunkt für Patient:innen, in der Informatik würde man vom „**First Level Support**" sprechen. Die niedergelassenen Allgemeinmediziner:innen überweisen zu Fachärzt:innen, Spezialambulanzen oder anderen Gesundheitsdienstleister. Case-Manager:innen – in Österreich Personen aus der Gesundheits- und Krankenpflege mit einer Sonderausbildung – haben ebenfalls die Aufgabe, Patient:innen zu informieren, zu vermitteln sowie zu koordinieren.

In Österreich können Patient:innen auch selbst direkt Dienstleistungen von Krankenhäusern, Fachärzt:innen etc. in Anspruch nehmen, ohne einen vorgeschalteten Gesundheitsdienstleister, im Sinne eines Gateways, in Anspruch genommen zu haben. Die letztgenannte niederschwellige Variante wird insofern als problematisch gesehen, da die gewählten Touch-Points (A) möglicherweise gar **nicht die richtige Versorgungsstruktur** sind, (B) diese oftmals **nicht auf diese Patient:innen-Menge ausgerichtet** sind, (C) diese zu einer **nicht zwingend erforderlichen personellen Belastung** führt und/oder (D) die **Kosten** des Versorgungsstruktur unnötig in die Höhe treibt.

Die Rahmenbedingungen wie der **demographische Wandel** in Kombination mit dem **Mangel an Gesundheitspersonal** führen in der jetzigen

Organisationsstruktur zu Überlastungen einzelner Versorgungsstrukturen, zu **Staus** in Ordinationen, zu längeren Wartezeiten auf Operationen, möglicherweise auch zu nicht adäquaten medizinischen Leistungen und damit auch zu erhöhten **Budgetkosten** im Gesundheitswesen.

Ein Lösungsansatz ist möglicherweise die Anwendung von Patient:innen-Flussoptimierungen durch **Modelle der Logistik und KI**. Zentrale Elemente der Logistik sind (I) die Planung, (II) die Koordination und (III) die Steuerung von Prozessen und Dienstleistungen sowie (IV) der vorausschauende Umgang mit Informationen, Personen, Waren, Ressourcen etc. Damit sind u. a. auch (V) die Rationalisierung von Verwaltungsaufgaben, (VI) die Optimierung/Planung/Vorhersagbarkeit der Ressourcenzuweisung und (VII) Echtzeit-Daten-Analyse-Systeme verbunden (Dawoodbhoy u. a. 2021; El-Bouri u. a. 2021).

In vielen Bereichen und Prozessen des täglichen Lebens werden Modelle der Logistik bereits eingesetzt, mit dem Ziel, **Belastungsspitzen** eines Systems valide einzuschätzen und adäquat reagieren zu können. Beispiele dafür gibt es aus der Fahrzeugindustrie (Supply Chain 4.0: Markov und Vitliemov 2020), der Luftfahrt (Hejji u. a. 2021) oder bei der Umsetzung von gesellschaftlichen Großereignissen (z. B. Sports Logistics Framework: Herold u. a. 2020). Es stellen sich die **Fragen**, (A) was kann KI zur Unterstützung/Optimierung von Patient:innen-Flüssen beitragen und (B) wo liegen die momentan zu identifizierenden Implementierungsmöglichkeiten der KI in Bezug auf Patient:innen-Flüsse?

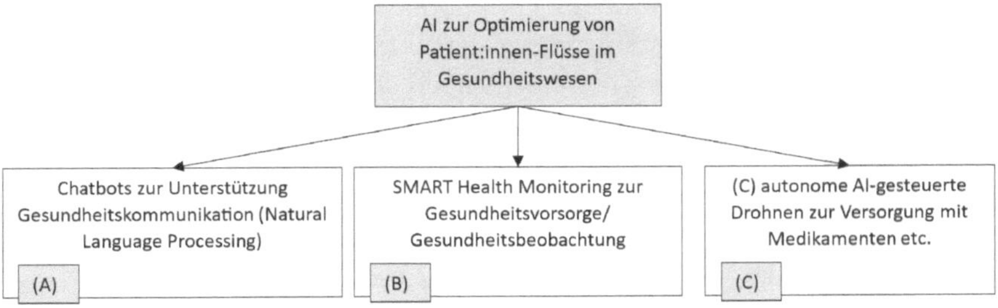

Abb. 1: KI zur Optimierung von Patient:innen-Flüsse im Gesundheitswesen

Diesbezüglich werden exemplarisch Studien zu den Themenfeldern (A) Gesundheitskommunikation mittels KI (NLP, Chatbots) und (B) Gesundheitsvorsorge/Gesundheitsbeobachtung (SMART Health Monitoring) in

Bezug auf ihre möglichen Auswirkungen auf die Optimierung von Patient:innen-Flüsse exemplarisch vorgestellt. Des Weiteren werden Studien (C) zur Medikamentenversorgung von Patient:innen mittels autonomen KI-gesteuerten Drohnen beschrieben (siehe Abb.1).

Problemstellungen, die in den ersten Überlegungen identifiziert werden, sind (P1) die Eskalation der Ausgaben im Gesundheitswesen (eine Verdopplung der Ausgaben in den letzten 18 Jahren in Österreich [STATISTIK AUSTRIA 2023a]) sowie (P2) der immer höher werdende Bedarf an Gesundheitspersonal (STATISTIK AUSTRIA 2023b; Rappold und Mathis-Edenhofer 2020).

2. Gesundheitskommunikation mittels KI-basierten Chatbots und NLP-Übersetzer zur Unterstützung der Patient:innen-Flüsse

In der medizinischen Versorgung wird versucht, menschliche Kontaktpunkte durch maschinelle Touchpoints zu ersetzen. Der maschinelle Touchpoint kann sich, wie im vorigen Kapitel angesprochen, (A) in Form von Smart Health Monitoring darstellen oder (B) in Form eines Chatbots, der mit den Patient:innen einen Dialog führt, indem klinisch relevante Themen identifiziert werden, um den entsprechenden Behandlungsweg beschreiten zu können (maschinelle Triage).

Die Chatbot-Technologie basiert auf **Natural Language Processing** (NLP). NLP ist ein Teilbereich des maschinellen Lernens, mit der Bezugsdisziplin der Sprachwissenschaften. Sprache wird nach Lauten, Syntax (Grammatik, Struktur, Reihenfolge von Sprachelementen) und Semantik (Bedeutung) analysiert. Texte werden eingeordnet und interpretiert. NLP als Oberkategorie basiert auf dem Verständnis natürlicher Sprache, dem Natural Language Understanding (NLU), sowie der Erzeugung von Sprache, der Natural Language Generation (NLG). Durch verschiedene Zwischenschritte der Informationsverarbeitung ergeben sich unterschiedliche Anwendungen von NLP (Locke u. a. 2021).

Zentrale Themen dieser NLP-Anwendungen sind (1) die Unterstützung gesundheitsförderlicher Verhaltensänderungen, (2) eine Behandlungsunterstützung, (3) Hilfe bei der Gesundheitsüberwachung, (4) Schulungen von Gesundheitsanwendungen, (6) Triage und (7) Screening-Unterstützung. **Ziele dieser Applikationen** sind die Entlastung des Gesundheitspersonals, die Verbesserung des Zugangs zu Versorgungseinrichtungen, die Unterstützung von Versorgungspfaden in Sicherheit und Wirksamkeit sowie eine Verbesserung der subjektiv wahrgenommenen Patient:innen-Zufriedenheit (Milne-Ives u. a. 2020).

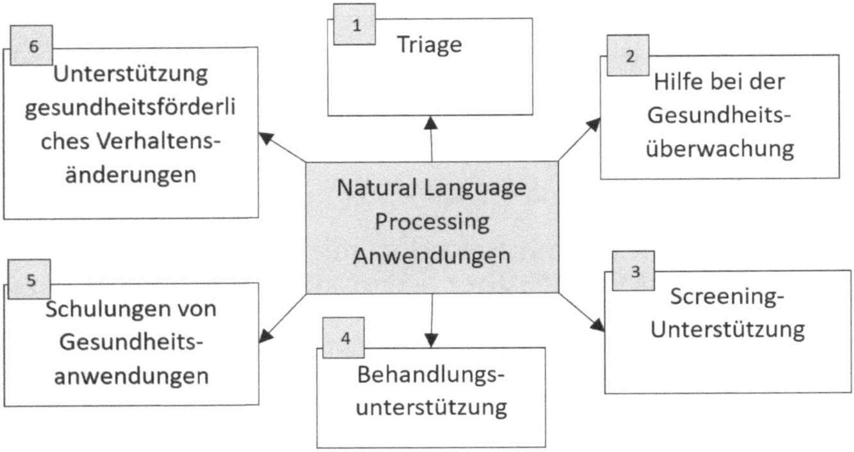

Abb. 2: Zentrale Themen des Natural Language Processing im Gesundheitswesen

Im Folgenden werden unterschiedliche Anwendungsbeispiele zu Anwendungen des NLP kurz beschrieben: (1) Prähospital-Triage, (2) Chatbots für Patient:innen mit chronischen Darmerkrankungen, (3) Gesprächsagent für Patient:innen zur Selbstdiagnose, (4) Gesprächsagent zur laufenden Betreuung von Brustkrebs-Patient:innen während Chemotherapie, (5) Gesprächsagent für Patient:innen-Informationen mit Verdacht auf Prostata-Carcinom, (6) automatische Übersetzung von radiologischen Befunden für Patient:innen-Information.

Beispiel 1: Prähospital-Triage-Tool für SARS-CoV2: SARS-CoV2 hat gezeigt, dass Gesundheitssysteme in außergewöhnlichen Situationen rasch an ihre Grenzen stoßen. **Entscheidungsvariablen** wie beispielsweise die Dringlichkeit (Emergency) und die Intensität der Versorgung (Intensity of Care) waren anfangs nicht eindeutig und bis zum Ende der Pandemie schwierig einzuschätzen. Die Bandbreite erstreckte sich (1) bei einem leichten Verlauf von einer temporären Quarantäne zuhause, (2) bei einem mittelschweren Verlauf von einer Hospitalisierung in Kombination **mit nicht invasiven Beatmungsmethoden** wie etwa CPAP (Continuous Positive Airway Pressure) oder CPAP+ASB (Assisted Spontaneous Breathing), bis hin zu (3) einem schweren Verlauf mit einer intensivmedizinischen Betreuung, **mit einer invasiven Beatmung** durch extrakorporale Membranoxygenierung (ECMO).

Laut Aufzeichnungsdaten bis Februar 2021 wurden von den registrierten erkrankten Patien:innen 10 % stationär aufgenommen (Prado-Vivar u. a. 2020). Bereits 2019 verwendete die USA ein digitales **Prähospital-Triage-Tool** (robotic process automation – RPA) für das Gesundheitsmanagement der Bevölkerung. Das COVID-19-RPA-Tool arbeitete auf der Basis der jeweiligen momentanen Erkenntnisse die oben genannten Triage-Probleme in großem Maßstab mit Hilfe von **Wenn-dann-Algorithmen** und **Verzweigungslogikregeln** ab. Lai spricht hier von einer „schwachen" KI. Ziele der Anwendung war es, (1) Patient:innen rasch zu beruhigen, (2) das Gesundheitssystem zu entlasten, (3) unnötige Infektionen des Personals zu vermeiden (4) Patient:innen an die richtige Pflegeeinrichtungen weiterzuleiten und (5) die Notaufnahmen zu entlasten (Lai u. a. 2020).

Beispiel 2: Machbarkeitsstudie zur Verwendung von Chatbots für Patient:innen mit chronischen Darmerkrankungen: Über 400 elektronische Dialoge aus einem Beobachtungszeitraum von fünf Jahren zwischen Ärzt:innen und Patient:innen mit chronischen Darmerkrankungen wurden analysiert. Analysekriterien waren Symptome, Medikation, Termine, Laboruntersuchungen, Versicherungsthemen, Information, Prozessabläufe und eine offene/allgemeine Kategorie. In dieser Machbarkeitsstudie werden Chatbots von der Forschungsgruppe als durchaus helfende Technologie bewertet: die Steigerung der Effizienz in der Patient:innen-Kommunikation, die Unterstützung beim Patient:innen Monitoring, die Unterstützung bei der Patient:innen-Aufklärung/-Edukation und insgesamt das klinische Outcome (Zand u. a. 2020).

Beispiel 3: Automatisierte Gesprächsagent für Patient:innen zur Selbstdiagnose: Fan u. a. (2021) veröffentlichen einen Erfahrungsbericht zur Verwendung eines Chatbots „DoctorBot" zur Selbstdiagnose. Ziel Ihrer Studie war es, mögliche Probleme und Hindernisse in der konkreten Anwendung zu identifizieren. „DoctorBot" basiert auf der modernsten KI (Deep Learning, Wissensbäume). Es wurden ca. 47.000 Beratungsgespräche von ca. 16.000 Individuen aller Altersstufen aus einem Betrachtungszeitraum von ca. sechs Monaten ausgewertet.

Laut ihren Ergebnissen ist u. a. (1) eine informative, (2) benutzerfreundliche und (3) vertrauenswürdige Gestaltung der Chatbots für den Erfolg in der Praxis wesentlich. Eine fundierte Einführung in das System verhilft zu einer positiven Einstellung gegenüber der Anwendung und ein höheres Engagement der Nutzer:innen. Die Studie stellt jedoch auch fest, dass eine hohe Anzahl an Proband:innen die Konsultation nicht abschließen (ca. 35 %). Einige nutzen den Chatbot für nicht zielgerichtete Zwecke. Beispielsweise haben Nutzer:innen versucht, sich selbst wie ein Chatbot zu verhalten. Dies ließ sich durch gemessene Reaktionszeiten auf die gestellten Fragen und die knappen Antworten erklären. Die Motive zu diesem Verhalten waren aber unklar.

Beispiel 4: Automatisierter Gesprächsagent zur laufenden Betreuung von Brustkrebs-Patient:innen während einer Chemotherapie: Tawfik, Ghallab und Moustafa (2023) haben in einer dreiarmigen randomisierten kontrollierten Studie mit 150 Teilnehmer:innen den Einsatz von einem Chatbot (Gruppe 1) im Vergleich zu einer Spezialschulung (Gruppe 2) und einer Standardbetreuung (Gruppe 3) beobachtet. Der ChemoFreeBot hatte einen positiven Einfluss (A) auf die Kosteneffizienz, (B) auf die subjektiv wahrgenommene Qualität der Betreuung und (3) es konnte eine Reduktion der Nebenwirkungen während der Behandlung erreicht werden. Die Frauen, die an Brustkrebs leiden, haben die Bereitstellung personalisierter Informationen in Echtzeit positiv bewertet.

Beispiel 5: Automatisierte Gesprächsagent für Patient:innen-Informationen mit Verdacht auf Prostata-Carcinom: Görtz u. a. (2023) setzen sich mit einem automatisierten Gesprächsagenten im Bereich Prostataerkrankungen, zu dessen diagnostischen Tests, zu Stadien und zu Behandlungsmöglichkeiten auseinander. Sie stellen fest, dass die Anwendung eine hohe Benutzerfreundlichkeit aufweist und ein akkurater Wissenszuwachs für alle Patient:innen gegeben ist.

Beispiel 6: Automatische Übersetzung von radiologischen Befunden für Patient:innen-Information: Ein derzeit laufendes Forschungsprojekt in Österreich beschäftigt sich mit der automatischen Übersetzung von radiologischen Befunden in einfacher Patient:innen-gerechter Sprache mit Hilfe von KI. Ziel des Projekts ist, dass (A) Patient:innen ihre Krankheiten besser verstehen können, der Arzt in der Patient:innen-Kommunikation unterstützt wird und insgesamt die Therapietreue (Patient-Adherence) erhöht wird (Reishofer 2022).

3. Gesundheitsvorsorge/Gesundheitsbeobachtung mittels AI gestütztem SMART Health Monitoring

In Österreich liegt der Anteil an den gesamten Ausgaben für Prävention bei 2 % des gesamten Gesundheitshaushaltes, das ist leicht unter dem EU-Durchschnitt (OECD/European Observatory on Health Systems and Policies 2021). **Smart Health Monitoring** wäre ein Baustein, der dazu beitragen könnte, Gesundheitsvorsorge und Prävention in einem Land zu unterstützen. Globalisierung und die Entwicklung vieler Gesellschaften unterschiedlicher Länder führen dazu, dass viele Menschen kaum Zeit finden, achtsam mit ihrer Gesundheit umzugehen. Unter Smart Health Monitoring wird die Speicherung von Parametern wie Bewegungsverhalten, Puls, Blutdruck, oder Schlafverhalten verstanden. Dies erfolgt u. a. mit sogenannten **Wearables** wie zum Beispiel **SMART-Watches**, die mit einer entsprechenden Sensorik ausgestattet sind und helfen können, gesundheitsförderliches Verhalten im Alltag umzusetzen.

Eine weitere Spielart sind **Internet of Medical Things (IoMT)**, also Geräte, die untereinander global vernetzt sind und etwa die Verabreichung von Medikamenten via Infusionspumpen durchführen oder Luft-Prüfstellen, die automatisch Pollenallergiker über entsprechende Belastungsspitzen informieren, Blutdruckmessgeräte oder Wagen usw. (siehe Abb. 3).

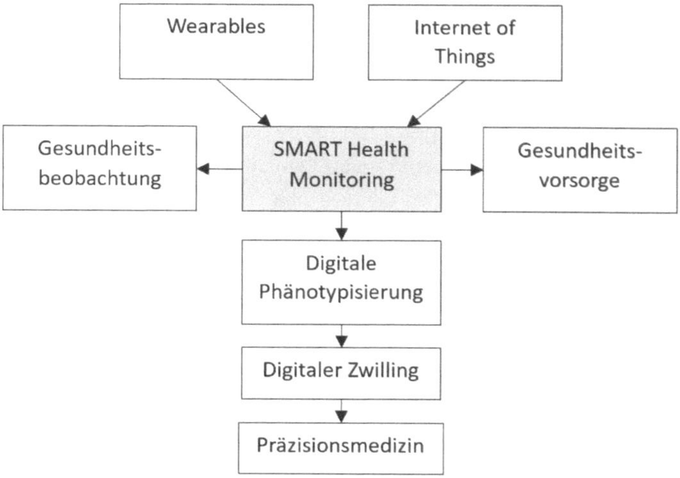

Abb. 3: Einbettung von SMART Health Monitoring im Gesundheitswesen

Wichtig dabei ist vor allem **Datensicherheit**, **Datenschutz** und die **Interoperabilität** der Datenformate zwischen unterschiedlichen Herstellern und Dienstleistern. Sujith u. a. (2022) stellen dazu fest, dass Deep Learning und Maschinelles Lernen in Kombination mit immer günstiger werdenden intelligenten Sensoren dazu beitragen, dass präventive Gesundheitsversorgung auf einen höheren Level gestellt werden kann, und zwar auf Grund großer valider Messdaten (Patient:innen-Metriken) und das in Echtzeit. Dadurch können bereits heute chronische Erkrankungen rascher identifiziert und Kosten für das Gesundheitssystem reduziert werden. Ein wesentlicher Faktor dabei ist die Verwendung von **Cloud Storage** und **Cloud Computing**, also die Nutzung von Speichermedien und IT Ressourcen/IT-Dienste, die nicht ortsgebunden, sondern beispielsweise über das Internet weltweit zugänglich sind. Bereits 2020 beschreiben Ahmed u. a. (2020) unter dem Oberbegriff der **Präzisionsmedizin** einen Paradigmenwechsel von der Symptom-orientierten Medizin hin zu einer Medizin, die früher reagieren kann, um Individuen bzw. Bevölkerungsgruppen besser zu unterstützen. Basis sind valide Patient:innen-Daten zur Prädiktion. Präzisionsmedizin vereint – stark vereinfacht – unterschiedliche Bereiche von medizinischen Therapien, basierend u. a. auf molekularen Gegebenheiten der Patient:innen sowie Umwelt- oder Lifestyle-Faktoren (König u. a. 2017).

In diesem Zusammenhang wird häufig das englische Wort „**Patient-Monitoring**" in Deutsch mit dem Begriff „**Patient:innen-Überwachung**" übersetzt, was häufig und möglicherweise auch zurecht negativ konnotiert wird bzw. einen negativen Einfluss auf die **Technologieakzeptanz** hat – Variablen sind Angst/(Technologie-)Kontrolle (Or / Karsh 2009). Methode der Wahl zur Verschlüsselung und gemeinsamen Nutzung der Patient:innen-Daten ist die **Blockchain-Technologie** (Taherdoost 2023).

Diese Technologie ermöglicht die Gestaltung von unterschiedlichen Blockchain-Typen, **private** und **konsortiale**. Es wird dabei eine **Public Key Infrastructure** (**PKI**) verwendet (Tanriverdi 2020). PKI bedeutet „ein hierarchisches System zur Ausstellung, Verteilung und Prüfung von digitalen Zertifikaten. Die digitalen Zertifikate ermöglichen eine vertrauenswürdige Zuordnung von Entitäten zu ihren öffentlichen Schlüsseln." PKI basiert auf einer asymmetrischen Verschlüsselung, (A) dem privaten (geheimen) und (B) dem öffentlichen Schlüssel. So kann beispielsweise ein Dokument (geheim) unterschrieben werden und es (öffentlich) geprüft werden, ob sich das Dokument in irgendeiner Weise geändert hat (Bundesamt für Sicherheit in der Informationstechnik 2023).

Besonders wertvoll in der Familie der **Wearables** (tragbare Geräte – die Kombination von Sensoren und Computersysteme, die am Körper getragen werden) sind u. a. **Fitness-Tracker**. Sie werden immer leistungsfähiger, kostengünstiger und liefern erstaunlich valide Patient:innen-Daten (Perez-Pozuelo u. a. 2021). Es wird hier von „**digitaler Phänotypisierung**" gesprochen. Der Begriff Phänotypisierung wird in der Genetik ebenfalls verwendet und soll das physiologische und morphologische Erscheinungsbild eines Organismus beschreiben. „Digitale Phänotypisierung" meint hier also die Beschreibung eines Organismus mittels digitaler Parameter u. a. aus dem Fitness-Tracker.

Eine Anmerkung hierzu: Fitness-Tracker werden in der Regel als Life-Style-Produkt eingeordnet und nicht als Medizinprodukt zugelassen (Scheid / Reed / West 2023). Dies liegt an den enormen Kosten für die Zulassung eines Fitness-Trackers als Medizinprodukt. Es erfordert eine klinische Prüfung, die den medizinischen Mehrwert beweist, womit deutliche Mehrkosten für die Entwicklung der Endgeräte entstehen. Damit würden die Geräte auf dem Markt für einen großen Anteil der Bevölkerung nicht leistbar sein. Ebenfalls ein Thema ist die Gesundheitskompetenz der Individuen (Health Literacy), die Medien/Technik-Kompetenz sowie überhaupt der Zugang zu Internet (Holko u. a. 2022). Um hier die Potentiale richtig einordnen zu können, braucht es die Zusammenarbeit zwischen Industrie, Forschung und Gesundheitsdienstleistern (Scheid / Reed / West 2023).

Im gesamten Prozess der Datenerhebung ist eine wichtige Schnittstelle das **Smartphone** selbst. Es verfügt über multiple Sensoren zur Datenerfassung wie Kamera, Mikrofon, Beschleunigungssensoren und Gyroskop-Sensoren. Auch diese Sensoren können dazu verwendet werden, um beispielsweise das soziale Verhalten von Individuen zu betrachten, die mögliche Hinweise auf eine Vereinsamung oder eine Depression liefern können. Khan und Alotaibi (2020) sehen in der Kombination von (A) Mobiltelefonen mit unterschiedlichen Sensoren, (B) Big Data Analytics und (C) maschinellem Lernen einen hohen Mehrwert für die mobile Gesundheitsversorgung.

Wang und Hsu (2023) aus Taiwan betrachten in Ihrer Studie ein **integriertes intelligentes Pflege-Service Management** (**ii P-S-M**) basierend auf (1) Verhaltensdaten (Ernährung, Diäten, Bewegung), (2) physiologischen Daten (wie zum Beispiel Herzfrequenz, Körpertemperatur, Sauerstoffgehalt im Blut und Blutdruck) und (3) Daten zur mentalen Gesundheit. Die erforderlichen IOT's (Internet of Things) sind überwiegend mobil, durch Smartwatch und Mobiltelefon abgedeckt. Angehörige, die mobile Pflege und spezialisierte Pflegeeinrichtungen erhalten graphische Aufbereitung der Beobachtungsdaten (Muster, Trends und Anomalien) mit den entsprechenden Grenzwerten und Prognosen. Integrierte intelligente Langzeitpflegeservice-Managementsysteme ermöglichen (A) durch Echtzeitdaten zeitnahe/unmittelbare Reaktionen des Notfallmanagements und (B) durch die Langzeit-Datenanalyse Prognosen bzw. Vorhersagen für Entwicklungen, auf die rechtzeitig reagiert werden können. Zu beachten gilt jedenfalls bei solchen Systemen die **Patient:innen-Autonomie**, ethische Richtlinien, der Datenschutz und die Kosten für die laufende Wartung der IOT's bezüglich möglicher Fehlfunktionen und deren Auswirkung auf die Datenqualität.

Über das Smart Health Monitoring werden also Daten generiert, die mittels Blockchain-Technologie gemeinsam für Analysen und Prognosen genützt werden können. Die „digitale Phänotypisierung" führt unmittelbar auf den **Begriff des „digitalen Zwillings" für Gesundheitsanalysen**. Dieser stammt aus der Industrie und beschreibt die Abbildung eines realen Objekts wie z. B. einen Roboter, dessen Bauplan, Leistungsdaten, Abnützungsdaten, etc., das im digitalen Raum gespiegelt wird. Dies wird zum einen verwendet, um Simulationen für Schulungen zu ermöglichen und zum anderen, um Prognosen für Haltbarkeit von Roboter-Bauteilen, Ausfallzeiten, Stromverbrauch etc. durchführen zu können.

Ein digitaler Zwilling wird als eine Vision/Endstufe gesehen, die alle erdenklichen medizinischen Daten und Informationen über einen Menschen zusammenführt. Die „digitale Phänotypisierung" wird dabei als erster Schritt in diese Richtung betrachtet, gemeinsam mit weiteren Daten wie aktuelle klinische Daten oder -omics-Merkmalen (Fagherazzi 2020). Unter „-omics" werden medizinische Betrachtungen auf molekularer Ebene zusammengefasst. „-omics" ist ein Suffix (eine Nachsilbe, wie -heit, -keit). Die Endung „-omics" fast 1000e Parameter/Daten eines Patienten/einer Patientin zusammen, beispielsweise Metabolomics, Genomics oder Radiomics. „-omics"-Analysen betrachten und interpretieren molekulare Veränderungen, um Biomarker identifizieren zu können. „Biomarker kommen in der Medizin u. a. bei der Diagnose und Prognose einer Erkrankung und der Vorhersage des Behandlungserfolgs zum Einsatz" (Ziegler 2023).

Der digitale Zwilling im Gesundheitswesen ist eine Daten-Box zu einem Individuum, in dem sämtliche verfügbare Parameter über Gesundheitsverhalten (Ernährung, Bewegung, Schlaf, usw.), Informationen aus der elektronischen Gesundheitsakte (z. B. Blutbefunde, Operationen, Röntgendiagnosen, usw.), den Menschen als Ganzes abzubilden versuchen.

Barbiero, Torné und Lió (2021) sind in diesem Zusammenhang der Meinung, dass sich eine moderne Medizin diese digitalen Zwillinge zu Nutze machen kann und es zu einem Turnaround von einer Dominanz der heilenden zu einer Dominanz der präventiven/prädiktiven Medizin kommt.

Komplexe Daten und ihre Zusammenhänge können beispielsweise mit Hilfe eines **graphischen neuronalen Netzes (GNN)** analysiert werden. Ein Graph besteht aus Daten, die in Form von Knoten (Nodes) und Kanten (Edges) dargestellt werden. Das System erkennt Beziehungen und Muster in den Graphen. Das GNN löst Aufgaben wie Klassifizierungen oder Vorhersagen (Luber 2023).

Mit Hilfe der GNN können **Behandlungspläne** individuell auf Personen angepasst werden (**Präzisionsmedizin**), sowie Prognosen über zukünftige pathophysiologische Entwicklungen getätigt werden (Barbiero / Torné / Lió 2021).

Anzumerken ist dabei allerdings, dass für eine ganzheitliche Betrachtung des Individuums große Datensätze erforderlich sind, um annähernd einen digitalen Zwilling zu generieren. Wird nur ein Datenelement des digitalen Zwillings betrachtet, z. B. nur die Labordiagnostik und KI für klinische Entscheidungshilfen, so stellen Theodosiou und Read (2023) in ihrer Übersichtsarbeit fest, dass die Ergebnisse vieler Studien (I) nicht unter realen Bedingungen stattfinden, (II) der klinische Nutzen oft unklar ist, sowie (III) ein Mangel der Transparenz der verwendeten Algorithmen besteht.

4. Autonome KI-gesteuerte Drohnen zur Unterstützung in Medikamentenzulieferung, Notfallmedizin, Katastrophenmanagement sowie Search and Rescue

Ein spannendes Element möglicher Entwicklungen in der Gesundheitsversorgung der Zukunft sind autonome KI-gesteuerte Drohnen. Abhängig von den strukturellen und räumlichen Gegebenheiten einer Region können autonome Drohnen mögliche Herausforderungen der Versorgung, beispielsweise die Zustellung von Impfstoffen, Gegengiften und Medikamenten oder den Abtransport von Laborproben in ländlichen Gebieten mit schlechter Verkehrsanbindung unterstützen (Laksham 2019). Eine weitere Anwendungsmöglichkeit ist die Zustellung von automatisierten externen Defibrillatoren (AED) bei außerklinischen Herzstillständen (Ayamga / Akaba / Nyaaba 2021). Ein wesentliches Element der unbemannten Flugkörper sind Smarte Transportbehälter, die Temperatur, Druck und Erschütterungen ausgleichen können, sogenannte **SMART Capsule**. Durch diese Anwendungskombination werden laut ersten Tests die Lieferzeiten um 80 % und die Transportkosten um bis zu 28 % reduziert (Amicone u. a. 2021).

5. Fazit für die Unterstützung von Patient:innen-Flüssen durch KI Anwendungen

Zweifelsohne stehen vielversprechende Technologie-Anwendungen in den Startlöchern, die das Potenzial aufweisen, hilfreich zu sein für die Modifikation von Patient:innen-Flüssen. Erste Studien aus den Feldern Natural Language Processing, dem SMART Health Monitoring und der Anwendung von autonomen KI-gesteuerte Drohnen zeigen dies in beeindruckender Weise. In vielen Ländern gibt es Menschen, die nur schwer Zugang zu Einrichtungen der Gesundheitsversorgung haben. Die angeführten Technologien können die Versorgung einer breiteren Bevölkerungsgruppe nachhaltig verbessern und für eine **„digitale" Inklusion** sorgen. Eine kontinuierliche Technologiefolgenabschätzung im Sinne eines **Health Technology Assessments (HTA)**, bestehend u. a. aus den Elementen (1) des klinischen Mehrwerts, (2) der technischen Verlässlichkeit und Sicherheit, (3) der sozialen Implikationen, (4) des ökonomischen Mehrwerts, (5) der ökologischen Nachhaltigkeit, sowie (6) einer ethischen Beurteilung durch nationale und internationale Gremien ist dringend erforderlich.

Literatur

Ahmed, Zeeshan u. a. (2020): Artificial intelligence with multi-functional machine learning platform development for better healthcare and precision medicine, Database 2020, baaa010. doi: 10.1093/database/baaa010.

Amicone, Donatello u. a. (2021): A Smart Capsule Equipped with Artificial Intelligence for Autonomous Delivery of Medical Material through Drones, Applied Sciences 11(17), 7976. doi: 10.3390/app11177976.

Ayamga, Matthew / Akaba, Selorm / Nyaaba, Albert Apotele (2021): Multifaceted applicability of drones: A review, Technological Forecasting and Social Change 167, 120677. doi: 10.1016/j.techfore.2021.120677.

Barbiero, Pietro / Torné, Ramon Viñas / Lió, Pietro (2021): Graph Representation Forecasting of Patient's Medical Conditions: Toward a Digital Twin, Frontiers in Genetics 12.

Bundesamt für Sicherheit in der Informationstechnik (2023): Public Key Infrastrukturen (PKIen), abrufbar unter: https://www.bsi.bund.de/DE/Themen/Oeffentliche-Verwaltung/Elektronische-Identitaeten/Public-Key-Infrastrukturen/public-key-infrastrukturen.html?nn=130524 (zuletzt abgerufen: 25.10.2023).

Dawoodbhoy, Fatema Mustansir u. a. (2021): AI in Patient Flow: Applications of Artificial Intelligence to Improve Patient Flow in NHS Acute Mental Health Inpatient Units, Heliyon 7(5), e06993. doi: 10.1016/j.heliyon.2021.e06993.

El-Bouri, Rasheed u. a. (2021): Machine Learning in Patient Flow: A Review, Progress in Biomedical Engineering 3(2), 022002. doi: 10.1088/2516-1091/abddc5.

Fagherazzi, Guy (2020): Deep Digital Phenotyping and Digital Twins for Precision Health: Time to Dig Deeper, Journal of Medical Internet Research 22(3), e16770. doi: 10.2196/16770.

Fan, Xiangmin u. a. (2021): Utilization of Self-Diagnosis Health Chatbots in Real-World Settings: Case Study, Journal of Medical Internet Research 23(1), e19928. doi: 10.2196/19928.

Görtz, Magdalena u. a. (2023): An Artificial Intelligence-Based Chatbot for Prostate Cancer Education: Design and Patient Evaluation Study, DIGITAL HEALTH 9, 20552076231173304. doi: 10.1177/20552076231173304.

Hejji, Dina u. a. (2021): AI-based Models for Resource Allocation and Resource Demand Forecasting Systems in Aviation: A Survey and Analytical Study, 2021 IEEE International Conference on Internet of Things and Intelligence Systems (IoTaIS), 183-89.

Herold, David M. u. a. (2020): An application of the sports logistics framework: the case of the Dallas Cowboys, Journal of Convention & Event Tourism 22(2), 155-176. doi: 10.1080/15470148.2020.1852991.

Holko, Michelle u. a. (2022): Wearable Fitness Tracker Use in Federally Qualified Health Center Patients: Strategies to Improve the Health of All of Us Using Digital Health Devices, Npj Digital Medicine 5(1), 1-6. doi: 10.1038/s41746-022-00593-x.

Khan, Z. Faizal / Alotaibi, Sultan Refa (2020): Applications of Artificial Intelligence and Big Data Analytics in M-Health: A Healthcare System Perspective, Journal of Healthcare Engineering 2020, e8894694. doi: 10.1155/2020/8894694.

König, Inke R. u. a. (2017): What Is Precision Medicine?, European Respiratory Journal 50(4). doi: 10.1183/13993003.00391-2017.

Laksham, Karthik Balajee (2019) Unmanned aerial vehicle (drones) in public health: A SWOT analysis, Journal of Family Medicine and Primary Care 8(2), 342-346. doi: 10.4103/jfmpc.jfmpc_413_18.

Lai, Lucinda u. a. (2020): Digital triage: Novel strategies for population health management in response to the COVID-19 pandemic, Healthcare 8(4), 100493. doi: 10.1016/j.hjdsi.2020.100493.

Locke, Saskia u. a. (2021): Natural language processing in medicine: A review, Trends in Anaesthesia and Critical Care 38, 4-9. doi: 10.1016/j.tacc.2021.02.007.

Luber, Stefan (2023): Was ist ein Graph Neural Network (GNN)?, BigData-Insider, abrufbar unter: https://www.bigdata-insider.de/was-ist-ein-graph-neural-netwo rk-gnn-a-a373e9ec6fc8e2e7523d9e55246a40e4/ (zuletzt abgerufen: 25.10.2023).

Markov, Krasimir / Vitliemov, Pavel (2020): Logistics 4.0 and Supply Chain 4.0 in the Automotive Industry, IOP Conference Series: Materials Science and Engineering 878(1), 012047. doi: 10.1088/1757-899X/878/1/012047.

Milne-Ives, Madison u. a. (2020): The Effectiveness of Artificial Intelligence Conversational Agents in Health Care: Systematic Review, Journal of Medical Internet Research 22(10), e20346. doi: 10.2196/20346.

OECD/European Observatory on Health Systems and Policies (Hg.) (2021): State of Health in the EU Österreich Länderprofil Gesundheit 2021, Brüssel.

Or, Calvin K. L. / Karsh, Ben-Tzion (2009): A Systematic Review of Patient Acceptance of Consumer Health Information Technology, Journal of the American Medical Informatics Association 16(4), 550-560. doi: 10.1197/jamia.M2888.

Perez-Pozuelo, Ignacio u. a. (2020): Chapter 3 – Wearables, smartphones, and artificial intelligence for digital phenotyping and health, in: Syed-Abdul, Shabbir / Zhu, Xinxin / Fernandez-Luque, Luis: Digital Health: Mobile and Wearable Devices for Participatory Health Applications, Elsevier, 33-54.

Prado-Vivar, Belen u. a. (2020): COVID-19 Re-Infection by a Phylogenetically Distinct SARS-CoV-2 Variant, First Confirmed Event in South America, SSRN Electronic Journal. doi: 10.2139/ssrn.3686174.

Rappold, Elisabeth / Mathis-Edenhofer, Stefan (2020): MTD-Personalprognose für Österreich bis 2030, Wien, abrufbar unter: https://emedien.arbeiterkammer.at/vi ewer/image/AC16737289/ (zuletzt abgerufen: 26.11.2023).

Reishofer, Genort (2022): SIMPLIFICATION OF MEDICAL REPORTS – simplifAI, abrufbar unter: https://www.simplifai.at/ (zuletzt abgerufen: 27.10.2023).

Scheid, Jennifer L. / Reed, Jennifer L. / West, Sarah L. (2023): Commentary: Is Wearable Fitness Technology a Medically Approved Device? Yes and No, International Journal of Environmental Research and Public Health 20(13), 6230. doi: 10.3390/ ijerph20136230.

STATISTIK AUSTRIA (2023a): Gesundheitsausgaben, abrufbar unter: https://www.statistik.at/statistiken/bevoelkerung-und-soziales/gesundheit/gesundheitsversorgung-und-ausgaben/gesundheitsausgaben (zuletzt abgerufen: 27.10.2023).

- (2023b): Jahrbuch der Gesundheitsstatistik 2021, Wien.

Sujith, A.V.L.N. u. a. (2022): Systematic review of smart health monitoring using deep learning and Artificial intelligence, Neuroscience Informatics 2(3), 100028. doi: 10.1016/j.neuri.2021.100028.

Taherdoost, Hamed (2023): The Role of Blockchain in Medical Data Sharing, Cryptography 7(3), 36. doi: 10.3390/cryptography7030036.

Tanriverdi, Mustafa (2020): A Systematic Review of Privacy Preserving Healthcare Data Sharing on Blockchain, 5, 31-37. doi: 10.5281/zenodo.4014251.

Tawfik, Elham / Ghallab, Eman / Moustafa, Amel (2023): A nurse versus a chatbot – the effect of an empowerment program on chemotherapy-related side effects and the self-care behaviors of women living with breast Cancer: a randomized controlled trial, BMC Nursing 22(1), 102. doi: 10.1186/s12912-023-01243-7.

Theodosiou, Anastasia A. / Read, Robert C. (2023): Artificial intelligence, machine learning and deep learning: Potential resources for the infection clinician, Journal of Infection 87(4), 287-294. doi: 10.1016/j.jinf.2023.07.006.

Wang, Wei-Hsun / Hsu, Wen-Shin (2023): Integrating Artificial Intelligence and Wearable IoT System in Long-Term Care Environments, Sensors 23(13), 5913. doi: 10.3390/s23135913.

Zand, Aria u. a. (2020): An Exploration Into the Use of a Chatbot for Patients With Inflammatory Bowel Diseases: Retrospective Cohort Study, Journal of Medical Internet Research 22(5), e15589. doi: 10.2196/15589.

Ziegler, Nicole (2023): OMICS-Technologien, Fraunhofer-Institut für Translationale Medizin und Pharmakologie ITMP, abrufbar unter: https://www.itmp.fraunhofer.de/de/innovationsbereiche/OMICStechnologien.html (zuletzt abgerufen: 27.10.2023).

Verzeichnis der Autorinnen und Autoren

Helmut Ahammer forscht und lehrt am Lehrstuhl für Medizinische Physik und Biophysik der Medizinischen Universität Graz. Zu seinen Forschungsschwerpunkten gehören Fraktale, nichtlineare Methoden und quantitative Methoden zur Analyse von digitalen Bildern und Zeitreihen in der Medizin.

Tobias Allgeier ist Research Engineer im Bereich Medical Signal Analysis am AIT Austrian Institute of Technology und verantwortlich für die Entwicklung medizinscher Software.

Martin Baumgartner ist Dissertant an der TU Graz und beschäftigt sich im Rahmen seiner Forschungstätigkeiten am AIT Austrian Institute of Technology vorwiegend mit der Thematik „Privacy-preserving Artificial Intelligence in Healthcare“.

Rupert Beinhauer arbeitet am Department für Internationales Management und Entrepreneurship der FH JOANNEUM Graz. Neben seiner Lehrtätigkeit entwickelt er Workshops und Seminare für den akademischen Bereich und die Erwachsenenbildung.

Stefan Beyer ist Research Engineer im Bereich Digital Health am AIT Austrian Institute of Technology und dort verantwortlich für die Entwicklung von medizinscher Software, Medizinprodukten und Standards zum Austausch medizinischer Daten.

Wolfgang Birkfellner ist Medizinphysiker am Zentrum für Medizinische Physik und Biomedizinische Technik der Medizinischen Universität Wien. Sein Arbeitsgebiet ist die medizinische Bildverarbeitung. Neben seiner Forschungs- und Lehrtätigkeit ist er auch Leiter der postgraduellen Ausbildung für klinisch tätige Medizinphysiker in Österreich.

Markus Bödenler ist Senior Lecturer am Institut für eHealth an der FH JOANNEUM Graz. Seine Lehr- und Forschungsschwerpunkte liegen im Bereich medizinische Bildverarbeitung sowie Methoden der KI im Gesundheitswesen.

Bianca Buchgraber-Schnalzer lehrt und forscht am Institut eHealth der FH JOANNEUM Graz. Ihre Forschungs- und Lehrtätigkeiten liegen im Bereich eHealth, medizinische Dokumentation und Standards in der Gesundheitsinformatik.

Robert Darkow leitet das Institut für Logopädie sowie den assoziierten Studiengang Logopädie an der FH JOANNEUM Graz.

Sebastian Dennerlein lehrt und forscht an der University of Twente (NL) im Studiengang Educational Science and Technology und der Sektion Professional Learning and Technology. Schwerpunkte liegen im Bereich selbstreguliertem und technologiegestütztem Lernen im Kontext des Arbeitsplatzes sowie auf Design-basierte Methoden für ethisch verantwortungsvolle Lehr- und Lerntechnologien.

Klaus Donsa ist Senior Scientist im Bereich Digital Health am AIT Austrian Institute of Technology. Er ist Mitgründer der decide Clinical GmbH und hat Lehrtätigkeiten an der FH JOANNEUM, Medizinischen Universität Graz und der Technischen Universität Graz.

Wolfgang Granigg leitet die Studiengänge Data Science and Artificial Intelligence sowie Global Strategic Management an der FH JOANNEUM Graz. Seine Lehr- und Forschungsgebiete sind insbesondere Agenten-basierte Modellierung, Systemtheorie und Reinforcement Learning. Zusätzlich ist er langjähriger Lektor an der Universität Graz.

Michael Georg Grasser leitet die Fachabteilung IT-Infrastruktur in der Zentraldirektion der Steiermärkischen Krankenanstalten, lehrt als FH-Honorarprofessor für Wirtschaftsinformatik an mehreren Hochschulen und ist in der Forschungseinheit Digitale Information und Bildverarbeitung der Medizinischen Universität Graz tätig.

Robert Gutounig leitet den Studiengang „Content Strategy" an der FH JOANNEUM – University of Applied Sciences in Graz. Seine Forschungsschwerpunkte inkludieren Digitale Ethik, Internet Studies und Digital Literacy.

Ariane Hemmelmayr ist stellvertretende Datenschutzbeauftragte des Landes Steiermark, hält Fachvorträge und ist in der Forschungseinheit Digitale Information und Bildverarbeitung der Medizinischen Universität Graz tätig.

Hannes Hilberger forscht am Institut eHealth der FH JOANNEUM Graz und ist Doktorand an der Medizinischen Universität Graz.

Waltraud Jelinek-Krickl ist am Department für Internationales Management und Entrepreneurship der FH JOANNEUM Graz tätig. Neben ihrer Lehrtätigkeit entwickelt und bietet sie Workshops und Seminare für den akademischen Bereich und die Erwachsenenbildung im Bereich HR-Controlling, Business Intelligence, SAP HANA und KI an.

Andreas Jocham lehrt und forscht an der FH JOANNEUM Graz an den Studiengängen Physiotherapie sowie Gesundheitsinformatik / eHealth. Sein Fokus liegt dabei auf der Analyse menschlicher Bewegung und der Digitalisierung in den Gesundheitsberufen.

Johannes Khinast leitet das Institut für Prozess- und Partikeltechnik an der Technischen Universität Graz und ist CEO am COMET Kompetenzzentrum Research Center Pharmaceutical Engineering.

Andreas Klein ist Privatdozent und Universitätslektor an der Universität Wien (Institut für Systematische Theologie und Religionswissenschaft der Evangelisch-Theologischen Fakultät) und an zahlreichen Ausbildungsstätten tätig. Arbeitsschwerpunkte sind Ethik im Gesundheitswesen, neue Technologien und Innovationen im Gesundheitswesen und ihre ethischen Herausforderungen.

Aaron Lauschensky ist Research Engineer im Bereich Digital Health am AIT Austrian Institute of Technology und dort verantwortlich für die Entwicklung von medizinscher Software und Medizinprodukten.

Klaus Lichtenegger forscht am Kompetenzzentrum BEST im Bereich erneuerbarer Energie und unterrichtet zusätzlich im Data-Science-Studiengang der FH JOANNEUM in Graz.

Sabrina Linzer ist Research Engineer im Bereich Digital Health am AIT Austrian Institute of Technology und verantwortlich für Qualitätsmanagement und Regulatory Affairs, mit Schwerpunkt auf Software als Medizinprodukt.

Christoph Matoschitz ist Research Engineer im Bereich Medical Signal Analysis am AIT Austrian Institute of Technology und verantwortlich für Qualitätsmanagement und Regulatory Affairs.

Susann May forscht am Zentrum für Versorgungsforschung der Medizinischen Hochschule Brandenburg Theodor Fontane zu digitalen Versorgungsangeboten.

Lars Mehnen ist technischer und medizinischer Informatiker, im Kompetenzfeld AI and Datascience der FH-Technikum Wien. Er leitete mehrere Projekte der ESA im Bereich Education, Satellitenkommunikation und Satellitenbau und das Forschungsprojekt BSENS im 5ten EU-Rahmenprogramm.

Michael Melcher ist Dozent (FH) am Institut für Wirtschaftsinformatik und Data Science der FH JOANNEUM Graz. Seine Hauptinteressen liegen im Bereich des Statistical Learning sowie der Chemometrie.

Eva Mircic leitet das Institut für Gesundheits- und Krankenpflege an der FH JOANNEUM Graz. Ihre Schwerpunkte liegen in den Bereichen Bildungsmanagement und technologiegestützte Lehre.

Felix Mühlensiepen ist Postdoc am Zentrum für Versorgungsforschung an der Medizinischen Hochschule Brandenburg Theodor Fontane. Seine Forschung fokussiert die Perspektiven von Nutzer:innen im Bereich digitaler Gesundheitstechnologien.

Bernhard Neumayer lehrt und forscht an der FH JOANNEUM Graz am Institut eHealth. Sein Fokus liegt in der Bild- und Datenverarbeitung im Gesundheitswesen.

Viktoria Pammer-Schindler lehrt und forscht am Institut für interaktive Systeme und Data Science der TU Graz, sowie am Know-Center. Ihre Fachgebiete sind Human-Computer Interaction und Educational Technology. Schwerpunkte ihrer Arbeit sind soziotechnische und lernorientierte Perspektiven auf Interaktionsdesign.

Hannes Perko ist Senior Research Engineer im Bereich Medical Signal Analysis am AIT Austrian Institute of Technology und leistete wichtige Beiträge zu den EEG-Signalverarbeitungsalgorithmen des AIT und war Projektleiter mehrerer nationaler und EU-Forschungsprojekte.

Daniel Pölzl forscht am Studiengang Radiologietechnologie der FH JOANNEUM Graz zu den Schwerpunkten Bildverarbeitung und additive Fertigungstechnologien und ist als Radiologietechnologe im Bereich Computertomographie und Ultraschall am LKH-Universitätsklinikum in Graz tätig.

Raphaele Raab ist Wissenschaftlicher Mitarbeiter am Institut für Wirtschaftsinformatik und Data Science an der FH JOANNEUM Graz. Er ist an verschiedenen Forschungsprojekten beteiligt und als Lehrender, insbesondere am Studiengang „Data Science and Artificial Intelligence“, tätig.

Lucia Ransmayr lehrt und forscht am Studiengang für Logopädie der FH JOANNEUM Graz.

Gernot Reishofer lehrt und forscht an der Universitätsklinik für Radiologie der Medizinischen Universität Graz im Bereich der medizinischen Bildgebung und der Anwendung von Künstlicher Intelligenz in der Radiologie.

Helmut Ritschl leitet das Institut für Radiologietechnologie an der FH JOANNEUM in Graz. Arbeitsgebiet ist Technologie-Akzeptanz und Performanceanalysen im Kontext des Gesundheitswesens.

Martin Semmelrock ist Facharzt für Innere Medizin und Kardiologie und ärztlicher Leiter der Zentralen Notaufnahme am Krankenhaus der Barmherzigen Brüder Graz und Koordinator der Arbeitsgruppen für IT-Entwicklung in den Bereichen Medikation und elektronische Fieberkurve für die Ordensprovinz Österreich.

Erich Sorantin, emeritierter supplierender Leiter der Klinischen Abteilung für Kinderradiologie und der Forschungseinheit für Digitale Information und Bildverarbeitung der Univ.-Klinik für Radiologie der Medizinischen Universität Graz. Er beschäftigt sich u. a. mit digitaler Bildverarbeitung, „Augmented Reality“, Expertensystemen und Künstlicher Intelligenz.

Wolfgang Staubmann ist Dozent (FH) an der FH JOANNEUM Graz in den Studiengängen Diätologie, Gesundheits- und Krankenpflege und Nachhaltiges Lebensmittelmanagement. Sein Fokus liegt u. a. in der veränderten Sinneswahrnehmung im Alter und ihr Einfluss auf die Gesundheit, sowie die Schnittstelle Gesundheit und Technik.

Debora Stickler ist Hochschullektorin (FH) am Institut für Wirtschaftsinformatik und Data Science der FH JOANNEUM Graz. Ihre Interessensbereiche umfassen Angewandte Mathematik, Bildverarbeitung und Themen der Psychologie.

Sarah Stryeck ist Head of Digitalization and Data Governance am COMET Kompetenzzentrum Research Center Pharmaceutical Engineering.

Marco Tilli forscht an den Studiengängen Data Science and Artificial Intelligence sowie Radiologietechnologie an der FH JOANNEUM Graz und studiert im Masterstudium Artificial Intelligence an der Johannes Keppler Universität Linz.

Julia Tomanek lehrt und forscht am Studiengang Radiologietechnologie an der FH JOANNEUM Graz. Ihr Themenfeld umfasst Gesundheitspsychologie und Ethik.

Matthias Wendland forscht am Institut für Unternehmensrecht und Internationales Wirtschaftsrecht der Universität Graz. Seine Forschungsschwerpunkte sind Bürgerliches Recht, Wirtschaftsrecht sowie Informations- und Datenrecht, mit Fokus auf KI, Algorithmenhaftung und Big Smart Data.

Christof Wolf-Brenner ist Senior Consultant am Know-Center, einem Forschungszentrum für Vertrauenswürdige Künstliche Intelligenz in Graz, sowie Doktorand an der Technischen Universität Graz, wo er Methoden zur Erkennung ethischer Risiken in Design und Nutzung von KI-Systemen erforscht.

Nina Wolf-Brenner ist als Fachärztin für Innere Medizin bei der Sanlas Holding beschäftigt und ist dort unter anderem für die Implementierung ernährungsmedizinischer Interventionen zuständig.